Semiologia
Nutricional

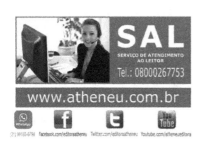

Semiologia Nutricional

Antonio Cláudio Goulart Duarte

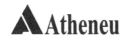
Atheneu

EDITORA ATHENEU

São Paulo —	*Rua Jesuíno Pascoal, 30*
	Tel.: (11) 2858-8750
	Fax: (11) 2858-8766
	E-mail: atheneu@atheneu.com.br
Rio de Janeiro —	*Rua Bambina, 74*
	Tel.: (21)3094-1295
	Fax: (21)3094-1284
	E-mail: atheneu@atheneu.com.br

CAPA: Equipe Atheneu

PRODUÇÃO EDITORIAL/DIAGRAMAÇÃO: Rosane Guedes

CIP-BRASIL. CATALOGAÇÃO NA PUBLICAÇÃO
SINDICATO NACIONAL DOS EDITORES DE LIVROS, RJ

D87s

Duarte, Antonio Cláudio Goulart
    Semiologia nutricional / Antonio Cláudio Goulart Duarte. - 1. ed. - Rio de Janeiro : Atheneu, 2019.

    Inclui bibliografia
    ISBN 978-85-388-0993-7

    1. Distúrbios da nutrição - Diagnóstico. 2. Nutrição - Avaliação. I. Título.

19-56442	CDD: 616.39075
	CDU: 616.39-071

Meri Gleice Rodrigues de Souza - Bibliotecária CRB-7/6439

10/04/2019   10/04/2019

DUARTE, A. C. G.

Semiologia Nutricional

© *Direitos reservados à Editora ATHENEU – São Paulo, Rio de Janeiro, 2019*

Editor

Antonio Cláudio Goulart Duarte

Médico. Graduado pela Escola de Medicina e Cirurgia (EMC) da Universidade Federal do Estado do Rio de Janeiro (UNIRIO) pela Turma Celso Dias Gomes (TCDG-1980). Professor Doutor Associado da Faculdade de Medicina da Universidade Federal do Rio de Janeiro (UFRJ). Mestre em Ciências, Área de Concentração Clínica Médica, pela Faculdade de Medicina da Universidade Federal do Rio de Janeiro (UFRJ). Doutor em Ciências, Área de Concentração Endocrinologia, pela Faculdade de Medicina da Universidade Federal do Rio de Janeiro (UFRJ). Livre-Docente em Clínica Médica pela Faculdade de Medicina da Universidade Gama Filho no Rio de Janeiro (UGF). Titular Colaborador do Colégio Brasileiro de Cirurgiões (TcCBC). Especialista em Nutrologia pela Associação Brasileira de Nutrologia (ABRAN) e Associação Médica Brasileira (AMB). Especialista em Nutrição Enteral e Parenteral pela Sociedade Brasileira de Nutrição Parenteral e Enteral (BRASPEN). Especialista em Clínica Médica pela Sociedade Brasileira de Clínica Médica (SBCM). Ex-Coordenador da Comissão de Avaliação e Terapia Nutricional Enteral e Parenteral (CATNEP) do Hospital Universitário Clementino Fraga Filho (HUCFF) da Universidade Federal do Rio de Janeiro (UFRJ). Ex-Coordenador da Comissão de Avaliação e Suporte Nutricional Enteral e Parenteral (CASNEP) do Hospital Federal do Andaraí (HFA). Membro da Câmara Técnica de Nutrologia do Conselho Regional de Medicina do Rio de Janeiro (CREMERJ). Membro da Câmara Técnica de Clínica Médica do Conselho Regional de Medicina do Rio de Janeiro (CREMERJ). Professor convidado de inúmeros cursos de Pós-Graduação em Nutrição no Brasil. Criador do termo Semiologia Nutricional.

Colaboradores

Alex Garcia dos Santos
Professor de Educação Física. Graduado pela Universidade Gama Filho (UGF) – (Licenciatura Plena, 2003). Pós-Graduado em Exercício Físico Aplicado a Reabilitação Cardíaca e a Populações Especiais pela UGF. Membro da Sociedade Brasileira de Personal Trainer (SBPT) (desde 2007).

Aline Kirjner Poziomyck
Nutricionista. Especialista em Nutrição Oncológica pelo Instituto Nacional do Câncer (INCA). Mestre e Doutora em Ciências Cirúrgicas pela Universidade Federal do Rio Grande do Sul (UFRGS). Sócia – Diretora na Acentor – Soluções Profissionais e Acadêmicas.

Amanda Maigre Duarte
Graduanda de Medicina. Graduada em Comunicação Social pela Escola Superior de Propaganda e Marketing (ESPM) – Rio de Janeiro/RJ. MBA em Gestão Empresarial pela Fundação Getulio Vargas (FGV) – Rio de Janeiro/RJ. Graduanda de Medicina da Faculdade de Medicina de Petrópolis/Faculdade Arthur Sá Erp Neto (FMP/FASE) Estado do Rio de Janeiro.

Andrea Sugai
Nutricionista. Doutora em Política Social pela Universidade de Brasília (UnB). Mestre em Nutrição pela Universidade Federal da Bahia (UFBA). Graduada em Nutrição pela UnB. Professora-Associada da Faculdade de Nutrição da Universidade Federal de Goiás (UFG).

Clarissa Hoffman Irala
Nutricionista. Nutricionista da Unidade de Alta Complexidade em Oncologia do Hospital Universitário de Brasília (HUB). Coordenadora da Comissão de Residência Multiprofissional em Oncologia do HUB. Especialista em Nutrição Oncológica pelo Instituto Nacional do Câncer (INCA). Mestre em Nutrição Humana da Universidade de Brasília (UnB).

Debora Barros Barbosa
Cirurgiã Dentista. Mestrado e Doutorado em Reabilitação Oral, pela Faculdade de Odontologia de Araraquara, Universidade Estadual Paulista "Júlio de Mesquita Filho" (Unesp). Professora-Assistente Doutora do Departamento de Materiais Odontológicos e Prótese da Faculdade de Odontologia de Araçatuba, Unesp.

Elizabeth Queiroz
Psicóloga. Doutora em Psicologia pela Universidade de Brasília (UnB). Professora Adjunta do Instituto de Psicologia da UnB. Gerente de Atenção à Saúde do Hospital Universitário de Brasília (2014-2016). Coordenadora do Centro de Atendimento e Estudos Psicológicos (CAEP) do Instituto de Psicologia (2010-2013). Presidente da Comissão de Ética do Conselho Regional de Psicologia 1ª Região (2004-2007). Membro do Grupo Gestor do Projeto de Pós-Graduação Fortalecimento do Ensino na Saúde no contexto do SUS: uma proposta interdisciplinar da UnB na Região Centro-Oeste (Pró-Ensino na Saúde). Tem experiência na área de Psicologia, com ênfase na área de saúde, reabilitação, atuação e formação profissional em saúde.

Eric Slywitch

Médico. Graduado pela Faculdade de Medicina de Jundiaí (FMJ). Mestre em Nutrição pela Escola Paulista de Medicina da Universidade Federal de São Paulo (EPM/Unifesp), tema: Avaliação Metabólica de Indivíduos Onívoros e Vegetarianos. Especialista em Nutrologia pela ABRAN (Associação Brasileira de Nutrologia). Especialista em Nutrição Parenteral e Enteral pela BRASPEN (Sociedade Brasileira de Nutrição Parenteral e Enteral). Pós-Graduado em Nutrição Clínica pelo GANEP (Grupo de Nutrição Humana). Pós-Graduado em Endocrinologia (ISMD). Pós-Graduado em Prática Ortomolecular (FAPES). Docente do Curso de Especialização (Pós-Graduação *lato sensu*) do GANEP (Grupo de Nutrição Humana). Doutorando em Nutrição pela EPM/Unifesp. Aperfeiçoamento em Teoria Psicanalítica, com foco em conflito e sintoma (SEDES). Autor dos livros: "Alimentação sem Carne – Guia Prático", "Virei Vegetariano. E agora?" e "Emagreça sem Dúvida".

Fabiani Lage Rodrigues Beal

Nutricionista. Pós-Doutorado em Ciências Genômicas e Biotecnologia pela Faculdade de Ciências da Saúde (2019), Universidade de Brasília (UnB). Doutorado em Biologia Molecular pela Faculdade de Ciências da Saúde (2012), UnB. Mestrado em Imunonutrição e Câncer pelo Programa de Nutrição Humana da UnB (2005). Especialista em Nutrição Clínica (ASBRAN). Academic Visitor no Oxford Center for Diabetics, Endocrinology and Metabolism (OCDEM), University of Oxford (2006/2007). Professora Titular da Universidade Católica de Brasília (UCB). Professora Permanente da Pós-Graduação *stricto sensu* em Gerontologia da UCB. Professora Permanente dos Curso de Graduação de Nutrição e Medicina da UCB. Experiência na Área de Nutrição em Terapia Nutricional, Arginina, Câncer, Tumor de Walker, Imunonutrição, Radicais Livres, Antioxidantes, Doenças Crônicas Não Transmissíveis, Fisiopatologia e Dietoterapia, Transtornos Alimentares, Análise de Potencial Antioxidante dos Alimentos, Nutrição em Saúde Coletiva e na Terceira Idade e Avaliação Nutricional. Trabalha com expressão gênica de proteínas envolvidas no metabolismo do ferro e vitamina A, tais como ferroportina, hepcidina e DMT1, dentre outras interações metabólicas entre vitaminas e minerais.

Fabrizzio Reis Castellani

Médico. Graduação em Medicina pela Universidade Federal do Rio de Janeiro (UFRJ) (2000). Pós-Graduação em Nutrição Parenteral e Enteral, Santa Casa da Misericórdia (2005). Pós-Graduação em Geriatria e Gerontologia, Universidade Aberta da Terceira Idade (UnATI), Universidade do Estado do Rio de Janeiro (UERJ) (2008). Médico e Responsável Técnico do Lar Feliz Idade Estatutário. Médico Assistente da Direção Técnica do Instituto Estadual de Doenças do Tórax Ary Parreiras. Médico da Comissão de Segurança do Paciente da Fundação Saúde do Estado do Rio de Janeiro. Médico da Comissão de Controle de Infecção Hospitalar. Ex-Médico da Equipe Multidisciplinar de Terapia Nutricional Hospital Espanhol. Ex-Médico da Comissão de Avaliação e Terapia Nutricional Enteral e Parenteral (Catnep), Hospital Universitário Clementino Fraga Filho (HUCFF/UFRJ). Ex-Orientador da Residência Multiprofissional do HUCFF/UFRJ. (Aos Profissionais que Passaram pela Comissão de Avaliação e Terapia Nutricional Enteral e Parenteral – CATNEP). Ex-Orientador do Estágio Prático no Hospital Universitário Clementino Fraga Filho (HUCFF/UFRJ) do Curso de Especialização em Terapia Nutricional Enteral e Parenteral da Santa Casa de Misericórdia. Ex-Orientador dos Alunos da Graduação de Nutrição do HUCFF/UFRJ.

Francieli Cristina Miciano de Souza

Nutricionista. Especialista em Saúde do Idoso pelo Hospital Regional de Presidente Prudente (HRPP) e Universidade do Oeste Paulista (Unoeste). Nutricionista Clínica do Hospital Regional de Presidente Prudente (HRPP). Docente do Curso de Pós-Graduação em Nutrição Clínica e Terapia Nutricional da Unoeste.

Helio Holperin

Médico. Especialização em Medicina Tradicional Chinesa – Acupuntura pela Universidade Federal Fluminense (UFF), 2007. Especialização em Homeopatia pelo Instituto Hahnemanniano do Brasil (IHB), 1985.

Hideki Hyodo

Médico Graduado pela Faculdade de Medicina de Ribeirão Preto da Universidade de São Paulo (FMRP-USP). Residência em Anestesiologia pelo Hospital das Clinicas da FMRP-USP/Certificado pelo Conselho Federal de Medicina (CFM) e Associação Médica Brasileira (AMB). Pós-Graduação em Acupuntura pela Universidade Federal de São Paulo (Unifesp)/Certificado pelo CFM e ABM).

Colaboradores

Pós-Graduação em Dor pela Faculdade de Medicina da Universidade de São Paulo (FMUSP)/Certificado pelo CFM e AMB. Médico Ex-Colaborador do Centro de Dor do Hospital das Clinicas da Faculdade de Medicina da USP. Médico Colaborador do Grupo de Dor do Serviço de Anestesiologia da Faculdade de Medicina da Santa Casa de São Paulo. Membro de Colégio Médico de Acupuntura (diretor regional); *Fellow* da International Association of the Study of Pain (IASP)/AIPM (American Integrative Pain Management). Professor de Pós-Graduação em Dor e Medicina Paliativa do Hospital Sírio-Libanês.

José Luiz de Oliveira

Médico. Graduado pela Universidade de Mogi das Cruzes (UMC) (1975). Especialista em Psicoterapia Psicanalítica pela Associação Paulista de Psicoterapia de Grupo desde 1981. Especialista em Psiquiatria pela Associação Médica Brasileira desde 1981. Especialista em Psiquiatria pela Associação Brasileira de Psiquiatria. Médico Psiquiatra no Instituto de Psiquiatria de Guarulhos entre 1976 e 1980. Médico (Clínica Psiquiátrica) do Governo do Estado de São Paulo desde 1976. Secretário de Saúde do Município de Biritiba Mirim, São Paulo, entre 1989 e 1993. Ex-Professor-Assistente da Cadeira de Psiquiatria e Psicologia Médica da Faculdade de Medicina de Mogi das Cruzes. Diretor Clínico da Clínica Psiquiátrica de Mogi das Cruzes, São Paulo.

Juliana Souza Closs Correia

Nutricionista. Mestrado em Odontologia pela Universidade de Taubaté (UNITAU) (2008). Especialização em Nutrição Clínica (2008). Graduada em Nutrição pelo Centro Universitário São Camilo (1995). Diretora de Ensino e Coordenadora da Pós-Graduação em Nutrição Clínica do Grupo Educacional São Lucas, Porto Velho, Rondônia.

Luna Mares Lopes de Oliveira

Nutricionista. Doutora em Ciência Odontológica pela Faculdade de Odontologia de Araçatuba (FOA, Unesp) (2016). Mestre em Biologia Experimental pela Universidade Federal de Rondônia (UNIR) (2003). Especialização em Saúde Pública (1996). Especialização em Nutrição Clinica (2008). Graduada em Nutrição pela Universidade Federal do Piauí (UFPI) (1990). Professora no Centro Universitário São Lucas. Nutricionista Clínica do Centro de Medicina Tropical de Rondônia.

Mirley do Prado

Médica. Radiologista. Especialista em Diagnóstico por Imagem. Membro Titular do Colégio Brasileiro de Radiologia (CBR). Certificada em Densitometria Clínica pela International Society for Clinical Densitometry (ISCD) e pela Associação Brasileira de Avaliação Ósseo e Osteometabolismo (ABrASSO). Membro do Conselho Editorial do Informativo Oficial da ABraSSO de 2009 a 2011. Coordenadora do Programa de Qualidade da ABraSSO de 2012 a 2016. Membro da Comissão de Admissão e Titulação do Colégio Brasileiro de Radiologia (CBR) em 2015 e 2016. Coordenadora do Curso de Certificação e Membro do Comitê Diagnóstico da ABrASSO em 2015. Membro Docente da ABrASSO de 2014 a 2016.

Mônica Vieira Mano de Souza

Nutricionista. Graduada em Nutrição pela Universidade do Estado do Rio de Janeiro (UERJ). Professora da Graduação de Nutrição da Universidade Castelo Branco (UCB). Nutricionista do Hospital Municipal Lourenço Jorge/Maternidade Leila Diniz (RJ). Nutricionista do Hospital Estadual Carlos Chagas (RJ). Mestre em Fisiopatologia e Ciências Cirúrgicas, pela Pós-Graduação da Fisiocirurgia da Universidade do Estado do Rio de Janeiro (UERJ). Residência de Nutrição em Clínica Médica e Cirúrgica no Hospital Universitário Pedro Ernesto (HUPE-UERJ). Pós-Graduação em Nutrição Clínica Funcional e Fitoterapia Funcional (CVPE).

Otávio Koiti Hara

Médico. Graduado pela Faculdade de Ciências Médicas da Santa Casa de São Paulo (FCMSCSP), 1978. Residência em Pediatria pela FCMSCSP. Pós-Graduado em Acupuntura pela Universidade Federal de São Paulo (Unifesp). Título de Acupuntura pela Associação Médica Brasileira e Conselho Federal de Medicina (ABM e CFM) (1999). Título de Pediatria pela Associação Médica Brasileira (AMB) e pelo Conselho Federal de Medicina (CFM). Diretor Regional do Colégio Médico Acupuntura. Ex-Presidente de Associação Médica Brasileira de Acupuntura (ABA).

Patrícia Costa Bezerra
Nutricionista. Especialista em Nutrição Clínica pela Faculdade de Medicina de Ribeirão Preto da Universidade de São Paulo (FMRP-USP) (1994). Nutricionista Clínica da Rede SARAH (1995-2000). Mestrado em Psicologia pela Universidade de Brasília (UnB) (2001). Doutora em Medicina pela UnB, na Área de Medicina do Sono (2011). Professora do Curso de Nutrição da Universidade Católica de Brasília (UCP) (2000-2008). Coordenadora do Curso de Nutrição do Centro Universitário Instituto de Educação Superior de Brasília (IESB). Professora dos Cursos de Especialização da Universidade Federal de Goiás (UFG), do Instituto Laboro/Universidade Estácio de Sá e do Instituto Brasiliense de Análise do Comportamento (IBAC). Mantém atividades de assistência em consultório e pesquisas sobre composição corporal por DXA no Centro de Avaliação Corporal de Brasília.

Patrícia Thurler
Médica. Graduada pela Universidade do Rio de Janeiro. Pós-Graduada em Medicina Interna pela Universidade Federal do Rio de Janeiro (UFRJ).

Raíssa Vieira Ribeiro Ramos
Nutricionista. Graduada em Nutrição pela Universidade Castelo Branco (UCB). Especialista em Comunicação e Saúde (ICICT/Fiocruz). Mestranda em Informação e Comunicação em Saúde (ICICT/Fiocruz).

Roberta Fontanive Miyahira
Nutricionista. Professora Adjunta do Departamento de Nutrição Básica e Experimental do Instituto de Nutrição da Universidade do Estado do Rio de Janeiro (UERJ). Doutora em Microbiologia Médica pela UERJ. Mestre em Nutrição Humana pela UFRJ. Especialista em Nutrição Clínica pela Universidade Federal Fluminense (UFF). Graduada em Nutrição pela UFRJ.

Rosângela Lopes Outeiral
Nutricionista. Graduada em Nutrição pela Universidade Federal Fluminense (UFF). Nutricionista Clínica. Especialista em Nutrição do Trabalho pela Faculdades Integradas Augusto Mota (UNISUAM). Mestre em Ciências pela Faculdade de Medicina da Universidade Federal do Rio de Janeiro (UFRJ). Ex-Nutricionista da Comissão de Avaliação e Terapia Nutricional Enteral e Parenteral (CATNEP) do Hospital Universitário Clementino Fraga Filho (HUCFF-UFRJ). Nutricionista Responsável pela Equipe Multiprofissional de Terapia Nutricional (EMTN) do HUCCFF-UFRJ.

Sandra Cristina Genaro
Nutricionista. Doutora em Fisiopatologia e Saúde Animal pela Universidade do Oeste Paulista (Unoeste). Especialista em Nutrição Oncológica (INCA). Especialização em Nutrição e Saúde na Infância e Adolescência (Unoeste). Especialização em Avaliação do Ensino e da Aprendizagem (Unoeste). Docente do Curso de Nutrição da Unoeste. Coordenadora do Curso de Especialização em Nutrição Clínica e Terapia Nutricional (Unoeste). Docente dos seguintes Cursos de Pós-Graduação da Unoeste: Nutrição Clínica e Terapia Nutricional; Saúde do Idoso (multiprofissional); Enfermagem Oncológica (multiprofissional) e Estética Avançada. Docente do Curso de Pós-Graduação da Universidade de Marília (UNIMAR) em Nutrição Clínica. Tutora dos Programas de Residência Multiprofissional do Hospital Regional de Presidente Prudente (HRPP), em conjunto com a Unoeste: Saúde do Idoso, Intensivismo; Urgência e Emergência.

Tatiana Pereira de Paula
Nutricionista. Doutora em Ciências pelo Programa de Pós-Graduação em Clínica Médica, com período no Liver Research Laboratory – Mount Sinai School of Medicine, Nova York, EUA. Nutricionista do Hospital Universitário Clementino Fraga Filho da Universidade Federal do Rio de Janeiro (HUCFF-UFRJ). Coordenadora do Ambulatório de Nutrição Integrante do Ambulatório Multidisciplinar de Fígado do HUCFF-UFRJ.

Wilza Arantes Ferreira Peres
Nutricionista. Professora-Associada do Instituto de Nutrição Josué de Castro da Universidade Federal do Rio de Janeiro (UFRJ). Doutora em Ciências pelo Programa de Pós-Graduação em Clínica Médica do Serviço de Hepatologia do Hospital Universitário Clementino Fraga Filho (HUCFF-UFRJ). Pesquisadora do Grupo de Pesquisa em Micronutrientes do Instituto de Nutrição Josué de Castro (INJC/UFRJ). Pesquisadora do Laboratório de Bioquímica Nutricional do INJC/UFRJ. Coordenadora do Ambulatório de Nutrição, integrante do Ambulatório Multidisciplinar de Fígado do HUCFF-UFRJ.

Dedicatória

Este livro é dedicado à PAZ,
pois onde ela existir haverá bonança
e, assim, alimentação para todos.

Homenagem Especial

A Ana Lúcia Maigre Duarte,
esposa, companheira, amiga, confidente,
estimuladora de todas as minhas iniciativas profissionais,
cujo carinho representa todos os sinais e
sintomas da semiologia nutricional do meu amor.

Agradecimentos

Ao PAI, ao FILHO e ao ESPÍRITO SANTO.

A meus pais, que me trilharam no caminho do saber viver e amar ao outro.

A minha avó, Maria de Barros Duarte, que desde meus primeiros dias de aluno de medicina se prontificou a ser minha primeira paciente.

A minha tia e eterna Professora, Marinda de Barros Duarte, a quem convidei para também prefaciar este livro, que me alfabetizou e estimulou a vida docente.

A todos os pacientes que cederam suas imagens para que este livro servisse de ensinamento para todos os profissionais que venham a atender casos parecidos com os seus e também consigam sucesso.

Ercilia Lopes dos Santos, Lindinalva Marques Soares de Oliveira e Raquel Nazaré Reis, copeiras; e Cely da Silva Barbosa, Maria da Soledade do Monte Araújo e Walquiria da Silva Cupertino, ex-copeiras da CATNEP, que sempre foram atenciosas e eficazes na bela função de bem servir.

José Paulo de Aguiar e Silma Maria Cruz, ex-assistentes administrativos da CATNEP, que sempre, com carinho e competência, contribuíram para o desenvolvimento de nossa comissão.

Priscila Machado de Andrade, nutricionista, que colaborou nas fotos obtidas neste livro.

Eva Euzébio da Costa, Maria Luiza Seabra de Andrade e Rosilane de Matos Theotonio, secretárias que sempre auxiliam nos momentos de maior trabalho.

Maria Isadora Fernandes Castellani, que desde seu primeiro respirar nos ensinou, ensina e ensinará a arte semiológica nutricional do Viver.

Aos amigos da Turma Celso Dias Gomes (TCDG-UNIRIO, 1980), que desde os primeiros dias de aula sempre estiveram, e ainda estarão, em fraternidade.

Ao grande e inesquecível amigo, tricolor carioca de coração, Ewerton Mozart Nogueira, que tão cedo nos deixou, mas que está vibrando com esta conquista como se fosse um gol de final de campeonato de nosso clube.

Enfim, a todos que direta ou indiretamente colaboraram para a realização deste livro, nosso muito obrigado.

Prefácio 1

Atualmente, a vida nos tem dado a sensação de que o dia deveria ter mais do que 24 horas, tamanha a demanda. Essa correria, muitas vezes, nos tira a atenção aos detalhes. E, afinal, o que é a semiologia nutricional a não ser dar atenção aos detalhes? Como profissionais da saúde, este livro nos chama a termos uma visão mais holística com nossos pacientes; precisamos olhar mais para eles, não através deles.

Convivendo com o professor Antonio Cláudio Duarte ("meu eterno guru"), aprendemos a dar valor aos detalhes, principalmente no que diz respeito às decisões nas nossas condutas profissionais. Isso é reflexo do amor que ele tem pelo seu ofício e, sobretudo, pelo ser humano. Lembro-me que há alguns anos estávamos em um engarrafamento, causado por um acidente em uma das pistas, quando o professor Antonio Cláudio comentou que eu prestasse atenção ao que estava acontecendo à nossa frente, procurando associar o ocorrido à semiologia. Fiquei alguns instantes atônita, sem compreender seu pedido, e até mesmo – devo confessar – assustada com a colocação do professor em meio àquela situação caótica. Logo após minha profunda e perdida reflexão, ele acrescentou algo mais ou menos assim: "Veja: o que está acontecendo pode ser extrapolado para a semiologia, já que isso pode acontecer em nossos vasos como etiologia de acidentes vasculares." Foi aí então que fiquei mais intrigada com o rumo da nossa conversa; e ele continuou: "O sangue flui normalmente, até encontrar alguma resistência, como uma placa de ateroma. Assim, há uma diminuição da vazão do volume sanguíneo que chega ou que sai do vaso, levando à estase sanguínea pré-estenose, o que causa aumento da pressão local e, secundariamente, da sistêmica." Então, a conversa fluiu e o engarrafamento nem fora mais percebido. O professor Antonio foi me mostrando um leque de situações cotidianas que serviam de exemplo para a semiologia. Foi ali, com certeza, que me encantei pelo estudo dessa ciência. A partir de então, conforme fui orientada naquele momento, passei a olhar a vida e os fatos com um "olhar semiológico".

Ao lermos este livro, capítulo a capítulo, descobrimos novas perspectivas de atendimento, bem como reforçamos condutas já utilizadas. Os profissionais que participaram desta reedição colocaram aqui, além de informações técnicas validadas, o amor ao ser humano, já que a semiologia tem a característica ímpar de ser realizada com base no mais profundo detalhamento.

Deste modo, agucem o "olhar semiológico" e aproveitem o conteúdo a seguir, utilizando-se da semiologia nutricional, bem como das suas correlações com o estado nutricional, nas diferentes condições clínicas e nos ciclos da vida.

Uma ótima leitura e aprendizado a todos.

Fabiani Lage Rodrigues Beal
Nutricionista
Professora da Universidade Católica de Brasília

Prefácio 2

O valor do ensino

Em uma bela manhã de outono, surge o convite para escrever a apresentação deste livro que repentinamente me foi apresentado. Repentinamente, pois não esperava me deparar com uma leitura tão gostosa e informativa. Repentinamente, pois não esperava ser agraciada com a oportunidade de dizer a todos o quanto foi feliz a experiência de reencontrar um aluno de tempos passados, e o quanto fico alegre de ver que os ensinamentos passados por mim para Antonio Cláudio foram postos em tão bom uso.

Entretanto, engana-se quem pensa que fui sua professora de ensino superior ou ensino médio. De fato, fui professora para muitas crianças em duas fases de suma importância para a educação: a alfabetização e primário. Sem elas, como poderíamos ler sobre as notícias do Brasil e do mundo? Como poderíamos nos comunicar com familiares distantes de nós? Essas perguntas retóricas sempre aparecem quando se fala do ensino da leitura e escrita. Mas a indagação deve ir além: o quanto perderíamos sem a leitura e escrita que não percebemos? A resposta pode parecer brusca: tudo. Bem, quase tudo. Sabe-se que a humanidade só pôde evoluir com o desenvolvimento da escrita e da linguagem. É justamente isso que nós, educadores, buscamos fazer. Na alfabetização, ensinamos as crianças a como se comunicar com o mundo. Como se relacionar e construir pontes entre os diferentes assuntos e como ter acesso aos conhecimentos para ir mais longe. Essa é, e sempre será, a base maior para a construção do caráter e do pensamento crítico das pessoas.

Então, por que o valor do ensino é tão subestimado assim? Por que, mesmo com tantas pessoas reconhecendo a importância, não se dá o devido valor a essa profissão tão nobre e essencial que é educar? Talvez a resposta esteja justamente no fato de que as pessoas não percebem as consequências ocultas que uma boa (ou má) educação traz. É difícil de se perceber que a cada nova informação que aprendemos nós evoluímos. Assim como a humanidade, saltamos de uma era de trevas para uma era de iluminação a cada pequeno pedaço de conhecimento que assimilamos. Como uma vez disse Einstein: "A mente que se abre a uma nova ideia jamais voltará ao seu tamanho original."

Desta maneira, não subestimemos o valor do ensino que nos é dado a cada época de nossa vida. Não perguntemos mais "para que eu preciso saber disso?" para nossos professores, pois acredite, nenhum conhecimento é inútil e deve ser desvalorizado. Quando se ensina isso às crianças, formam-se pessoas capazes de entender cada dia mais o mundo e, quem sabe, um dia mudá-lo para (muito) melhor.

Agradeço a Deus por essa oportunidade de escrever sobre a obra do meu eterno aluno, Antonio Cláudio. Agradeço mais ainda a orientação que Nosso Pai o deu em sua vida. Espero que esse pequeno devaneio da minha parte torne o leitor desta obra empolgado para a leitura, e que pense em como as "tias" da sua infância foram importantes para a formação do indivíduo maravilhoso que você é hoje.

Marinda de Barros Duarte
Professora. Curso Normal (Formação de Professores) –
Escola Normal Nilo Peçanha, Niterói/RJ.
Curso de Licenciatura Curta, Primeiro Grau, Estudos Sociais
– Faculdade de Formação de Professores, São Gonçalo/RJ.
Curso de Pedagogia – Universidade Federal Fluminense
– Niterói/RJ

"Minha primeira e eterna professora" (grifo do autor)

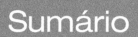

Sumário

Prefácios
Fabiani Lage Rodrigues Beal
Marinda de Barros Duarte

1 Semiologia Integrada ao Paciente, *1*
Elizabeth Queiroz
Patrícia Costa Bezerra

2 Semiologia Nutricional, *11*
Antonio Cláudio Goulart Duarte
Amanda Maigre Duarte
Rosângela Lopes Outeiral

3 Avaliação Nutricional Subjetiva Global, *25*
Sandra Cristina Genaro
Francieli Cristina Miciano de Souza

4 Avaliação da Composição Corporal de Adultos, *45*
Roberta Fontanive Miyahira
Tatiana Pereira de Paula
Wilza Arantes Ferreira Peres

5 Inquéritos Dietéticos, *81*
Roberta Fontanive Miyahira
Tatiana Pereira de Paula
Wilza Arantes Ferreira Peres

6 Medidas Bioquímicas da Avaliação do Estado Nutricional, *89*
Luna Mares Lopes de Oliveira
Juliana Souza Closs Correia
Debora Barros Barbosa

7 A Utilização da Absorciometria por Duplo Feixe de Raios X (DXA) na Prática Clínica da Avaliação de Composição Corporal, *119*
Andrea Sugai
Mirley do Prado
Patrícia Costa Bezerra

8 Semiologia Nutricional Inflamatória, *131*
Antonio Cláudio Goulart Duarte
Amanda Maigre Duarte

9 **Monitorização Piramidal da Avaliação Nutricional: PIVANUT e Pirâmide da Relação Nutrição-Inflamação: PRENUTI,** *141*
Antonio Cláudio Goulart Duarte
Amanda Maigre Duarte
Rosângela Lopes Outeiral

10 **Semiologia Homeopática Nutricional,** *151*
Helio Holperin

11 **Semiologia Nutricional pela Medicina Chinesa,** *159*
Hideki Hyodo
Otávio Koiti Hara

12 **Semiologia Psiquiátrica Nutricional,** *167*
José Luiz de Oliveira

13 **Semiologia Dermatológica Nutricional,** *195*
Patrícia Thurler

14 **Semiologia Nutricional Pediátrica,** *217*
Fabiani Lage Rodrigues Beal

15 **Semiologia Nutricional Geriátrica,** *223*
Fabiani Lage Rodrigues Beal

16 **Semiologia Nutricional da Gestante,** *229*
Mônica Vieira Mano de Souza
Raíssa Vieira Ribeiro Ramos

17 **Semiologia Nutricional Oncológica,** *253*
Sandra Cristina Genaro
Aline Kirjner Poziomyck
Clarissa Hoffman Irala

18 **Semiologia da Análise Física e do Treinamento na Avaliação Nutricional,** *265*
Alex Garcia dos Santos

19 **Semiologia Nutricional de Vegetarianos,** *271*
Eric Slywitch

20 **Atlas Semiológico Nutricional Comentado,** *295*
Antonio Cláudio Goulart Duarte
Fabrizzio Reis Castellani
Rosângela Lopes Outeiral

21 **Semiologia na Avaliação da Dor Abdominal por Termografia Infravermelha,** *323*
Antonio Cláudio Goulart Duarte

Bibliografia Recomendada, *349*

Índice Remissivo, *373*

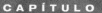

Semiologia Integrada ao Paciente

Elizabeth Queiroz
Patrícia Costa Bezerra

O modelo centrado no paciente tem sido defendido como a alternativa necessária para uma assistência realmente integrada. Isso porque ele pressupõe um processo de decisão compartilhada, visto que o profissional de saúde domina o conhecimento relacionado ao diagnóstico, tratamento e prognóstico, mas o paciente é o único que sabe como determinada condição de saúde repercute em seu organismo e em seu cotidiano. Se levarmos em conta toda a fragmentação decorrente das especializações vigentes e crescente incorporação de novas tecnologias, somente com a real comunicação entre os diferentes profissionais, paciente e familiares daremos conta de chegar a uma abordagem biopsicossocial que corresponda de fato à evolução do modelo biomédico.

O trabalho em equipe é um objetivo buscado em diferentes áreas do conhecimento, sendo reconhecido como um fator importante na qualidade dos serviços prestados por distintas categorias profissionais e diferentes tipos de instituições. Para a Organização Mundial de Saúde,[1] existem evidências suficientes para afirmar que a educação interprofissional leva à prática colaborativa e que aperfeiçoa e fortalece o sistema e os serviços de saúde, assim como melhora os resultados de saúde. Nesse sentido, os estudos apontam a prática colaborativa como base do trabalho em equipe. Trata-se de uma condição crítica para o funcionamento do sistema de saúde, uma vez que estudos indicam que reduz erros médicos, melhora a eficiência e a segurança do paciente, provê satisfação com o cuidado, reduz custos e leva a desfechos clínicos mais satisfatórios.[2,3]

São muitas as dificuldades para implementação do trabalho em equipe, e uma justificativa comumente usada é a do número restrito de profissionais, condição sempre presente nos serviços de saúde. Além do número, existe o despreparo dos profissionais aliado à falta de insumos, equipamentos e estrutura física. A complexidade do cuidado em saúde tradicionalmente integra os diferentes profissionais em serviços (endocrinologia, cardiologia, pneumologia, nutrologia, cirurgia, unidade de terapia intensiva, entre outros), mas o agrupamento de profissionais não necessariamente assegura que eles funcionarão efetivamente como uma equipe ou que tomarão as decisões apropriadas.[4] As equipes são criadas, mas o trabalho em equipe se desenvolve ao longo do tempo,[5] o que é comprometido pela alta rotatividade decorrente das dificuldades já apontadas. As diferenças de valores, crenças, motivos, conhecimentos e habilidades entre os vários membros da equipe normalmente também geram conflitos quanto à definição dos papéis, hierarquia e *status* dos diferentes profissionais.[6] Sem dúvida, os fatores humanos dificultam e até invalidam a estruturação do trabalho em equipe.[7,8]

Na prática, o que se observa é que muitos profissionais se vêem confrontados com o desafio de compor uma equipe de saúde a partir de uma demanda do mercado de trabalho, sem o conhecimento e treinamento necessários para essa tarefa. O trabalho em equipe exige do profissional, além de competência em sua área de formação específica, o desenvolvimento de habilidades que viabilizem essa forma de atuação.[2,9]

Em muitos países o desenvolvimento e aprimoramento de habilidades específicas, associadas a atividades dirigidas para o trabalho em equipe, já compõem os currículos dos estudantes da área de saúde de forma a facilitar a transição do meio acadêmico para o meio profissional. No Brasil, desde 2001, as diretrizes curriculares dos cursos da área de saúde definiram as seguintes competências gerais: atenção à saúde, tomada de decisão, comunicação, liderança, administração e planejamento, e educação permanente. O grande desafio tem sido criar condições para que os cursos de fato atendam ao estabelecido.

Infelizmente, estudos demonstram que no nosso país a formação profissional em saúde se fundamenta historicamente em uma lógica disciplinar, com foco na assistência e serviços especializados, ainda que a atenção à saúde exija uma prática colaborativa que integre diferentes habilidades e saberes, definindo uma abordagem interprofissional.[10,11] McPherson, Headrick e Moss (2001)[12] enfatizam que o aprendizado sobre trabalho interprofissional é complexo, caracterizado como um *continuum*, que deve começar na graduação e perdurar durante a prática em serviço.

Especificamente para atuação em equipe, a capacitação requer formação dirigida que enfoque informações sobre modelos de atuação em equipe, condições que facilitam e que dificultam o trabalho em equipe, além de treinamento em competências específicas, tais como definição de objetivos, estabelecimento de metas e prioridades, habilidade de comunicação verbal e escrita.[13,14]

Modelos de atuação em equipe

Rothberg (1981)[15] ressalta que não há uma definição geral aceita da palavra "equipe". O termo é aplicado em situações muito variadas, sendo que o conceito representa um ideal ou objetivo a ser alcançado. Observa-se que o conceito de equipe está vinculado à noção de "grupo", aqui entendido como um grupo especial ligado a uma tarefa ou a um caráter profissional ou técnico.

A distinção de diferentes formas de apresentação do trabalho em equipe: a multidisciplinar, a interdisciplinar e a transdisciplinar é comumente destacada na literatura. Além disso, conforme considerado por Ducanis e Golin (1979),[6] temos ainda a distinção entre as equipes intraprofissional, intradisciplinar e interprofissional, especificadas a seguir no Quadro 1.1.

Semiologia Integrada ao Paciente

Quadro 1.1. Distinção de diferentes formas de apresentação do trabalho em equipe

Equipe intraprofissional	Formada por vários membros da mesma profissão como dois ou mais médicos colaborando no mesmo caso[6]
Equipe intradisciplinar	Formada por diferentes níveis de especialidade dentro de uma mesma profissão, por exemplo o técnico de enfermagem, o auxiliar de enfermagem e o enfermeiro[6]
Equipe interprofissional	Equipe composta por membros de diferentes profissões, cooperando além de suas especialidades. Trata de diferenças nas profissões mais do que nas especialidades[6]
Equipe multidisciplinar	Os esforços são orientados pela disciplina, em que cada disciplina contribui com sua própria atividade e é necessário saber somente a própria disciplina[16] Profissionais de diferentes disciplinas trabalham com o mesmo paciente, mas atuam de forma independente[17]
Equipe interdisciplinar	Composta de indivíduos com treinamentos variados e especializados que coordenam suas atividades para proporcionar serviços a um cliente ou grupo de clientes[6] Existe uma meta comum a profissionais de diferentes formações e a necessidade de contribuir com o grupo – requer habilidades de várias disciplinas, sendo que a chave para a eficiência desse trabalho seria a comunicação entre os membros da equipe[16]
Equipe transdisciplinar	Caracteriza-se pelo alto grau de colaboração entre os seus membros na condução das avaliações, ou seja, os membros planejam e implementam coletivamente a avaliação, os resultados são então discutidos e os objetivos de tratamento são desenvolvidos de forma integrada[18]

Independente do modelo de atuação em equipe, já na década de 1970, Ducanis e Golin (1979)[6] estabeleceram que as características da equipe de saúde poderiam ser divididas em três categorias: composição, função e tarefas. Com relação à composição, uma equipe é formada por duas ou mais pessoas. O paciente e sua família precisam ser considerados parte da equipe. Para ser uma equipe, pelo menos um dos membros da equipe deve ser um profissional e há necessidade da existência de um líder identificado. Ainda que os contatos não necessitem ser face a face , os papéis dos participantes devem ser claramente definidos, havendo colaboração entre os membros e protocolos específicos de funcionamento.

Considerando-se as funções, ou métodos de operação, uma equipe funciona tanto dentro quanto entre estabelecimentos organizacionais. No momento em que as políticas públicas brasileiras definiram as linhas de cuidado, como a macroestrutura da assistência em saúde, o Governo Federal demandou uma perspectiva de trabalho em rede que resultasse na necessidade de um projeto de atenção à saúde, viabilizando a definição e integração de processos e fluxos de trabalho, de modo a otimizar e contribuir com a rede de saúde de uma forma mais ampla e estruturada.[19] A gestão da clínica, definida como aquela que permite integrar os diversos pontos de atenção à saúde, obriga a adequação do cuidado de acordo com a demanda real, considerando a dimensão temporal, de custo e de resultados e não deixa outra opção que não seja a de relacionamento entre os diferentes níveis de atenção existentes em nosso sistema de saúde.

Com relação à tarefa, a equipe é centrada no paciente e orientada pelos objetivos do tratamento previamente discutidos e estabelecidos pelos profissionais. Assim, cada um cumpre o relevante papel de disponibilizar informações, de modo a possibilitar tomadas de decisões pontuais, o que exige que se tenha clareza dessa função. Pronovost (2013)[20] destaca que a baixa adesão a protocolos estabelecidos é uma realidade e pode comprometer a segurança do paciente. Somente uma equipe voltada para a tarefa é capaz de compartilhar orientações, estabelecer consenso entre seus membros e as diretrizes de assistência, com definição objetiva de quem deve fazer o quê, onde, quando e como. Nessas equipes, as habilidades são desenvolvidas sem a possibilidade dos profissionais não conseguirem manter o cuidado por limitação técnica, falta de capacitação permanente, alta rotatividade da equipe, inércia ou comunicação ineficaz. Há um compromisso pessoal em benefício do grupo, que nesse caso é representado pelo paciente, seus familiares e os demais profissionais da equipe.

Lapkin, Levett-Jones e Gilligan (2013),[3] após realização de uma revisão sistemática sobre a efetividade da educação interprofissional, identificaram que ela pode melhorar as atitudes e percepções dos profissionais sobre a colaboração e o processo de tomada de decisão clínica, mas que precisa ser mais investigada em relação às habilidades clínicas e de comunicação. Isso porque existem condições que favorecem e/ou comprometem o desenvolvimento do trabalho colaborativo.

Condições que dificultam e facilitam o trabalho em equipe

O trabalho em equipe é visto como uma forma eficiente de assistência em saúde, utilizada desde a década de 1920.[6] Porém, compartilhar espaço com outros profissionais, como já apresentado, ainda representa um desafio em função da predominância do modelo biomédico (centrado na dicotomia mente-corpo), no qual o hospital é a instituição de referência da categoria médica com uma hierarquia evidenciada não só em relação ao paciente, mas também na interação com outros profissionais.[21] Com o reconhecimento da necessidade de uma abordagem biopsicossocial ao paciente, os médicos passam a compartilhar informação e espaço com outros profissionais. Embora muitos concordem que cada equipe tenha uma forma de funcionamento específico, pouco se sabe sobre os fatores que caracterizam o processo de equipe.

Dentro dessa perspectiva, Prigatano (1999)[22] estabelece as vantagens e desvantagens do trabalho em equipe. Para esse autor, diferentes fontes de informação sobre o paciente resultam em uma visão mais abrangente. Em contrapartida, adicionam informações desnecessárias e podem interromper prioridades. Ele lembra igualmente, que diferentes pacientes podem estar com diferentes profissionais, embora alguns pacientes e profissionais possam não estar interagindo entre si, gerando repetição de esforços ou omissão de cuidados. O fato dos profissionais poderem aprender uns com os outros pode resultar em corporativismos, com os profissionais tendo dificuldade de repassar conhecimentos e definindo "territorialmente" suas responsabilidades. A ideia de que a carga de trabalho será dividida pode esbarrar na percepção de aumento da mesma, uma vez que a necessidade de compartilhar informações, definir objetivos e prioridades pode representar mais trabalho. Além disso, o fato de que a equipe se beneficia de uma liderança efetiva é confrontado com o fato de que a equipe pode querer ou rejeitar uma liderança vigente.

Bakheit (1996)[23] ressalta que cada membro da equipe é um líder em potencial. Contudo, sabemos que diferentes fatores podem contribuir para a indicação de um líder, tais como habilidades relacionadas às necessidades do grupo, necessidade e/ou disponibilidade institucional, hierarquia, tempo de experiência, entre outros. Além disso, observa-se que a ausência de formação específica para essa função aumenta a interferência de características pessoais no desempenho do líder. Esse fato traz repercussões danosas para o trabalho em saúde, uma vez que os diferentes fatores que regem a satisfação do profissional, como salários, benefícios trabalhistas, autonomia, reconhecimento, entre outros, concorrem com uma permanente luta pela vida de usuários, demandando ações coesas para o atingimento desse objetivo que é de valor imensurável.

Cabe destacar que um dos fatores que interferem na participação do profissional na equipe é o regime de trabalho e a disponibilidade do profissional para as atividades a serem desenvolvidas. Muraguchi, Ramos Júnior e Campos (2002)[24] identificaram que o desenvolvimento de atividades concomitantes, resultante muitas vezes de vínculos com diferentes instituições ou diferentes atribuições numa mesma instituição, representa uma grande dificuldade.

A equipe pode ainda ser constituída por profissionais que desempenham atividades restritas ao setor, associados aos que não são exclusivos, fato esse que pode gerar algum tipo de conflito resultante da falta de entendimento das limitações que a atividade em diversos setores impõe. Nesse sentido, nossa legislação trabalhista estabelece a limitação de 60 horas semanais para o desenvolvimento de atividades no setor público. Entretanto, alguns profissionais também desempenham horas no setor privado, o que gera sobrecarga, mas principalmente pouca disponibilidade de tempo para revisão de práticas e/ou investimento no trabalho em equipe.

Silva (1980)[25] enumera outras condições desfavoráveis ao desenvolvimento do trabalho em equipe: desconhecimento das demais profissões; excesso de importância à própria atuação; formação não dirigida para o trabalho em equipe; falta de experiência em trabalho em equipe; competitividade; falta de confiança e respeito mútuos; excessiva rigidez; comunicação deficiente e liderança inadequada. Cumpre enfatizar que mais uma vez características pessoais aparecem como interferindo no trabalho em equipe.[7,8]

D'amour, Ferrada-Videla, Rodriguez e Beaulieu (2005)[26] consideram que o processo colaborativo pode ser analisado de acordo com quatro dimensões: a) finalização (metas compartilhadas/visão) relacionada à existência de objetivos comuns e sua apropriação pela equipe, o reconhecimento dos motivos divergentes e múltiplas alianças, bem como da diversidade de definições e expectativas sobre a colaboração; b) interiorização (sentimento de pertença) que se refere à consciência dos profissionais acerca da interdependência de sua atuação e da importância do conhecimento mútuo de valores e de quadros disciplinares em relação à confiança; c) formalização (estruturação do atendimento clínico), que é analisada em termos de regras destinadas à regulação da ação profissional; e d) a governança, que lida com aspectos relativos à liderança, à perícia e à conectividade necessária à atenção e ao cuidado em saúde.

Com relação às condições necessárias para o bom funcionamento do trabalho em equipe, diferentes autores concordam que essas incluem:

- O conhecimento do modelo filosófico da instituição, que permeia a definição dos objetivos a serem alcançados com o paciente;[6,25]
- A definição dos papéis de cada membro da equipe, ou seja, o conhecimento da atuação de cada profissional, bem como as possibilidades de contribuição de cada área;[6,25]
- O estabelecimento, com clareza, dos objetivos e prioridades da equipe;[4,13,14,25,27]
- A definição da melhor forma para se alcançar os objetivos propostos;[4,14,25,27]
- A delimitação de tempo para que os objetivos sejam alcançados;[4,25,27]
- A necessidade de consciência do entrelaçamento entre os diferentes campos de atuação;[25]
- Senso de cooperação/colaboração que deve gerar complementação e não competição;[4,7,8,25]
- O estabelecimento e manutenção de uma contínua comunicação.[4,25]

Nesse ponto, há a especificação sobre a necessidade de troca de informações entre os profissionais com discussões abertas a fim de evitar interpretações inapropriadas acerca das situações.[25,28]

Sobre a importância da comunicação no trabalho em equipe, cabe acrescentar que ela inclui não só a comunicação estabelecida entre os diferentes membros da equipe, mas também com os pacientes, seus familiares e outros profissionais, em momentos formais ou informais de interação. Para Bakheit (1996),[23] a ambiguidade, a prolixidade e o uso de jargões profissionais são as maiores barreiras para uma comunicação efetiva.

O desenvolvimento e uso de uma linguagem comum, consistente, facilmente explicável e entendida por todos os membros da equipe e pacientes é um componente efetivo do trabalho em equipe.[5] Embora algumas críticas sejam feitas ao uso de escalas e protocolos de avaliação, cabe destacar a importância desses instrumentos tanto para aplicação clínica quanto para a pesquisa, pois permitem comparar o desempenho do paciente ou de um grupo de pacientes em diferentes momentos, além de identificar áreas críticas para intervenção.

O uso de escalas ou protocolos de avaliação representa uma possibilidade de melhor qualificação do serviço prestado, colaborando na comunicação, pois fornece ao profissional de saúde uma visão global sobre as necessidades do paciente. O conhecimento compartilhado entre as diferentes categorias, por meio da padronização de instrumentos de avaliação e protocolos de tratamento e registros do trabalho desenvolvido, pode ser a forma de viabilizar sua aplicação na organização do trabalho em equipe.

Não há dúvida de que o conhecimento relativo a diferentes instrumentos de avaliação representa uma forma de interação entre as equipes, já que uma informação padronizada é capaz de evocar um significado particular para pessoas familiarizadas com seu uso. Assim, cada profissional passa a lidar com informações que fornecem subsídios para o estabelecimento de objetivos viáveis frente a uma condição real já avaliada. O compartilhar dessas informações é feito por meio do repasse direto aos profissionais e do registro no prontuário. Deve ser dada importância à necessidade de treinamento para o repasse adequado das informações coletadas, decisões e condutas definidas pela equipe.

A realização de rondas, reuniões de equipe e outros encontros do grupo fornecerão um tempo e um lugar para que as comunicações ocorram entre os profissionais, pacientes e familiares.[29] A comunicação também pode ser incrementada pelo uso de recursos tecnológicos verbais e escritos, tais como *pagers*, *WhatsApp* e *e-mails*.

As reuniões de equipe representam o aspecto formal da comunicação em equipe e complementam a interação informal que ocorre entre os profissionais durante o dia de trabalho. Nessas reuniões, os profissionais relatam a interação estabelecida com os pacientes e familiares e compartilham o entendimento que têm sobre a condição do paciente, de forma a desenvolver um plano unificado de cuidado.[30]

Para Christensen e Abbott (2000),[31] as discussões em equipe representam um mecanismo integral para reunir as informações obtidas por cada profissional envolvido no caso. Para Cooley (1994),[4] as reuniões de equipe servem como veículo para a colaboração entre os profissionais, condição vital para um efetivo trabalho em equipe. Nesses momentos, cada profissional tem o direito e a responsabilidade de "ver e ser visto, de ouvir e ser ouvido", devendo incluir pelo menos três elementos:

- Apresentação organizada do material e uso adequado do tempo;
- Interação entre os membros de forma a resultar em um entendimento mútuo dos objetivos e decisões do grupo;
- Envolvimento dos membros do grupo em esforços construtivos para solução de problemas.

As dificuldades envolvidas no funcionamento efetivo de uma reunião de equipe foram agrupadas por Cooley (1994),[4] nas seguintes categorias:

- Desorganização, definida como a ausência de procedimentos bem estabelecidos;
- Problemas de comunicação;
- Participação inadequada dos membros nos procedimentos de resolução de problemas.

Ozer (1997)[27] identifica três tipos principais de reunião para discussão de casos: a reunião inicial da equipe, as reuniões periódicas e a reunião de alta. O conhecimento dos objetivos de cada uma delas pode nortear a participação dos profissionais nesta atividade, conforme Quadro 1.2.

Uma consideração importante a ser feita diz respeito ao uso da reunião de equipe como um espaço que possibilita o compartilhar de experiências gratificantes e/ou estressantes relacionadas ao trabalho. Embora o foco das reuniões centralize os cuidados e objetivos de tratamento, as descrições de características do paciente ou situações problemas podem aparecer associadas a reações dos profissionais (risos, comentários sérios ou jocosos, lembrança de casos anteriores). Esse fato nem sempre é avaliado pelos membros da mesma maneira, uma vez que uma equipe é frequentemente formada por pessoas de diferentes faixas etárias, com tempos diferentes de atuação profissional e institucional. Sendo assim, a noção de que cada um representa um modelo de atuação, ou ainda a possibilidade de modelação do comportamento do outro, deve nortear o comportamento, especialmente nesses momentos formais de interação. O profissional inexperiente pode tirar conclusões precipitadas ou fazer comentários indevidos que eventualmente podem comprometer a interação do grupo, seja pela exposição de uma forma de atuação ou pela inadequação do que foi exposto.

Apesar do trabalho em equipe representar um objetivo a ser alcançado no processo de cuidado em saúde, uma pesquisa realizada com 113 profissionais de três unidades de reabilitação mostrou que, embora todos os respondentes apoiassem o trabalho em equipe, quase metade se ressentia da interferência dos outros membros da equipe em seu domínio profissional e sentiam que isso frequentemente levava a uma baixa utilização de suas habilidades.[32]

Diller (1990)[33] já denunciava a inexistência de uma teoria adequada sobre equipes e a lógica sobre a qual elas operam. Clark (2006)[34] integra diferentes conhecimentos para

Quadro 1.2. Roteiro para participação nas reuniões de discussão de casos[27]

Tipo de reunião	Objetivo	Questões a serem levantadas
Reunião inicial da equipe	Formação de um plano de tratamento para o paciente Confirmação das prioridades a serem atingidas	Quais são os problemas apresentados pelo paciente? Que objetivos serão trabalhados? Quais as prioridades?
Reuniões periódicas	Revisão/reavaliação do plano inicial	O que foi trabalhado? Que progresso ocorreu? Que problemas persistem? Quais são os novos objetivos?
Reunião de alta	Formação de um plano ambulatorial	O que foi trabalhado? Que progresso ocorreu? Que problemas persistem? Quais os objetivos pós-alta? Quando rever o paciente?

avançar tanto no campo da prática quanto da pesquisa sobre trabalho interprofissional e estabelece cinco abordagens teóricas que devem ser estruturais e/ou estruturantes: 1) aprendizagem cooperativa, colaborativa ou social; 2) aprendizagem experiencial; 3) epistemologia e ontologia da pesquisa interdisciplinar; 4) desenvolvimento cognitivo e ético do estudante; e 5) educação para uma prática reflexiva.

Embora já se tenha sugerido que o tamanho da equipe possa influenciar na sua efetividade,[15] o número ótimo ou ideal de membros é de fato uma utopia, seja pelas dificuldades decorrentes do número de profissionais existentes, seja pelo número daqueles realmente comprometidos em compor uma equipe conceitualmente estabelecida em termos de objetivos e função. Na verdade, conforme assinalado por Rothberg (1981),[15] o trabalho em equipe requer do profissional tolerância para a ambiguidade e para viver com a difusão de papéis. O *status* associado com o histórico profissional de cada categoria, a idade dos diferentes profissionais e o modelo atual de linhas de cuidado só acrescentam estresse a essa condição.

Para o desenvolvimento do trabalho em equipe, os profissionais precisam saber em que extensão as tarefas a serem desenvolvidas são dependentes da própria equipe, da profissão, da instituição e/ou do sistema de saúde e ainda do paciente e de sua rede de apoio social. Não há possibilidade de entender esse processo sem uma análise do contexto, uma vez que nem sempre as condições relacionadas à instituição, à organização do trabalho e aos indivíduos são identificáveis de imediato ou possíveis de serem ensinadas ou assimiladas sem uma experiência anterior ou uma busca pessoal.

Para Yarkony (1994),[35] o paciente se beneficia mais quando a equipe entende seu papel, as habilidades e o conhecimento compartilhado de cada profissional envolvido. Chafetz, West e Ebbs (1987)[36] apresentam a proposta de buscar as informações junto aos pacientes como um "método para mover a equipe do conceito de melhor resposta possível" para objetivos específicos, evitando conflitos interdisciplinares desnecessários. O que deve guiar a atuação dos profissionais é a busca do bem estar do paciente e não a promoção individual de seus membros.

O profissional deve estar atento para sua formação, pois atualmente a implementação de equipes não é somente uma questão filosófica, já que a legislação vigente tem exigido a constituição formal de equipes multiprofissionais. O ideal do trabalho em equipe requer treinamento e redimensionamento constante, garantindo assim a qualidade do serviço prestado e a satisfação do profissional enquanto membro de uma equipe e representante de uma categoria profissional.

Referências bibliográficas

1. World Health Organization (WHO). Framework for action on interprofessional education & collaborative practice. Geneva: WHO, 2010.
2. Frenk J, Chen L, Bhutta ZA et al. Health professionals for a new century: transforming education to strengthen health systems in an interdependent world. Lancet 2011; 376:1923-58.
3. Lapkin S, Levett-Jones T, Gilligan C. A systematic review of the effectiveness of interprofessional education in health professional programs. Nurse Educ Today 2013; 33(2):90-102.
4. Cooley E. Training an interdisciplinary team in communication and decision-making skills. Small Group Res 1994; 25:5-25.
5. Barr O. Interdisciplinary teamwork: consideration of the challenges. Brit J Nurs 1997; 6:1005-10.
6. Ducanis AJ, Golin AK. The interdisciplinary health care team. London: Aspen System Corporation, 1979.
7. Leonard M, Graham S, Bonacum D. The human factor: the critical importance of effective teamwork and communication in providing safe care. Qual Saf Health Care 2004; 13(Suppl 1):i85-90.

8. Hall P. Interprofessional teamwork: professional cultures as barriers. J Interprof Care 2005; 19(Suppl 1): 188-96.
9. Thistlethwaite J. Interprofessional education: a review of context, learning and the research agenda. Med Educ 2012; 46(1):58-70.
10. Aguilar-da-Silva RH, Scapin LT, Batista NA. Avaliação da formação interprofissional no ensino superior em saúde: aspectos da colaboração e do trabalho em equipe. Avaliação 2011; 16(1):167-84.
11. Almeida Filho N. O que é saúde? Rio de Janeiro: Editora Fiocruz, 2011.
12. Mcpherson K, Headrick L, Moss F. Working and learning together: good quality care depends on it, but how can we achieve it? Qual Health Care 2001; 10(Suppl II):46-53.
13. Queiroz E. Trabalho em equipe no contexto hospitalar: uma investigação sobre os aspectos comunicacionais envolvidos na tomada de decisão clínica em instituição de reabilitação. Tese de Doutorado, Universidade de Brasília, Brasília, 2003.
14. Mcnair RP. The case for educating health care students in professionalism as the core content of interprofessional education. Med Educ 2005; 39:456-64.
15. Rothberg JS. The rehabilitation team: future direction. Arch Phys Med Rehab 1981; 62:407-10.
16. Delisa J. Medicina da reabilitação: princípios e prática. São Paulo: Manole, 1992.
17. Reilly C. Transdisciplinary approach: an atypical strategy for improving outcomes in rehabilitative and long-term acute care settings. Rehab Nurs 2001; 26:216-220.
18. Rosen C, Miller C, Cate IMP, Bicchieri S, Gordon RM, Daniele R. Team approaches to treating children with disabilities: a comparison. Arch Phys Med Rehab 1998; 79:430-4.
19. BRASIL. Instituto Brasileiro de Geografia e Estatística. Censo 2010. Brasil, 2010.
20. Pronovost PJ. Enhancing physicians use of clinical guidelines. J Am Med Assoc 2013; 310(23):2501-2.
21. Cosnier J, Grosjean M, Lacoste M. Soins et communication. Lyon: Presses Universitaries de Lyon, 1993.
22. Prigatano GP. Principles of neuropsychological rehabilitation. New York: Oxford University Press, 1999.
23. Bakheit AMO. Effective teamwork in rehabilitation. Intern J Rehab Res 1996; 19:301-6.
24. Muraguchi EMO, Ramos Júnior O, Campos ACL. Situação das equipes multiprofissionais de terapia nutricional no Estado do Paraná. Revista Brasileira de Nutrição Clínica 2002; 17(14):111-6.
25. Silva OM. O trabalho de equipe em reabilitação. O Mundo da Saúde, III trimestre, 1980; 174-81.
26. D'amour D, Ferrada-Videla M, Rodriguez LSM, Beaulieu M. The conceptual basis for interprofessional collaboration: core concepts and theoretical frameworks. J Interprof Care 2005; 1(Suppl I):116-31.
27. Ozer M. Patient as partner in rehabilitation. Palestra apresentada no Sarah Brasília, Brasília, 1997.
28. Parsell G, Gibbs T, Bligh J. Three visual techniques to enhance interprofessional learning. Postgraduate Med J 1998; 74(873):387-90.
29. Jones RAP. Multidisciplinary collaboration: conceptual development as a foundation for patient-focused care. Hol Nurs Pract 1997; 11:8-16.
30. Crepeau EB. Three images of interdisciplinary team meetings. Am J Occup Ther 1993; 48(8):717-22.
31. Christensen C, Abbott AS. Team medical decision making. In: Decision making in health care. Chapman GB, Sonnenberg FA (orgs.). Cambridge: Cambridge Univ Press 2000; 267-85.
32. Strasser DC, Falconer JA, Martino-Saltzmann D. The rehabilitation team: staff perceptions of the hospital environment, the interdisciplinary team environment, and interprofessional relations. Arch Phys Med Rehab 1994; 75(2):177-82.
33. Diller L. Fostering the interdisciplinary team, fostering research in a society in transition. Arch Phys Med Rehab 1990; 71(5):275-8.
34. Clark PG. What would a theory of interprofessional education look like? Some suggestions for developing a theoretical framework for teamwork training. J Interprof Care 2006; 20:577-89.
35. Yarkony GM. Spinal cord injury: medical management and rehabilitation. Gaithersburg: An Aspen Publication, 1994.
36. Chafetz P, West H, Ebbs E. Overcoming obstacles to cooperation in interdisciplinary long term care teams. J Geront Soc Work 1987; 11(3-4):131-40.

CAPÍTULO 2

Semiologia Nutricional

Antonio Cláudio Goulart Duarte
Amanda Maigre Duarte
Rosângela Lopes Outeiral

A nutrição adequada é essencial para a saúde e para o gerenciamento da doença.

Entre os pacientes que se internam em enfermarias de clínica médica, é possível detectar a existência de desnutrição, que varia de acordo com a doença de base que apresentam e com a sua cronicidade.

A avaliação nutricional proteico-calórica, por meio da propedêutica, é eficaz para a detecção da desnutrição nesses pacientes e o seu resultado deve ser levado em consideração ao se estabelecer o diagnóstico e a conduta no tratamento das doenças de base.

Da propedêutica constam a anamnese e o exame físico direcionado, que levam em consideração vários aspectos do quadro clínico, como: emagrecimento; alterações no apetite; aspecto fisionômico; estado de humor; alterações dos diversos grupos musculares, formas de abdome, evidências de perdas gordurosas e, principalmente, o significado dessas alterações em relação à gravidade da doença principal.

A desnutrição proteico-calórica (DPC) é resultante de ingestão insuficiente de nutrientes, consumo maior das reservas energéticas, metabolismo inadequado dos nutrientes ou associações entre esses fatores. São fatores predisponentes a anorexia, as síndromes de má absorção, os estados hipermetabólicos, o abuso de álcool e drogas e baixa renda. Em hospital geral, a sua prevalência está em torno de 50%, conforme confirmação de estudo nacional IBRANUTRI (1999).

A identificação e adequada correção do estado nutricional resulta em menos complicações, menor tempo de internação e melhor qualidade de vida.

Esta seção se destina a demonstrar o significado do estado nutricional, da cabeça aos pés, de pacientes internados em hospital geral.

Significado de fácies

Inicialmente, observaremos o significado de fácies: informa sobre a repercussão de uma determinada doença na expressão facial do paciente.

Há diferenças entre a fácies da desnutrição aguda, aquela em que o paciente se encontra descompensado de sua desnutrição, e da crônica, na qual há uma maior adaptação.

Na *fácies aguda*, o paciente parece *exausto, cansado, e não consegue se manter com seus olhos abertos por muito tempo*, pois os músculos orbiculares palpebrais são os primeiros que se cansam; basta notar que quando estamos cansados mal conseguimos ficar de olhos abertos. Esse achado não pode ser valorizado quando há alterações do nível de consciência (coma), seja por doença neurológica, uso de drogas sedativas ou trauma. Por outro lado, quando atendemos um paciente com desnutrição descompensada (aguda) e iniciamos a adequada terapia de reposição nutricional, é na fácies que veremos as primeiras modificações, indicando que o tratamento está surtindo efeito, bem antes de alcançarmos as metas planejadas. Passe a prestar mais atenção nessa expressão fisionômica do paciente, pois há muito a ser aprendido sobre a eficácia da terapia nutricional (Fig. 2.1).

Na *fácies crônica*, o paciente parece *deprimido, triste, não quer muito diálogo, prefere ficar mais quieto no seu canto ou mesmo em seu leito*. Muitas vezes é confundido como deprimido. O estado de humor pode estar comprometido, causando falsa impressão de depressão no paciente com quadro prolongado de DPC. É claro que pacientes desnutridos podem apresentar depressão, vice-versa, mas deveremos atentar que, muitas vezes, o que motiva um paciente a se comportar como deprimido é a desnutrição. Essa distinção não é fácil de efetuar, por isso se torna importante uma avaliação conjunta com a psiquiatria ou psicologia médica, para estarmos seguros de não administrar antidepressivos a quem precisa se nutrir ou renutrir quem precisa de medicamento (Figs. 2.2 e 2.3). *É uma afirmação filosófica, mas de impacto clínico real!*

Evidências de anemia, desidratação, icterícia e febre

Há necessidade de procurarmos evidências de anemia, desidratação, icterícia e febre.

Anemia

O exame físico da coloração da pele na detecção de palidez, inclusive nas regiões palmoplantares (nas pessoas pardas e negras só se consegue detectar palidez cutânea nas regiões

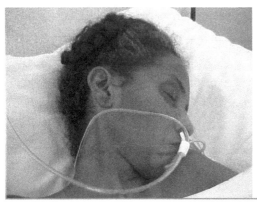

Figura 2.1. Fácies de desnutrição aguda.

Semiologia Nutricional

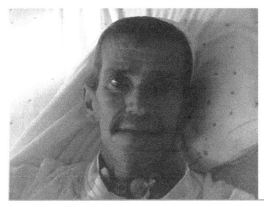

Figura 2.2. Fácies de doença crônica. Notar a expressão facial de tristeza.

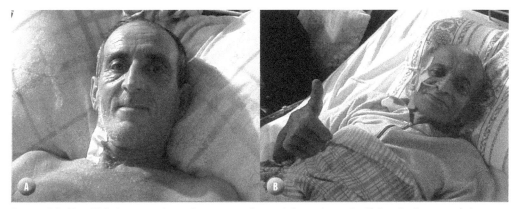

Figura 2.3. **(A e B)** Dois casos de pacientes com desnutrição prolongada, fácies de doença crônica, parecendo deprimidos, mas ainda conseguem sorrir para o examinador. Nesses casos não havia depressão, e sim desnutrição.

palmares e plantares) e nas mucosas, principalmente conjuntival e labial, é um indicativo de anemia. A anemia pode ter várias causas, desde doenças primariamente hematológicas (leucemias, linfomas, aplasia de medula óssea), até causas secundárias (deficiência de ferro, de vitamina B12, ácido fólico, hemorragias, hipotireoidismo, cirrose hepática, insuficiência renal crônica, desnutrição etc.). Estas são mais comuns que as primárias e, portanto, importantes na prática da avaliação e da terapia nutricional. Deve-se atentar para a palidez localizada, que geralmente é causada por isquemia e logicamente sem valor nutricional. A palidez generalizada também deve ser avaliada com cuidado, para afastarmos causas de vasoconstrição como o frio, dor intensa, náuseas intensas, vômitos, choque etc.

Desidratação

É uma síndrome de múltiplas causas que pode ser causada por ingestão de água menor que a necessidade; por perda excessiva (cutânea, urinária, digestiva) ou por ambas. No caso da ingestão reduzida, precisamos salientar os idosos e os dependentes de terceiros, principalmente durante os meses de maior calor. Dentre as causas de perdas excessivas, destacamse: vômitos, diarreias, fístulas digestivas, sudorese e poliúria (volume miccional maior que o normal em 24 horas). Os sintomas e sinais dependem da intensidade do quadro, e assim poderemos encontrar: sede intensa, astenia, fraqueza, apatia, sonolência, agitação psicomotora (principalmente em idosos e demenciados) e convulsões nos casos mais graves.

Como investigar desidratação:

- Procure solicitar ao paciente para que produza salivação;
- Verifique o brilho dos olhos;
- Observe a tensão ocular (os olhos tendem a ficar encovados);
- Observe a umidade das mucosas (gengival e conjuntival). Na cavidade oral, examine a umidade da língua por sua parte inferior, pois a parte superior geralmente é ressecada pela respiração;
- Examine o turgor, pinçando com o polegar e o indicador uma prega de pele que engloba tecido subcutâneo – o normal é que haja a sensação de pele suculenta em que, ao ser solta, a prega se desfaça rapidamente. Isso indica que a pele está hidratada, enquanto a sensação de pele murcha e uma prega que se desfaz lentamente indicam desidratação;
- Examinar a elasticidade (capacidade de extensão da pele quando tracionada), pinçando uma prega cutânea com o polegar e o indicador, fazendo a seguir uma leve tração, ao fim da qual se solta a pele. Na desidratação e na desnutrição, a prega cutânea volta lentamente para sua forma original, representando elasticidade diminuída.

Icterícia

É a impregnação de pigmentos biliares na pele e nas mucosas (principalmente esclerótica e sublingual), conferindo uma coloração amarelada característica. Atenção para não confundir com a coloração amarelada da pele, em pessoas normais, pelo uso exagerado de certos alimentos (cenoura, mamão) e drogas como os antimaláricos. Nesses casos a esclerótica é *normal*. Pessoas da raça negra, por outro lado, podem apresentar a parte visível de suas escleróticas amareladas pelo maior depósito de gordura; contudo, o exame mais detalhado de todo o globo ocular não revelará a icterícia.

A icterícia deve ser pesquisada sob a luz natural, evitando-se a luz fria artificial que pode mascará-la. Há dois grandes grupos de icterícias: hemolíticas (por bilirrubina não conjugada ou indireta) e as colestáticas (por bilirrubina conjugada ou direta). As primeiras são geralmente secundárias a doenças hemolíticas sem grande importância prática na avaliação nutricional. As icterícias colestáticas podem ser intra (hepatites, cirrose) ou extrahepáticas (obstrução das vias biliares por cálculos, tumores etc.) e apresentam como grande característica semiológica a presença de *prurido* pelo depósito dos sais biliares na pele e a consequente irritação nervosa, gerando esse sintoma que por vezes é extremamente incomodativo. Esse tipo de icterícia é muito importante no estudo nutricional, pois geralmente implica em alterações na absorção de vitaminas lipossolúveis (A, D, E, K), bem como na maior perda de sódio pela urina (a bilirrubina conjugada é natriurética, faz perder sódio pela urina); com isso teremos alterações nutricionais subclínicas que poderão ser importantes em algum momento da evolução clínica.

Febre

É a temperatura corporal acima da faixa da normalidade. Lembrar que a temperatura corporal sofre pequenas variações de acordo com o ciclo circadiano, isto é, pela manhã é mais baixa que no período da tarde. Mantém-se quase constante, dentro de uma variação de no máximo 0,6 °C, mesmo quando exposto a extremos de frio e de calor, graças ao

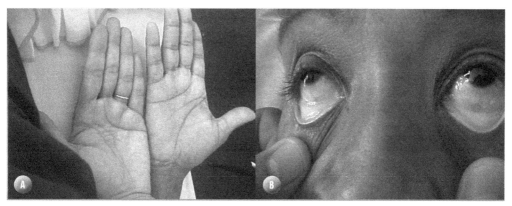

Figura 2.4. Palidez palmar **(A)** e conjuntival **(B)** = anemia.

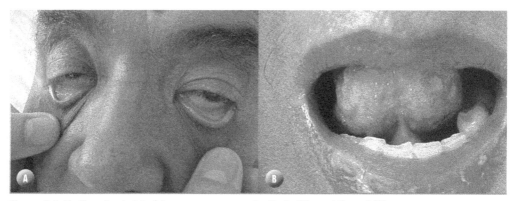

Figura 2.5. Verificação de icterícia em mucosas conjuntivais **(A)** e sublingual **(B)**.

aparelho termorregulador; por outro lado, a temperatura da parte externa está sujeita a variações das condições ambientais. O local habitual de verificação da temperatura corporal é o oco axilar, mas poderá também ser avaliada na boca e no reto. Deve-se secar a região axilar antes de colocar o termômetro, que deverá estar com sua coluna de mercúrio no limite inferior, e em seguida deixá-lo por 3 a 5 minutos. A temperatura axilar pode variar de 35,5 a 37 °C, com média entre 36 e 36,5 °C. Várias são as causas da febre, sendo as infecções as mais comuns. Também temos as neoplasias, doenças neurológicas, uso de drogas etc. Um paciente febril tem sua taxa metabólica aumentada, além de poder se desidratar, ingerir menos alimentos e enfim se tornar desnutrido ou agravar sua desnutrição.

A seguir, mostraremos a verificação de palidez cutânea na mão e nas conjuntivas, onde também é possível a pesquisa de icterícia (Figs. 2.4 e 2.5).

Análise da musculatura temporal, da bola gordurosa de Bichat e do sinal da "asa quebrada"

Outro parâmetro importante é a pesquisa da atrofia temporal e, como tudo em propedêutica nutricional, tem que ocorrer bilateralmente; qualquer atrofia unilateral deverá ser afastada causa neuromuscular.

A atrofia bitemporal nos mostra que aquele paciente parou de mastigar ou deixou de usar a mastigação como fonte principal de ingestão alimentar. Ao trocar a mastigação por qualquer outra forma de ingestão alimentar, isso implica em dizer que está ingerindo uma dieta hipocalórica.

Isso acontece independente de estar ou não doente, pois qualquer pessoa que resolva fazer uma dieta para emagrecer, por exemplo alguma "dieta da estação" e pare de mastigar por 3 a 4 semanas, apresenta atrofia da musculatura temporal. O indivíduo emagrecerá; porém, ao atrofiar a musculatura temporal, estará se tornando imunoincompetente. Portanto, o grau de atrofia bitemporal tem relação com o grau de imunoincompetência.

> **OBSERVAÇÃO:**
> A atrofia temporal é muito comum em pacientes com hipo ou anorexia, bem como naqueles com disfagia.

A perda da bola gordurosa de Bichat bilateralmente se relaciona com redução prolongada da reserva calórica. Assim, excetuando-se os casos de alteração unilateral, como na sequela de paralisia facial ou de perda de dentição, essa anormalidade se correlaciona com a perda de reserva calórica.

É importante salientar que, inicialmente, o paciente atrofia a musculatura temporal, deixando o consumo da bola gordurosa para uma fase mais tardia. Logo se torna importante o exame do paciente em perfil, para interpretarmos a relação de atrofia muscular temporal e da bola gordurosa.

Descreveremos o sinal da "asa quebrada" (identificado por nós), que é a atrofia da musculatura temporal junto à perda da bola gordurosa, quando examinamos o paciente em perfil; significando perda proteicocalórica prolongada. Esse é o aspecto que temos ao olharmos com atenção o paciente em perfil.

Há casos em que a atrofia temporal é leve e apenas a parte superior da "asa" está "quebrada" refletindo uma ingestão insuficiente por anorexia ou disfagia. Quando esta se torna mais intensa, passa a ser acompanhada da perda da bola gordurosa de Bichat, o que resultará também na alteração da "asa inferior". Na prática, não encontramos alteração exclusiva da bola gordurosa sem atrofia temporal; quando isso existe, teremos de diferenciar de outras causas de perda da bola gordurosa, como sequela neurológica ou ausência dentária.

A seguir, demonstraremos alguns exemplos do sinal da "asa quebrada" (Figs. 2.6 e 2.9).

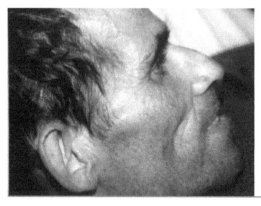

Figura 2.6. Sinal da "asa quebrada". Notar a atrofia da musculatura temporal e da bola gordurosa de Bichat.

Semiologia Nutricional

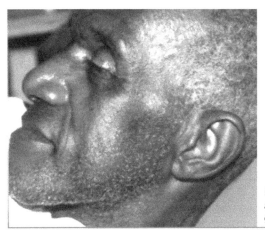

Figura 2.7. Sinal da "asa quebrada". Notar a atrofia da musculatura temporal e da bola gordurosa de Bichat.

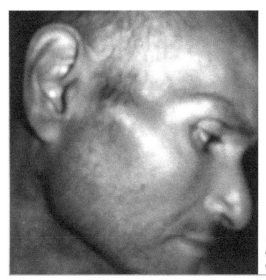

Figura 2.8. Sinal da "asa quebrada". Notar a grave atrofia da musculatura temporal e da bola gordurosa de Bichat.

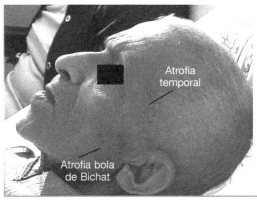

Figura 2.9. Sinal da "asa quebrada". Notar a atrofia da musculatura temporal e da bola gordurosa de Bichat.

Alterações na cavidade oral

Das alterações na cavidade oral, devemos destacar: o exame da língua quanto à coloração (língua magenta, ou "framboesa"); aspecto (língua saburrosa ou branca), indicando falta de mastigação; a presença de queilite angular (inflamação do ângulo dos lábios), principalmente em hipovitaminose C; presença de monilíase (candidíase ou "sapinho") como indicador de imunodeficiência; entre outros, são muito importantes.

Verificação das massas musculares no pescoço, tórax, dorso e membros superiores

Na região do pescoço, deveremos analisar as perdas musculares com exacerbação das regiões supra e infraclaviculares e da fúrcula esternal.

O paciente com *atrofia das regiões supra e infraclavicular*, seja visto de pé, sentado ou deitado, indica que já perdeu massa muscular há muito tempo, portanto essa perda é crônica.

Toda vez que perde musculatura estrutural, massa muscular, significa que perdeu também a capacidade de formação adequada de anticorpos. *Quanto mais atrófico for o paciente, maior será sua incapacidade de formar anticorpos.*

No tórax, identificaremos: *retração intercostal*, que implicará em menor força respiratória em situações de dispneia.

A *atrofia da musculatura paravertebral* reduz a força de sustentação corporal, levando o paciente a adotar o decúbito dorsal com mais frequência, e suas possíveis complicações infecciosas.

O indivíduo cuja musculatura paravertebral está atrofiada perde a capacidade de sustentar seu peso, sua coluna e começa a fazer cifose. Com a cifose, sua capacidade de expansão ventilatória pulmonar diminui. Em segundo lugar, atrofiando a musculatura de sustentação pulmonar, mobilizam-se menos as suas regiões inferiores (bases pulmonares). Em terceiro lugar, há dificuldade em ficar sentado; logo, os pacientes preferem ficar deitados. Consequentemente, qual o problema desses pacientes que atrofiam? Hipoventilação de bases pulmonares e maior propensão a pneumonia de base.

Lembrar que o que mata o paciente desnutrido é infecção, e que ela começa geralmente pelo pulmão. É o paciente que está constantemente com estertores crepitantes em bases pulmonares e que tem grandes chances de fazer pneumonia, com ou sem febre.

O *oco axilar* se torna mais profundo, o que dificultará a mensuração da temperatura corporal, resultando em aferições de hipotermia ou mesmo na subvalorização da febre.

Nos membros superiores teremos *atrofia da musculatura bi e triciptal*, além das musculaturas de pinçamento do polegar. Dessa forma teremos menor força de apreensão e consequentemente menor competência em ingerir os alimentos.

A seguir veremos alguns exemplos dessas alterações (Figs. 2.10 a 2.12).

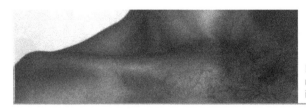

Figura 2.10. Atrofia das musculaturas nas regiões da fúrcula esternal, supra e infraclavicular.

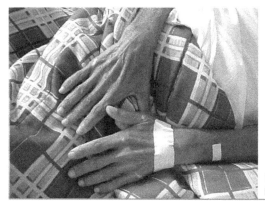

Figura 2.11. Atrofia das musculaturas do pinçamento.

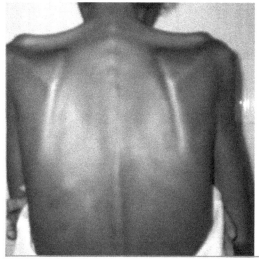

Figura 2.12. Atrofia das musculaturas paravertebrais.

Verificação do exame do abdome

O abdome poderá estar distendido, plano ou escavado, dependendo da doença de base ou do tempo de instalação da desnutrição proteicocalórica.

A presença do *abdome escavado* também pode ser observada. A escavação do abdome significa dizer que o paciente já está privado de alimentos há muito tempo.

À medida que a pessoa começa a emagrecer, ela pode reclamar que a roupa está mais folgada na cintura.

Quando o indivíduo chega a fazer abdome escavado, este já perdeu toda a sua reserva calórica. Portanto, ele está hipocalórico e tem, dessa forma, menor imunidade celular.

Em alguns casos, o paciente está desnutrido, mas não apresenta abdome escavado: o maior exemplo é naqueles com insuficiência hepática que têm desnutrição, mas o abdome se encontra distendido pela ascite.

Então, nem todo desnutrido faz abdome escavado, mas o desnutrido com abdome escavado provavelmente não tem ascite.

Alguns pacientes informam que estão perdendo peso, com o apetite menor, mas não se consegue perceber isso quantitativamente, de forma objetiva, por exemplo, nos obesos. Como acreditar que essa informação é verdadeira?

Começamos a observar que esses pacientes começam a perder sua gordura de depósito, e o lugar onde isso ocorre é no andar superior do abdome, na região supra-umbilical.

Então, esses pacientes que referem menor apetite, perda de peso, mas que ainda mantém suas medidas normais, começam a apresentar uma queda, uma flacidez por perda do tônus do ânulo superior do umbigo.

Essa alteração foi por nós denominada de sinal do "umbigo em chapéu", pois a impressão que nos passa é de um pequeno chapéu cobrindo a parte superior do umbigo.

Esse achado foi observado também em pessoas jovens, adolescentes, homens e mulheres saudáveis que tinham feito tratamento para emagrecer com ou sem atividade física. Também naqueles submetidos a cirurgia plástica, encontramos esse sinal no pós-operatório tardio.

É bom lembrar que algumas pessoas possuem essa alteração constitucional, logo seu achado só deve ser interpretado se houver história recente ou anterior de perda ponderal.

Por outro lado, se o paciente foi submetido a alguma intervenção cirúrgica ou se tem alguma alteração em seu umbigo que modifique o ânulo superior, encontramos uma variante desse sinal na sua parte inferior, a qual denominamos "umbigo em cálice" que é o ânulo da parte inferior do umbigo.

Então, o "umbigo em chapéu" e o "umbigo em cálice" são encontrados em pacientes com privação calórica, mesmo quando a perda ponderal ainda não foi significativa.

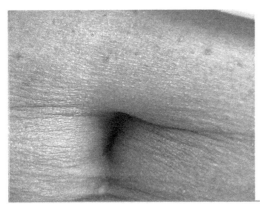

Figura 2.13. Notar a presença do "umbigo em chapéu".

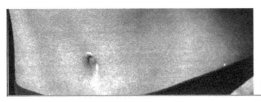

Figura 2.14. Umbigo normal em pessoa magra.

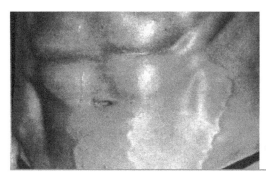

Figura 2.15. Musculatura do abdome bem definida em fisiculturista e a presença do umbigo "em chapéu".

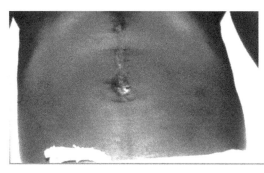

Figura 2.16. Umbigo "em cálice".

A seguir, mostraremos alguns exemplos desse sinal (Figs. 2.13 a 2.16).

Exame dos membros inferiores

Nos membros inferiores, notaremos *atrofia da musculatura das coxas*, principalmente na sua porção interna, o que dá a impressão, quando o paciente fecha a perna e encosta os joelhos, de que há um "vale" formado pela perda da massa muscular na sua porção medial. Isso reflete uma menor força em adotar o decúbito antigravitacional; e com isso há maior fraqueza nas pernas e preferência pelo decúbito dorsal, favorecendo o surgimento de infecções respiratórias ou mesmo de regurgitação e broncoaspiração.

A atrofia da musculatura das panturrilhas ("batata da perna") é a atrofia mais precoce a ocorrer quando se instala o processo de desnutrição proteicocalórica, principalmente nos pacientes graves em unidades de terapia intensiva.

Somada à atrofia das coxas, favorecem o maior enfraquecimento dos membros inferiores.

Pesquisa de edemas

A pesquisa de edemas (inchação) é de suma importância no diagnóstico de desnutrição proteicocalórica, mais precisamente do componente proteico.

Está relacionada com a presença de hipoproteinemia, destacadamente a hipoalbulminemia.

Valores de proteínas totais inferiores a 5,0 g/dL ou de albumina menores que 2.5 g/dL são capazes de gerar edema.

A fisiopatologia do edema é complexa, e mesmo em casos de desnutrição leve poderemos encontrá-lo, caso a doença principal o favoreça, por exemplo cirrose hepática e síndrome nefrótica.

A pesquisa do edema deve levar em consideração o decúbito preferencial do paciente, isto é: caso fique muito tempo em ortostatismo (de pé) ou sentado, deveremos procurar nos *membros inferiores, começando pelos tornozelos*. Após uma suave e contínua pressão sobre a face anterior da perna contra a estrutura óssea, procura-se a presença de uma depressão tecidual que demorará algum tempo até que volte ao normal. *Esse sinal é chamado de cacifo ou sinal de Godet*.

Se porventura o paciente persiste maior tempo acamado, o local examinado deverá ser a *região lombossacral ou onde houver maior declive*.

Não esquecer de procurar os *sinais de má distribuição hídrica*, muito comuns nos pacientes críticos ou que estejam recebendo um aporte de volume, incluindo enteral e parenteral. Nesses pacientes, deveremos observar a presença de *edema na região subconjuntival da mesma forma que se pesquisa anemia e icterícia*.

Outro local de destaque é o que apresenta *edema de parede ou intersticial*. Nele, verificamos com a campânula do estetoscópio, fazendo uma leve e contínua pressão por alguns

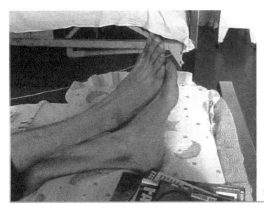

Figura 2.17. Membros Inferiores sem edema.

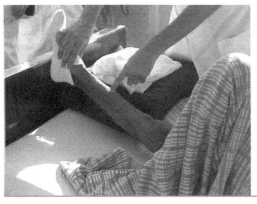

Figura 2.18. Pesquisa de edema em membro inferior direito.

Semiologia Nutricional

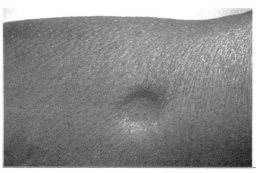

Figura 2.19. Sinal de cacifo ou de Godet.

segundos (15 a 30 segundos) e constatamos que a marca deixada pela campânula persistirá por longo período, geralmente mais de 1 minuto.

A seguir mostraremos alguns exemplos (Figs. 2.17 a 2.19).

Verificar as alterações tróficas na pele, nos pelos e nos fâneros

Felizmente, as alterações tróficas na pele, pelos e unhas estão ficando mais raras com o advento de melhores condições de tratamento nutricional, principalmente as relacionadas às hipovitaminoses. Contudo, populações de risco ainda existem, como crianças

Tabela 2.1. Principais alterações encontradas em algumas deficiências nutricionais

Local	Manifestações clínicas	Carência
Cabelo	Perda de brilho, seco, quebradiço, despigmentação, fácil de arrancar	PTN, zinco
Face	Seborreia nasolabial, edema de face	Vit. B2, ferro, PTN
Olhos	Palidez conjuntival, xerose, blefarite angular	Ferro, vit. A, vit. B2, vit. B6
Lábios	Estomatite angular, queilite	Vit. B2
Língua	Glossite, língua magenta, atrofia e hipertrofia das papilas	Vit. B3, B2, B9, B12
Gengivas	Esponjosas, sangramento	Vit. C
Pele	Xerose, hiperceratose folicular, petéquias, equimoses excessivas	Vit. A, C e K
Unhas	Coiloníquia, quebradiças	Ferro
Tecido subcutâneo	Edema, pouca gordura	PTN, calorias
Sistema musculoesquelético	Atrofia muscular, alargamento epifisário, persistência da abertura da fontanela, perna em "x", flacidez das panturrilhas, fraturas	Calorias, vit. D, vit. B1, cálcio
Sistema cardiovascular	Cardiomegalia	Vit. B1
Sistema nervoso	Alterações psicomotoras, depressão, alterações sensitivas, fraqueza motora, formigamento das mãos e pés	PTN, vit. B6, vit. B12, vit. B1

desnutridas, doentes crônicos hospitalizados e acamados por muito tempo, pacientes com etilismo crônico, síndromes disabsortivas, diarreias crônicas etc.

As alterações mais descritas são aquelas relacionadas com as deficiências de: ferro, zinco, proteínas, ácido fólico, niacina etc. (Tabela 2.1).

Conclusão

O diagnóstico de desnutrição proteicocalórico deve ser feito com cautela e sempre associado com os diversos métodos que serão a seguir analisados.

A interpretação dos achados ao exame físico amplia a necessidade de divulgar esse conhecimento para todos os membros da equipe multidisciplinar de terapia nutricional, a fim de obtermos melhor aproveitamento da eficácia de nossa terapia.

CAPÍTULO

3

Avaliação Nutricional Subjetiva Global

Sandra Cristina Genaro
Francieli Cristina Miciano de Souza

O estado nutricional pode ser definido como "a condição de saúde de um indivíduo, influenciado pelo consumo e utilização de nutrientes e identificado pela correlação de informações obtidas por meio de estudos físicos, bioquímicos, clínicos e dietéticos". Segundo a Associação Americana de Saúde Pública, o estado nutricional está ligado diretamente com o fato das necessidades fisiológicas de nutrientes estarem sendo supridas.[1]

O equilíbrio entre ingestão de nutrientes e necessidades de nutrientes para uma saúde ótima é resultado de muitos fatores, como mostra a Figura 3.1.[2]

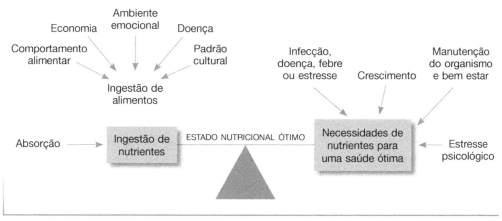

Figura 3.1. Estado nutricional ótimo como um equilíbrio entre a ingestão e a necessidade de nutrientes. (Fonte: Mahan e Escott-Stump, 1998.)[2]

A avaliação nutricional é o primeiro passo para identificar problemas nutricionais, sendo necessário coletar, verificar e interpretar dados para que sejam tomadas decisões pertinentes à natureza e à causa dos distúrbios relacionados à nutrição.[3] As técnicas apropriadas de avaliação possibilitam detectar deficiências nutricionais no início de seu acometimento, possibilitando um planejamento precoce de cuidados nutricionais, a fim de melhorar a ingestão dietética, antes que ocorra uma lesão mais grave ou o aparecimento de doenças crônicas não transmissíveis (DCNT).[2]

Importância da avaliação nutricional hospitalar

O Ministério da Saúde tornou obrigatória a implantação de protocolos de rastreamento e avaliação nutricional em hospitais do Sistema Único de Saúde (SUS) para pacientes internados, como condição para remuneração de terapia nutricional enteral e parenteral devido à alta frequência e proporção de desnutrição em ambiente hospitalar.[3-5]

A desnutrição é fator de risco para aumento da morbidade e mortalidade em pacientes hospitalizados, relacionada a doenças e fatores associados como infecção, doenças do trato gastrointestinal, rim, fígado, pulmão e coração, complicações cirúrgicas, deficiência de cicatrização de feridas, debilidade musculoesquelética; ou decorrente de ingestão alimentar inadequada instalada durante o período de internação.[5-6] Sua prevenção depende da detecção precoce[6] e de atenção especial ao cuidado nutricional em até 72 horas de admissão do paciente.[3,5]

O termo "desnutrição" está associado a um antigo conceito conhecido como "desnutrição proteicocalórica", baseado principalmente em medidas objetivas do estado nutricional, tais como peso corporal, perda de peso, antropometria, dosagem de proteínas hepáticas, avaliação da composição corporal, entre outros indicadores, que embora sejam úteis em estudos epidemiológicos de desnutrição, nenhuma medida isoladamente pode ser considerada válida para avaliação individual do paciente hospitalizado.[7]

No ambiente hospitalar, a desnutrição seria mais bem descrita como um processo contínuo que se desencadeia com a ingestão inadequada de nutrientes em relação às suas necessidades e progride por meio de uma sequência de alterações funcionais que precedem as modificações na composição.[7]

Quanto mais precoce a detecção de pacientes malnutridos, ou em risco de desnutrição, maior será o benefício da terapia nutricional (TN), desde que adequada, com redução na mortalidade, morbidade e melhora do tratamento, além da redução da permanência nos hospitais e consequentemente dos custos.[5,6]

A presença de alterações funcionais parece ser um fator mais importante na ocorrência de complicações associadas à desnutrição do que a presença de modificações da composição corporal isoladamente, uma vez que essas variações se manifestam principalmente em distúrbios funcionais no trato digestivo, sistema imune e função muscular, que normalmente são a causa de morbidade desses pacientes.[8]

Mais importante que o diagnóstico de desnutrição, a triagem nutricional auxilia detectando risco nutricional, com a melhora na evolução clínica, antecipa a desnutrição e desfechos negativos, predizendo a ocorrência de complicações associadas ao estado nutricional,[9] possibilitando cuidados nutricionais adequados, além de contribuir para um melhor acompanhamento nutricional aos pacientes. O profissional nutricionista é responsável por realizar a triagem e avaliação do estado nutricional, com base em protocolos pré-estabelecidos, além de garantir o registro no prontuário do paciente, datado e assinado pelo profissional responsável pelo atendimento.[5]

A avaliação do estado nutricional é uma ferramenta importante para o acompanhamento de pacientes hospitalizados, porém como é comum a sobrecarga na rotina da nutrição hospitalar em muitos hospitais, a realização de uma avaliação nutricional minuciosa em todos os pacientes se torna difícil de ser realizada.[10]

O cuidado nutricional envolve tanto a avaliação do estado nutricional, a identificação de necessidades nutricionais, planejamento, implementação e avaliação do cuidado, além de uma série de outros processos, tornando a atuação do nutricionista interdependente, pois considerá-las de forma isolada seria reduzir a complexidade do cuidado ao paciente.[11]

Nesse caso, a triagem nutricional, um método simples, de baixo custo, destaca-se como uma ferramenta prévia à avaliação nutricional[10] com capacidade para identificar as características associadas a problemas dietéticos ou nutricionais, podendo ser aplicada a um grupo ou população para identificar os que estão em risco nutricional, que precisam de maior atenção, podendo eleger pacientes para uma avaliação nutricional completa, a qual requer mais tempo.[10,12] Os pacientes identificados em risco, pela triagem, são submetidos à avaliação nutricional para serem classificados, com intuito de receberem uma terapia nutricional adequada.[12]

Dos métodos de triagem nutricional descritos na literatura, a avaliação nutricional subjetiva global (ANSG) é considerada padrão-ouro para a triagem nutricional, com objetivo de identificar pacientes com algum risco nutricional e também possibilitar o prognóstico, identificando pacientes que apresentam maior risco de sofrer complicações associadas ao seu estado nutricional durante a internação.[13,14]

Avaliação nutricional subjetiva global (ANSG)

A ANSG é um método simples, válido, de avaliação nutricional que consta de questionário sobre a história clínica e exame físico do paciente.[14] Engloba a história de perda de peso, de tecido adiposo e muscular, mudanças no padrão alimentar, sintomas gastrintestinais, alteração de capacidade funcional e exame físico.[14] Foi inicialmente desenvolvida por Detsky e cols.[15] e posteriormente adaptada para outras situações clínicas por Garavel e cols., em 1988.[14] Além de ser utilizada para pacientes cirúrgicos e não cirúrgicos,[13] pode ser adaptada para ser utilizada em pacientes com diversas doenças,[8] pois possui capacidade de se igualar à avaliação objetiva quando aplicada por qualquer profissional da área da saúde que tenha sido devidamente treinado.[14]

Para ser realizado, o profissional deve seguir três etapas:[14]

- *Primeira etapa:* história do paciente: avaliar a perda de peso nos seis primeiros meses anteriores à avaliação (percentagem de perda de peso) e verificar alteração de peso nas últimas duas semanas (identifica a velocidade de emagrecimento).
- *Segunda etapa:* exame físico: mensurar a perda de gordura, de massa muscular e presença de edema. Utiliza-se a palpação, inspeção dos braços, ombros, costelas, etc.
- *Terceira etapa:* classificação do estado nutricional: classifica-se o paciente em bem nutrido, moderadamente desnutrido ou suspeito de desnutrição e gravemente desnutrido.

A seguir, no Quadro 3.1, temos o exemplo da ANSG de forma em que o avaliador pontua as respostas do paciente para cada item do questionário.

Tendo em vista o modo que o avaliador pode interferir nas respostas do entrevistado, as perguntas devem ser formuladas de maneira clara e objetiva para que o entrevistado possa responder sem sofrer influência.

28

Avaliação Nutricional Subjetiva Global

Quadro 3.1. Avaliação nutricional subjetiva global (ANSG)

Avaliação nutricional subjetiva global (ANSG)

Selecione a categoria apropriada com um X ou entre com valor numérico onde indicado por #.

A. História
* Alteração no peso:
  Perda total nos últimos 6 meses: total = # ___ kg %   Perda de peso = # ___ %
  Alteração nas últimas 2 semanas: ___ aumento ___ sem alteração ___ diminuição

* Alteração na ingestão alimentar:
  ___ sem alteração
  ___ alterada ___ duração = # ___ semanas
  ___ tipo: ___ dieta sólida sub-ótima ___ dieta líquida completa ___ líquidos hipocalóricos ___ inanição

* Sintomas gastrintestinais (que persistam por > 2 semanas):
  ___ nenhum ___ náuseas ___ vômitos ___ diarreia ___ anorexia

* Capacidade funcional:
  ___ sem disfunção (capacidade completa)
  ___ disfunção ___ duração = # ___ semanas
  ___ tipo: ___ trabalho sub-ótimo ___ ambulatório ___ acamado

* Doença e sua relação com necessidades nutricionais
  Diagnóstico primário (especificar): _____
  Demanda metabólica (estresse): ___ ausente ___ baixo ___ moderado ___ estresse elevado

B. Exame físico
Para cada categoria, especificar: 0 = normal, 1+ = leve, 2+ = moderada, 3+ = grave
  #___ perda de gordura subcutânea (tríceps, tórax)
  #___ perda muscular (quadríceps, deltoide)
  #___ edema tornozelo
  #___ edema sacral
  #___ ascite

C. Avaliação subjetiva global (selecionar uma)
  ___ A = bem nutrido
  ___ B = moderadamente (ou suspeita de ser) desnutrido
  ___ C = gravemente desnutrido

Fonte: Detsky, 1987.[15]

Ao abordar o paciente para colher a parte A (História, item 1) da ANSG, que corresponde a perguntas sobre alterações ou não de seu peso (habitual, atual), podemos perguntar se o paciente percebeu alguma alteração em seu peso corporal, se suas roupas ficaram mais largas. Se a resposta for positiva, podemos perguntar se ele imagina quantos quilos pode ter perdido, e se ele acredita que ainda está ou não perdendo peso. Se as respostas forem negativas, não pontuamos essa questão.

O item 2, da parte A da ANSG, diz respeito ao hábito alimentar durante o processo patológico atual e pregresso. Podemos interrogar se o entrevistado sempre comeu a mesma quantidade de alimentos que consome atualmente, se o seu hábito alimentar tem diminuído nas últimas semanas ou se houve alguma alteração da consistência da dieta. O próprio avaliador pode pontuar essa questão.

O item 3 questiona sobre a presença de sintomas relacionados a alimentação ou não, que tiveram duração maior que 2 semanas. O entrevistador deve questionar o paciente se os sintomas são persistentes ou se tiveram pausas, se foram pregressos ou são atuais, se ocorrem com determinado alimento específico. Para respostas positivas, deve ser pontuada a questão, assinalando o sintoma.

Avaliação Nutricional Subjetiva Global

O item 4 traz questionamentos acerca da capacidade funcional do paciente. Nessa fase, as perguntas devem ser sobre as alterações em suas atividades diárias, como se vestir, tomar banho, comer, ir ao banheiro, deitar e levantar da cama ou cadeira, evacuar/urinar, além de perguntar se ele precisa de alguém que o ajude nessas tarefas. Respostas positivas pontuam essa questão e devemos continuar questionando o tempo de redução de sua capacidade funcional. Se o paciente for acamado, assinalamos no lugar específico dessa questão. Pacientes de ambulatório podem contar com o auxílio de acompanhantes que auxiliam na coleta da avaliação.

A parte B da ANSG, ou exame físico, refere à pontuação com índices de gravidade de acordo com o olhar clínico do avaliador. É importante avaliar sinais de perda de tecido subcutâneo em lugares específicos, como abaixo dos olhos, tríceps e tórax, ou sinais de perda de massa muscular nos quadríceps e deltoide. Para cada sinal, pontuamos a intensidade da perda, utilizando 0 para nenhuma perda, 1+ para perdas leves, 2+ para perdas moderadas e 3+ para perdas graves.

Na parte C da ANSG, iremos classificar o estado nutricional do paciente segundo todos os critérios avaliados acima.

Assinalamos *A* para pacientes bem nutridos, que não apresentaram história de perda de peso não induzida, que não reduziram a ingesta alimentar nas últimas semanas, não diminuíram sua capacidade funcional, que não possuem sinais clínicos de desnutrição ou perdas importantes, e a doença de base não oferece risco de desnutrição.

Assinalamos *B* para:

- Pacientes em risco de desnutrição ou moderadamente desnutridos que apresentaram perda de peso não induzida, porém nas últimas semanas evoluíram com ganho de peso;
- Pacientes que apresentam declínio da capacidade funcional, com redução da ingesta alimentar, mas a doença de base não oferece risco nutricional;
- Pacientes sem histórico de perda nutricional ou funcional, mas com doenças de base que ofereçam algum risco nutricional.

Assinalamos C ou desnutridos graves para pacientes em que a doença de base oferece risco nutricional, o paciente possui perda de peso pregressa considerável, apresenta diminuição da ingesta alimentar, possui redução da capacidade funcional ou já é acamado e possui sinais clínicos de desnutrição.

Situações especiais no uso da avaliação nutricional subjetiva global

Na rotina de triagem e avaliação nutricional hospitalar, deparamo-nos com pacientes e doenças que requerem um olhar especial do avaliador, tanto no exame físico quanto na coleta de dados subjetiva. A ANSG pode ser útil para avaliar o gasto energético dos últimos dias e pode ser adaptada a situações especiais, acrescentando exames pertinentes, olhares do avaliador e características especiais da doença.[3]

Seguem abaixo algumas situações específicas em que a ANSG oferece suporte subjetivo, tanto quanto objetivo, sendo resiliente a modificações fisiológicas do paciente.

Cardiopatias

Pacientes com insuficiência cardíaca congestiva (ICC) podem ter seu gasto energético aumentado (comum em cerca de 15% dos pacientes com ICC) provavelmente pela hiperativação do eixo aldosterona, além do prejuízo da bomba ejetora que causa diminuição da nutrição dos tecidos e acúmulo de líquidos, mudando as características hormonais e humorais do paciente.

Com a ANSG em mãos, devemos levar em conta a fração de ejeção (FE) do paciente, geralmente encontrado em exames de ecocardiograma; a concentração sérica de sódio e a funcionalidade do paciente nas duas últimas semanas. Exames prévios como o lipidograma, ajudam no fornecimento de informação acerca do processo aterosclerótico, que é um marcador fundamental de má nutrição quando aumentado; e quando diminuído, é sinal de que a ICC pode estar cursando com desnutrição. Isso prova que a ANSG, nesse caso, pode ser acrescentada de dados pertinentes à doença específica, dando maior suporte ao avaliador quanto ao estado nutricional atual e à predição de riscos nutricionais ainda em curso.[16]

Hepatopatias crônicas

As doenças hepáticas crônicas (DHC) são definidas como falência progressiva e global do fígado, caracterizada por agressão contínua ao parênquima hepático, de diversas naturezas etiológicas, por exemplo, ingestão de etanol, vírus, doença autoimune, ou acúmulo de gordura no citoplasma dos hepatócitos. Indivíduos com DHC geralmente cursam com uma ingesta energética inadequada, alterações de parâmetros antropométricos, clínicos e/ou bioquímicos e consequentemente um comprometimento nutricional importante. A desnutrição está presente em 20% dos pacientes com doença hepática compensada e até 80% em pacientes com a doença descompensada. Sendo o fígado um importante órgão no metabolismo de carboidratos, proteínas e gorduras, o aporte nutricional assume um papel fundamental para esses indivíduos, que precisam de aporte energético suficiente e adequado à função hepática presente.

Nesse caso, a ANSG pode contar, além da coleta dos dados subjetivos, com avaliação objetiva, como a obtenção do peso atual, altura, Circunferência do Braço (CB), Prega Cutânea Tricipital (PCT) e Circunferência Muscular do Braço (CMB).[17]

Avaliação subjetiva global em pediatria

A grande vantagem da ANSG é o fato de poder ser usada e adaptada para diferentes fases da vida. No caso dos pacientes de pediatria, a ANSG avalia história clínica do paciente (alterações no peso, no consumo alimentar, capacidade funcional, demandas metabólicas de acordo com o quadro do indivíduo etc.).[18]

Há recomendação para que a avaliação nutricional nos pacientes pediátricos seja realizada até 24 h de admissão, sendo estendida até 72 h nos casos de pacientes muito graves, ou nos quais o manuseio torna-se impossível.[19]

No Quadro 3.2 podemos ver a estruturação da avaliação para a pediatria, que além de servir de modelo que pode ser adotado em enfermarias ou ambulatórios, também pode ser modificado de acordo com as mais diversas doenças.

Com a avaliação em mãos, a história do paciente e os dados coletados no exame físico, podemos atribuir alguns valores na pontuação da ANSG do paciente pediátrico, por exemplo:

a) O paciente está entrando em um estado nutricional normal ou nutricionalmente comprometido?

b) Esse paciente está ganhando peso normalmente, tem uma ingesta alimentar adequada, não mostra quase nenhum sinal de depleção de tecidos importantes e capacidade funcional preservada?

Avaliação Nutricional Subjetiva Global

Quadro 3.2. ANSG para pediatria

Nutrição com foco na história médica	Pontuação da ASG		
	Normal	Moderado	Grave
Adequação da altura atual para a idade			
a) Altura (percentil): > p0,1 e < p3 (baixa estatura para idade)			
b) A altura está adequada considerando-se a altura média dos pais? ( ) sim ( ) não			
c) Crescimento em série: ( ) Mantendo-se no mesmo percentil ( ) Movendo-se para cima na curva do percentil ( ) Movendo-se para baixo na curva do percentil (escore moderado se houver alteração gradual ou escore grave rápido)			
Adequação do peso atual para a altura atual			
Peso ideal: ___ kg Percentual do peso corporal ideal: ___ % ( ) 90% ( ) 75 a 90% ( ) < 75%			
Mudanças não intencionais no peso corporal			
a) Peso em série: ( ) Mantendo-se no mesmo percentil ( ) Movimentação > 1 percentil acima ( ) Movimentação < 1 percentil abaixo			
b) Perda de peso: ( ) < 5% do peso habitual (ausente) ( ) 5 a 10% do peso habitual ( ) > 10% do peso habitual			
c) Mudanças nas duas últimas semanas ( ) Sem mudanças ( ) Cresceu ( ) Diminuiu			
Adequação da ingesta dietética			
a) A ingestão está: ( ) Adequada ( ) Inadequada – hipocalórica ( ) Inadequação – fome (p. ex., comendo pouco de algo)			
b) Ingestão atual *versus* habitual: ( ) Não mudou ( ) Aumentou ( ) Reduziu			
c) Duração da mudança: ( ) < 2 semanas ( ) > 2 semanas			

Capacidade funcional (nutricionalmente relacionada):
( ) Sem prejuízo energético capaz de realizar atividades próprias da idade
( ) Restrita em atividades fisicamente extenuantes, mas capaz de brincar
  e/ou realizar atividades escolares de natureza leve ou sedentária, pouca
  energia, cansaço mais frequente
( ) Pequena, ou não brinca ou realiza suas atividades, permanecendo mais
  de 50% do dia na cama ou cadeira, sem energia, dorme com frequência			

Continua

Quadro 3.2. ANSG para pediatria *(continuação)*

	Normal	Moderado	Grave
a) Capacidade funcional nas duas últimas semanas: ( ) Não mudou ( ) Aumentou ( ) Reduziu			
b) Estresse metabólico ou doenças: ( ) Sem estresse ( ) Estresse moderado ( ) Estresse grave			

1. Altura média dos pais:
Meninas: subtrair 13 cm da altura do pai e calcular a média com a altura da mãe = [altura materna + altura paterna – 13] ÷ 2
Meninos: adicionar 13 cm da altura da mãe e calcular a média com a altura do pai = [altura materna + altura paterna + 13] ÷ 2
Meninas e meninos 8,5 cm acima ou abaixo do valor calculado representam os percentis 3 e 97 da altura adulta antecipada.

2. Estresse metabólico ou doença:
Estresse moderado: cirurgia de rotina, como pequena redução do intestino, cirurgia por laparoscopia, cirurgia exploratória, fratura, infecções como bronquiolites ou gastrenterites, úlcera por pressão
Estresse grave: grande cirurgia em algum órgão como estômago, fígado, pâncreas, pulmão, peito aberto, colecistectomia total, procedimentos com bolsa, ressecção grande de intestino, com < 50 cm restante, traumatismo, várias lesões, fraturas ou queimaduras, falência de vários órgãos, pancreatite, sepse ou inflamação grave, várias úlceras por pressão profundas, doença crônica com algum comprometimento, tratamento para doença maligna, aquisição de HIV com uma infecção secundária, hipertireoidismo

Exame físico	Normal	Moderado	Grave
Perda de gordura subcutânea ( ) Não perdeu na maioria ou em todas as partes do corpo ( ) Perdeu em algumas, mas não em todas as partes do corpo ( ) Perda grave em todo o corpo ou em grande parte dele			
Perda de massa muscular ( ) Não perdeu na maioria ou em todas as partes do corpo ( ) Perdeu em algumas, mas não em todas as partes do corpo ( ) Perda grave em todo o corpo ou grande parte dele			
Edema (relacionado com a nutrição) ( ) Sem edema ( ) Edema moderado ( ) Edema grave			
Classificação geral da ANSG			

Fonte: Adaptado de Secker e Jeejeebhoy, 2012.[20]

É possível que um paciente com sinais de desnutrição receba uma boa classificação quando está se recuperando do seu estado de depleção e entrando em um estado de boa evolução ponderal. Pode-se ver melhor esse resultado no paciente, quando os sinais de desnutrição começam a desaparecer e tornam-se leves ou inconsistentes.

Um exemplo de paciente que pode se enquadrar nos parâmetros de desnutrição moderada, são sinais claros de diminuição no peso ou crescimento e ingestão alimentar, e tendo ou não sinais de depleção de tecidos e diminuição da capacidade funcional, ou seja, o paciente antes se apresentava em um estado normal de nutrição e vem apresentando declínio em seus parâmetros e com grande tendência de maior queda.

Avaliação Nutricional Subjetiva Global

Quadro 3.3. Estatura estimada

Medida do segmento	Estatura estimada (cm)	Desvio-padrão
CSB	E = (4,35 × CSB) + 1,8	± 1,7
CT	E = (3,26 × CT) + 30,8	± 1,4
CJ	E = (2,69 × CJ) + 24,2	± 1,1

Fonte: Stevenson, 2009.[21]

Podemos considerar um paciente gravemente desnutrido quando os sinais clínicos de desnutrição estão presentes, a evolução é pendente para a piora, e há classificação em sua maioria.

Em pediatria, podemos encontrar situações específicas em que a obtenção de estatura seja prejudicada. Para isso, dispomos de fórmulas de estimativa para crianças de 2 a 12 anos, contando com a obtenção da medida do comprimento superior do braço (CSB – distância do acrômio até a cabeça do rádio, medida com o braço a 90 graus), comprimento tibial (CT – medida da borda súpero-medial desde a tíbia até a borda do maléolo inferior com a fita inextensível) e comprimento do membro inferior a partir do joelho (CJ – distância do joelho ao tornozelo).

No Quadro 3.3, se encontra a fórmula adaptada da Sociedade Brasileira de Pediatria.

Avaliação subjetiva nutricional do idoso

A população idosa está em crescimento em decorrência do aumento da expectativa de vida, porém mudanças no perfil nutricional e epidemiológico acompanham esse crescimento ao mesmo tempo em que os problemas de saúde específicos dessa fase da vida se instalam.[22]

A avaliação nutricional do paciente idoso é fundamental para detectar a desnutrição precocemente ou o risco de desenvolvê-la, a fim de serem adotadas medidas eficazes para reversão desses quadros.[23]

Considerando as mudanças no estado nutricional nessa fase da vida, e apesar de a desnutrição não ser tão prevalente naqueles que vivem independentes e ser mais evidente em pacientes institucionalizados ou hospitalizados,[23] o estado nutricional do idoso é afetado à medida que a idade avança e é de substancial interesse a utilização de indicadores e métodos específicos para avaliação nutricional nessa população, com aplicabilidade clínica e epidemiológica, bem como para identificar distúrbios nutricionais.[22]

A mini avaliação nutricional (MAN) foi desenvolvida especialmente para indivíduos com 60 anos de idade ou acima dessa faixa etária. Sendo um método simples e rápido, é considerado um instrumento padrão-ouro para avaliar essa população.[23,24] Dividida em duas partes, esse instrumento de avaliação inclui sintomas como: fadiga, tristeza e ansiedade; evocação de diagnósticos clínicos feitos por médicos; e desempenho funcional indicado por grau de necessidade de ajuda para o desempenho de atividades de vida diária.[25]

A MAN é constituída de avaliação antropométrica, avaliação geral, avaliação dietética e avaliação subjetiva que verifica a autopercepção de saúde[23] e a condição nutricional do paciente.[24,26]

A seguir, no Quadro 3.4, temos exemplo da mini avaliação nutricional e vamos discutir formas de abordar o paciente de modo que tenhamos as respostas concisas ao questionamento.

Quadro 3.4. Mini avaliação nutricional (MAN)

Preencher a primeira parte deste questionário, indicando a resposta. Somar os pontos da triagem. Caso o escore seja igual ou inferior a 11, concluir o questionário para obter a avaliação do estado nutricional.

Triagem

A. Nos últimos três meses houve diminuição da ingesta alimentar devido a perda de apetite, problemas digestivos ou problemas para mastigar ou engolir?
0 = diminuição severa da ingesta
1 = diminuição moderada da ingesta
2 = sem diminuição da ingesta

B. Perda de peso nos últimos três meses
0 = superior a três quilos
1 = não saber informar
2 = entre um e três quilos
3 = sem perda de peso

C. Mobilidade
0 = restrito ao leito ou à cadeira de rodas
1 = deambula, mas não é capaz de sair de casa
2 = normal

D. Passou por algum estresse psicológico ou doença aguda nos últimos três meses?
0 = sim   2 = não

E. Problemas neuropsicológicos
0 = demência ou depressão graves
1 = demência leve
2 = sem problemas psicológicos

F. Índice de massa corpórea (IMC = peso [kg] / altura [m]^2)
0 = IMC menor do que 19
1 = 19 ≤ IMC < 21
2 = 21 ≤ IMC < 23
3 = IMC ≥ 23

Avaliação global

G. O paciente vive em sua própria casa (não em casa geriátrica ou hospital)
0 = não   1 = sim

H. Utiliza mais de três medicamentos por dia?
0 = não   1 = sim

I. Lesões de pele ou escaras?
0 = não   1 = sim

J. Quantas refeições faz por dia?
0 = uma refeição
1 = duas refeições
2 = três refeições

K. O paciente consome
• pelo menos uma porção diária de leite ou derivados (queijos, iogurte)?   ( ) sim ( ) não
• duas ou mais porções semanais de legumes ou ovos?   ( ) sim ( ) não
• carne, peixes ou aves todos os dias?   ( ) sim ( ) não

0,0 = nenhuma ou uma resposta "sim"

0,5 = duas respostas "sim"

1,0 = três respostas "sim"

Continua

Avaliação Nutricional Subjetiva Global 35

Quadro 3.4. Mini avaliação nutricional (MAN) *(continuação)*

L. O paciente consome duas ou mais porções diárias de frutas ou vegetais?
0 = não   1 = sim

M. Quantos copos de líquidos (água, suco, café, chá, leite) o paciente consome por dia?
0 = menos de três copos
0,5 = três a cinco copos
1 = mais de cinco copos

N. Modo de se alimentar
0 = não é capaz de se alimentar sozinho
1 = alimenta-se sozinho, porém com dificuldade
2 = alimenta-se sozinho, sem dificuldade

O. O paciente acredita ter algum problema nutricional?
0 = acredita estar desnutrido
1 = não sabe dizer
2 = acredita não ter problema nutricional

P. Em comparação a outras pessoas da mesma idade, como o paciente considera sua própria saúde?
0,0 = não muito boa
0,5 = não sabe informar
1,0 = boa
2,0 = melhor

Q. Circunferência do braço (CB) em cm
0 = CB < 21
0,5 = 21 ≤ CB ≤ 22
1,0 = CB > 22

R. Circunferência da panturrilha (CP) em cm
0 = CP < 31   1 = CP ≥ 31

Avaliação global (máximo 16 pontos)

Escore da triagem

Escore total (máximo 30 pontos)

Avaliação do estado nutricional
de 17 a 23,5 pontos = risco de desnutrição
menos de 17 pontos = desnutrido

Fonte: Najas; Yamatto, 2008; Brasil, 2013.[26,27]

A parte 1 da MAN pode ser utilizada como triagem (primeira vez do paciente) ou reavaliação (em caso de paciente primário que já foi triado).

Na pergunta A, perguntamos ao paciente se nos últimos 3 meses ele comeu menos que o normal. Caso a resposta seja positiva, perguntar se foi por falta de apetite ou dificuldade para mastigar ou engolir. Caso seja uma reavaliação, perguntamos se a ingesta alimentar do paciente mudou desde a sua última avaliação.

Na pergunta B, questionamos se o paciente perdeu peso de forma involuntária nos últimos 3 meses, ou ainda, se percebeu se a roupa ficou mais folgada nos últimos meses, e se sim, quantos quilos ele acha que perdeu (a resposta é de acordo com a percepção do paciente, ainda que o paciente tenha sobrepeso ou obeso, nunca devemos subestimar a perda de peso em idosos).

A pergunta C nos remete à mobilidade do paciente. Devemos observar se o paciente chega até nós com dificuldade de deambular, se faz uso de dispositivos de apoio ou cadeira de rodas, ou no ambiente hospitalar, se está acamado ou reduzindo gradativamente sua capacidade funcional. Se o paciente chega caminhando sem dificuldades, sem apoio e veio sozinho, podemos questioná-lo se ele sai de casa sozinho, por exemplo, e assim pontuamos como um paciente de mobilidade normal. Se o paciente é acamado, pontuamos restrito ao leito. Se o paciente utiliza apoios ou apresenta dificuldades de marcha ou já traz queixas de dificuldade funcional, iremos questioná-lo sobre conseguir sair da cama sozinho, mas se precisa de ajuda para sair de casa.

Na pergunta D, perguntamos se o paciente passou por estresses psicológicos em sua vida, como a perda de um ente querido, se ficou internado nesses últimos meses, se mudou de casa ou perdeu coisas das quais gostava muito (processos de internação, modificação de estrutura familiar e a depressão, estão muito ligados ao processo de perda de peso no idoso).

A pergunta E trata da existência de problemas neuropsicológicos. A demência é comum nos idosos, e pode ser facilmente notada se o paciente nos é apresentado com algum diagnóstico médico ou queixa da equipe multiprofissional ou mesmo da família. Para obtermos essa resposta, podemos nos valer da equipe que presta cuidados a esse idoso. Caso ele se apresente muito confuso, pontuamos a questão após discussão com a equipe médica.

A última parte da MAN segue com perguntas mais diretas ao paciente que podem facilmente ser respondias com sim ou não. São questões de autopercepção de saúde e estado nutricional e obtenção de avaliação objetiva do paciente (circunferências do braço e panturrilha).

Avaliação nutricional subjetiva global adaptada para pacientes nefropatas

Assim como para outras doenças, a ANSG pode ser adaptada para pacientes nefropatas, como descrito no Quadro 3.5, acrescentando alguns aspectos pertinentes a essa situação que possibilita a detecção precoce de alterações no estado nutricional.

Avaliação subjetiva global produzida pelo próprio paciente (ASG-PPP)

A Organização Mundial da Saúde (OMS) estimou 27 milhões de novos casos de câncer e 75 milhões de pessoas vivendo com a doença em 2030.[4]

O câncer é um conjunto de mais de 100 doenças que têm em comum o crescimento desordenado de células muito agressivas e incontroláveis. Formam tumores e novas células malignas, invadem tecidos e órgãos próximos e distantes causando metástase.[29,30-32]

Entre os pacientes com câncer, a desnutrição chega a 66,4%, em que os fatores determinantes são a redução da ingestão de alimentos, as alterações metabólicas provocadas pelo tumor e o aumento da demanda calórica pelo crescimento do tumor. O estado nutricional do paciente é primordial para o sucesso do tratamento oncológico. A detecção precoce das alterações nutricionais possibilita a intervenção em momento oportuno, prevenindo a ocorrência de variações no estado morfológico e funcional dos órgãos, com maiores riscos de complicações pós-operatórias e de aumento na morbidade e mortalidade, no tempo de internação e no custo hospitalar.[4]

A avaliação subjetiva global produzida pelo paciente (ASG-PPP) é o instrumento mais aceito e utilizado no rastreamento e na avaliação nutricional do paciente oncológico. Além de ser um método simples, validado e sem custo, constitui-se de um questionário

Avaliação Nutricional Subjetiva Global

Quadro 3.5. ANSG adaptada para pacientes nefropatas

Data: ___/___/___
Nome
Peso usual: ___ kg   Peso atual: ___ kg   Peso seco: ___ kg   Altura: ___ IMC: ___ kg/m²
Idade: ___   Data de nascimento: ___/___/___   Sexo: ( ) M ( ) F
Ganho de peso interdialítico: ___ kg
Medicamentos utilizados:
Pressão arterial: ___ mmHg
Presença de edema: ( ) aim ( ) não   Local:
Sinais e sintomas de uremia: ( ) letargia   ( ) confusão   ( ) torpor   ( ) agitação   ( ) psicose   ( ) hiperreflaxia   ( ) anorexia ( ) náuseas   ( ) vômitos   ( ) distensão abdominal   ( ) íleo paralítico
Com quem mora?
Quem prepara as refeições em casa?
Apetite atual: ( ) excelente   ( ) bom   ( ) regular   ( ) ruim
Mudanças recentes do apetite: ( ) sim ( ) não Se sim, qual? Desde quando?   Causa:
Em caso de perda de peso nos últimos 6 meses, qual foi a causa?
Alergias alimentares:
Intolerâncias alimentares:
Usa sal comum? ( ) sim ( ) não   Quanto?
Durante a cocção? ( ) sim ( ) não
Adicional à mesa? ( ) sim ( ) não
Usa outros temperos e ervas? ( ) sim ( ) não   Quais?
Faz uso de bebidas alcoólicas? ( ) sim ( ) não Quais?   Frequência:
Faz exercícios regularmente? ( ) sim ( ) não   Quando? Quais?

Fonte: Adaptado de Detsky e cols., 1984.[28]

autoaplicativo dividido em duas partes. Na primeira parte é o próprio paciente quem responde às questões como alteração de peso, da ingestão alimentar e capacidade funcional. A segunda parte é completada pelo profissional da saúde devidamente treinado, por meio da avaliação de fatores associados ao diagnóstico que aumentam a demanda metabólica: estresse, febre, estadiamento do tumor e exame físico semelhante à ASG.[4,33]

A ASG-PPP pode ser utilizada para todos os pacientes acima de 20 anos, tanto no momento da internação, em até 48 horas da admissão hospitalar; durante a internação a critério do serviço de nutrição e no atendimento ambulatorial em até 30 dias, se o paciente não apresentar risco nutricional e em até 15 dias, com risco nutricional.[4]

A ASG-PPP classifica o estado nutricional do paciente em três níveis: bem nutrido, moderadamente desnutrido (em risco de ser) e gravemente desnutrido,[33] permitindo diferentes intervenções para cada uma delas. O paciente identificado precocemente em risco nutricional (escore $\geq$ 2) poderá receber orientação do manuseio dos seus sintomas, ou orientação nutricional, antes que venha desenvolver quadro de desnutrição propriamente dito, permitindo que ele tenha uma melhor resposta ao tratamento, além de melhorar sua qualidade de vida (Quadro 3.6).[4]

Quadro 3.6. Versão em português da avaliação subjetiva global produzida pelo paciente (ASG-PPP)

Folha 1: Preenchida pelo Paciente

Folha 2: Preenchida pelo Profissional de Saúde Treinado

Caixa 1: **Peso:** Resumo do meu peso atual e recente:
Eu atualmente peso aproximadamente _____ kg
Há um mês atrás eu pesava aproximadamente _____ kg
Há seis meses atrás eu pesava aproximadamente _____ kg
Durante as 2 últimas semanas meu peso:
( ) diminuiu (1)   ( ) ficou igual (0)   ( ) aumentou (0)

Eu tenho aproximadamente 1 metro e _____ cm

Pontuação Caixa 1: ☐

Caixa 2: **Ingestão Alimentar:** Em comparação a minha alimentação normal, eu poderia considerar minha ingestão alimentar durante o **último mês** como:
( ) sem mudanças (0)   ( ) mais que o normal (0)   ( ) menos que o normal (0)

Atualmente eu estou comendo:
( ) comida normal (alimentos sólidos) na mesma quantidade (0)
( ) comida normal (alimentos sólidos) em menor quantidade (1)
( ) comida normal (alimentos sólidos) em pouca quantidade (2)
( ) apenas líquidos (3)
( ) apenas suplementos nutricionais (3)

Pontuação Caixa 2: ☐

Caixa 3: **Sintomas:** Durante as 2 últimas semanas, eu tenho tido os seguintes problemas que me impedem de comer o suficiente (marque todos os que estiver sentindo):
( ) sem problemas para me alimentar (0)
( ) sem apetite, apenas sem vontade de comer (3)
( ) náuseas (1)
( ) vômito (3)
( ) constipação (1)
( ) diarreia (3)
( ) feridas na boca (2)
( ) boca seca (1)
( ) alimentos têm gosto estranho ou não tem gosto (1)
( ) os cheiros me enjoam (1)
( ) rapidamente me sinto satisfeito (1)
( ) dor; onde (3): _____
( ) outros* (1): _____
*ex.: depressão, problemas dentários ou financeiros.

Pontuação Caixa 3: ☐

Continua

Avaliação Nutricional Subjetiva Global

Quadro 3.6. Versão em português da avaliação subjetiva global produzida pelo paciente (ASG-PPP) *(continuação)*

Caixa 4: **Atividades e Função:** No último mês, eu consideraria minha atividade como:
( ) normal, sem nenhuma limitação (0)
( ) não totalmente normal, mas capaz de manter quase todas as atividades normais (1)
( ) não me sentindo bem para a maioria das coisas, mas ficando na cama ou na cadeira menos da metade do dia (2)
( ) capaz de fazer pouca atividade, e passando a maior parte do tempo na cadeira ou na cama (3)
( ) bastante tempo acamado, raramente fora da cama (3)

Pontuação Caixa 4: ☐

Caixa A: Somatório dos escores das caixas 1 a 4 ☐

• Doença e sua relação com requerimentos nutricionais (veja anexo 2):

Todos os diagnósticos relevantes (especifique): _____
Estadiamento da doença primária (circule se conhecido ou apropriado): I II III IV
Outro: _____
Idade: _____
Caixa B: Escore numérico do anexo 2 ☐

• Demanda metabólica (veja anexo 3):

Caixa C: Escore numérico do anexo 3 ☐

• Exame físico (veja anexo 4):

Caixa D: Escore numérico do anexo 4 ☐

Avaliação Global (veja anexo 5)

( ) bem nutrido ou anabólico (ASG A)
( ) desnutrição moderada ou suspeita (ASG B)
( ) gravemente desnutrido (ASG C)

Escore total da ASG produzida pelo paciente:

Escore numérico total de A + B + C + D ☐
(Siga as orientações de triagem abaixo)

Recomendações de Triagem Nutricional:

A somatória dos escores é utilizada para definir intervenções nutricionais específicas, incluindo a orientação do paciente e seus familiares, manuseio dos sintomas incluindo intervenções farmacológicas e intervenção nutricional adequada (alimentos, suplementos nutricionais, nutrição enteral ou parenteral).

A primeira fase da intervenção nutricional inclui o manuseio adequado dos sintomas.
    0-1: Não há necessidade de intervenção neste momento. Reavaliar de forma rotineira durante o tratamento.

    2-3: Educação do paciente e seus familiares pelo nutricionista, enfermeira ou outro profissional, com intervenção farmacológica de acordo com o inquérito dos sintomas (caixa 3) e exames laboratoriais se adequado.

    4-8: Necessita intervenção pela nutricionista, juntamente com a enfermeira ou médico como indicado pelo inquérito dos sintomas (caixa 3).

    ≥ 9: Indica necessidade crítica de melhora no manuseio dos sintomas e/ou opções de intervenção nutricional.

Continua

Quadro 3.6. Versão em português da avaliação subjetiva global produzida pelo paciente (ASG-PPP) *(continuação)*

Regras para pontuação da Avaliação Subjetiva Global Produzida Pelo Paciente (ASG-PPP)

As caixas 1 a 4 da ASG-PPP foram feitas para serem preenchidas pelo paciente. O escore numérico da ASG-PPP é determinado usando:

1) Na parte 1: os pontos entre parênteses anotados nas caixas 1 a 4

2) Na parte 2: para itens não pontuados entre parênteses. Os escores para as caixas 1 e 3 são aditivos dentro de cada caixa e os escores das caixas 2 e 4 são baseados no escore mais alto marcado pelo paciente.

ANEXOS:

Anexo 1: Escore da perda de peso
Para determinar o escore, use o peso de 1 mês atrás se disponível. Use o peso de 6 meses atrás apenas se não tiver dados do peso do mês passado. Use os pontos abaixo para pontuar as mudanças do peso e acrescente pontos extras se o paciente perdeu peso nas últimas 2 semanas. Coloque a pontuação total na caixa da ASG-PPP.

Perda de peso em 1 mês	Pontos	Perda de peso em 6 meses
10% ou mais	4	20% ou mais
5 – 9,9%	3	10 – 19,9%
3 – 4,9%	2	6 – 9,9%
2 – 2,9%	1	2 – 5,9%
0 – 1,9%	0	0 – 1,9%

Somar essa pontuação ao valor encontrado na Caixa 1 da folha 1: ☐

Anexo 2: Critérios para quantificação da doença e/ou condição
A pontuação é obtida pela adição de 1 ponto para cada condição listada abaixo que o paciente apresente.

Categoria	Ponto
Câncer	1
AIDS	1
Caquexia pulmonar ou cardíaca	1
Úlcera de decúbito, fenda aberta ou fístula	1
Presença de trauma	1
Idade maior que 65 anos	1

Pontuação para a folha 2 (anote na caixa B): ☐

Continua

Avaliação Nutricional Subjetiva Global

Quadro 3.6. **Versão em português da avaliação subjetiva global produzida pelo paciente (ASG-PPP)** *(continuação)*

Anexo 3: Pontuação do estresse metabólico
O escore para o estresse metabólico é determinado pelo número de variáveis conhecidas que aumentam as necessidades calóricas e proteicas do indivíduo. O escore é aditivo sendo que se o paciente tem febre > 38,9°C (3 pontos) e toma 10 mg de prednisona de forma crônica (adicionar 2 pontos), perfazendo uma pontuação de 5 pontos para esta seção.

Estresse	Nenhum (0)	Baixo (1)	Moderado (2)	Alto (3)
Febre	Sem febre	> 37,2°C e < 38,3°C	> 38,3°C e < 38,9°C	≥ 38,9°C
Duração da febre	Sem febre	< 72 horas	72 horas	> 72 horas
Corticosteroides	Sem corticosteroides	(< 10 mg prednisona/dia)	(≥ 10 e < 30 mg prednisona)	(≥ 30 mg prednisona)

Pontuação para o anexo 3 (anote na caixa C): ☐

Anexo 4: Exame físico
O exame físico inclui a avaliação subjetiva de 3 aspectos da composição corporal: gordura, músculo e estado de hidratação. Como é subjetiva, cada aspecto do exame é graduado pelo grau de déficit. O déficit muscular tem maior impacto no escore do que o déficit de gordura.
Definição das categorias: 0 = sem déficit, +1 = déficit leve, +2 = déficit moderado, +3 = déficit grave.
A avaliação dos déficits nestas categorias não deve ser somadas, mas são usadas para avaliar clinicamente o grau de déficit (ou presença de líquidos em excesso).

Reserva de gordura:

Região periorbital	0	+1	+2	+3
Prega de tríceps	0	+1	+2	+3
Gordura sobre as últimas costelas	0	+1	+2	+3
Avaliação geral do déficit de gordura	**0**	**+1**	**+2**	**+3**

Estado de hidratação:

Edema no tornozelo	0	+1	+2	+3
Edema sacral	0	+1	+2	+3
Ascite	0	+1	+2	+3
Avaliação geral do estado de hidratação	**0**	**+1**	**+2**	**+3**

Estado muscular:

Têmporas (músc. temporal)	0	+1	+2	+3
Clavículas (peitorais e deltoides)	0	+1	+2	+3
Ombros (deltoide)	0	+1	+2	+3
Musculatura interóssea	0	+1	+2	+3
Escápula (dorsal maior, trapézio e deltoide)	0	+1	+2	+3
Coxa (quadríceps)	0	+1	+2	+3
Panturrilha	0	+1	+2	+3
Avaliação geral do estado muscular	**0**	**+1**	**+2**	**+3**

A avaliação do exame físico é determinada pela avaliação subjetiva geral do déficit corporal total do paciente, tendo em conta que a deficiência muscular tem um peso maior que a de gordura e esta um peso maior que o excesso de líquidos.

Pontuação total para o Anexo 4 (anote na caixa D): ☐

Continua

Avaliação Nutricional Subjetiva Global

Quadro 3.6. Versão em português da avaliação subjetiva global produzida pelo paciente (ASG-PPP) *(continuação)*

Anexo 5: Categorias da Avaliação Global da ASG-PPP

	Estágio A	Estágio B	Estágio C
Categoria	Bem nutrido	Moderadamente desnutrido ou suspeito de desnutrição	Gravemente desnutrido
Peso	Sem perda OU Ganho recente não hídrico	~5% PP em 1 mês (ou 10% em 6 meses) OU sem estabilização ou ganho de peso (continua perdendo)	>5% PP em 1 mês (ou 10% em 6 meses) OU Sem estabilização ou ganho de peso (continua perdendo)
Ingestão nutrientes	Sem déficit OU Melhora significativa recente	Diminuição definitiva na ingestão	Déficit grave de ingestão
Sintomas com impacto nutricional	Nenhum OU Melhora significativa recente permitindo ingestão adequada	Presença de sintomas de impacto nutricional (Caixa 3 da ASG-PPP)	Presença de sintomas de impacto nutricional (Caixa 3 da ASG-PPP)
Função	Sem déficit OU Melhora significativa recente	Déficit funcional moderado OU piora recente	Déficit funcional grave OU piora recente significativa
Exame físico	Sem déficit OU Déficit crônico, porém, com recente melhora clínica	Evidência de perda leve a moderada de gordura e/ou massa muscular à palpação	Sinais óbvios de desnutrição (ex: perda importante dos tecidos subcutâneos, possível edema

Fonte: Gonzales et al.[27]

Considerações finais

A ANSG vem se tornando o método de escolha em diversas situações clínicas, seja na sua forma original ou adaptada, podendo ser individualizada para cada particularidade da situação clínica em questão. Uma boa avaliação, realizada por profissionais bem treinados e atentos para as modificações que a desnutrição pode causar, consegue identificar os pacientes de maior risco nutricional[36] para então estabelecer intervenções necessárias.

Referências bibliográficas

1. Augusto ALP. Terapia nutricional. São Paulo: Atheneu, 1995.
2. Mahan KL, Escott-Stump S. Avaliação do estado nutricional. In: Alimentos, nutrição e dietoterapia. 9 ed. Mahan KL et al. (eds.) São Paulo: Roca; 1998. p. 372.
3. Dias MCG et al. Triagem e avaliação do estado nutricional. In: Projetos diretrizes. Associação Brasileira de Nutrologia. São Paulo: AMBCM; 2011. 471-81.
4. BRASIL. Ministério da Saúde. Média e alta complexidade: portarias de terapia nutricional, 2014. Disponível em: <http://portal.saude.gov.br/portal/sas/mac/visualizar_texto.cfm?idtxt=23187> Acessado em: 13 Jul. 2015.

Avaliação Nutricional Subjetiva Global

5. Carvalho IL et al. Diretrizes Clínicas Protocolos Clínicos. Triagem nutricional em paciente adulto. Santa Efigênia: FHEMIG, 2014. Disponível em: <http://webcache.googleusercontent.com/search?q=cache:u9xF-Rk1PG0J:www.fhemig.mg.gov.br/en/downloads/doc_download/2504-025-triagem-nutricional-em-paciente-adulto+&cd=1&hl=pt-BR&ct=clnk&gl=br> Acessado em: 19 Ago, 2015.
6. Bottoni A et al. Porque se preocupar com a desnutrição hospitalar? Revisão de literatura. J Health Sci Inst 2014; 32(3):314-7.
7. Pedroso CGT, Sousa AA, Salles RK. Cuidado nutricional hospitalar: percepção de nutricionistas para atendimento humanizado. Rio de Janeiro: Ciênc Saúde Coletiva 2011; 16(1):1155-62.
8. Silva MCGB, Barros AJD. Avaliação nutricional subjetiva: parte 1: revisão de sua validade após duas décadas de uso. São Paulo: Arq Gastroent 2002a; 39(3):181-7.
9. Mestas AAR et al. Evaluación y repercusión del estado nutricional de pacientes geriátricos operados electivamente durante un bienio. Camagüey: AMC 2013 fev.; 17:1.
10. Bezerra JD et al. Aplicação de instrumentos de triagem nutricional. Porto Alegre: Rev Ciência & Saúde 2012 jan./jun.; 5(1):9-15.
11. Covinsky KE et al. The relationship between clinical assessments of nutritional status and adverse outcomes in older hospitalized medical patients. J Am Geriatr Soc 1999; 47:532-8.
12. American Dietetic Association (ADA). ADA's definition for nutrition screening and assessment. J Am Diet Assoc 1994; 94:838-9.
13. Silva MCGB. Avaliação subjetiva global. In: Nutrição oral, enteral e parenteral na prática clínica. Waitzberg DL (ed.). São Paulo: Atheneu 2000; 241-53.
14. Silva SMCS, Mura JP. Tratado de alimentação, nutrição e dietoterapia. São Paulo: Roca 2013; 1:150.
15. Detsky AS et al. What is subjective global assessment of nutrition status? JPEN J Parenter Enteral Nutr 1987; 11(1):8-13.
16. Celano RMG, Loss SH, Nogueira RJN. Terapia nutricional na insuficiência cardíaca congestiva. Projeto Diretrizes. Ass Med Bras Cons Fed Med, 2011.
17. Jesus RP et al. Terapia nutricional nas doenças hepáticas crônicas e insuficiência hepática. In: Projeto Diretrizes. Associação Médica Brasileira e Conselho Federal de Medicina, 2011.
18. Hinkelmann JV et al. Diagnóstico e necessidades nutricionais do paciente hospitalizado: da gestante ao idoso. Rio de Janeiro: Rubio, 2015.
19. Cavendish TE, Assis VC, Logrado MHG. Avaliação nutricional do paciente pediátrico internado. Comun Ciências Saúde 2010; 151-64.
20. Secker DJ, Jeejeebhoy KN. How to perform subjective global nutritional assessment in children. J Acad Nutr Diet 2012; 112(3):424-31.
21. Stevenson RD. Use of segmental measures to estimate statute in children with cerebral palsy. In: Sociedade Brasileira de Pediatria (SBP). Departamento Científico de Nutrologia. Avaliação nutricional da criança e do adolescente: manual de orientação. Rio de Janeiro: SBP, 2009.
22. Cortezab ACL, Carvalho MC. Martins indicadores antropométricos do estado nutricional em idosos: uma revisão sistemática. UNOPAR Cient Ciênc Biol Saúde 2012; 14(4):271-7.
23. Guigoz Y, Vellas J, Garry P. Mini nutritional assessment: a practical assessment tool for grading the nutritional state of elderly patients. Facts Res Gerontol 1994; 4(2):15-59.
24. Guedes ACB, Gama CR, Tiussi ACR. Avaliação nutricional subjetiva do idoso: avaliação subjetiva global (ASG) versus mini avaliação nutricional (MAN®). Com Ciências Saúde 2008; 19(4):377-84.
25. Borim FSA et al. Dimensões da autoavaliação de saúde em idosos. Rev Saúde Pública 2014; 48(5):714-22.
26. Najas M, Yamatto TH. Avaliação do estado nutricional de idosos – algumas considerações para a desnutrição. Educação continuada – Nutrição na maturidade, 2008.
27. BRASIL. Ministério da Saúde. Instituto Nacional de Câncer José Alencar Gomes da Silva (INCA). Inquérito brasileiro de nutrição oncológica. Rio de Janeiro, 2013. Disponível em: <http://www.cfn.org.br/eficiente/repositorio/documentos%20novos/736.pdf>. Acessado em: 17 Out. 2015
28. Detsky AS, Mendelson RA, Baker JP, Jeejeebhoy KN. The choice to treat all, some, or no patients undergoing gastrointestinal surgery with nutritional support: a decision analysis approach. JPEN J Parenter Enteral Nutr 1984; 8:245-53.
29. BRASIL. Ministério da Saúde. Instituto Nacional de Câncer José Alencar Gomes da Silva (INCA). ABC câncer: abordagens básicas para o controle do câncer, Rio de Janeiro, 2011.
30. Waitzberg DL et al. Alterações metabólicas no câncer. In: Dieta, nutrição e câncer. Waitzberg DL (ed.). São Paulo: Atheneu 2006; 277-88.
31. Waitzberg DL et al. Síndrome da anorexia e caquexia em câncer: abordagem terapêutica. In: Dieta, nutrição e câncer. Waitzberg DL (ed.). São Paulo: Atheneu 2006; 334-5.

32. Waitzberg DL. Dieta, nutrição e câncer. Atheneu, 2006.
33. Biangulo BF; Fortes RC. Métodos subjetivos e objetivos de avaliação do estado nutricional de pacientes oncológicos. Com Ciências Saúde 2013; 24(2):131-44.
34. Gonzalez MC et al. Validação da versão em português da avaliação subjetiva global produzida pelo paciente. Rev Bras Nutr Clin 2010; 25(2):102-8.
35. Silva MCGB. Validação da versão em português da avaliação subjetiva global produzida pelo paciente. Rev Bras Nutr Clin 2010; 25(2):102-8.
36. Silva MCGB, Barros AJD. Avaliação nutricional subjetiva: parte 2: revisão de suas adaptações e utilizações nas diversas especialidades clínicas. São Paulo: Arq Gastroent 2002b; 39(4):248-52.

CAPÍTULO

4

Avaliação da Composição Corporal de Adultos

Roberta Fontanive Miyahira
Tatiana Pereira de Paula
Wilza Arantes Ferreira Peres

Medidas antropométricas

As igmedidas antropométricas são de grande importância para a avaliação do estado nutricional de indivíduos. Por meio da antropometria, avalia-se crescimento e composição corporal. Com relação à composição corporal, é possível mensurar os dois principais compartimentos da massa corporal total: tecido adiposo e massa livre de gordura.

As vantagens dessas medidas são: uso de equipamentos de fácil aquisição e baixo custo, utilização de técnicas não invasivas que podem ser realizadas ao leito, obtenção rápida de resultados e fidedignidade do método, desde que mensurado e avaliado por profissionais capacitados. Quando várias medidas antropométricas foram aferidas no paciente, elas devem ser realizadas em circuito a fim de minimizar viés por parte do avaliador.

As informações obtidas pelas medidas antropométricas podem refletir o histórico do estado nutricional do paciente, o que não pode ser avaliado com tanta confiabilidade por outras técnicas.

Dentre as limitações da antropometria, podemos destacar a incapacidade de detectar alterações recentes no estado nutricional e identificar deficiências específicas de nutrientes.

Peso corporal

O peso corporal representa o somatório dos compartimentos do organismo e reflete o equilíbrio proteico energético do indivíduo. Essa é a medida antropométrica mais usada, sendo indicador básico e importante na prática clínica. O peso corporal de um indivíduo não determina qual é a sua porção de massa magra, gordura ou fluidos; portanto, alterações do peso não especificam qual compartimento corporal foi acometido por desnutrição. Também, em casos de obesidade, o excesso de peso pode mascarar subnutrição proteica e de micronutrientes.

No entanto, o peso corporal é importante parâmetro da avaliação e acompanhamento do estado nutricional, já que perdas ponderais graves estão associadas com aumento das taxas de morbidade e mortalidade dos pacientes. Sob condições normais, o balanço energético e proteico é zero e o peso corporal permanece constante. O peso corporal em adultos sadios varia menos que 0,1 kg/dia, sendo que perda de peso superior a 10% em seis meses apresenta significância clínica.[1] Assim como a desnutrição, a obesidade também leva a complicações. A alimentação em excesso resulta em balanço energético positivo e, se mantido, o indivíduo ganha peso.

Em pacientes capazes de deambular, o peso corporal deve ser avaliado em uma balança de pé. A pesagem em balanças portáteis de uso doméstico não apresenta precisão, logo as balanças utilizadas para fins de avaliação do estado nutricional e estudos científicos devem ser calibradas de acordo com INMETRO. O paciente deve ser pesado em jejum, após urinar, e se possível, com todos os curativos e bolsas de drenagem removidos. Recomenda-se que o paciente seja pesado com roupa de hospital e de meias e, em casos de pesagem com roupas comuns, o peso aproximado da mesma deve ser descontado do peso obtido. É importante tarar a balança antes de cada pesagem (Fig. 4.1).

O peso do paciente acamado pode ser medido em maca-balança, caso o hospital disponha desse equipamento. Caso contrário, deve-se recorrer à estimativa do peso ou peso usual do paciente.

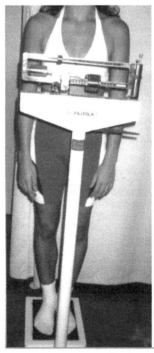

Figura 4.1. Verificação de peso corporal em balança antropométrica.

O peso ideal (PI) pode ser definido em função de alguns parâmetros como idade, biótipo, sexo e estatura. Porém, considerando-se as variações individuais no adulto, aceita-se como normal as faixas entre 10% abaixo do peso ideal até 10% acima desse peso. O peso ideal pode ser calculado a partir do índice de massa corporal (IMC) médio proposto pela FAO (1985),[2] utilizando-se a fórmula:

$$PI = altura \ (m^2) \times IMC \ médio$$

Em que:
(m^2) = metro ao quadrado
IMC médio para homens = 22 kg/m^2
IMC médio para mulheres = 20,8 kg/m^2
kg/m^2 = quilograma por metro ao quadrado

Exemplo:
Homem com 1,82 m de altura > 1,82 × 1,82 = 3,31 → 3,31 × 22 = 72,87 kg de peso ideal.
Mulher com 1,67 m de altura > 1,67 × 1,67=2,78 → 2,78 × 20,8 = 58 kg de peso ideal.

Existem na literatura várias outras formas de se estimar o peso ideal de um paciente. O peso ideal pode ser calculado a partir de qualquer valor de IMC considerando a faixa de eutrofia para adultos (OMS, 1995) e idosos (OPAS, 2002).

O peso ajustado pode ser utilizado para cálculo dos requerimentos energético-proteico em indivíduos obesos. Há, porém, algumas críticas sobre seu uso. Na equação a seguir, parte-se do princípio que 25% do tecido adiposo dos obesos é metabolicamente ativo.[4] Não existe, no entanto, consenso na literatura sobre a partir de quando ele deva ser usado, porém há registros de que pode ser usado quando IMC for > 30 kg/m^2.

$$Ajuste \ de \ peso \ ideal = (PA - PI) \times 0,25 + PI$$

Em que:
PA = peso atual
PI = peso ideal

Determinadas circunstâncias, tais como trauma e sepse, podem dificultar a aferição do peso atual do paciente. Nessas situações, pode-se estimar o peso atual, indiretamente, por meio da fórmula a seguir. Essa fórmula também é indicada para idosos incapazes de deambular:[5]

Mulheres:

$$Peso \ (kg) = (0,98 \times PB) + (1,27 \times PP) + (0,4 \times DSE) + (0,87 \times AJ) - 62,35$$

Homens:

$$Peso \ (kg) = (1,73 \times PB) + (0,98 \times PP) + (0,37 \times DSE) + (1,16 \times AJ) - 81,69$$

Em que:
PB = perímetro do braço (cm)
PP = perímetro da panturrilha (cm)
DSE = dobra subescapular (mm)
AJ = altura do joelho (cm)

Percentual de perda de peso recente: permite identificar o grau de gravidade da perda de peso em relação ao peso usual ou habitual. Dentre os métodos de avaliação da alteração

Tabela 4.1. Classificação do estado nutricional segundo o percentual de mudança de peso

Tempo	Perda de peso significativa (%)	Perda de peso grave (%)
1 semana	1-2	> 2
1 mês	5	> 5
3 meses	7,5	> 7,5
6 meses	10	> 10

Fonte: ASPEN, 1993.[8]

de peso, a perda de peso recente é o que melhor se correlaciona com a morbidade e mortalidade, já que inclui o tempo no qual ocorreu a alteração ponderal (Tabela 4.1).

$$\% \text{ de mudança ponderal recente} = \frac{(\text{peso habitual} - \text{peso atual})}{\text{peso habitual}} \times 100$$

A interpretação do peso como indicador do estado nutricional deve ser feita com cautela em algumas situações:[1]

1. Na presença de edema e ascite, que causam relativo aumento de fluidos extracelulares e podem mascarar perda de componentes celulares e químicos;
2. Em casos de obesos com rápida perda de peso, cuja atrofia de tecido magro e celular são parcialmente mascaradas pela gordura residual e tecido conectivo;
3. Mudanças na ingestão de sódio que estão associadas a períodos de reajuste de fluidos e consequentes alterações de peso corporal;
4. Em caso de crescimento tumoral maciço ou organomegalia, que podem mascarar perda de tecido gorduroso e magro.

Em casos de amputação, o peso corporal deve ser corrigido, subtraindo-se do peso ideal o peso estimado da parte amputada. A Tabela 4.2 apresenta a contribuição percentual das diferentes partes corporais amputadas. A seguir, fórmula para corrigir o peso em paciente amputado:

$$\text{Peso ideal} = \frac{(100\% - \% \text{ do segmento amputado})}{100} \times \text{peso ideal}$$

Tabela 4.2. Contribuição percentual do segmento corporal amputado

Membro amputado	Proporção de peso (%)
Mão	0,7
Antebraço	2,3
Braço até o ombro	5
Pé	1,5
Perna abaixo do joelho	5,9
Perna inteira	16

Fonte: Osterkamp LK. Current perspective on assessment of human body proportions of relevance to amputees. J Am Diet Assoc 1995; 95:215-18.[9]

Estatura

A estatura pode ser usada em associação com peso corporal na avaliação do estado nutricional, compondo o índice de massa corporal. Pode, também, ser utilizada para o cálculo do peso ideal e determinação das necessidades energéticas. É considerada indicadora das condições de vida de uma população, uma vez que seu déficit pode refletir inadequações nutricionais de caráter crônico, de longa duração.

A estatura deve ser medida com um estadiômetro de haste móvel ou fixa, em uma parede, sem rodapé e com piso não acarpetado. Na prática, existem balanças que já dispõem de estadiômetro, porém alguns equipamentos apresentam precisão de 0,5 cm ao invés de 0,1 cm. O paciente deve estar descalço, e ter o peso igualmente distribuído entre os pés, os braços estendidos ao longo do corpo e calcanhares juntos, tocando a haste vertical do estadiômetro. A cabeça fica ereta, com os olhos fixos para frente ou no plano horizontal de Frankfurt. Deve ser retirado qualquer adorno utilizado na cabeça. O indivíduo inspira profundamente, enquanto a haste horizontal do estadiômetro é abaixada até o ponto mais alto da sua cabeça. Sempre que possível, priorizar o horário da manhã, já que pode haver uma redução de até 1% ao longo do dia.[29]

Nas Figuras 4.2 e 4.3 mostramos as medidas da estatura com estadiômetro de parede e de balança antropométrica, respectivamente.

A dificuldade de manter indivíduos idosos na posição ereta pode interferir na aferição da estatura. Com o envelhecimento, ocorre achatamento das vértebras, redução dos discos intervertebrais, cifose dorsal, arqueamento dos membros inferiores e do arco plantar. A

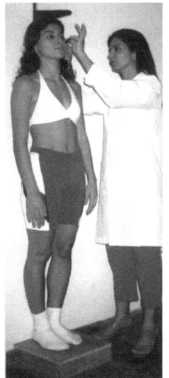

Figura 4.2. Medida da estatura com o estadiômetro de parede.

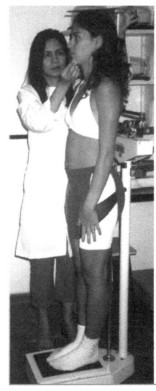

Figura 4.3. Medida da estatura com o estadiômetro da balança antropométrica.

Tabela 4.3. Fórmula para estimativa da estatura a partir da altura do joelho

Homem	Mulher
64,19 − (0,04 × I) + (2,02 × AJ)	84,88 − (0,24 × I) + (1,83 × AJ)

I = idade (anos); AJ = altura do joelho (cm).
Fonte: Chumlea e cols., 1985.[5]

estimativa da estatura pode ser uma alternativa para avaliação do estado nutricional ou avaliação corporal desses indivíduos.

Em pacientes acamados ou deficientes físicos, a estatura também pode ser estimada por métodos alternativos, como os descritos a seguir.

A *altura do joelho*, medida que não é alterada com a idade, é feita com o paciente em posição supina, formando um ângulo de 90° com o joelho e tornozelo.[19] Pelo menos duas medidas sucessivas são necessárias, não devendo discordar em mais de 5 mm.[5] A medida deve ser realizada por meio de paquímetro ou antropômetro horizontal. A fórmula para estimativa da estatura a partir da altura do joelho de acordo com sexo se encontra na Tabela 4.3.

A medida da extensão dos braços é definida pela distância entre as pontas dos dedos médios quando os braços estiverem estendidos, formando um ângulo de 90° com o corpo.[9] O paciente deve preferencialmente estar em pé, em posição ereta, encostado em uma parede. Deve-se realizar uma marcação na parede imediatamente após as extremidades dos dedos médios. A leitura deve ser realizada após a retirada do indivíduo. Em indivíduos que não deambulam a realização desta medida deve ser feita com a fita métrica na frente do corpo.[24] Essa medida possui alta correlação com a estatura e pode ser utilizada sempre que esta não puder ser medida. Quando houver alguma deformidade em uma das extremidades ou presença de acesso venoso, a distância entre o esterno e a ponta do dedo médio de uma das mãos pode ser medida e o valor obtido deverá ser multiplicado por dois.

A *altura recumbente* é uma alternativa de estimativa da estatura em pacientes confinados ao leito. O paciente deve estar em posição supina com linha de visão para o teto, no plano horizontal de Frankfurt. No lençol são marcados os pontos referentes ao topo da cabeça e base do pé, e depois é medida a distância entre esses pontos com auxílio de fita métrica graduada. Essa medida não é fidedigna para idosos pelos motivos já apresentados.

Índice de massa corporal

O índice de massa corporal (IMC), ou índice de Quetelet, é um índice simples de peso/estatura utilizado para classificação do estado nutricional, especialmente em adultos. Para calcular o IMC é necessário dividir o peso, em quilogramas (kg), pela estatura, em metros (m), elevada ao quadrado, resultando em um valor expresso em kg/m^2.

$$IMC = \frac{peso\ (kg)}{estatura\ (m^2)}$$

A Organização Mundial de Saúde (OMS) classifica o estado nutricional de acordo com o IMC em adultos, e por meio de faixas de variação são feitas associações com risco de comorbidades, sendo a faixa de normalidade correspondente aos valores de IMC de 18,5 a 24,9 kg/m^2, como mostram as Tabelas 4.4 e 4.5.

Avaliação da Composição Corporal de Adultos

Tabela 4.4. Classificação de magreza segundo o índice de massa corporal para adultos de acordo com a OMS (1995)[11]

Classificação	IMC (kg/m²)	Risco de comorbidades
Magreza	< 18,5	
Magreza grau I	17-18,4	Baixo
Magreza grau II	16-16,9	Moderado
Magreza grau III	< 16	Alto

OMS = Organização Mundial de Saúde; IMC = índice de massa corporal; kg/m² = quilograma por metro ao quadrado.

Tabela 4.5. Classificação de eutrofia e sobrepeso pelo IMC, segundo a OMS (1998)[12]

Classificação	IMC (kg/m²)	Risco de comorbidades
Normal	18,5-24,9	Média
Sobrepeso	25-29,9	Baixo
Obesidade classe I	30-34,9	Moderado
Obesidade classe II	35-39,9	Alto
Obesidade classe III	≥ 40	Muito alto

OMS = Organização Mundial de Saúde; IMC = índice de massa corporal; kg/m² = quilograma por metro ao quadrado.

Além da faixa de normalidade, foram estabelecidos valores médios de IMC para homens e mulheres, sendo estes respectivamente, 22 e 20,8 kg/m².

A obesidade é caracterizada por excesso de gordura corporal, enquanto o termo sobrepeso se refere à massa corporal acima do padrão aceitável, o qual é frequentemente definido em relação à estatura. Para se distinguir entre obesidade e sobrepeso são necessárias técnicas que avaliem a quantidade de gordura corporal, pois indivíduos com grande quantidade de massa muscular e baixo percentual de gordura corporal, podem apresentar IMC acima da faixa de normalidade, mas não serem obesos. Entretanto, estudos demonstram que excesso de massa corporal para determinada estatura geralmente representa excesso de gordura corporal. Essa afirmativa é válida principalmente para estudo populacional e não para diagnóstico individual. Portanto, não se deve diagnosticar o estado nutricional individual apenas pelo IMC; porém, apesar do IMC não representar a composição corporal de indivíduos corretamente, a facilidade de sua mensuração e sua alta correlação com a quantidade de gordura corporal são motivos suficientes para a sua utilização, associados a outros parâmetros antropométricos, bioquímicos e dietéticos.

Outros métodos para avaliação da composição corporal

Densitometria

O método de densitometria por pesagem hidrostática tem sido citado como método de referência para avaliação da composição corporal, sendo utilizado como "método-ouro". A pesagem hidrostática se baseia no princípio de Arquimedes. O indivíduo é submerso em um tanque com água e o volume corporal é determinado com base na diferença entre o peso corporal aferido fora da água e o peso aferido com o indivíduo totalmente submerso no tanque.[15]

Os valores de densidade corporal são determinados mediante a relação entre o peso e o volume corporal:

$$\text{Densidade corporal (kg/L)} = \frac{\text{peso corporal (kg)}}{\text{volume corporal (L)}}$$

É necessário considerar no cálculo do volume corporal os volumes extras representados pelo ar dos pulmões e gases no sistema digestório no momento da pesagem hidrostática.

A desvantagem desse método está relacionada ao alto custo e a inviabilidade de sua utilização na prática clínica. Além disso, a pesagem hidrostática pode ser estressante devido a alguns fatores, tais como: dificuldade para entrar e sair do tanque de pesagem, flexionar-se o suficiente para ficar totalmente submerso, expirar ao máximo todo ar dos pulmões e estimar o volume residual pulmonar e peso subaquático, especialmente em idosos.

A densidade corporal também pode ser calculada pelo método da pletismografia, que utiliza o deslocamento do ar para medir o volume corporal, dispensando a submersão no indivíduo em tanque de água.[15]

Entretanto, a pletismografia necessita de aparelhagem mais complexa e sotifiscada, limitando seu uso para estudos científicos.

Tendo em vista a complexidade da determinação da densidade corporal pela pesagem hidrostática e pelo método da pletismografia, a densidade corporal pode ser estimada por meio de equações descritas a seguir.

Equações de predição de gordura corporal

Muitos estudos foram feitos com o intuito de estimar a quantidade de gordura corporal por equações de predição que utilizem dobras cutâneas. Por meio dessas equações, calcula-se a densidade corporal e essa densidade é utilizada em equações para o cálculo do percentual de gordura corporal.

Assim, Durnin e Womersley (1974)[16] demonstraram equações de regressão linear para estimar a densidade corporal para homens e mulheres em diferentes faixas etárias, a partir do logarítimo de dobras cutâneas, sendo as mais utilizadas na prática clínica as dobras: biciptal, triciptal, subescapular e suprailíaca.

A fórmula a seguir é proposta pelos autores, e permite o cálculo da densidade corporal a partir das 4 dobras citadas anteriormente (Tabelas 4.6 e 4.7).

A partir da densidade encontrada na fórmula acima, o percentual de gordura corporal é, então, estimado usando-se a equação de Siri (1956):[17]

$$\% \text{ de gordura corporal total} = \frac{4,95}{\text{densidade}} - 4,50 \times 100$$

Segundo Durnin e Womersley (1974),[16] não houve diferença significativa no cálculo do percentual de gordura corporal usando-se a equação de Brozek e cols. (1963).[18] No entanto, Gibson (1990)[19] ressalta que pode ocorrer diferença nos valores obtidos pelas duas fórmulas para indivíduos muito magros ou obesos.

$$\% \text{ de gordura corporal total} = \frac{4,57}{\text{densidade}} - 4,142 \times 100$$

Onde: densidade expressa em g/mL

Avaliação da Composição Corporal de Adultos

Tabela 4.6. Equações para estimativa para densidade corporal (kg/m³) para o sexo masculino, de acordo com faixa etária, por meio do somatório das dobras cutâneas triciptal, biciptal, subescapular e suprailíaca, segundo Durnin e Womersley (1974)[16]

Idade (anos)	Densidade
17-19	$D = 1,1620 - 0,063 \times \log (X_1)$
20-29	$D = 1,1631 - 0,0632 \times \log (X_1)$
30-39	$D = 1,1422 - 0,0544 \times \log (X_1)$
40-49	$D = 1,1620 - 0,0700 \times \log (X_1)$
> 50	$D = 1,1715 - 0,0779 \times \log (X_1)$
17-72	$D = 1,1765 - 0,0744 \times \log (X_1)$

X_1 = somatório das quatro dobras cutâneas.

Tabela 4.7. Equações para estimativa para densidade corporal (kg/m³) para o sexo feminino, de acordo com faixa etária, por meio do somatório das dobras cutâneas triciptal, biciptal, subescapular e suprailíaca, segundo Durnin e Womersley (1974)[16]

Idade (anos)	Densidade
16-19	$D = 1,1549 - 0,0678 \times \log (X_1)$
20-29	$D = 1,1599 - 0,0717 \times \log (X_1)$
30-39	$D = 1,1423 - 0,0632 \times \log (X_1)$
40-49	$D = 1,1333 - 0,0612 \times \log (X_1)$
> 50	$D = 1,1339 - 0,0643 \times \log (X_1)$
16-68	$D = 1,1567 - 0,0717 \times \log (X_1)$

X_1 = somatório das quatro dobras cutâneas.

A fim de facilitar a estimativa de gordura corporal total, Durnin e Womersley (1974)[16] elaboraram tabelas que permitem o conhecimento direto da porcentagem de gordura corporal, sem uso de fórmulas, a partir das somas das dobras cutâneas (Tabela 4.8).

Dessa forma, a estimativa de gordura corporal se tornou mais fácil e prática; porém, é importante ressaltar que a utilização dessas equações e tabelas na população brasileira pode resultar em erros, pois estas foram descritas para populações de diferentes nacionalidades.

Jackson e Pollock e cols. (1978; 1980)[20,21] também propuseram a estimativa da densidade corporal por meio de equações generalizadas:

Masculino:
$$DC = 1,18860 - 0,03049 (\log X_2) - 0,00027 \text{ (idade em anos)}$$
Em que: X_2 = somatório das dobras do tórax, abdome e coxa (mm)

Feminino:
$$DC = 1,21389 - 0,04057 (\log X_3) - 0,00016 \text{ (idade em anos)}$$
Em que: X_3 = somatório das dobras do tríceps, coxa e suprailíca (mm)

54

Avaliação da Composição Corporal de Adultos

Tabela 4.8. Estimativa da gordura corporal como porcentagem de peso corporal, a partir da soma de quatro dobras cutâneas (bicipital, triciptal, subescapular e suprailíaca) em ambos os sexo e faixas etárias diferentes, segundo Durnin e Womersley (1974)[16]

Dobras (mm)	Homens				Mulheres			
	17-29	30-39	40-49	> 50	16-29	30-39	40-49	> 50
15	4,8	–	–	–	10,5	–	–	–
20	8,1	12,2	12,2	12,6	14,1	17,0	19,8	21,4
25	10,5	14,2	15,0	15,6	14,8	19,4	22,2	24,0
30	12,9	14,2	17,7	18,6	19,5	21,8	24,5	24,6
35	14,7	17,7	19,6	20,8	21,5	23,7	24,4	28,5
40	14,4	19,2	21,4	22,9	23,4	25,5	28,2	30,3
45	17,7	20,4	23,0	24,7	25,0	24,9	29,6	31,9
50	19,0	21,5	24,6	24,5	24,5	28,2	31,0	33,4
55	20,1	22,5	25,9	27,9	27,8	29,4	32,1	34,6
60	21,1	23,5	27,1	29,2	29,1	30,6	33,2	35,7
65	22,2	24,3	28,2	30,4	30,2	31,6	34,1	34,7
70	23,1	25,1	29,3	31,6	31,2	32,5	35,0	37,7
75	24,0	25,9	30,3	32,7	32,2	33,4	35,9	38,7
80	24,8	24,6	31,2	33,8	33,1	34,3	34,7	39,6
85	25,5	27,2	32,1	34,8	34,0	35,1	37,5	40,4
90	24,2	27,8	33,0	35,8	34,8	35,8	38,3	41,2
95	24,9	28,4	33,7	34,6	35,6	34,5	39,0	41,9
100	27,6	29,0	34,4	37,4	34,4	37,2	39,7	42,6
105	28,2	29,6	35,1	38,2	37,1	37,9	40,4	43,3
110	28,8	30,1	35,8	39,0	37,8	38,6	41,0	43,9
115	29,4	30,6	34,4	39,7	38,4	39,1	41,5	44,5
120	30,0	31,1	37,0	40,4	39,0	39,6	42,0	45,1
125	30,5	31,5	37,6	41,1	39,6	40,1	42,5	45,7
130	31,0	31,9	38,2	41,8	40,2	40,6	43,0	44,2
135	31,5	32,3	38,7	42,4	40,8	41,1	43,5	44,7
140	32,0	32,7	39,2	43,0	41,3	41,6	44,0	47,2
145	32,5	33,1	39,7	43,6	41,8	42,1	44,5	47,7
150	32,9	33,5	40,2	44,1	42,3	42,6	45,0	48,2

Continua

Avaliação da Composição Corporal de Adultos

Tabela 4.8. Estimativa da gordura corporal como porcentagem de peso corporal, a partir da soma de quatro dobras cutâneas (bicipital, triciptal, subescapular e suprailíaca) em ambos os sexo e faixas etárias diferentes, segundo Durnin e Womersley (1974)[16] *(continuação)*

Dobras (mm)	Homens				Mulheres			
	17-29	30-39	40-49	> 50	16-29	30-39	40-49	> 50
155	33,3	33,9	40,7	44,6	42,8	43,1	45,4	48,7
160	33,7	34,3	41,2	45,1	43,3	43,6	45,8	49,2
165	34,1	34,6	41,6	45,6	43,7	44,0	44,2	49,6
170	34,5	34,8	42,0	44,1	44,1	44,4	44,6	50,0
175	34,9	–	–	–	–	44,8	47,0	50,4
180	35,3	–	–	–	–	45,2	47,4	50,8
185	35,6	–	–	–	–	45,6	47,8	51,2
190	35,9	–	–	–	–	45,9	48,2	51,6
195	–	–	–	–	–	44,2	48,5	52,0
200	–	–	–	–	–	44,5	48,8	52,4
205	–	–	–	–	–	–	49,1	52,7
210	–	–	–	–	–	–	49,4	53,0

Fonte: Durnin e Womersley (1974).[16]

Do mesmo modo, o valor da densidade corporal obtido pode ser aplicado à fórmula de Siri (1956),[17] para estimativa de gordura corporal total.

Esses autores também desenvolveram fórmulas de estimativa de densidade corporal, considerando o somatório de sete dobras.

Foram elaboradas tabelas com o intuito de facilitar a obtenção do percentual de gordura corporal baseadas no somatório das três dobras, variáveis de acordo com o sexo, que dispensam o uso das fórmulas acima (Tabelas 4.9 e 4.10).

Esses autores classificaram o estado nutricional de homens e mulheres adultos de acordo com percentual de gordura estimado, conforme mostra a Tabela 4.11.

A partir do percentual de gordura corporal total, pode-se determinar o peso da gordura corporal (kg), conforme descrito abaixo:[19,24]

$$\text{Peso da gordura (kg)} = \text{peso corporal (kg)} \times \% \text{ gordura} / 100$$

A massa magra corporal pode ser estimada a partir da subtração do peso de gordura do peso corporal total:

$$\text{MCM (kg)} = \text{peso corporal (kg)} - \text{peso de gordura (kg)}$$

$$\text{MCM (\%)} = 100 - \% \text{ gordura corporal}$$

Tabela 4.9. Porcentagem de gordura corporal estimada, a partir da soma de três dobras cutâneas (tórax, abdominal e coxa) em homens, segundo Pollock e cols. (1980)[22]

Soma das dobras cutâneas (mm)	Faixa etária (anos)								
	≤ 22	23-27	28-32	33-37	38-42	43-47	48-52	53-57	≥ 58
8-10	1,3	1,8	2,3	2,9	3,4	3,9	4,5	5,0	5,5
11-13	2,2	2,8	3,3	3,9	4,4	4,9	5,5	6,0	6,5
14-16	3,2	3,8	4,3	4,8	5,4	5,9	6,4	7,0	7,5
17-19	4,2	4,7	5,3	5,8	6,3	6,9	7,4	8,0	8,5
20-22	5,1	5,7	6,2	6,8	7,3	7,9	8,4	8,9	9,5
23-25	6,1	6,6	7,2	7,7	8,3	8,8	9,4	9,9	10,5
26-28	7,0	7,6	8,1	8,7	9,2	9,8	10,3	10,9	11,4
29-31	8,0	8,5	9,1	9,6	10,2	10,7	11,3	11,8	12,4
32-34	8,9	9,4	10,0	10,5	11,1	11,6	12,2	12,8	13,3
35-37	9,8	10,4	10,9	11,5	12,0	12,6	13,1	13,7	14,3
38-40	10,7	11,3	11,8	12,4	12,9	13,5	14,1	14,6	15,2
41-43	11,6	12,2	12,7	13,3	13,8	14,4	15,0	15,5	16,1
44-46	12,5	13,1	13,6	14,2	14,7	15,3	15,9	16,4	17,0
47-49	13,4	13,9	14,5	15,1	15,6	16,2	16,8	17,3	17,9
5052	14,3	14,8	15,4	15,9	16,5	17,1	17,6	18,2	18,8
53-55	15,1	15,7	16,2	16,8	17,4	17,9	18,5	19,1	19,7
56-58	16,0	16,5	17,1	17,7	18,2	18,8	19,4	20,0	20,5
59-61	16,9	17,4	17,9	18,5	19,1	19,7	20,2	20,8	21,4
62-64	17,6	18,2	18,8	19,4	19,9	20,5	21,1	21,7	22,2
65-67	18,5	19,0	19,6	20,2	20,8	21,3	21,9	22,5	23,1
68-70	19,3	19,9	20,4	21,0	21,6	22,2	22,7	23,3	23,9
71-73	20,1	20,7	21,2	21,8	22,4	23,0	23,6	24,1	24,7
74-76	20,9	21,5	22,0	22,6	23,2	23,8	24,4	25,0	25,5
77-79	21,7	22,2	22,8	23,4	24,0	24,6	25,2	25,8	26,3
80-82	22,4	23,0	23,6	24,2	24,8	25,4	25,9	26,5	27,1
83-85	23,2	23,8	24,4	25,0	25,5	26,1	26,7	27,3	27,9
86-88	24,0	24,5	25,1	25,7	26,3	26,9	27,5	28,1	28,7
89-91	24,7	25,3	25,9	25,5	27,1	27,6	28,2	28,8	29,4

Continua

Avaliação da Composição Corporal de Adultos

Tabela 4.9. Porcentagem de gordura corporal estimada, a partir da soma de três dobras cutâneas (tórax, abdominal e coxa) em homens, segundo Pollock e cols. (1980)[22] *(continuação)*

Soma das dobras cutâneas (mm)	Faixa etária (anos)								
	≤ 22	23-27	28-32	33-37	38-42	43-47	48-52	53-57	≥ 58
92-94	25,4	26,0	26,6	27,2	27,8	28,4	29,0	29,6	30,2
95-97	26,1	26,7	27,3	27,9	28,5	29,1	29,7	30,3	30,9
98-100	26,9	27,4	28,0	28,6	29,2	29,8	30,4	31,0	31,6
101-103	27,5	28,1	28,7	29,3	29,9	30,5	31,1	31,7	32,3
104-106	28,2	28,8	29,4	30,0	30,6	31,2	31,8	32,4	33,0
107-109	28,9	29,5	30,1	30,7	31,3	31,9	32,5	33,1	33,7
110-112	29,6	30,2	30,8	31,4	32,0	32,6	33,2	33,8	34,4
113-115	30,2	30,8	31,4	32,0	32,6	33,2	33,8	34,5	35,1
116-118	30,9	31,5	32,1	32,7	33,3	33,9	34,5	35,1	35,7
119-121	31,5	32,1	32,7	33,3	33,9	34,5	35,1	35,7	36,4
122-124	32,1	32,7	33,3	33,9	34,5	35,1	35,8	36,4	37,0
125-127	37,7	33,3	33,9	34,5	35,1	35,8	36,4	37,0	37,6

Fonte: Pollock e cols., 1980.[22]

Tabela 4.10. Porcentagem de gordura corporal estimada, a partir da soma de três dobras cutâneas (triciptal, suprailíaca e coxa) em mulheres, segundo Pollock e cols. (1980)[22]

Soma das dobras cutâneas (mm)	Faixa etária (anos)								
	≤ 22	23-27	28-32	33-37	38-42	43-47	48-52	53-57	≥ 58
23-25	9,7	9,9	10,2	10,4	10,7	10,9	11,2	11,4	11,7
26-28	11,0	11,2	11,5	11,7	12,0	12,3	12,5	12,7	13,0
29-31	12,3	12,5	12,8	13,0	13,3	13,5	13,8	14,0	14,5
32-34	13,6	13,8	14,0	14,3	14,5	14,8	15,3	15,3	15,5
35-37	14,8	15,5	15,3	15,5	15,8	16,0	16,3	16,5	16,8
38-40	16,0	16,3	16,5	16,7	17,0	17,2	17,5	17,7	18,0
41-43	17,2	17,4	17,7	17,9	18,2	18,4	18,7	18,9	19,2
44-46	18,3	18,6	18,8	19,1	19,3	19,6	19,8	20,1	20,3

Continua

Tabela 4.10. Porcentagem de gordura corporal estimada, a partir da soma de três dobras cutâneas (triciptal, suprailíaca e coxa) em mulheres, segundo Pollock e cols. (1980)[22] *(continuação)*

Soma das dobras cutâneas (mm)	Faixa etária (anos)								
	≤ 22	23-27	28-32	33-37	38-42	43-47	48-52	53-57	≥ 58
47-49	19,5	19,7	20,0	20,2	20,5	20,7	21,0	21,2	21,5
50-52	20,6	20,8	21,1	21,3	21,6	21,8	22,1	22,3	22,6
53-55	21,7	21,9	22,1	22,4	22,6	22,9	23,1	23,4	23,6
56-58	22,7	23,0	23,2	23,4	23,7	23,9	24,2	24,4	24,7
59-61	23,7	24,0	24,2	24,5	24,7	25,0	25,2	25,5	25,7
62-64	24,7	25,0	25,2	25,5	25,7	26,0	26,7	26,4	26,7
65-67	25,7	25,9	26,2	26,4	26,7	26,9	27,2	27,4	27,7
68-70	26,6	26,9	27,1	27,4	27,6	27,9	28,1	28,4	28,6
71-73	27,5	27,8	28,0	28,3	28,5	28,8	29,0	29,3	29,5
74-76	28,4	28,7	28,9	29,2	29,4	29,7	29,9	30,2	30,4
77-79	29,3	29,5	29,8	30,0	30,3	30,5	30,8	31,0	31,3
80-82	30,1	30,4	30,6	30,9	31,1	31,4	31,6	31,9	32,1
83-85	30,9	31,2	31,4	31,7	31,9	32,2	32,4	32,7	32,9
86-88	31,7	32,0	32,2	32,5	32,7	32,9	33,2	33,4	33,7
89-91	32,5	32,7	33,0	33,2	33,5	33,7	33,9	34,2	34,4
92-94	33,2	33,4	33,7	33,9	34,2	34,4	34,7	34,9	35,3
95-97	33,9	34,1	34,4	34,6	34,6	34,9	35,1	35,4	35,6
98-100	34,6	34,8	34,4	35,3	35,5	35,8	36,0	36,3	36,5
101-103	35,3	35,4	35,1	35,9	36,2	36,4	36,7	36,9	37,2
104-106	35,8	36,1	35,7	36,6	36,8	37,1	37,3	37,5	37,8
107-109	36,4	36,7	36,3	37,1	37,4	37,6	37,9	38,1	38,4
110-112	37,0	37,2	36,9	37,7	38,0	38,2	38,5	38,7	38,9
113-115	37,5	37,8	37,5	38,2	38,5	38,7	39,0	39,2	39,5
116-118	38,0	38,3	38,0	38,8	39,0	39,3	39,5	39,7	40,0
119-121	38,5	38,7	38,5	39,2	39,5	39,7	40,0	40,2	40,5
122-124	39,5	39,2	39,0	39,7	39,9	40,2	40,4	40,7	40,9
125-127	39,4	39,6	39,4	40,1	40,4	40,6	40,9	41,1	41,4
128-130	39,8	40,0	39,9	40,5	40,8	41,0	41,3	41,5	41,8

Fonte: Pollock e cols., 1980.[22]

Avaliação da Composição Corporal de Adultos

Tabela 4.11. Classificação do estado nutricional de indivíduos adultos de ambos os sexos, de acordo com o percentual de gordura estimado por Pollock e cols. (1980)[22]

	Percentual de gordura (%)	
Classificação	Homens	Mulheres
Desnutrição	< 6	< 8
Normal	6-24	9-31
Média	15	23
Obesidade	> 25	> 32

Fonte: Pollock e cols., 1980;[22] citado por Lohman, 1992.[23]

Método de predição de gordura por perímetros

A gordura corporal total também pode ser estimada por meio da medição de perímetros e aplicação dos valores obtidos em equações específicas que variam de acordo com o sexo e a faixa etária. Esse método pode ser útil em indivíduos muito obesos, nos quais a aferição das dobras cutâneas é limitada pelo excesso de tecido adiposo. Os perímetros utilizados para o sexo masculino na faixa etária de 17 a 26 anos são: braço superior direito, abdome e antebraço direito e para faixa etária de 27 a 50 anos são: glúteos, abdome e antebraço direito. Para o sexo feminino na faixa etária de 17 a 26 anos utilizam-se as circunferências do abdome, coxa e antebraço direitos e na faixa etária de 27 a 50 anos as circunferências são: abdome, coxa e panturrilha direitas.[25]

Katch e McArdle (1996)[25] sugerem a medição dos perímetros citadas, nos seguintes locais:

- *Antebraço* – com o braço estendido e a palma da mão virada para cima, mede-se o maior perímetro deste.
- *Braço superior* – medida no ponto médio entre o acrômio e o olécrano.
- *Coxa* – medida na parte superior, abaixo dos glúteos.
- *Panturrilha* – medida com o paciente de pé no perímetro máximo da panturrilha.
- *Abdome* – aproximadamente 2 cm acima da cicatriz umbilical.

Para o cálculo do percentual de gordura corporal se utilizam constantes referentes a cada circunferência e uma constante de acordo com sexo e idade.[25]

Perímetros

As medidas de perímetros sozinhas ou em combinação com dobras cutâneas são medidas de crescimento e podem indicar o estado nutricional e o padrão de gordura corporal. Em casos de obesidade, se recomenda a utilização de medidas de perímetros para acompanhamento individual, já que a mensuração das dobras cutâneas, em pacientes obesos, é dificultada pelo excesso de tecido adiposo. Existem vários pontos importantes e comuns nas técnicas de medidas de perímetros corporais, tais como: uso de fita métrica inextensível e não elástica, realização de medidas seriadas pelo mesmo observador, cuidados para evitar compressão do tecido adiposo subcutâneo no momento da medição e posicionamento correto da fita. É importante ressaltar que a aferição de cada perímetro seja feita em triplicata.

Perímetros do braço (PB)

O perímetro do braço (PB) é utilizado para estimar a proteína somática e tecido adiposo. Embora possa ser considerada medida independente, frequentemente é combinada com a dobra cutânea triciptal para cálculo da circunferência muscular do braço e área muscular e adiposa do braço.

Para essa medição, o indivíduo deve estar de pé com o braço relaxado na lateral do corpo e palma da mão voltada para coxa. A marcação do ponto médio deverá ser realizada conforme técnica descrita para dobra cutânea triciptal (Fig. 4.4).

A fita métrica deve ser colocada em torno do ponto médio do braço e o valor do perímetro confrontado com os valores referentes a sexo e idade (Tabela 4.12).[27]

Circunferência muscular do braço (CMB)

Os valores obtidos da CB e da DCT são utilizados para calcular a CMB, por meio do seguinte cálculo:

$$CMB \ (cm) = CB \ (cm) - \{DCT \ (mm) \times 0,314\}$$

Em que CMB é a circunferência muscular do braço em centímetros; PB é o perímetro do braço em centímetros e DCT é a dobra cutânea triciptal em milímetros.

Para interpretação dos resultados, pode-se usar a tabela de Frisancho (1981)[27] (Tabela 4.13).

A CMB não inclui o diâmetro do osso. Segundo Frisancho (1981),[27] esse fato pode superestimar o perímetro (PB) do homem em relação à da mulher, uma vez que o úmero é maior nos homens que nas mulheres. Além disso, a equação para o cálculo da CMB pressupõe que o braço e o músculo do braço sejam circulares, quando estudos mostram que estes são elípticos e que o perímetro e a circunferência do osso podem variar entre os grupos étnicos.

Área muscular do braço (AMB)

Recomenda-se que, em crianças e adolescentes, a avaliação do estado nutricional seja baseada nas estimativas da área muscular do braço, já que esta apresenta maiores mudanças com a idade que a CMB, sendo também utilizada em adultos.

Homens:

$$AMB \ (mm^2) = \frac{(PB \ mm - \pi \ DCT)^2}{4 \ \pi} - 10$$

Mulheres:

$$AMB \ (mm^2) = \frac{(PB \ mm - \pi \ DCT)^2}{4 \ \pi} - 6,5$$

Em que:
AMB = área muscular do braço em milímetros ao quadrado
PB = perímetro do braço em milímetros; π = 3,14
DCT = dobra cutânea triciptal em milímetros.

Para interpretação dos resultados pode-se usar a tabela de Frisancho (1981)[27] (Tabela 4.14).

Avaliação da Composição Corporal de Adultos

Tabela 4.12. Percentis de perímetro do braço (cm) para ambos os sexos

Idade	Homens			Mulheres		
Percentis	5	50	95	5	50	95
10-10,9	181	210	274	174	210	265
11-11,9	186	223	280	185	224	303
12-12,9	193	232	303	194	237	294
13-13,9	194	247	301	202	243	338
14-14,9	220	253	322	214	252	322
15-15,9	222	264	320	208	254	322
16-16,9	244	278	343	218	258	334
17-17,9	246	285	347	220	264	350
18-18,9	245	297	379	222	258	325
19-24,9	262	308	372	221	265	345
25-34,9	271	319	375	233	277	368
35-44,9	278	326	374	241	290	378
45-54,9	267	322	376	242	299	384
55-64,9	258	317	369	243	303	385
65-74,9	248	307	355	240	299	373

Fonte: Frisancho, 1981.[27]

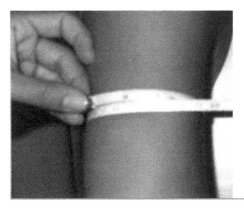

Figura 4.4. Local e técnica para aferição da circunferência do braço (CB).

Tabela 4.13. Percentis de circunferência muscular do braço (cm) para ambos os sexos

Idade	Homens			Mulheres		
Percentis	5	50	95	5	50	95
10-10,9	156	180	221	148	170	197
11-11,9	159	183	230	150	181	223
12-12,9	167	195	241	162	191	220
13-13,9	172	211	245	169	198	240
14-14,9	189	223	264	174	201	247
15-15,9	199	237	272	175	202	244
16-16,9	213	249	296	170	202	249
17-17,9	224	258	312	175	205	257
18-18,9	226	264	324	174	202	245
19-24,9	238	273	321	179	207	249
25-34,9	243	279	326	183	212	264
35-44,9	247	286	327	186	218	272
45-54,9	239	281	326	187	220	274
55-64,9	236	278	32022	187	225	280
65-74,9	223	268	306	185	225	279

Fonte: Frisancho, 1981.[27]

Área adiposa do braço (AAB)

Este cálculo é utilizado tanto em adultos como em crianças. Porém, em crianças, o aumento da gordura do braço com a idade é mais evidente quando expresso em termos de área adiposa.

$$AB\ (mm^2) = \frac{\pi}{4} \times d^2$$

Onde:

$$d = \frac{CB\ (mm)}{\pi}$$

$$AAB\ (mm^2) = AB - AMB$$

Em que:
AB = área do braço em milímetros ao quadrado
$\pi = 3,14$
CB = perímetro do braço em milímetros
AMB = área muscular do braço em milímetros ao quadrado
AAB = área adiposa do braço em milímetros ao quadrado.

Avaliação da Composição Corporal de Adultos

Tabela 4.14. Percentis de área muscular do braço (mm²) para ambos os sexos

Idade	Homens			Mulheres		
Percentis	5	50	95	5	50	95
10-10,9	1.930	2.575	3.882	1.740	2.296	3.093
11-11,9	2.016	2.670	4.226	1.784	2.612	3.953
12-12,9	2.216	3.022	4.640	2.092	2.904	3.487
13-13,9	2.363	3.553	4.794	2.269	3.130	4.568
14-14,9	2.830	3.963	5.530	2.418	3.220	4.850
15-15,9	3.138	4.481	5.900	2.426	3.248	4.756
16-16,9	3.625	4.951	4.980	2.308	3.248	4.946
17-17,9	3.398	5.286	7.726	2.442	3.336	5.251
18-18,9	4.070	5.552	8.355	2.398	3.243	4.767
19-24,9	4.508	5.913	8.200	2.538	3.406	4.940
25-34,9	4.694	4.214	8.436	2.661	3.573	5.541
35-44,9	4.844	4.490	8.488	2.750	3.783	5.877
45-54,9	4.546	4.297	8.458	2.784	3.858	5.964
55-64,9	4.422	4.144	8.149	2.784	4.045	4.247
65-74,9	3.973	5.716	7.453	2.737	4.019	4.214

Fonte: Frisancho, 1981.[27]

Os resultados devem ser interpretados conforme a Tabela 4.15.

Perímetro da cintura, do quadril, relação cintura-quadril e diâmetro sagital abdominal

A concentração de gordura visceral, independente da gordura corporal total, é um fator de risco para doenças cardiovasculares e diabetes melito.[30] Isso porque o adipócito visceral é maior, tem menos receptores de insulina, é mais lipolítico e mais próximo do sistema porta. Essas características levam a maior produção de ácidos graxos livres que chegam ao fígado, onde competem com a oxidação de glicose, aumentando a resistência à insulina.

A avaliação de gordura intra-abdominal pode ser feita por ressonância magnética ou tomografia computadorizada, entretanto, essas técnicas têm custo elevado e não são acessíveis na prática clínica.

O perímetro da cintura é aferida com o paciente despido após a expiração, na sua curvatura natural, no ponto médio entre a décima costela e a crista ilíaca que é facilmente identificada pelo paciente.[31,32] Os pontos de corte para homens e mulheres são, respectivamente, 102 cm e 88 cm.[33] O perímetro abdominal, muitas vezes tido como sinônimo do perímetro da cintura, é o maior perímetro do abdome.

Tabela 4.15. Percentis de área adiposa do braço (mm²) para ambos os sexos.

Idade	Homens			Mulheres		
Percentis	5	50	95	5	50	95
10-10,9	523	982	2.609	616	1.141	3.005
11-11,9	536	1.148	2.574	707	1.301	3.690
12-12,9	554	1.172	3.580	782	1.511	3.369
13-13,9	475	1.096	3.322	726	1.625	4.150
14-14,9	453	1.082	3.508	981	1.818	3.765
15-15,9	521	931	3.100	839	1.886	4.195
16-16,9	542	1.078	3.041	1.126	2.006	4.236
17-17,9	598	1.096	2.888	1.042	2.104	5.159
18-18,9	560	1.264	3.928	1.003	2.104	3.733
19-24,9	594	1.406	3.652	1.046	2.166	4.896
25-34,9	675	1.752	3.786	1.173	2.548	5.560
35-44,9	703	1.792	3.624	1.336	2.898	5.847
45-54,9	749	1.741	3.928	1.459	3.244	4.140
55-64,9	658	1.645	3.466	1.345	3.369	4.152
65-74,9	573	1.621	3.327	1.363	3.063	5.530

Fonte: Frisancho, 1981.[27]

O diâmetro sagital abdominal é medido com o paciente na posição supina, utilizando-se o paquímetro (Fig. 4.5) e medindo-se a distância entre a superfície em que o indivíduo se encontra deitado e o diâmetro máximo da perímetro abdominal. Porém, não se encontram na literatura científica valores de normalidade descritos para esse parâmetro, sendo que em estudos científicos os valores obtidos são comparados com os valores obtidos de grupo-controle.

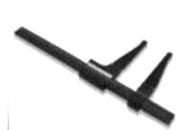

Figura 4.5. Paquímetro para medição do diâmetro sagital abdominal.

Relação cintura-quadril

O perímetro do quadril é mensurado no local de maior proeminência da região glútea. As mensurações não devem ser feitas por cima de roupas, exceto o perímetro do quadril, para a qual se deve preconizar o uso de roupas íntimas ou aderidas ao corpo.

A relação cintura-quadril (RCQ) reflete a proporção de gordura intrabdominal e tem sido utilizada em diversos estudos epidemiológicos na população brasileira para mostrar o risco aumentado para o diabetes melito, doenças cardiovasculares e hipertensão arterial.

Uma desvantagem da RCQ é a determinação dos valores para pontos de corte. Alguns autores consideram como obesidade central os valores a partir de 0,8 para mulheres e de 1,0 para homens, enquanto outros utilizam pontos de corte a partir de 0,85 para mulheres e 0,95 para homens.

O diâmetro sagital abdominal e o perímetro da cintura se correlacionam melhor com o risco de doença cardiovascular que a relação cintura quadril.[30,34] Essas medidas, entretanto, incluem gordura subcutânea, cujo papel na etiopatogenia da síndrome metabólica ainda é desconhecido. Valsamakis e cols. (2004)[35] demonstraram que o diâmetro sagital prediz melhor o efeito adverso da síndrome metabólica que o perímetro da cintura.

Razão cintura-estatura (RCEst)

A razão cintura-estatura (RCEst) tem sido relatada como fortemente associada a diversos fatores de risco de doenças cardiovasculares, sugerindo a sua utilização na prática clínica para monitoramento da obesidade abdominal.[36] Um estudo realizado no Brasil teve por objetivo selecionar os melhores pontos de corte para a razão cintura-estatura (RCEst) como discriminador de risco coronariano elevado. Os resultados sugeriram que os melhores pontos de corte encontrados foram de 0,52 para homens e 0,53 para mulheres; portanto, isso significa que o perímetro da cintura de determinada pessoa não deve ser maior que a metade da sua estatura.[37] Por exemplo, um homem com estatura de 180 cm não deverá apresentar perímetro da cintura maior do que 90 cm.

Perímetro do pescoço

A medida de perímetro do pescoço pode indicar o acúmulo de gordura subcutânea na parte superior do corpo. É um método simples, rápido, acessível, de baixo custo, não invasivo e de fácil aplicação na prática clínica. Além disso, o método apresenta boa confiabilidade inter e intraobservador e não requer múltiplas repetições para avaliar precisão. O método ainda tem como vantagem a conveniência para examinador e examinado, já que pode ser realizado independente das vestimentas e do local.[38,39] Ademais, a medida pode representar uma alternativa ao perímetro da cintura, uma vez que, por ser realizado na parte superior do corpo, não sofre influência da distensão abdominal pós-prandial e de movimentos respiratórios.[39]

A técnica é realizada com o paciente de pé, em posição ereta, com a cabeça posicionada no plano horizontal de Frankfurt. A medida é aferida na altura da cartilagem cricotireoidea. Em homens, a medida é aferida logo abaixo do pomo de Adão.[40] O avaliador deve se posicionar do lado esquerdo e a variação máxima entre duas medidas não deve diferir em 0,3 cm, do contrário devem ser descartadas e realizadas novamente.[24] O método ainda não apresenta valores internacionais de referência, limitando a comparação entre os estudos; porém na prática clínica pode ser usado para acompanhamento nutricional. Segundo Ben-Noun e colaboradores, homens com CP maior ou igual a 37 e mulheres com CP maior ou igual a 34 demandam uma avaliação adicional do estado nutricional.[40]

Em um estudo realizado com adolescentes pré-púberes e púberes de ambos os sexos foi observada correlação significativa entre a CP e os marcadores de obesidade. Os autores sugerem que a CP pode ser utilizada para avaliação do estado nutricional de adolescentes como possível preditora de resistência à insulina e alteração dos componentes da síndrome metabólica.[39] Em outro estudo realizado com adultos atendidos em Unidade Básica de Saúde, observou-se que aqueles com CP aumentada apresentaram maior proporção de hipertensão, diabetes, dislipidemias, obesidade e alteração de marcadores antropométricos.[41] Apesar da escassez de estudos, a CP pode ser utilizada na predição de risco cardiovascular em jovens e adultos.

Índice de adiposidade corporal

O índice de adiposidade corporal (IAC) foi proposto por Bergman (2011)[42] como alternativa supostamente mais fidedigna para quantificar a gordura corporal, utilizando a medida do quadril e a estatura. Esse método pode ser utilizado para estimar o percentual de gordura corporal em homens e mulheres adultos, independente da etnia. O IAC é calculado pela seguinte fórmula (os pontos de corte para classificação do IAC encontram-se na Tabela 4.16):

$$IAC = [quadril/(altura \times \sqrt{altura})] - 18$$

Índice de forma corporal

O índice de forma corporal (IFC) foi proposto por Krakauer, Krakauer (2012).[43] Esse índice demonstra ser um preditor de mortalidade por qualquer causa de morte e indicador de adiposidade corporal em adultos (Krakauer, Krakauer, 2012) (Tabela 4.17).[43]

$$\text{Índice de forma corporal} = \frac{CC \ (cm)}{IMC^{2/3} \times estatura \ (m)^{1/2}}$$

Tabela 4.16. Pontos de corte para classificação do IAC

Classificação	Homem	Mulher
Normal	8-20	21-32
Sobrepeso	21-25	33-38
Obesidade	> 25	> 38

Fonte: Bergman e cols., 2011.[42]

Tabela 4.17. Pontos de corte do índice de forma corporal

IFC	Média
Homem	0,0796
Mulher	0,0795

Fonte: Krakauer, Krakauer, 2012.[43]

Avaliação da Composição Corporal de Adultos

Dobras cutâneas

Ao longo dos anos a utilização das dobras tem sido largamente aplicada para estimar a gordura corporal total em estudos de campo e na prática clínica.

A espessura da dobra cutânea reflete a espessura da pele e do tecido adiposo subcutâneo em locais específicos do corpo. A aferição da dobra cutânea é um método relativamente simples, de baixo custo e não invasivo, para estimar a gordura corporal total. O pressuposto de que os compartimentos de tecido adiposo subcutâneo refletem a gordura corporal total varia com a idade, bem como, entre os diferentes indivíduos, populações e local de mensuração.

A compressibilidade da pele e do tecido adiposo varia com o estado de hidratação, idade e entre indivíduos. Em geral, os jovens têm dobras cutâneas mais compressíveis devido a maior hidratação do tecido. Casos de hidratação extrema, como no edema, também afetam a compressibilidade.

Antes de iniciar a medição, é importante verificar se o adipômetro se encontra calibrado. Os instrumentos de alta qualidade e disponíveis no mercado são os adipômetros Harpenden, Lange, Holtain e Lafayette, além dos nacionais.

A seguir, alguns exemplos de modelos de adipômetros (Fig. 4.6).

Técnicas para aferição de dobras cutâneas

A utilização de procedimentos padronizados, como os descritos a seguir, garante maior exatidão e confiabilidade das medidas:[14]

- Mensurar a dobra, sempre que possível, com o paciente de pé, com os braços relaxados e estendidos ao longo do corpo, diretamente na pele do avaliado, sem qualquer substância que influencie no pinçamento da dobra;
- Padronizar o lado que será utilizado para medição. Existem duas correntes a respeito da aferição no lado direito ou não dominante do corpo. É importante que o observador escolha um lado para aferição e que o mantenha nas demais medições;
- Identificar, medir e marcar criteriosamente o local da medição das dobras cutâneas. Segurar firmemente a dobra, entre o polegar e o indicador da mão esquerda, 1 cm acima do local a ser medido;
- Destacar a dobra, de modo a assegurar que o tecido muscular não tenha sido pinçado, garantindo somente a medição da pele e do tecido adiposo;

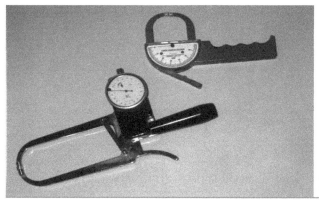

Figura 4.6. Alguns modelos de adipômetros utilizados na prática clínica.

- Posicionar o adipômetro perpendicular à dobra e soltar a pressão das hastes lentamente;
- Manter a dobra pressionada com os dedos durante a aferição;
- Fazer a leitura até 4 segundos após a pressão ter sido aplicada;
- Abrir as hastes do adipômetro, para removê-lo do local e fechá-lo lentamente para prevenir danos ou perda de calibragem;
- Medir a dobra no mínimo *duas vezes* em cada local. Se os valores diferirem em ± 5%, realizar medições adicionais. Deve-se calcular a média aritmética dos resultados obtidos;
- No caso de aferições de dobras em diferentes locais, sugere-se realizar as medidas de forma rotativa, ao invés de leituras consecutivas em cada local. A avaliação em momentos diferentes do paciente deve ser feita pelo mesmo examinador a fim de evitar variações interobservador.

> **ATENÇÃO:**
> A medição das dobras imediatamente após exercícios físicos não é recomendada, pois o deslocamento de fluidos corporais em direção a pele, em consequência de adaptação ao exercício, tende a aumentar a espessura da dobra cutânea.

Dobra cutânea triciptal (DCT)

A dobra cutânea triciptal é, dentre as outras dobras, a mais utilizada na prática clínica para monitoramento do estado nutricional. Para tal, é necessário localizar, com auxílio de fita graduada, o ponto médio entre o acrômio e o olecrânio com o braço flexionado junto ao corpo, formando um ângulo de 90° (Fig. 4.7).

A dobra deve ser mensurada, na parte posterior do braço, com os braços relaxados e estendidos ao longo do corpo, conforme descrito anteriormente (Fig. 4.8).

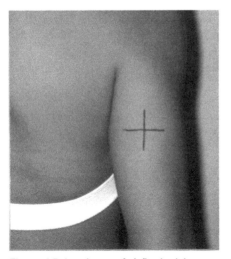

Figura 4.7. Local para aferição da dobra cutânea triciptal (DCT).

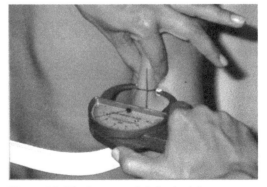

Figura 4.8. Técnica para aferição da dobra cutânea triciptal (DCT).

Avaliação da Composição Corporal de Adultos

Tabela 4.18. Percentis de dobra cutânea triciptal (mm) para ambos os sexos

Idade	Homens			Mulheres		
Percentis	5	50	95	5	50	95
10-10,9	6	10	21	7	12	27
11-11,9	6	11	24	7	13	28
12-12,9	6	11	28	8	14	27
13-13,9	5	10	26	8	15	30
14-14,9	4	9	24	9	16	28
15-15,9	4	8	24	8	17	32
16-16,9	4	8	22	10	18	31
17-17,9	5	8	19	10	19	37
18-18,9	4	9	24	10	18	30
19-24,9	4	10	22	10	18	34
25-34,9	5	12	24	10	21	37
35-44,9	5	12	23	12	23	38
45-54,9	6	12	25	12	25	40
55-64,9	5	11	22	12	25	38
65-74,9	4	11	22	12	24	36

Fonte: Frisancho, 1981.[27]

Os resultados são expressos em milímetros e comparados com o padrão estabelecido por Frisancho (1981),[27] de acordo com sexo e idade (Tabela 4.18).

Dobra cutânea da coxa (DCC)

A DCC apresenta moderada a alta correlação com a densidade corporal. É utilizada em equações de predição de gordura corporal.

Essa dobra é aferida na posição vertical, na parte anterior da coxa, no ponto médio entre a linha inguinal e a borda proximal da patela. O peso do corpo é transferido para o pé esquerdo e a medida deve ser feita com a perna levemente flexionada e com o pé na posição de meia-ponta (Figs. 4.9 e 4.10).

Dobra cutânea biciptal (DCB)

A aferição dessa dobra deve ser feita no mesmo nível da dobra cutânea triciptal e circunferência braquial, na parte anterior do braço. A DCB é utilizada em fórmulas de predição de gordura corporal total (Figs. 4.11 e 4.12).

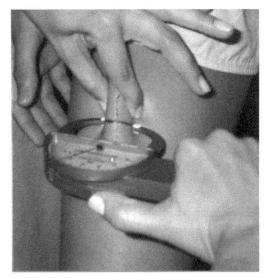

Figura 4.9. Local para aferição da dobra cutânea da coxa (DCC).

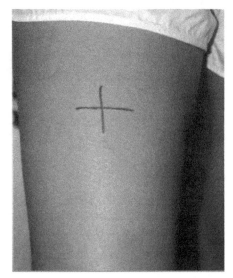

Figura 4.10. Técnica para aferição da dobra cutânea da coxa (DCC).

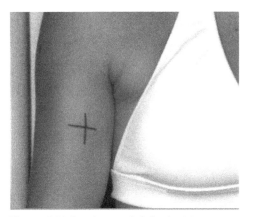

Figura 4.11. Local para aferição da dobra cutânea biciptal (DCB).

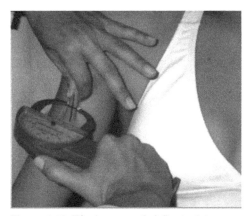

Figura 4.12. Técnica para aferição da dobra cutânea biciptal (DCB).

Dobra cutânea do tórax ou peitoral (DCP)

É recomendada tanto para homens como para mulheres. Apresenta alta correlação com a densidade corporal e faz parte de algumas equações de predição de gordura corporal.

A DCP é aferida a 1 centímetro abaixo da dobra axilar anterior. O aparelho deve estar no sentido perpendicular ao braço no momento da aferição. É importante certificar-se de que o tecido mamário não tenha sido pinçado junto com o tecido adiposo (Figs. 4.13 e 4.14).

Pode-se utilizar essa técnica para pacientes confinados ao leito que consigam se sentar na cama.

Avaliação da Composição Corporal de Adultos

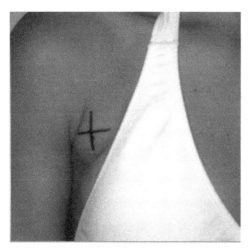
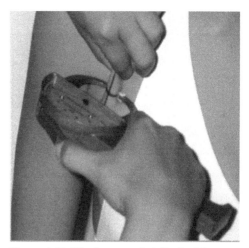

Figura 4.13. Local para aferição da dobra cutânea peitoral (DCP).

Figura 4.14. Técnica para aferição da dobra cutânea peitoral (DCP).

Dobra cutânea abdominal (DCA)

É muito utilizada em equações de predição de gordura corporal. Durante a perda de peso, ocorre diminuição significativa dessa dobra cutânea, sendo, portanto, recomendável a sua utilização para acompanhamento de perda de peso.

Essa dobra é aferida a 3 cm lateral e 1 cm inferior da cicatriz umbilical (do lado direito). A aferição deve ser feita horizontalmente, segurando a dobra cutânea com a mão esquerda e o aparelho com a mão direita. O indivíduo deve relaxar ao máximo a musculatura abdominal, mantendo a respiração normal e ficando em pé, com o peso do corpo distribuído igualmente nas pernas (Figs. 4.15 e 4.16).

Dobra cutânea subescapular (DCSE)

É a medida da pele e tecido adiposo subcutâneo no lado posterior do dorso. É importante para avaliação do estado nutricional, e quando utilizada em combinação com outras dobras, é preditor de gordura corporal total.

O observador deve apalpar a escápula até a localização do ângulo inferior. Nesse ponto, a dobra deve ser destacada na diagonal (Figs. 4.17 e 4.18).

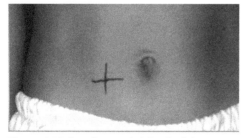
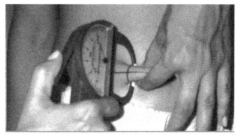

Figura 4.15. Local para aferição da dobra cutânea abdominal (DCA).

Figura 4.16. Técnica para aferição da dobra cutânea abdominal (DCA).

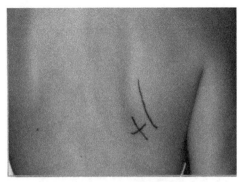

Figura 4.17. Local para aferição da dobra cutânea subescapular (DCSE).

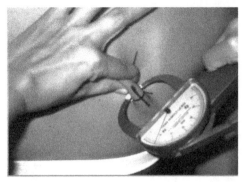

Figura 4.18. Técnica para aferição da dobra cutânea subescapular (DCSE).

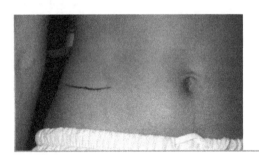

Figura 4.19. Local para aferição da dobra cutânea suprailíaca (DCSI).

Dobra cutânea suprailíaca (DCSI)

A espessura da DCSI é normalmente usada como indicador do percentual de gordura corporal, quando associada à espessura de outras dobras cutâneas.

Em pacientes acamados, a medida poderá ser realizada na posição supina. A dobra é destacada, na direção oblíqua, sobre a linha média axilar no ponto em que esta se encontra 2 cm acima da crista ilíaca (Fig. 4.19).

Avaliação da espessura da musculatura adutora do polegar

A avaliação da espessura da musculatura adutora do polegar (eMAP) é um método de avaliação do compartimento proteico somático e pode avaliar a perda muscular. É uma técnica simples, direta, não invasiva e de baixo custo.[44] A medida da eMAP (mm) deve ser realizada com o indivíduo sentado, mão dominante repousando sobre o joelho homolateral, cotovelo em ângulo de aproximadamente noventa graus sobre o membro. A medida foi desenvolvida empregando o adipômetro da marca Lange, sendo validada por tomografia computadorizada e ressonância magnética. A técnica consiste em aplicar uma pressão contínua de 10 g/mm^2 para pinçar o músculo adutor no vértice de um ângulo inferior imaginário formado pela extensão do polegar e o dedo indicador. A média de três aferições é considerada como a medida da eMAP.[44]

Não existem ainda valores de referência internacionais para todas as populações. Lameu e cols. (2004)[44] padronizaram a técnica de medição da espessura do músculo adutor do polegar em 421 adultos saudáveis. Os valores adequados para a mão dominante nos homens foram de 12,5 ± 2,8 mm (média ± desvio-padrão), com 12 mm de mediana; e para as mulheres de 10,5 ± 2,3 mm, com 10 mm mediana. No estudo de Bragagnolo e cols. (2009), realizado com pacientes de ambos os sexos, candidatos a procedimento cirúrgico de grande porte no trato gastrointestinal, foi observado que o melhor ponto de corte da EMAP da mão dominante para o desfecho desnutrição foi 13,4 mm e para a EMAP da mão não dominante foi de 13,1 mm.

A eMAP tem sido utilizada em pacientes hospitalizados com diferentes doenças e tem se mostrado um bom preditor do estado nutricional em indivíduos em hemodiálise, por exemplo.[45,46] Em um estudo realizado com 26 pacientes idosos ambulatoriais que sofreram acidente vascular encefálico, a eMAP apresentou associação significativa com a massa magra determinada pela antropometria e bioimpedância.[47] A eMAP também mostrou ser bom método para diagnosticar depleção muscular e desnutrição em pacientes cirúrgicos.[48,49]

Força do aperto de mão ou força de preensão palmar

O teste de força de preensão palmar (FPP) é um método simples, de fácil utilização, pouco invasivo, que consiste na aferição, por meio de um dinamômetro, da força máxima voluntária de preensão manual, e tem como princípio estimar a função do músculo esquelético, que pode ser utilizada para o acompanhamento do estado nutricional.[50]

Dentre os diversos dinamômetros disponíveis, a Sociedade Americana de Terapeutas de Mão (American Society of Hand Therapists – ASHT) recomenda o dinamômetro Jamar®, que é um sistema hidráulico de aferição que fornece uma leitura rápida e direta. O instrumento possui 2 alças ou barras, sendo uma fixa e outra móvel, que pode ser ajustada em 5 posições diferentes conforme o tamanho da mão do paciente. A ASHT recomenda a posição 2 como padrão na rotina clínica e na pesquisa.[51] Para a realização dessa medida, a ASHT recomenda que o indivíduo esteja sentado com a coluna ereta, ombro abduzido, joelhos e cotovelos flexionados em 90 graus, antebraço em posição neutra e posição do punho que pode variar de 0 a 30 graus de extensão.[51]

No que se refere à dominância, recomenda-se a aferição em ambas as mãos devido ao efeito da dominância.[52,53] No caso de pacientes internados, a escolha pelo braço a ser utilizado deve levar em conta a presença de acesso vascular.[54] No que diz respeito ao número de aferições, cabe ao avaliador a escolha e padronização do método que lhe parecer mais adequado à sua prática. O avaliador pode escolher pela média de várias medidas, geralmente três, usar apenas uma leitura; a maior entre duas ou três leituras; ou a média das duas maiores entre três leituras.[53]

Quanto ao período de descanso entre uma leitura e outra, não foi observada no estudo conduzido por Trossman e Li (1989)[55] diferença significativa entre os períodos de descanso de 15, 30 e 60 segundos; no entanto, o período de 60 segundos teve a menor porcentagem de declínio entre a primeira e a última medida. Desse modo, os autores recomendam um período de descanso entre as medidas de, no mínimo, um minuto.[55] A força de preensão palmar é útil para avaliar as alterações funcionais no compartimento muscular esquelético,[56] podendo ser utilizada como uma triagem para indicar riscos à saúde, relacionados à força muscular.[50,57] Isso ocorre devido ao fato de a FPP ser um relevante indicador de alterações do estado nutricional em curto prazo, bem como da resposta ao suporte nutricional, descrito como um dos mais sensíveis testes funcionais indicadores de depleção proteica, sendo útil para nortear condutas de intervenção nutricional.[50,58] Alguns autores propõem valores de referência para indivíduos saudáveis, de acordo com a faixa etária e sexo.[59] Cabe considerar que, independente de valores de referência, o acompanhamento nutricional de pacientes internados utilizando a FPP pode ser útil na detecção de alterações precoces do estado nutricional.[58]

A FPP vem sendo utilizada em pacientes com diferentes doenças. Os pontos de corte de < 27 kg para homens e < 16 kg para mulheres podem ser utilizados para auxiliar no diagnóstico de sarcopenia.[26] Em pacientes em hemodiálise, por exemplo, a FPP está relacionada à presença de massa magra e pode identificar precocemente o processo de desnutrição, antes da ocorrência de qualquer alteração da estrutura corporal.[60-62] Segundo Matos e cols., a redução da FPP está fortemente associada ao aumento do risco de mortalidade nessa população.[61]

Bioimpedância elétrica

A análise de bioimpedância elétrica é um método rápido e não invasivo para avaliar a composição corporal.

O corpo humano tem seu volume total distribuído em fluidos intra e extracelulares, que representam condutores elétricos. A facilidade de condução elétrica é diretamente proporcional à quantidade de água corporal e de eletrólitos dos tecidos corporais. A medida de bioimpedância elétrica é o resultado da resistência oferecida pelos tecidos corporais à passagem de uma corrente elétrica, que não é capaz de determinar alterações fisiológicas. Portanto, a bioimpedância elétrica é utilizada para determinar a água corporal total e posteriormente estimar a massa livre de gordura e o percentual de gordura. O método tetrapolar utiliza quatro pequenos eletrodos aplicados na mão e punho direitos e no tornozelo e pé direitos. Como padronização, as medidas de bioimpedância são executadas no lado direito do corpo. O aparelho é conectado aos dois pares de eletrodos e uma corrente de baixa voltagem é passada pelo corpo, sendo medidas a resistência e a reactância elétrica. Os valores obtidos, combinados com altura, peso e sexo, possibilitam o cálculo de compartimentos corporais. Algumas limitações técnicas da bioimpedância elétrica já foram descritas, sendo que a principal fonte de erro desse método está relacionada aos fatores que alteram o estado de hidratação do indivíduo, tais como: alimentação, bebidas, uso de determinados medicamentos, desidratação e exercícios físicos. Em pacientes com alterações na distribuição hídrica, como, por exemplo, pacientes com doença hepática crônica, nefropatias ou doenças cardiovasculares, a bioimpedância não deve ser utilizada para avaliar o estado nutricional e sim para avaliar a evolução do paciente, em momentos diferentes. Além desses fatores, a temperatura da pele, problemas dermatológicos e o posicionamento dos eletrodos podem alterar o valor da bioimpedância elétrica, levando a interpretações equivocadas sobre a composição corporal.

Ângulo de fase

A obtenção do ângulo de fase (AF) por meio da análise da impedância bioelétrica (BIA) é uma promissora ferramenta de avaliação nutricional, uma vez que permite realizar avaliação da composição corporal, funcional e morfológica, já tendo sido estudado o papel do AF na avaliação do estado nutricional e potencial prognóstico em pacientes infectados pelo HIV, com doença hepática crônica, em diálise peritoneal, com câncer, com esclerose amiotrófica lateral, e no pré-operatório.[63-72] Caracteriza-se por ser um método não invasivo, prático e que pode ser utilizado à beira do leito.

Avaliação da Composição Corporal de Adultos

O AF é obtido por meio da medida direta dos parâmetros resistência (R) e reatância (Xc) da BIA, sendo calculado por meio da seguinte fórmula:

$$AF = \text{arc-tangent } Xc / R \times 180° / \pi$$

O AF pode ser interpretado como um indicador de distribuição de fluidos ou resistência elétrica e capacitância de membrana celular do corpo humano, já que parte da corrente elétrica aplicada no corpo é armazenada pelas membranas celulares, que funcionam como capacitores, criando uma diferença de fase, quantificada geometricamente como AF. Além disso, pode ser entendido como um marcador da distribuição de fluidos corporais entre os compartimentos intra e extracelular. Sendo assim, o AF pode ser considerado um indicador nutricional, uma vez que a desnutrição é caracterizada por alteração no balanço de fluidos intra e extracelulares e mudanças na integridade da membrana celular. De fato, baixos valores do AF estão relacionados à menor reatância e associados a morte celular e ruptura de permeabilidade seletiva da membrana celular; e altos valores de AF indicam alta celularidade, membranas celulares íntegras e função celular preservada.[73] Estudos clínicos demonstram que baixos valores de AF em pacientes críticos estão associados a pior evolução da doença e maior mortalidade.[68,74,75] Observa-se que o AF se correlaciona com vários índices do estado nutricional e funcional, assim como sugere ser um índice para muscularidade em diferentes estados patológicos.[68,76]

Uma limitação frequentemente descrita da avaliação por meio da BIA é a influência das alterações na hidratação tecidual, tais como desidratação, ascite, soroterapia, entre outras, nos resultados da composição corporal. No entanto, a utlização do AF, diferentemente das outras variáveis aferidas por meio da BIA para aferição da composição corporal, é descrita como válida, mesmo em situações em que haja modificação no estado de hidratação, uma vez que apresenta como característica não ser influenciado pela hidratação do terceiro espaço intersticial.[73,77] Além disso, apresenta como vantagem não depender de equações preditivas para sua obtenção, podendo assim ser utilizado naquelas situações nas quais a bioimpedância não seja acurada para estimar a composição corporal.[68,73,77]

Em estudo conduzido por Mattar (Brazilian Group for Bioimpedance Study – GIBI, 1995)[75] comparou doentes críticos adultos com e sem quadro clínico de sepse pela análise da bioimpedância elétrica, destacando a utilização do ângulo de fase como indicador de prognóstico. Segundo ele, os doentes com SIRS, sepse e choque séptico apresentaram alterações na massa magra, na quantidade de água corporal total e na distribuição entre os compartimentos intra e extracelular. Nesse estudo, apesar da resistência ter variado com o grau de hidratação, a diminuição da reatância foi proporcionalmente maior que a diminuição da resistência, o que resultou na diminuição do ângulo de fase.

Peres e cols. (2012)[68] encontraram que o AF menor que 5.18° foi relacionado ao aumento de 2,5 do risco relativo de morte em pacientes com doença hepática crônica e que o AF foi significativamente relacionado a circunferência muscular do braço, tradicional parâmetro para avaliação da massa muscular corporal.

Absortometria radiológica de dupla energia (DEXA)

O DEXA é uma técnica capaz de medir diferentes atenuações de dois raios X que passam pelo corpo. O DEXA faz análises transversas do corpo, em intervalos de 1 cm da cabeça aos pés. Essa é uma técnica não invasiva que pode medir três componentes corporais: massa de gordura, massa livre de gordura e massa óssea. O DEXA é uma tecnologia que vem sendo reconhecida como método de referência na análise da composição corporal. Alguns fatores limitantes, como custo elevado do equipamento e exposição à radiação, devem ser levados em consideração.[28]

Conclusões

Todas as medidas requerem treinamento e conhecimento das técnicas por parte do profissional, para que os resultados possibilitem, junto com outros métodos, o diagnóstico correto do estado nutricional.

É importante considerar e conhecer as aplicações de cada método de avaliação da composição corporal, pois muitas enfermidades podem interferir nos resultados.

A escolha de referência adequada permite comparar os índices antropométricos com aqueles referentes à população saudável. O uso de referências locais, incluindo indivíduos etnicamente semelhantes, pertencentes ao mesmo país, seria mais fidedigno para a caracterização da população, pois minimizaria influências genéticas e de estilos de vida locais.

No Brasil, existem poucos estudos populacionais para serem utilizados como referência nacional, o que leva ao uso de referências internacionais. Consequentemente, pode resultar em erro de interpretação, sub ou superestimando o estado nutricional do paciente. Portanto, deve-se ter cautela ao afirmar o diagnóstico nutricional de indivíduos usando-se apenas parâmetros isolados.

Referências bibliográficas

1. Shils ME, Olson JA, Shike M, Ross AC. Modern Nutrition in Health and Disease. 9 ed. Williams & Wilkins Company, United States of America 1999; 903-60.
2. Food and Agriculture Organization/Organización Mundial de La Salud. Necessidades de energia y proteinas: Informe de una reunión consultiva. Serie de informes técnicos. Genebra: FAO/OMS; 1985.
3. Augusto ALP, Alves DC, Mannarino IC, Gerude M. Terapia Nutricional. 2 ed. São Paulo: Editora Atheneu, 1999; 28-37.
4. Krenitsky J. Adjusted body weight pro: evidence to support the use of adjusted body weight in calculating calorie requirement. Nutr Clin Pract 2005; 20:468.
5. Chumlea WC, Roche AF, Steinbaugh ML. Estimating stature from knee height for persons 60 to 90 years of age. J Amer Ger Soc 1985; 33:116-120.
6. Blackburn GL, Bistrian BR. Nutritional and metabolic assessment of the hospitalized patient. J Parent Enteral Nutr 1977; 1(1):11-22.
7. Bernard MA, Jacobs DO, Rombeau JL. Suporte Nutricional e Metabólico de Pacientes Hospitalizados. Rio de Janeiro: Guanabara Koogan 1986; 24-42.
8. A.S.P.E.N. Board of Directors. Guidelines for the Use of Parenteral and Enteral Nutrition in Adult and Pediatric Patients. JPEN 1993; 17:1SA-52SA.
9. Osterkamp LK. Current perspective on assessment of human body proportions of relevance to amputees. J Am Diet Assoc 1995; 95:215-18.
10. James R. Nutritional support in alcoholic liver disease: a review. J Human Nutr 1989; 2:315-323.
11. OMS – Organização Mundial da Saúde. Physical Status: The use and interpretation of anthropometry. Genebra: Organização Mundial da Saúde 1995; 375-407.
12. OMS – Organização Mundial da Saúde. Obesity – Presenting and managing the global epidemic. Report of a WHO consultation on obesity. Genebra; 1998.
13. World Health Organization (WHO). Physical status: the use and interpretation of anthropometry. Report of a WHO Expert Comitte. Who Technical Report Series 854. Geneva: WHO, 1995.
14. Heyward VH, Stolarczy K. Avaliação da Composição Corporal aplicada. São Paulo: Editora Manole 2000; 23-59.
15. Guedes DP, Guedes JERP. Controle de peso corporal. Composição Corporal atividade física e nutrição. Londrina: Editora Midiograf; 1998.

16. Durnin JVGA, Womwesley J. Body fat assessed from total body density and its estimation from skinfold thickness: measurements on 481 men and women aged from 16 to 72 years. Br J Nutr 1974; 32:77-97.
17. Siri WE. The gross composition of the body. Adv Biol Med Phys 1956; 4:239-80.
18. Brozek J, Anderson JT, Keys A. Densitometric analysis of body composition: revision of some quantitative assumptions. Ann NY Acad Sci 1963; 110:113-40.
19. Gibson R. Principles of nutritional assessment. Oxford: Oxford University Press, 1990.
20. Jackson AS, Pollock ML. Generalized equations for predicting body density of men. Br J Nutr 1978; 40:497-504.
21. Jackson AS, Pollock ML, Ward A. Generalized equations for predicting body density of women. Med Sci Sports and Exercise 1980; 12:175-82.
22. Pollock ML, Schmidt DH, Jackson AS. Measurement of cardiorespiratory fitness and body composition in the clinical setting. Compr Ther 1980; v. 6.
23. Lohman TG. Advances in body composition assessment. Current issues in exercise science series. Monograph n. 3. Champaign, IL: Human Kinetics; 1992.
24. Lohman TG, Roche AF, Martorell ER. Anthropometric standardization reference manual. Champaign, IL: Human Kinetics, 1988.
25. Katch FI, Mcardle WD. Nutrição, Exercício e Saúde. 4 ed. Rio de Janeiro. Medsi 1996; 69-104.
26. Cruz-Jentoft AJ, Bahat G, Bauer J, Boirie Y, et al. Sarcopenia: revised European consensus on definition and diagnosis. Age Ageing 2019 Jan; 48(1):16-31.
27. Frisancho AR. New norms of upper limb fat and muscle areas for assessment of nutritional status. Am J Clin Nutr 1981; 34(11):2540-5.
28. Sant'anna MSL, Priore SE, Franceschini SCC. Métodos de avaliação da composição corporal em crianças. Rev Paul Pediatr 2009; 27(3):315-21.
29. Stewart A, Marfell-Jones M, Olds T, De Ridder J. International Standards for Anthropometric Assessment. Lower Hutt, New Zealand: International Society for the Advancement of Kinanthropometry; 2011.
30. Pouliot MC, Despres JP, Lemieux S, Moorjan S, Bourchard C, Tremblay A, Nadeu A, Lupien PJ. Waist circumference and abdominal saggital diameter: best simple anthropometric indexes of abdominal visceral adipose tissue accumulation and related cardiovascular risk in men and women. Am J Clin Cardiol 1994 73:460-68.
31. Festa A, D'Agostino J, Willians K, Karter AJ, Davis-Mayer EJ, Tracy RP, Haffner SM. The relation of body fat mass and distribution to markers of chronic inflammation. Int J Obes Relat Metab Disord 2001; 25:1407-15.
32. Kahn HS, Austin H, Williamson DF, Arensberg D. Simple anthropometric indices associated with ischemic heart disease. J Clin Epidemiol 1996; 49(9):1017-24.
33. Sharma AM. Obesity and cardiovascular risks. Growth Hormone and IGF Res 2003; 13:S10-S17.
34. Richelsen B, Pedersen SB. Associations between anthrpometric measures of fatness and metabolic risks parameters in non obese, healthy middle-aged men. Int J Obes Relat Metabol Disord 1995; 19:169-74.
35. Valsamakis G, Chetty R, Anwart A, Banerjee AK, Barnett A, Kumar S. Association of simple anthropometric measures of obesity with visceral fat and the metabolic syndrome in male caucasian and Indo-asian subjects. Diab Med 2004; 21:1339-45.
36. Hsieh SD, Muto T. The superiority of waist-to-height ratio as an anthropometric index to evaluate clustering of coronary risk factors among non-obese men and women. Prev Med 2005; 40:216-20,.
37. Pitanga FJG, Lessa I. Razão cintura cintura-estatura como discriminador discriminador do risco coronariano de adultos. Rev Assoc Med Bras 2006; 52(3):157-61.
38. LaBerge RC, Vaccani JP, Gow RM, Gaboury I, Hoey L, Katz SL. Inter- and intra-rater reliability of neck circumference measurements in children. Pediatr Pulmonol 2009 Jan; 44(1):64-9.
39. Silva CC, Zambon MP, Vasques ACJ et al. Neck circumference as a new anthropometric indicator for prediction of insulin resistance and components of metabolic syndrome in adolescents: brazilian metabolic syndrome study. Rev Paul Pediatr 2014; 32(2):221-9.
40. Ben-Noun L, Sohar E, Laor A. Neck circumference as a simple screening measure for identifying overweight and obese patients. Obes Res 2001 Aug; 9(8):470-7.
41. Frizon V, Boscaini C. Circunferência do pescoço, fatores de risco para doenças cardiovasculares e consumo alimentar. Rev Bras Cardiol 2013; 26(6):426-34.
42. Bergman RN, Stefanovski D, Buchanan TA, Sumner AE, Reynolds JC, Sebring NG et al. A better index of body adiposity. Obesity 2011; 19:1083-9. doi: 10.1038/oby.2011.38. PMCID: PMC3275633.
43. Krakauer NY, Krakauer JC. A new body shape index predicts mortality hazard independently of body mass index. PLoS One 2012 jul.; 7(7):e39504.

44. Lameu EB, Gerude MF, Corrêa RC et al. Adductor policis muscle: a new anthropometric parameter. Rev Hosp Clin Fac Med 2004; 59(2):57-62.
45. De Oliveira CM, Kubrusly M, Mota RS, Lameu A et al. Adductor pollicis muscle thickness: a promising anthropometric parameter for patients with chronic renal failure. J Ren Nutr 2012; 22(3):307-16.
46. Pereira RA, Caetano AL, Cuppari L et al. Adductor pollicis muscle thickness as a predictor of handgrip strength in hemodialysis patients. J Bras Nefrol 2013; 35(3).
47. Oliveira DR, Frangella VS. Adductor pollicis muscle and hand grip strength: potential methods of nutritional assessment in outpatients with stroke. Einstein 2010; 8(4 Pt 1):467-72.
48. Bragagnolo R, Caporossi FS, Dock-Nascimento DB et al. Espessura do músculo adutor do polegar: um método rápido e confiável na avaliação nutricional de pacientes cirúrgicos. Rev Col Bras Cir 2009; 36(5):371-376.
49. Melo CYSV, Silva SA. Músculo adutor do polegar como preditor de desnutrição em pacientes cirúrgicos. ABCD Arq Bras Cir Dig 2014; 27(1):13-7.
50. Martin FG, Nebuloni CC, Najas MS. Correlação entre estado nutricional e força de preensão palmar em idosos. Rev Bras Geriatr Gerontol 2012; 15(3):493-504.
51. Fess EE, Moran CA. Clinical Assessment Recommendations. Amer Soc Hand Ther; 1981.
52. Dias JA, Ovando AC, Kulkamp W et al. Força de preensão palmar: métodos de avaliação e fatores que influenciam a medida. Rev Bras Cineantropom Desempenho Hum 2010; 12(3):209-16.
53. Schlussel MM. Anjos LA, Kac G. A dinamometria manual e seu uso na avaliação nutricional. Rev Nutr 2008; 21(2):233-5.
54. Garcia MF, Meireles MS, Furh LM et al. Relationship between handgrip strength and nutritional assessment methods used of hospitalized patients. Rev Nutr 2013; 26(1):49-57.
55. Trossman PB, Li PW. The effect of the duration of intertribal rest periods on isometric grip strength performance in young adults. Occup Ther J Res 1989; 9:362-78.
56. Bragagnolo R, Caporossi, FS, Dock-Nascimento DB et al. Handgrip strength and adductor pollicis muscle thickness as predictors of postoperative complications after major operations of the gastrointestinal tract. The Eur e-J Clin Nutr Met 2011; 6(1):e21-e26.
57. Da Silva TA, Duarte YAO, Santos JFL et al. Relação entre força de preensão manual e dificuldade no desempenho de atividades básicas de vida diária em idosos do município de São Paulo. Saúde Coletiva 2008; 5(24):178-82.
58. Schlussel MM, Anjos LA, Gilberto KAC. A dinamometria manual e seu uso na avaliação nutricional. Campinas: Rev Nutr 2008 Abr.; 21(2):233-235.
59. Budziareck MB, Duarte RRP, Barbosa-Silva MCG. Reference values and determinants for handgrip strength in healthy subjects. Clinical Nutrition 2008; 27:357-62.
60. Leal VO, Mafra D, Fouque D et al. Use of the handgrip strength in the assessment of the muscle function of chronic kidney disease patients on dialysis: a systematic review. Nephrol Dial Transplant 2010; 26: 1354-60.
61. Matos CM, Silva LF, Santana LD et al. Handgrip strength at baseline na mortality risk in a cohort of women na men on hemodialysis: a 4 year study. J Renal Nutr 2014; 24(3):157-62.
62. Silva LF, Matos CM, Lopes GB et al. Handgrip strength as a simple indicator of possible malnutrition and inflammation in men and women on maintenance hemodialysis. J Renal Nutr 2011; 21(3):235-45.
63. Davis MP et al. Validation of a Simplified anorexia questionnaire. New York: J Pain Symp Manag 2009; 38(5).
64. Desport JC, Marin B, Funalot B et al. Phase angle is a prognostic factor for survival in amyotrophic lateral sclerosis. Amyotroph Lateral Scler 2008; 9:273-8.
65. Gupta D, Lammersfeld CA, Burrows JL, Dahlk SL, Vashi PG, Grutsch JF, Hoffman S, Lis CG. Bioelectrical impedance phase angle in clinical practice: implications for prognosis in advanced colorectal cancer. Am J Clin Nutr 2004 Dec; 80(6):1634-8.
66. Gupta D, Lis CG, Dahlk SL, King J, Vashi PG, Grutsch JF, Lammersfeld CA. The relationship between bioelectrical impedance phase angle and subjective global assessment in advanced colorectal cancer. Nutr J 2008 Jun.; 7:19.
67. Gupta D, Lammersfeld CA, Vashi PG, King J, Dahlk SL, Grutsch JF, Lis CG. Bioelectrical impedance phase angle in clinical practice: implications for prognosis in stage IIIB and IV non-small cell lung cancer. BMC Cancer 2009 Jan; 9:37.
68. Peres WAF, Lento DF, Ramalho RA, Baluz K. Phase angle as a nutritional evaluation tool in all stages of chronic. Nutrición Hospitalaria 2012; 27:2072-8.
69. Mushnick R, Fein PA, Mittman N et al. Relationship of bioelectrical impedance parameters to nutrition and survival in peritoneal dialysis patients. Kidney Int Suppl 2003; 87:S53-4.

70. Sebeková K et al. Plasma levels of advanced glycation end products in healthy, long-term vegetarians and subjects on a western mixed diet. Eur J Nutr 2001; 40(6):275-81.
71. Selberg O, Selberg D. Norms and correlates of bioimpedance phase angle in healthy human subjects, hospitalized patients, and patients with liver cirrhosis. Eur J Appl Physiol 2002; 86:509-14.
72. Toso S, Piccoli A, Gusella M et al. Altered tissue electric properties in lung cancer patients as detected by bioelectric impedance vector analysis. Nutrition 2000; 16:120-4.
73. Barbosa-Silva MCG, Barros AJD, Wang J et al. Bioelectrical impedance analysis: population reference values for phase angle by age and sex. Am J Clin Nutr 2005; 82:49-52.
74. Cardinal TR, Wazlawik E, Bastos Jl et al. Standardized phase angle indicates nutritional status in hospitalized preoperative patients. Nutr Res 2010; 30:594-600.
75. Máttar JA. Application of total body bioimpedance to the critically ill patient. Brazilian Group for Bioimpedance Study. New Horiz 1996 Nov; 4(4):493-503.
76. Stobäus N, Pirlich M, Valentini L, Schulzke Jd, Norman K. Determinants of boelectrical phase angle in disease. Br J Nutr 2012 Apr; 107(8):1217-20.
77. Gupta D, Lis CG, Dahlk SL, Vashi PG et al. Bioelectrical impedance phase angle as a prognostic indicator in advanced pancreatic cancer. Br J Nutr 2004; 92:957-62.

CAPÍTULO

5

Inquéritos Dietéticos

Roberta Fontanive Miyahira
Tatiana Pereira de Paula
Wilza Arantes Ferreira Peres

Introdução

Os inquéritos dietéticos são métodos utilizados para avaliação de consumo alimentar de indivíduos e populações, em um determinado período de tempo estabelecido previamente. Esses métodos podem fornecer informações, tanto qualitativas como quantitativas, a respeito da ingestão alimentar, possibilitando, dessa forma, relacionar a dieta ao estado nutricional do indivíduo e ao aparecimento de doenças crônico-degenerativas. Cada método apresenta vantagens e desvantagens, possuindo aplicações específicas. Logo, a escolha irá depender do objetivo em questão, da população-alvo, recursos disponíveis, dentre outros. A diferença entre os métodos inclui: participação do entrevistado, necessidade ser alfabetizado, dependência de memória, número de aplicações do instrumento, estimativa da ingestão habitual e interferência no comportamento alimentar. Alguns fatores devem ser observados, a fim de evitar erros no momento do questionamento. O primeiro fator é com relação à indução da resposta por parte do entrevistador, que pode influenciar a resposta do indivíduo. Para que isso seja evitado, as perguntas devem ser diretas e o entrevistador não deve deixar transparecer a sua opinião para o entrevistado. O segundo erro é com relação à sub ou superestimação da ingestão de alimentos por parte do paciente, com o objetivo de omitir ou ressaltar alimentos conhecidos como sendo "ruins" ou "bons", respectivamente. Dessa forma, deve-se ter atenção durante o questionamento e observar presença de contradições e, nesse caso, refazer a pergunta de maneira mais clara. Na prática clínica, o inquérito alimentar pode representar o primeiro passo na identificação de deficiências nutricionais.

Métodos quantitativos de avaliação de consumo alimentar

O principal objetivo desses métodos é conhecer a quantidade de calorias, macro e micronutrientes ingeridas pelo paciente. A análise desses nutrientes deve ser feita baseada em tabelas de composição de alimentos. A ingestão de suplementos alimentares, bem como de complexos multivitamínicos, devem ser observadas.

Recordatório de 24 horas

O recordatório de 24 horas é utilizado para verificar a ingestão alimentar do paciente, assim como monitorar a adesão à prescrição dietoterápica. Deve ser realizado em um período de 24 horas, geralmente avaliando o dia anterior ao inquérito (Anexo 5.1). Nesse método, o paciente é questionado sobre todos os alimentos e bebidas ingeridas nas últimas 24 horas, sendo importante registrar o tipo, as quantidades, a marca comercial, as preparações dos alimentos e bebidas ingeridos em todas as refeições do dia ou fora delas, bem como os horários em que estas foram realizadas. Com o intuito de facilitar a memória do paciente, aconselha-se iniciar o questionamento pela última e terminar pela primeira refeição realizada nesse período.

É um método simples, fácil e que necessita de pouco tempo e material para ser aplicado. A principal limitação do recordatório de 24 horas seria que um único dia de inquérito não caracteriza o consumo habitual do indivíduo, pois as 24 horas questionadas podem ter sido atípicas. Para tentar minimizar esse erro, aconselha-se a realização de pelo menos três recordatórios de 24 horas, em período determinado, incluindo um dia referente ao final de semana, para posterior cálculo da média dos três recordatórios após análises quantitativas dos nutrientes. Outra limitação desse método seria a dificuldade em caracterizar o tamanho das porções ingeridas, que deve ser sempre questionada em medidas caseiras. Para isso, é necessário um entrevistador com experiência em realizações de inquéritos dietéticos. A utilização de kits ilustrativos existentes no mercado, com figuras de utensílios e porcionamento de alguns alimentos, auxilia na determinação dessas medidas.

O comitê sobre padrão alimentar dos Estados Unidos recomenda a utilização de quatro recordatórios de 24 horas do mesmo indivíduo em um período amostral de 1 ano com o objetivo de estimar a ingestão habitual de nutrientes.

Registro alimentar

Esse método consiste no registro de todos os alimentos e bebidas consumidos em um período de tempo (Anexo 5.1). Esses dados podem ser anotados pelo próprio paciente ou por seu representante (mãe, em caso de criança ou cuidadores, em caso de incapacitados). Nesse método, o paciente faz anotações, em casa, em um diário alimentar. O número de dias incluídos no registro varia, sendo comum a realização de 3, 5 ou 7 dias. O registro de 3 dias apresenta a vantagem de ser mais rápido e menos cansativo para o paciente. Deve-se instruir o paciente a realizar pelo menos um dia no final de semana, por esse ser um dia geralmente atípico. O cálculo da média dos registros deve ser feito após a análise separada de cada dia. Com relação à frequência e intervalos de realização desses registros, ainda não existe consenso.

Esse método pode ser realizado de duas maneiras distintas. A primeira seria por meio da própria observação do paciente, sendo importante ser anotado o tipo, a quantidade, a marca comercial e a preparação de cada alimento e bebida em medidas caseiras para posterior padronização. Esse método tem como vantagem a facilidade de realização do registro em casa, não necessitando da memória do paciente, além de poder incluir vários dias e, com isso, caracterizar também os hábitos alimentares. A omissão de refeições costuma ser mínima nesse inquérito. Porém, o paciente deve estar muito bem instruído da forma exata de registrar o alimento em casa, e de preferência logo após a sua ingestão. Para isso, é fundamental que o paciente seja alfabetizado. A realização de refeições fora de casa também dificulta o registro.

A segunda maneira seria realizada por meio da quantificação exata de todos os alimentos e bebidas consumidos, por pesagem desses alimentos em balanças. Dessa forma, a quantidade ingerida é precisa. Porém, apresenta as mesmas limitações do registro alimentar sem pesagem, além de necessitar de balanças para sua realização.

Métodos qualitativos de avaliação de consumo alimentar

O principal objetivo desses métodos é conhecer o hábito alimentar do paciente.

Anamnese ou história alimentar

A anamnese ou história alimentar permite avaliar a ingestão alimentar habitual de um indivíduo em um período de tempo estabelecido pelo entrevistador, que pode ser de um dia, um mês ou um ano (Anexo 5.1). Esse método possibilita o conhecimento de ambos os aspectos, quantitativo e qualitativo, da dieta do paciente, embora a quantificação de nutrientes seja dificultada pela grande variabilidade da concentração de nutrientes dentro de um mesmo grupo alimentar. Para isso, questiona-se o que ele costuma ingerir em cada refeição. É importante ser registrado pelo entrevistador o tipo, a quantidade, a marca comercial e a preparação de cada alimento e bebida consumidos habitualmente naquela refeição. Além desse questionamento, podem ser feitas perguntas indiretas, tais como, presenças de tabus alimentares, intolerâncias e aversões a algum alimento.

Assim como o recordatório de 24 horas, esse é um método simples, fácil e necessita de pouco tempo e material para ser aplicado, apresentando a vantagem de não necessitar da memória do paciente. Como limitação, observa-se a dificuldade em caracterizar o tamanho das porções ingeridas. A realização desse inquérito por um entrevistador treinado e o uso de *kits* ilustrativos de utensílios e porcionamento de alimentos minimizam a dificuldade apresentada.

Questionário de frequência de consumo alimentar (QFCA)

O questionário de frequência é um método que possibilita avaliar o consumo usual de macro e micronutrientes, permitindo a associação com doenças crônicas e estados carenciais. O uso de tais questionários, com uma única aplicação permite avaliar os indivíduos segundo o consumo usual de alimentos ou nutrientes.

O método consiste em uma lista pré-definida e finita de alimentos, com uma seção sobre a frequência de consumo de cada alimento. Para a definição da lista, toma-se como base informações oriundas de registros alimentares aplicados previamente em uma amostra da população a ser estudada, contemplando os alimentos mais consumidos nessa população. Após essa etapa, os QFCA devem ser validados por meio da aplicação (teste-reteste) em um subgrupo da população a ser avaliada.[1] O QFA é um instrumento elaborado para avaliar o consumo usual de alimentos ao longo de um período de tempo, que é chamado de período de referência. Desse modo, o entrevistado é orientado a responder o inquérito, considerando um período de referência que pode, por exemplo, ser 6 meses precedentes à entrevista.[2]

Entretanto, para fins de conhecimento de hábitos alimentares individuais, pode-se utilizar uma frequência baseada nos grupos alimentares, com espaço para inclusão de alimentos (Anexo 5.2). A lista de alimentos também pode ser determinada de acordo com o objetivo do estudo, contendo alimentos-fonte de nutrientes específicos que se deseja estudar, por exemplo a vitamina A ou ferro. Os QFCAs podem ainda, opcionalmente, incluir porções fixas de consumo com base no pressuposto de que a frequência, mais que a quantidade consumida, define um padrão de consumo alimentar. Além disso, permite a estimativa da quantidade de nutrientes usualmente consumidos,[1-2] caracterizando o questionário de frequência de consumo alimentar semiquantitativo.

A determinação das categorias de frequência (mais de 3 vezes/dia, 2 a 3 vezes/dia, 1 vez/dia, 5 a 6 vezes/semana, 2 a 4 vezes/semana, 1 vez/semana, 1 a 3 vezes/semana, nunca ou quase nunca) e das porções mais utilizadas minimizam os erros de aferição. A aplicação do questionário pode ser feita por entrevistador treinado ou autoadministrado, o que requer instrução do indivíduo. As limitações do método incluem dependência de memória de hábitos do passado e o tempo gasto em sua realização. No momento da admissão hospitalar ou primeira consulta ambulatorial, a frequência de consumo, associada a outro inquérito dietético, pode ser aplicada para se conhecer os hábitos alimentares e determinar o planejamento dietoterápico individual.

Cabe ressaltar ainda que o método não é recomendado quando o objetivo é avaliar a adequação da ingestão de nutrientes, tendo em vista que não há uma avaliação quantitativa direta das porções individuais consumidas, uma vez que o método, em geral, apresenta porções pré-definidas dos alimentos. Além disso, por se tratar de uma lista finita de alimentos, o método não contempla todos os alimentos consumidos pelos indivíduos.[3]

Programas computacionais de nutrição clínica para cálculo do consumo alimentar

Na prática clínica, a adoção de *softwares* ou programas computacionais de nutrição clínica como ferramentas para quantificação dos dados obtidos nos inquéritos e planos alimentares pode ser uma estratégia para fornecer de forma rápida e prática as informações dietéticas necessárias, que posteriormente auxiliarão no planejamento alimentar. Os programas, de maneira geral, utilizam uma base de dados dietéticos resultantes da compilação de várias tabelas de composição de alimentos disponíveis, além de dados provenientes de marcas comerciais de alimentos tradicionais. Os programas, dentre outros dispositivos, oferecem análise dos macro e micronutrientes e verificam a adequação das recomendações nutricionais. Ressalta-se, no entanto, que a utilização de qualquer programa imprescinde a utilização adequada dos métodos de inquérito dietético, como forma de minimizar erros durante todo o processo de avaliação do consumo alimentar.

Deve-se ainda atentar para a credibilidade das informações disponíveis e a necessidade constante de atualização das tabelas de composição dos alimentos. Um estudo que se propôs a comparar 3 diferentes tipos de programas computacionais utilizados na prática clínica observou que alguns dos programas apresentavam diferentes gramaturas para a mesma medida caseira. Além disso, o estudo também apontou para possível erro de digitação em um determinado produto, que forneceu valor de um micronutriente em mg, enquanto o fabricante forneceu em mcg.[4] A divergência, resultante da falta de padronização em algumas tabelas de medidas caseiras e também de possíveis erros no cadastro dos alimentos no banco de dados, pode superestimar ou subestimar a análise dos dados e consequentemente ter implicações sobre a avaliação e diagnóstico do estado nutricional, bem como sobre a prescrição do plano alimentar.

Desse modo, ao selecionar um programa computacional para a prática clínica, o profissional deve atentar para a confiabilidade dos dados, que devem ser referenciados, para as medidas caseiras existentes, que devem ser compatíveis com a realidade dos pacientes estudados e para os nutrientes disponíveis.[3] Além disso, a empresa fabricante do programa deve garantir atualização constante dos dados e o mesmo permitir que o usuário possa fazer inserção de alimentos e preparações que não constem no programa.

Conclusões

O inquérito dietético é parte fundamental na avaliação do estado nutricional do paciente, pois permite a identificação de deficiências de macro e micronutrientes, além do conhecimento dos hábitos alimentares individuais. A partir da avaliação dietética, deve ser elaborada a prescrição dietoterápica.

Ressalta-se que não existe uma metodologia de inquérito dietético ideal; porém, a escolha do método adequado a um determinado propósito permite a obtenção de melhores resultados. A combinação de mais de um método, muitas vezes, pode ser útil.

A aplicação criteriosa das técnicas do inquérito alimentar reduz a margem de erro dos resultados. Para tal, é necessário que os instrumentos sejam utilizados por profissionais da área devidamente treinados e qualificados. A utilização de programas computacionais é um recurso prático que auxilia no cálculo das informações obtidas a partir dos inquéritos dietéticos, porém sua utilização não deve ser isenta de análise critica por parte do profissional.

Referências bibliográficas

1. Araújo MC, Ferreira DM, Pereira RA. Reprodutibilidade de questionário semiquantitativo de frequência alimentar elaborado para adolescentes da região metropolitana do Rio de Janeiro, Brasil. Cad Saúde Pública 2008; 24(12):2775-86.
2. Araújo MC, Veiga GV, Sichieri R, Pereira RA. Elaboração de questionário de frequência alimentar semiquantitativo para adolescentes da região metropolitana do Rio de Janeiro, Brasil. Rev Nutr Campinas 2010; 23(2):179-89.
3. Fisberg RM, Marchioni DML, Collucci ACA. Avaliação do consumo alimentar e da ingestão de nutrientes na prática clinica. Arq Bras Endocrinol 2009; 53(5):617-24.
4. Lourenço PKAC, Castro JL, Vale SHL, Alves CX, Leite LD. Comparação de três programas computacionais utilizados na avaliação de recordatórios alimentares 24 horas. J Health Inform 2011 Jan-Mar; 3(1):13-8.

Inquéritos Dietéticos

Anexo 5.1. Formulário para recordatório de 24 horas, registro e história alimentar

Data: ___/___/___

Nome:

Registro:

Refeição	Hora	Local	Alimento	Quantidade	Observações
Desjejum					
Colação					
Almoço					
Lanche					
Jantar					
Ceia					

Inquéritos Dietéticos

Anexo 5.2. Questionário de frequência de consumo alimentar

Data: ___/___/___

Nome:

Registro:

Refeições realizadas:

☐ Desjejum   ☐ Colação   ☐ Almoço   ☐ Merenda   ☐ Jantar   ☐ Ceia

Grupos de alimentos	Nº de vezes	Frequência de consumo							Razões	Obs.
		D	S	Q	M	S	A	N		
1. Leite e deriv.										
Leite _____										
Iogurte										
Queijo _____										
Manteiga										
2. Carnes e ovos										
Carne bovina										
Carne suína										
Frango										
Fígado _____										
Linguiça										
Peixe										
Ovo _____										
3. Legumin.										
Feijão _____										
4. Cereais										
Arroz										
Batata Inglesa										
Farinha _____										
Macarrão										
Pão										
Biscoito _____										

Continua

Anexo 5.2. Questionário de frequência de consumo alimentar *(continuação)*

Grupos de alimentos	N° de vezes	Frequência de consumo							Razões	Obs.
		D	S	Q	M	S	A	N		
5. Açúcar, gordura, bebidas										
Açúcar										
Bala, doce, chocolate										
Refrigerantes Tipo _____										
Frituras										
Margarina										
6. Frutas										
7. Vegetais										

D (diária); S (semanal); Q (quinzenal); M (mensal); S (semestral); A (anual); N (nunca).
Razões para o não consumo ou pouco consumo (frequências: mensal, semestral, anual ou nunca).
1. Não gosta; 2. Preço; 3. Difícil preparo; 4. Não tem hábito; 5. Outras (especificar).

CAPÍTULO 6

Medidas Bioquímicas da Avaliação do Estado Nutricional

Luna Mares Lopes de Oliveira
Juliana Souza Closs Correia
Debora Barros Barbosa

Medidas bioquímicas

Alterações no estado nutricional em diferentes graus de desnutrição ou supernutrição podem acarretar alterações na composição corporal e prejuízos na capacidade funcional. A importância de detectar e prevenir a desnutrição há muito vem sendo discutida pelos especialistas e é consenso a necessidade de avaliar bioquimicamente a depleção. Contudo, com o advento da transição nutricional e o aumento dos índices de sobrepeso e obesidade, bem como das doenças crônicas não transmissíveis (DCNT), o olhar profissional precisa estar atento, pois, mesmo os indivíduos com essas condições não estão livres de apresentar carências nutricionais. Em especial nesses indivíduos, a atenção deve estar voltada para as perturbações metabólicas muitas vezes silenciosas, que somente serão percebidas a partir da avaliação bioquímica.

Portanto, os marcadores bioquímicos são importantes desde a triagem nutricional, tornando-se imprescindíveis para o fechamento do diagnóstico e monitoramento da evolução do paciente frente à terapia nutricional instituída.

Solicitação de exames

Embora seja consenso que a avaliação bioquímica é essencial, a solicitação dos exames bioquímicos deve ser realizada de forma criteriosa, por serem procedimentos invasivos e de maior custo para pacientes e/ou serviços.

Ainda hoje, na área médica, existem questionamentos quanto à legalidade da solicitação de exames bioquímicos por nutricionistas. É importante ressaltar que o nutricionista não solicitará exames para diagnóstico nosológico, mas para avaliação, prescrição e evolução nutricional do paciente. O amparo legal para a solicitação dos exames pelo nutricionista é a lei nº 8.234/91, que regulamenta a profissão do nutricionista e traz na descrição das atividades privativas dos nutricionistas, no inciso VIII do art. 4º, a solicitação de exames laboratoriais necessários ao acompanhamento dietoterápico.

O Conselho Federal de Nutricionistas, na resolução nº 306/2003, dispõe da solicitação de exames laboratoriais na área de nutrição clínica; e no artigo 1º descreve que compete ao nutricionista a solicitação dos exames laboratoriais necessários à avaliação, à prescrição e à evolução nutricional do cliente/paciente. Embora a resolução não apresente um rol de exames que podem ser solicitados, cabe ao profissional solicitar os necessários ao atendimento dietoterápico, que não tenham sido solicitados por outros profissionais da equipe e que estejam disponíveis no serviço e/ou na rede de saúde.

O parecer técnico do CRN-3 nº 03/2014 apresenta um rol de exames laboratoriais de hematologia e bioquímica clínica que são importantes para o diagnóstico nutricional e acompanhamento do paciente:

- Exames laboratoriais utilizados em avaliação nutricional: hemograma completo, proteínas totais, proteína ligadora de retinol, índice de creatinina-altura (ICA);
- Exames bioquímicos para avaliação e acompanhamento de doenças cardiovasculares: triglicérides, colesterol total, HDL, LDL, VLDL;
- Exames utilizados para acompanhamento de doenças endócrinas: glicemia, teste oral de tolerância à glicose, insulina, peptídeo C, hemoglobina glicada;
- Exames para avaliação da tireoide: tiroxina (total e livre), tri-iodotironina, globulina ligadora de tiroxina (TGB), hormônio estimulador da tireoide (TSH);
- Exames utilizados para acompanhamento de doenças renais: gasometria, ureia, creatinina, sódio, cálcio (total e iônico), potássio sérico, fósforo sérico, magnésio sérico, ácido úrico, oxalato, citrato, proteína;
- Exames laboratoriais para acompanhamento de doenças hepáticas: alanina aminotransferase (ALT); aspartatoaminotransferase (AST), gama glutamil transferase (GGT), bilirrubina;
- Exames laboratoriais para acompanhamento de anemia: ferro, transferrina, ferritina, capacidade total de ligação do ferro;
- Acompanhamento laboratorial de carências específicas advindas de cirurgia bariátrica: vitamina B12, ácido fólico, cálcio total e ferro.

Neste capítulo, vamos abordar os exames laboratoriais de hematologia e bioquímica clínica importantes para diagnóstico e monitoramento do estado nutricional.

Biomarcadores

O objetivo dos exames laboratoriais é reduzir as dúvidas que a história clínica do paciente ou do familiar, bem como do exame físico, fazem surgir no raciocínio clínico. Para que o exame contribua com essa finalidade, é necessário o cumprimento de protocolos estabelecidos para as três fases do exame: pré-analítica, analítica e pós-analítica. A Figura 6.1, apresentada pela Sociedade Brasileira de Patologia Clínica para exames microbiológicos, sintetiza os componentes de cada fase, perfeitamente pertinente ao fluxograma de todos os tipos de exames.

Medidas Bioquímicas da Avaliação do Estado Nutricional

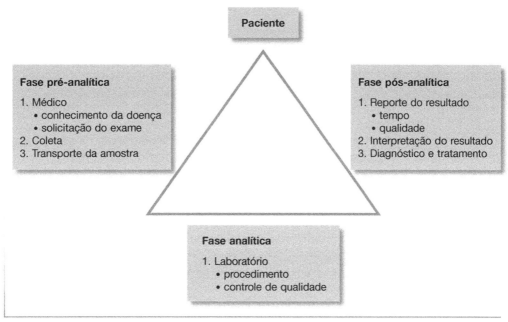

Figura 6.1. Representação esquemática do fluxograma da amostra clínica.

Biomarcadores são definidos como "características objetivamente medidas e avaliadas como indicadores de processos biológicos normais, processos patogênicos ou respostas farmacológicas a uma intervenção terapêutica". Os estudiosos dos biomarcadores como indicadores o fazem por meio de modelos animais, de estudos humanos (clínico ou epidemiológico), em amostras de biobancos humanos ou por combinação de todas essas abordagens.

Os biomarcadores sanguíneos de nutrientes estão diretamente associados com o diagnóstico nutricional e monitoramento dietoterápico. Por sua vez, os nutrientes são classificados em dois grandes grupos: o grupo dos macronutrientes, composto pelos carboidratos, proteínas e lipídeos e o grupo dos micronutrientes composto pelas vitaminas e minerais.

Cada grupo é constituído por uma diversidade de compostos biológicos que compõem os alimentos e o corpo humano. Por essa razão, a cada dia a ciência procura desenvolver métodos de identificar a presença, a quantidade ideal e a forma desses compostos no sangue e em outros meios internos, a fim de mantê-los em níveis saudáveis.

Biomarcadores de macronutrientes

Proteína de massa visceral

A avaliação das proteínas séricas é imprescindível, pois reflete a condição metabólica frente à oferta/demanda nutricional. Apesar de o organismo tentar manter a homeostasia com preservação de massa magra corporal, situações de inanição ou injúria aumentada promovem catabolismo com mobilização tanto de gorduras como proteínas, agravado no indivíduo enfermo. Dessa forma, a avaliação das proteínas viscerais torna-se valiosa, em especial nas situações de depleção severa em que as concentrações plasmáticas reduzem significativamente.

O exame de proteínas totais na avaliação nutricional sofre diversas interferências que alteram as suas frações e desse modo poderá determinar falsas interpretações. Portanto, em conjunto com as suas frações: albumina e globulina, devem ser, sempre que possível, utilizadas outras proteínas viscerais mais sensíveis à desnutrição/renutrição proteica. Quanto menor a meia-vida, maior a sensibilidade da proteína. Pela ordem crescente de sensibilidade, são avaliadas as seguintes proteínas viscerais: albumina, transferrina, pré-albumina e proteína ligada ao retinol.

É importante observar que reduções nas proteínas viscerais podem estar relacionadas a hemorragias, transtornos renais, hepáticos, hepatobiliares e intestinais. A gravidade de infecções reduz as proteínas viscerais, e por essa razão são denominadas *proteínas de fase aguda negativa*. Portanto, independente da condição nutricional, torna-se indispensável a associação dessas com outros parâmetros de avaliação clínica e nutricional.

Albumina

A albumina é uma proteína de síntese hepática abundante no meio extracelular, responsável pela manutenção da pressão oncótica do plasma, bem como pelo transporte de algumas substâncias no sangue como, por exemplo, os ácidos graxos de cadeia longa e os esteroides. A diminuição dessa proteína no sangue faz com que ocorra passagem de líquido para o espaço extravascular e surgimento de edema.

A hipoalbuminemia pode estar relacionada com a desnutrição e, portanto, a dosagem dessa proteína representa medida de avaliação do estado nutricional. Embora a sensibilidade desse parâmetro não seja considerada ideal em função de sua longa meia-vida (18 a 20 dias), é um índice bastante utilizado na prática médica devido ao baixo custo. Além disso, vem se mostrando eficiente como indicativo de prognóstico nutricional e risco para complicações durante a internação. Pacientes com valores séricos de albumina inferior a 3 g% e proteínas totais inferiores a 5 g% possuem maior risco de complicações no pós-operatório e deveriam sempre que possível sofrer intervenção dietoterápica prévia ao procedimento cirúrgico, com o objetivo de melhorar as condições clínicas e nutricionais (Quadro 6.1).

Outros fatores, além da ingestão proteicocalórica e da desnutrição, podem determinar quadro de hipoalbuminemia sem que necessariamente o organismo esteja desnutrido. Nas doenças hepáticas, principalmente, os valores de albumina sérica estão diminuídos em função do comprometimento na capacidade de síntese dessa proteína pelo fígado. Em condições de enfermidades graves durante sua fase aguda, ocorre desvio na síntese de albumina em função do aumento na produção hepática de proteínas de fase aguda; portanto, se instala quadro persistente de hipoalbuminemia.

Transferrina

É proteína de síntese hepática relacionada com o transporte sérico de ferro. Sua meia-vida é de 7 a 8 dias, inferior à da albumina e, portanto, mais sensível nos casos de desnutrição aguda e no controle de intervenções dietoterápicas.

Pode ser determinada indiretamente a partir da capacidade total de ligação com o ferro (CTLF) por meio da fórmula:

$$\text{Transferrina} = (0,8 \times \text{CTLF}) - 43$$

Sua utilização como parâmetro de avaliação do estado nutricional deve ser restrita em condições como: doenças hepáticas, anemias importantes e hemossiderose.

Medidas Bioquímicas da Avaliação do Estado Nutricional

Pré-albumina

É proteína sintetizada no fígado com ação no transporte da tirosina. Possui vida média de 2 dias. Está diminuída na desnutrição e nas enfermidades hepáticas e não deve ser utilizada como parâmetro no paciente inflamado, pois sofre redução em decorrência de diversas situações clínicas (Quadros 6.1 e 6.2).

Quadro 6.1. Meia-vida e limitações de marcadores de proteína total, albumina, transferrina, pré-albumina e proteína transportadora de retinol na avaliação nutricional

Biomarcador	Meia-vida	Limitações
Albumina	14 a 20 dias	Fase aguda de enfermidades graves, doenças hepáticas, enteropatias, estados catabólicos, queimaduras, alcoolismo crônico, neoplasias, gravidez e uso de contraceptivos podem levar a hipoalbuminemia Desidratação, diuréticos em excesso, vômitos e diarreias graves, doença de Addison podem levar a aumento da albumina
Transferrina	7 a 9 dias	Doenças hepáticas, anemias e hemossiderose alteram marcadores de transferrina. Na anemia ferropriva ocorre elevação
Pré-albumina	2 a 3 dias	Estresse e doenças hepáticas podem reduzir a pré-albumina
Proteína transportadora de retinol	12 horas	Fibrose cística, hepatopatias, hipertireoidismo e deficiência de zinco podem reduzir a proteína transportadora de retinol

Fonte: Wallach, Willianson, Snyder, 2013; Mahan e cols., 2013; Rosa, 2012.

Quadro 6.2. Interpretação dos valores de proteína total, albumina, transferrina, pré-albumina e proteína transportadora de retinol na avaliação nutricional

Biomarcador	Valor de referência	Interpretação
Proteína total (soro)	6,4 a 8,3 g/d	Redução pode indicar deficiência nutricional, síntese diminuída, ineficácia de proteínas ou perda aumentada
Albumina	3,5 a 4,8 mg/dL	• > 3,5 mg/dL – nutrido • 3 a 3,5 mg/dL – depleção leve • 2,4 a 2,9 mg/dL – depleção moderada • < 2,4 mg/dL – depleção grave
Transferrina	215 a 365 mg/dL para homens 250 a 380 mg/dL para mulheres	• 150 a 200 mg/dL – depleção leve • 100 a 150 mg/dL – depleção moderada • < 100 mg/dL – depleção grave
Pré-albumina ou transtirretina	15 a 36 mg/dL	• > 15 mg/dL – normal • 10 a 15 mg/dL – depleção leve • 5 a 10 mg/dL – depleção moderada • < 5 mg/dL – depleção grave
Proteína transportadora de retinol	2,6 a 7,6 mg/dL	• < 2,6 mg/dL – indicador de desnutrição

Fonte: Wallach, Willianson, Snyder, 2013; Mahan e cols., 2013; Rosa, 2012.

Proteína transportadora de retinol

Essa proteína ligada à albumina tem ação no transporte de vitamina A (retinol) do tecido hepático para outros tecidos alvos de seu papel fisiológico. Apresenta sensibilidade muito grande a restrição calórica e proteica, pois sua meia-vida é de apenas 12 horas, além de possuir reservas muito discretas no organismo.

É dosada por meio de radioimunodifusão, e seus valores séricos inferiores a 3-5 mg% podem ser indicativos de desnutrição.

Sua limitação na prática da avaliação do estado nutricional está relacionada à sua extrema labilidade e ao fato de sofrer alteração nos níveis séricos quando na vigência de hipovitaminose A. Nas hepatopatias pode estar com valores inferiores ao padrão. Devido ao fato de ser metabolizada nos rins, pode se apresentar aumentada nas doenças renais.

A conduta clínica em casos de depleção de proteínas viscerais é avaliar a origem da depleção e adequar a oferta proteica à causa primária.

Hemoglobina e hematócrito

A hemoglobina, por ser proteína intracelular, possui sensibilidade a processo de desnutrição menor quando comparada às demais proteínas para análise nutricional. Porém, quando está com valores inferiores aos normais é sugestiva de desnutrição proteica (Quadro 6.3).

Esses dados contribuem para traçar um panorama geral do metabolismo proteico durante o acompanhamento do estado nutricional; porém, em circunstâncias em que existam alterações do volume plasmático (p. ex., desidratação, choque, sangramento intenso e hemoconcentração) os valores apresentados por esses parâmetros não são confiáveis para essa finalidade.

Proteínas de fase aguda

O fundamento para a utilização da dosagem de certas proteínas na avaliação do estado nutricional consiste em relacionar valores séricos alterados dessas proteínas com a diminuição da oferta de seus substratos nutricionais ou aumento da demanda energética e proteica do organismo na vigência de enfermidades hipercatabólicas. Entretanto, em algumas condições orgânicas com caráter agudo (p. ex., trauma, infecções, neoplasias, queimaduras, infarto agudo do miocárdio etc.) a produção hepática dessas proteínas fica comprometida em benefício do desvio de substrato energético e proteico para a síntese de "proteínas de fase aguda" (proteína C reativa, fibrinogênio, ceruloplasmina, alfamacroglobulinas, inibidores de protease), e nesse caso a utilização da albumina, pré-albumina,

Quadro 6.3. Interpretação dos valores de hemoglobina e hematócrito na avaliação nutricional

		Normal	Reduzido	Muito reduzido
Homens	Hb (g/100 mL)	≥ 14	13,9-12,0	< 12,0
	Ht %	≥ 44	43-37	< 37,0
Mulheres	Hb (g/100 mL)	≥ 12	11,9-10,0	< 10,0
	Ht %	≥ 38	37-31	< 31,0

transferrina e da proteína transportadora de retinol deixam de ser parâmetros aceitáveis para a avaliação do estado nutricional. O achado laboratorial de hipoalbuminemia em pacientes graves é característico a essa manifestação metabólica.

Clark (1996) demonstrou que marcadores séricos durante a fase aguda da doença não correspondem ao percentual de proteína corporal total, ficando, dessa forma, a necessidade de eleger outros métodos mais apropriados para essas situações.

Somatomedina C (IGF-I)

Por ser considerado mediador da ação do hormônio do crescimento, a dosagem da somatomedina C ou *insulin-like growth factor* (IGF-I) vem sendo estudada para o auxílio na prática de avaliação do estado nutricional. Seus níveis sanguíneos estão susceptíveis a alterações durante a desnutrição proteica, sobretudo em pediatria, e quando o paciente sofre intervenção nutricional a medida dessa proteína parece responder satisfatoriamente (Quadro 6.4)

Da mesma forma que outras proteínas plasmáticas, como no caso da albumina, a utilização da somatomedina C durante a fase aguda de doenças inflamatórias é limitada, pois seus valores estão persistentemente reduzidos nessas condições.

Fibronectina

A fibronectina é uma alfa-2-glicoproteína, cuja vida média varia de 4 a 24 horas. Está presente nos líquidos extracelulares, nas membranas basais e na superfície celular de alguns tecidos. Devido à sua vida média curta, é considerada marcador nutricional útil, além de não ser sintetizada exclusivamente pelo fígado. Em pacientes desnutridos, a terapia nutricional induz aumento expressivo de fibronectina já após uma semana de tratamento. Cabe ressaltar que em estudo conduzido por Delgado e Kimura em uma unidade de terapia intensiva, dezessete crianças com broncopneumonia receberam suporte nutricional, inicialmente por via parenteral durante 5 dias. No décimo dia, os níveis séricos de fibronectina, bem como de proteína carreadora de retinol e pré-albumina, sofreram elevação significativa. O mesmo foi demonstrado por Sandstedt e cols., em pacientes desnutridos com distúrbios gastrintestinais. Nesse estudo, porém, dentre as proteínas séricas estudadas, somente a fibronectina se mostrou com elevação sérica significativa após duas semanas de NPT. Segundo os autores, essa proteína parece ser um bom marcador de repleção nutricional.

Quadro 6.4. Interpretação dos valores de somatomedina C sanguínea na avaliação nutricional

Seus valores de normalidade estão divididos em faixa etária, sendo:

- Até 6 anos: 20-200 ng/mL
- De 6 a 12 anos: 88-450 ng/mL
- De 13 a 16 anos: 200-900 ng/mL
- De 17 a 24 anos: 180-780 ng/mL
- De 25 a 39 anos: 114-400 ng/mL
- De 40 a 54 anos: 90-360 ng/mL
- Acima de 54 anos: 70-290 ng/mL

Índices prognósticos

Os índices prognósticos são empregados na clínica com o objetivo de identificar aqueles pacientes cuja inadequação do estado nutricional potencializa o aumento dos riscos de morbidade e mortalidade no curso de doenças graves ou intervenções cirúrgicas. Dessa forma, seriam beneficiados pela atenção dietoterápica direcionada. Para a determinação desses índices, são utilizados parâmetros de avaliação do estado nutricional aplicados em fórmulas específicas:

a) *Índice prognóstico nutricional (PNI)*

$$PNI = 158 - (16,6 \times ALB) - (0,78 \times PCT) - (0,2 \times T) - 5,8 \times HC$$

Sendo:
- ALB = albumina sérica g%
- PCT = prega cutânea triciptal
- T = transferrina sérica mg%
- HC = hipersensibilidade cutânea (0 = não reator; 1 = diâmetro da induração < 5 mm; 2 = diâmetro da induração ≥ 5 mm).

Interpretação:
- Alto risco – resultado > 50%
- Risco intermediário – resultado 40% a 49%
- Baixo risco – resultado < 40%.

b) *Índice prognóstico hospitalar (HPI)*

$$HPI = (0,91 \times ALB) - (1 \times TC) - (1,44 \times sepse) + (0,98 \times diagnóstico) - 1,09$$

Sendo:
- ALB = albumina sérica g%
- TC = testes cutâneos (1 = resposta positiva a um ou mais antígenos; 2 = resposta negativa aos antígenos).

Sepse:
- 1 = com sepse
- 2 = sem sepse

Diagnóstico:
- 1 = com neoplasia
- 2 = sem neoplasia

Interpretação:
- –1 = sobrevida de 25%
- ≥ 2,5 = sobrevida de 90%
- 0 = sobrevida de 50%

c) *Avaliação nutricional instantânea (INA)*

Empregado em pacientes críticos, em terapia intensiva, utilizando-se dois parâmetros de avaliação nutricional para indicar alto risco de complicações:
- Albumina sérica < 3.5 g%
- Número de linfócitos < 1.500/mm^3

d) *Avaliação nutricional (NA)*

Utilizada no prognóstico cirúrgico de pacientes com neoplasias a partir dos seguintes parâmetros de avaliação nutricional:
- Albumina sérica no pré-operatório < 3,5 g%
- Capacidade total de ligação com o ferro ≤ 200 mg% ou perda de peso ≥ 10% nos últimos 6 meses.

Medidas Bioquímicas da Avaliação do Estado Nutricional

Finalmente, após a realização de todas as medidas clínicas, dietéticas, antropométricas, bioquímicas e imunológicas, o diagnóstico do estado nutricional do paciente se torna mais preciso. No entanto, quando não for possível utilizar todas elas, é sempre importante trabalhar com o maior número de parâmetros possível, para não haver falsas interpretações.

Outros exames bioquímicos são igualmente importantes tanto para o direcionamento do planejamento dietético como para a monitorização da terapia nutricional.

Avaliação para planejamento e monitorização dietética

Proteínas

Como indicador para planejamento e monitoramento dietético de proteínas, utilizam-se as proteínas totais e frações já explanadas no início do capítulo e o balanço nitrogenado.

Balanço nitrogenado

Como a proteína é o fator limitante na determinação da sobrevida, a maioria das avaliações nutricionais se focaliza nas funções derivadas da proteína. Devido à inexistência de um único teste bioquímico para identificar a desnutrição, ou mesmo acompanhar o progresso durante a repleção, o balanço nitrogenado é um método útil, embora aproximado para a avaliação da ingestão e degradação proteica. Além disso, o balanço nitrogenado fornece uma medida dinâmica e não estática do balanço proteico energético. Dessa forma, o balanço nitrogenado (BN) consiste no cálculo da diferença entre o nitrogênio (N) introduzido e aquele eliminado.

Quando a introdução de nitrogênio é suficiente para substituir as perdas, se obtém balanço positivo. Se, ao contrário, as perdas superarem as introduções, verifica-se balanço negativo (introdução inadequada de nutrientes ou de energia, desequilíbrio entre os aminoácidos essenciais e não essenciais, catabolismo aumentado em seguida a trauma, sepse, queimaduras, perdas de nutrientes, aumentadas pelo trato gastrintestinal, por fístulas, queimaduras, drenagem etc.).

O nitrogênio é avaliado dividindo-se por 6,25 as proteínas consumidas pelo paciente, já que 16% das proteínas são nitrogênio (100/16 = 6,25). Nos indivíduos em nutrição artificial, o nitrogênio infundido é calculado pela quantidade de aminoácidos infundidos e pelo fator de conversão em nitrogênio próprio da fórmula de aminoácidos empregada.

As perdas de nitrogênio são calculadas somando o nitrogênio urinário, fecal e as perdas por outras vias.

A coleta e a análise da urina de 24 horas para a dosagem de nitrogênio podem ajudar a quantificar a magnitude da degradação proteica, uma vez que a excreção de nitrogênio é razoavelmente paralela à taxa metabólica. No entanto a medida da excreção de nitrogênio constitui índice grosseiro de catabolismo. Na prática clínica, o nitrogênio total excretado pode ser extrapolado pelas perdas urinárias de ureia, ao qual é adicionado 4 g de nitrogênio, em consideração às perdas de nitrogênio através da pele, fezes e produtos finais da degradação proteica não medidos, por exemplo a amônia.

$$BN = \frac{\text{gramas de proteínas introduzidas}}{6,25} - (N \text{ ureico urinário} + 4)$$

O período adequado para BN é geralmente de três dias, e os dados de balanço são expressos como média em gramas. Nos casos de má-absorção, diarreia, enteropatia perdedora de proteínas, hemorragia digestiva, as perdas fecais são obviamente mais elevadas. Além disso, pacientes com doença renal e aqueles com perdas proteicas anormais através da pele em queimaduras, ou do trato gastrintestinal em fístulas também alteram a confiabilidade dessa medida. Nas fístulas, é necessária a dosagem do nitrogênio no material excretado, principalmente quando estas são de alto débito.

Apesar das limitações do balanço nitrogenado, ele continua sendo o melhor método quantitativo e dinâmico de observar a continuidade da terapêutica nutricional. Esse índice auxilia, portanto, no ajuste de terapia nutricional em excesso ou deficitária, baseada no componente estrutural mais significativo, que é a proteína. No entanto, vale ressaltar que o mesmo não pode fornecer um quadro do estado nutricional atual do paciente.

Segundo Waitzberg (2000), o cálculo exato do BN exigiria a dosagem do nitrogênio urinário total e do nitrogênio excretado por outras vias. A coleta da urina das 24 horas deve ser obviamente muito precisa. O BN pode ser efetuado com a máxima precisão apenas em pacientes hospitalizados em unidades metabólicas. As imprecisões na determinação do balanço de nitrogênio podem depender de numerosos fatores: 1) imprecisão da coleta das amostras (perda de urina, erros nos tempos de coleta, imprecisa transcrição dos volumes); 2) aproximação das perdas de nitrogênio da cútis e das mucosas, no ar expirado, no ar expirado, com o sangue menstrual, com as coletas de sangue, com as fezes; 3) perdas de amostras fecais (pacientes incontinentes, investigações radiológicas, resíduos nos lençóis ou no papel higiênico ou nos recipientes de coleta); 4) dificuldade na coleta ou medição dos líquidos de drenagem ou das fístulas; 5) dificuldade de quantificar a introdução de proteínas com a dieta; 6) adição de pequenos erros no cálculo do BN diário relativo a mais dias.

Lipídeos

Colesterol sérico (CT)

A hipocolesterolemia (< 160 mg/dL) tem sido estudada como índice prognóstico em desnutrição. Embora esta pareça ocorrer tardiamente no curso da desnutrição, o que limitaria seu uso como instrumento de avaliação nutricional, vários trabalhos demonstram sua associação com o estado nutricional de indivíduos enfermos. Esse parâmetro tem sido inclusive estudado em associação a outros tradicionalmente utilizados na prática clínica, tais como albumina e contagem linfocitária em diferentes métodos de avaliação nutricional. Níveis séricos baixos de colesterol parecem ser um bom instrumento prognóstico, pois estudos têm demonstrado importante relação com o aumento da mortalidade, bem como aumento da permanência hospitalar, principalmente em idosos. Níveis séricos muito baixos de colesterol também são observados em doenças hepáticas, renais e estados de má-absorção.

Contudo, não pode ser desconsiderada a avaliação dos níveis aumentados de colesterol, uma vez que é a mais importante condição de risco evitável para as doenças cardiovasculares, devendo ser observado não só o colesterol total, como a lipoproteína de baixa densidade (LDL-C) e o colesterol não HDL-C (lipoproteína de alta densidade) que são as lipoproteínas aterogênicas. A fração não HDL-C é calculada pela subtração do HDL-C do colesterol total, sendo melhor preditivo de risco das doenças cardiovasculares do que o LDL-C.

Triglicerídeos

A mesma preocupação deve existir com relação às taxas de triglicerídeos (TG), também por seu poder aterogênico. Os triglicerídeos são representados pelo aumento do VLDL plasmático em função da redução da atividade da enzima lipase proteica ou do aumento da produção de VLDL. O aumento de VLDL está associado à redução do HDL-C.

Além do consumo dietético, os marcadores de referência para lipídeos podem estar alterados em decorrências de diversas situações. Interpretação, limitações e os valores de referência para os lipídeos séricos estão apresentados nos Quadros 6.5 e 6.6.

Medidas Bioquímicas da Avaliação do Estado Nutricional

Quadro 6.5. Interpretação e limitações de colesterol total, LCL-C, HDL-C e triglicerídeos

Biomarcador	Interpretação	Limitações
CT	Valores podem estar elevados em decorrência de gravidez, uso de fármacos (betabloqueadores, esteroides anabolizantes, vitamina D, contraceptivos orais e epinefrina), tabagismo, uso de álcool, insuficiência renal, hipotireoidismo, doenças de armazenamento do glicogênio (doenças de Gierke e Werner), hipercolesterolemia familiar, DM, cirrose biliar, doença hepatocelular, neoplasias de próstata e pâncreas Valores podem estar diminuídos em decorrência de doença aguda, como ataque cardíaco, desnutrição, doença hepática, doenças mieloproliferativas, anemias crônicas, infecção, hipertireoidismo, estresse, lipoproteinemias primárias, doença de Tangier (deficiência de alfa lipoproteína familiar)	Fatores que também podem aumentar o colesterol incluem tabagismo, idade, hipertensão arterial, história familiar de cardiopatia prematura, doença cardíaca preexistente e DM
LDL-C	Valores podem estar elevados em decorrência de hipercolesterolemia familiar, síndrome nefrótica, doença hepática, obstrução hepática, insuficiência renal crônica e DM Valores podem estar diminuídos em decorrência de abetalipoproteinemia, hipertireoidismo, doença de Tangier, hipolipoproteinemia, anemia crônica, deficiência de lecitina colesterol aciltransferase, deficiência de APO C-II	Os valores de LDL-C podem estar altos em razão de gravidez ou uso de esteroides O LDL-C pode estar diminuído devido a estresse agudo, doença recente e estrogênios Outros fatores passíveis de afetar os níveis de LDL-C: tabagismo, hipertensão arterial (pressão arterial > 140/90 mmHg ou em uso de medicação anti-hipertensiva), história familiar de coronariopatia prematura (parentes de primeiro grau do sexo masculino com < 55 anos; parentes de primeiro grau do sexo feminino com < 65 anos) e idade (homens com mais de 45 anos; mulheres com mais de 55 anos)
HDL-C	Valores podem estar elevados em decorrência de hiperalfalipoproteinemia, perda de peso, doença hepática crônica Valores podem estar diminuídos em decorrência de diabetes não controlado, doença hepatocelular; insuficiência renal crônica, nefrose, uremia, colestase, abetalipoproteinemia, hiper-α-lipoproteinemia familiar (doença de Tangier) e deficiência de APO A-1 e APO C-III	A HDL aumenta em consequência do consumo moderado de etanol, estrogênios e insulina. A HDL diminui em consequência de inanição, estresse e doença recente; tabagismo; obesidade e falta de exercício; fármacos, como esteroides, diuréticos tiazídicos e betabloqueadores; hipertrigliceridemia (> 1.700 mg/d); e níveis séricos elevados de imunoglobulina
TG	Valores podem estar elevados em decorrência de hiperlipoproteinemia dos tipos I, IIB, III IV e V, doença de armazenamento do glicogênio (doença de Von Gierke), diabetes, hipotireoidismo, nefrose, doença renal crônica, pancreatite, doença hepática, alcoolismo, síndrome de Werner, síndrome de Down, infarto do miocárdio, gota Valores podem estar diminuídos em decorrência de abetalipoproteinemia, desnutrição, hipertireoidismo, hiperparatireoidismo, síndrome disabsortiva	Os fatores que aumentam os níveis de triglicerídeo incluem álcool etílico (o jejum deve ser de 12 h (24 h para consumo de álcool etílico); corticosteroides, agentes inibidores de protease (IP) usados na doença pelo HIV, betabloqueadores e estrogênio; gravidez; doença aguda; tabagismo e obesidade A variação diurna faz com que os níveis de triglicerídeos estejam mais baixos pela manhã e mais altos depois do meio-dia

Fonte: Wallach, Willianson, Snyder, 2013.

Quadro 6.6. Interpretação dos valores de lipídeos séricos na avaliação nutricional

Biomarcador	Valor de referência (mg/dL)	Interpretação	Conduta clínica não medicamentosa
CT	160-200	< 160 mg/dL – depleção nutricional 160-200 mg/dL – normal/desejável 200-239 mg/dL – limítrofe ≥ 240 mg/dL – alto	Adequação de oferta calórica para reversão da desnutrição No caso de taxas de CT alto: reduzir peso, reduzir ingestão de ácidos graxos saturados e gorduras trans, aumentar ingestão de fitoesteróis, fibras solúveis e proteína de soja, prática de atividade física
LDL-C	< 100	< 100 mg/dL – ótimo 100-129 mg/dL – desejável 130-159 mg/dL – limítrofe 160-189 mg/dL – alto ≥ 190 mg/dL – muito alto	No caso de taxas aumentadas: reduzir peso, reduzir ingestão de ácidos graxos saturados e gorduras trans, aumentar ingestão de fitoesteróis, fibras solúveis e proteína de soja, prática de atividade física
HDL-C	> 60	> 60 mg/dL – desejável < 40 mg/dL – baixo	No caso de taxas reduzidas: reduzir peso, reduzir ingestão de ácidos graxos saturados e gorduras trans, fazer consumo moderado de bebidas alcoólicas, aumentar atividade física, cessar tabagismo
TG	< 150	< 150 mg/dL – desejável 150-200 mg/dL – limítrofe 200-249 mg/dL – alto Associado à doença vascular periférica; constitui um marcador para pacientes com formas genéticas de hiperlipoproteinemia, que necessitam de tratamento específico	No caso de taxas aumentadas: reduzir peso, redução de consumo de bebidas alcoólicas, de açúcares simples, de carboidratos. Substituir os ácidos graxos saturados por mono e poli-insaturados, aumento da atividade física
		≥ 500 mg/dL – muito alto Concentrações associadas a determinados distúrbios: • Níveis > 500 mg/dL estão associados a um alto risco de pancreatite. • Níveis > 1.000 mg/dL estão associados a hiperlipidemia, sobretudo dos tipos I e II; risco substancial de pancreatite. • Níveis > 5.000 mg/dL estão associados a xantoma eruptivo, arco corneano, lipemia retiniana e hepatoesplenomegalia.	No caso de taxas acima de 500 mg/dL: reduzir peso, redução de consumo de bebidas alcoólicas, de açúcares simples, de carboidratos. Substituir os ácidos graxos saturados por mono e poli-insaturados, aumento da atividade física. Realizar terapia de prevenção de pancreatite
Colesterol não HDL	< 130	< 130 mg/dL – ótimo 130-159 mg/dL – desejável 160-189 mg/dL – alto ≥ 190 mg/dL – muito alto	Em caso de taxas aumentadas, reduzir LDL-C e aumentar o HDL-C: reduzir peso, reduzir ingestão de ácidos graxos saturados e gorduras trans, aumentar ingestão de fitoesteróis, fibras solúveis e proteína de soja, prática de atividade física. Fazer consumo moderado de bebidas alcoólicas e cessar tabagismo

Fonte: Brasileira, 2013a; Brasileira, 2013b.

Medidas Bioquímicas da Avaliação do Estado Nutricional

Quadro 6.7. Tipos de dislipidemias de classificação fenotípica

Tipo de dislipidemia	Características
Hipercolesterolemia isolada	Somente LDL-C aumentado (≥ 160 mg/dL)
Hipertrigliceridemia isolada	Somente triglicerídeos aumentados (≥ 150 mg/dL). Como o aumento dos Taz reduz a precisão da estimativa do LDL-C, o colesterol não HDL deve ser utilizado como diagnóstico e meta terapêutica
Hiperlipidemia mista	LDL-C (≥ 160 mg/dL) e TG (≥ 150 mg/dL) aumentados. Quando o TG estiver ≥ 400 mg/dL, não utilizar a estimativa de LDL-C e considerar a hiperlipidemia mista quando o CT ≥ 200 mg/dL. O colesterol não HDL deve ser utilizado como diagnóstico e meta terapêutica
HDL-C baixo	Redução do HDL-C (homens < 40 mg/dL e mulheres < 50 mg/dL) isolada ou em associação ao aumento de LDL-C ou de TG

Fonte: Brasileira, 2013b.

As dislipidemias, independente de sua etiologia, quando classificadas fenotipicamente são distribuídas em quatro tipos de acordo com os valores de CT, LDL-C, TG e HDL-C, conforme Quadro 6.7.

Carboidratos

O acompanhamento da metabolização de carboidratos é importante para adequação da oferta nutricional. Aqui não se tem a intenção de discutir os testes diagnósticos para diabetes melito, mas da monitorização da glicemia para a oferta nutricional. A análise de glicemia deve ser realizada como rotina para avaliação do metabolismo de carboidrato, preferencialmente por análise da glicose no plasma ou soro que é utilizada pelos laboratórios, que apresenta valores de 10 a 15% mais altos do que das tiras de reagentes dos glicosímetros. Essa diferença se torna insignificante em jejum em torno de quatro horas para a maioria dos indivíduos (Quadros 6.8 e 6.9).

A resistência periférica à insulina é apresentada especialmente por indivíduos obesos com aumento do tecido adiposo visceral, uma vez que produzem hormônios e citocinas pró-inflamatórias que reduzem a capacidade de captação celular de glicose e hiperinsulinemia compensatória, sendo seu controle metabólico imprescindível. O índice de HOMA (HOMA-IR) é um modelo matemático que tem sido utilizado satisfatoriamente para avaliação da resistência periférica à insulina e apresenta a facilidade de utilizar uma única dosagem de plasma sanguíneo para avaliação de insulinemia e glicemia de jejum. Com a relação entre a produção de insulina e a glicemia de jejum, estima-se a sensibilidade à insulina.

$$\text{HOMA (mmol/L} \times \mu\text{U/mL)} = \text{glicemia plasmática de jejum (mmol/L)}$$
$$\times \text{ insulina de jejum (}\mu\text{U/mL) / 2,25}$$

Classificação: HOMA-IR ≥ 2,5 = resistência à insulina

Os indivíduos que apresentam resistência periférica a insulina devem ser orientados da mesma forma que os portadores de hiperglicemia.

Medidas Bioquímicas da Avaliação do Estado Nutricional

Quadro 6.8. Interpretação e limitações de marcadores de glicemia, hemoglobina glicada, teste de tolerância à glicose, insulina

Biomarcador	Periodicidade de solicitação do exame	Valor de referência	Interpretação	Conduta clínica
Glicemia Jejum	Sem indicação de periodicidade, diário quando necessário, em especial em pacientes internados e diabéticos não compensados	< 100 mg/dL	< 100 mg/dL Glicemia normal	Sem necessidades de alterações na dieta
			> 100 e < 126 mg/dL Tolerância a glicose diminuída	Em obesos, promover perda de peso corporal Controle de oferta energética Oferta de fibras em torno de 14 g/dia para 1.000 cal Evitar consumo de alimentos com alta concentração de sacarose Estímulo à prática de atividade física
			≥ 126 mg/dL Diabetes melito	Dieta com oferta de 45 a 60% de carboidratos, mínimo de 20 g de fibras/dia, sacarose até 10%
Glicemia pós-teste de tolerância à glicose (2 horas após 75 g de glicose)	Sem indicação de periodicidade	< 140 mg/dL	≥ 140 e < 200 mg/dL Tolerância a glicose diminuída	Em obesos, promover perda de peso corporal Controle de oferta energética Oferta de fibras em torno de 14 g/dia para 1.000 cal Evitar consumo de alimentos com alta concentração de sacarose Estímulo à prática de atividade física
			≥ 200 mg/dL Diabetes melito	Dieta com oferta de 45 a 60% de carboidratos, mínimo de 20 g de fibras/dia, sacarose até 10%
Glicemia casual (realizada qualquer hora do dia)		< 140 mg/dL	≥ 200 mg/dL Diabetes melito	Dieta com oferta de 45 a 60% de carboidratos, mínimo de 20 g de fibras/dia, sacarose até 10%
Hemoglobina glicada	2 a 3 meses	< 5,6%	Normal	Sem necessidades de alterações na dieta
		5,7 a 6,4%	Risco aumentado para DM	
		> 6,5%	Faixa diabética	Dieta com oferta de 45 a 60% de carboidratos, mínimo de 20 g de fibras/dia, sacarose até 10%
Frutosamina	4 a 8 semanas	1,5 a 2,7 mmol/L	Normal	Sem necessidades de alterações na dieta
		≥ 3,0 mmol/L	Faixa diabética	Dieta com oferta de 45 a 60% de carboidratos, mínimo de 20 g de fibras/dia, sacarose até 10%
Insulina	Sem indicação de periodicidade, tem alteração no sangue em períodos de 4 a 9 minutos	6 a 27 µU/mL	Avaliar resistência periférica à insulina	

Fonte: Wallach, Willianson, Snyder, 2013.

Medidas Bioquímicas da Avaliação do Estado Nutricional

Quadro 6.9. Periodicidade de solicitação de exames, Interpretação dos valores de marcadores de metabolismo de carboidratos e conduta clínica

Biomarcador	Periodicidade de solicitação do exame	Valor de referência	Interpretação	Conduta clínica
Glicemia Jejum	Sem indicação de periodicidade, diário quando necessário, em especial em pacientes internados e diabéticos não compensados	< 100 mg/dL	< 100 mg/dL Glicemia normal	Sem necessidades de alterações na dieta
			> 100 e < 126 mg/dL Tolerância a glicose diminuída	Em obesos, promover perda de peso corporal / Controle de oferta energética / Oferta de fibras em torno de 14 g/dia para 1.000 cal / Evitar consumo de alimentos com alta concentração de sacarose / Estímulo à prática de atividade física
			≥ 126 mg/dL Diabetes melito	Dieta com oferta de 45 a 60% de carboidratos, mínimo de 20 g de fibras/dia, sacarose até 10%
Glicemia pós-teste de tolerância à glicose (2 horas após 75 g de glicose)	Sem indicação de periodicidade	< 140 mg/dL	≥ 140 e < 200 mg/dL Tolerância a glicose diminuída	Em obesos, promover perda de peso corporal / Controle de oferta energética / Oferta de fibras em torno de 14 g/dia para 1.000 cal / Evitar consumo de alimentos com alta concentração de sacarose / Estímulo à prática de atividade física
			≥ 200 mg/dL Diabetes melito	Dieta com oferta de 45 a 60% de carboidratos, mínimo de 20 g de fibras/dia, sacarose até 10%
Glicemia casual (realizada qualquer hora do dia)		< 140 mg/dL	≥ 200 mg/dL Diabetes melito	Dieta com oferta de 45 a 60% de carboidratos, mínimo de 20 g de fibras/dia, sacarose até 10%
Hemoglobina glicada	2 a 3 meses	< 5,6%	Normal	Sem necessidades de alterações na dieta
		5,7 a 6,4%	Risco aumentado para DM	Em obesos, promover perda de peso corporal / Controle de oferta energética / Oferta de fibras em torno de 14 g/dia para 1.000 cal / Evitar consumo de alimentos com alta concentração de sacarose / Estímulo à prática de atividade física
		> 6,5%	Faixa diabética	Dieta com oferta de 45 a 60% de carboidratos, mínimo de 20 g de fibras/dia, sacarose até 10%
Frutosamina	4 a 8 semanas	1,5 a 2,7 mmol/L	Normal	Sem necessidades de alterações na dieta
		≥ 3,0 mmol/L	Faixa diabética	Dieta com oferta de 45 a 60% de carboidratos, mínimo de 20 g de fibras/dia, sacarose até 10%
Insulina	Sem indicação de periodicidade, tem alteração no sangue em períodos de 4 a 9 minutos	6 a 27 µU/mL	Avaliar resistência periférica à insulina	

Fonte: Wallach, Willianson, Snyder, 2013; Brasileira, 2015.

Vitaminas (*vital amines*)

As vitaminas são compostos orgânicos requeridos em traços porque não podem ser sintetizadas pelo corpo humano, com exceção da vitamina D. Não fornecem energia, mas participam de reações metabólicas que liberam energia, ajudam a proteger a integridade da membrana plasmática, as vitaminas e os seus metabólitos são essenciais para um grande número de processos fisiológicos, cumprindo funções hormonais e antioxidantes, tais como reguladoras do crescimento de tecidos e diferenciação, desenvolvimento embrionário e metabolismo de cálcio.

São classificadas como lipossolúveis ou hidrossolúveis. As lipossolúveis incluem as vitaminas: A, D, E, K. As hidrossolúveis são as vitaminas C, vitaminas do complexo B, assim definidas com base nas suas fontes comuns e nas relações funcionais, as quais são: tiamina (B_1), riboflavina (B2), niacina ou ácido nicotínico (B3), piridoxina (B6), biotina (B7, B8 ou H), ácido pantotênico, ácido fólico, folacina ou folato (B9) e a cobalamina (B12) (Quadro 6.10).

Vitamina A

A vitamina A em alimentos de origem animais é chamada de pré-vitamina A. Enquanto alguns carotenoides encontrados em frutas e vegetais coloridos são chamados de provitamina A, porque eles são metabolizados no corpo para a vitamina A. Entre os carotenoides, o betacaroteno tem a mais significativa atividade de provitamina. Cerca de 12 microgramas (μg) de beta-caroteno dietético pode fornecer o equivalente a 1 μg de retinol.

Outros carotenoides provitamina A, tais como alfacaroteno e betacriptoxantina, apresentam 50% do potencial de atividade do betacaroteno. São melhor absorvidos quando coccionados ou homogeneizados e servidos com algum lipídeo.

A bioconversão de carotenoides à vitamina A é altamente variável de pessoa para pessoa. Ésteres de retinil são a forma de armazenamento de vitamina A e são principalmente concentrados no fígado.

A deficiência de vitamina A pode ser de origem primária ou secundária e definida como subclínica e clínica. É subclínica quando os níveis séricos estão suficientemente baixos para levar a complicações clínicas. Estas, por sua vez, são evidenciadas pela xerose (secura) na pele e mucosas principalmente oculares, sendo a causa da xeroftalmia (nome dado aos diversos sintomas da hipovitaminose A).

As manifestações clínicas da xeroftalmia são, pela ordem de surgimento: cegueira noturna; xerose conjuntival; mancha de Bitot; xerose da córnea; ceratomalácia – úlcera no olho, que inclusive pode vir a se apresentar sem nenhum indício de xerose; cicatrizes na córnea que causam deficiência visual em diferentes graus dependentes da densidade da cicatriz; fundo xeroftálmico.

Outras manifestações clínicas da hipovitaminose A: queratinização da pele e das membranas mucosas respiratórias, gastrointestinal e urinária, secagem, descamação, espessamento folicular da pele, infecções respiratórias e redução da imunidade.

A toxidade por vitamina A pode ser aguda (frequentemente por ingestão acidental por criança) ou crônica. A toxidade aguda em criança pode resultar do consumo de doses > 300.000 UI (> 100.000 RAE). A toxidade crônica em crianças mais velhas e adultos ocorrem após ingestão de doses > 30.000 RAE (> 100.000 UI)/dia durante meses.

Embora o caroteno seja convertido em vitamina A, a ingestão excessiva causa carotemia, assintomática, não toxidade. A carotemia pode levar a carotenose, na qual a pele se torna amarela. Somente o uso de suplementos com betacaroteno tem sido associado com maior risco de câncer de pele.

Quadro 6.10. Biomarcadores de vitaminas lipossolúveis, interpretações e conduta

Vitamina	Biomarcador	Valor de referência	Interpretação	Conduta clínica
A	Retinol sérico (no soro ou plasma)	28 a 86 µg/dL (1 a 3 mmol/L)	*Deficiência:* • < 20 µg/dL ou • ≤ 0,7 µmol/L (em ≥ 1 ano) Severamente deficiente: < 10 µg/dL *Hipervitaminose:* aguda ou crônica: > 100 µg/dL	Ministério da saúde do Brasil (2005): educação nutricional para aumento do consumo de alimentos fontes de provitamina A e dos alimentos enriquecidos/fortificados Suplementação com megadoses de vitamina A em crianças de 6 a 59 meses de idade e em puérperas no pós-parto imediato residentes em áreas consideradas endêmicas
D D2 – ergocalciferol D3 – colecalciferol	Plasma 25-hidroxivitamina D (D2 + D3) Como parte do diagnóstico de causas não carenciais e para monitorar o tratamento, adicionar: 1,25-dihidroxicolecalciferol; cálcio total, fosfato inorgânico fosfatase alcalina e paratormônio	> 20 a 24 ng/mL (cerca de 50 a 60 nmol/L) para a saúde máxima do osso	*Deficiência:* • Baixa: < 25 nmol/L • Deficiente: < 12 nmol/L *Toxidade:* história de ingestão excessiva, somada a hipercalcemia Ca^+ sérico: 12 a 16 mg/dL (3 a 4 mmol/L) e níveis séricos de 25(OH)D geralmente elevado a > 150 ng/mL (> 375 nmol/L)	Exposição à luz solar direta por 5 a 15 minutos para os braços, pernas ou rosto, braços e mãos, pelo menos 3 vezes por semana Correção de Ca^+ e de deficiências de fosfato e suplementação de vitamina D
E	α-tocoferol sérico ou plasmático	5 a 20 µg/mL (varia de acordo com os níveis totais de lipídeos plasmáticos)	*Deficiência em adultos:* < 5 µg/mL (< 11,6 nmol/L) *Deficiência em adultos com hiperlipidemia:* relação α-tocoferol/g de lipídeos no soro: < 0,8 mg/g de lipídeos totais *Crianças e adultos com abetalipoproteinemia:* indetectável no soro *Toxidade:* em dose > 1.000 mg/dia (adultos > 19 anos) pode ocorrer sangramento (mais frequente se associada ao uso de warfarin e cumarim), dores musculares, fadiga, náuseas, diarreia, derrame cerebral e morte prematura	Suplementar α-tocoferol ou mistos de tocoferóis (α-, β-, e γ-tocoferóis), se a má-absorção provoca deficiência clinicamente evidente Doses maiores de α-tocoferol administrados por injeção são necessárias para tratar a neuropatia periférica durante a sua fase inicial, ou para superar o defeito da absorção e transporte de betalipoproteinemia, conforme o diagnóstico e conduta do médico
K K1 – filoquinona K2 – menaquinona	Vitamina K sérica TAP TTPa TS e coagulação	0,13 a 1,19 ng/mL; 80 a 100%; 24 a 45 s Tempo de sangramento até 5 minutos Tempo de coagulação: 4 a 10 minutos TAP com RNI Normal: 1,0 a 2,0	*Deficiência:* diminui os níveis de protrombina e outros fatores de coagulação dependentes de vitamina K, eleva o TAP e causa hemorragias *Toxidade:* o excesso reduz o TAP	Para evitar deficiência, incluir as melhores fontes alimentares como as hortaliças brássicas Óleos vegetais não expostos ao calor excessivo, adicionados às farinhas, peixes e grãos e aveia crua

TAP = tempo de ativação de protrombina; TTPa = tempo de tromboplastina parcial ativada; TS = tempo de sangramento; RNI = relação normalizada internacional.
Fonte: Rosa, 2012; Calixto-Lima e cols., 2012; Manuals, 2016; CDC, 2016; BRASIL, 2007.

Vitamina D

As duas principais formas fisiológicas de vitamina D são: D2 (ergocalciferol) e D3 (colecalciferol). A vitamina D3 é fotossintetizada na pele de vertebrados pela ação de radiação solar ultravioleta (UVB) sobre o 7-deidrocolesterol presente na pele. A vitamina D2 é produzida pela irradiação UV sobre o ergosterol que ocorre em fungos, leveduras e plantas de ordem superior.

Sob condições de exposição solar regular, a ingestão dietética é de menor importância. O termo vitamina D representa D2 ou D3 ou ambas. Sozinha, a vitamina é biologicamente inerte, tem vida curta (meia-vida de 1 a 2 dias); na circulação, está ligada à proteína ligadora de vitamina D e é transportada para o fígado, onde é convertida em 25-hidroxivitamina D[25(OH)D], forma utilizada para determinar o nível sérico da vitamina.

Para ser biologicamente ativada em concentrações fisiológicas, a 25(OH)D deve ser convertida nos rins a calcitriol (1,25-di-hidroxivitamina D[1,25 (OH)$_2$D]), responsável pela maior parte, se não todas, das funções biológicas da vitamina D. Essa conversão é dependente da saúde dos rins. No rim, a produção de 1,25(OH)$_2$D é regulada pela ação de hormônio da paratireoide (paratohormônio – PTH) em resposta à concentração sérica de cálcio e fósforo. A vitamina D aumenta a eficiência do intestino delgado em absorver cálcio ingerido. Quando a ingestão é inadequada, a 1,25(OH)$_2$D, junto com o PTH, mobiliza cálcio ósseo e aumenta a reabsorção de cálcio pelos tubulos renais.

A deficiência de vitamina D é caracterizada pela inadequada mineralização ou pela desmineralização óssea. Entre crianças, a deficiência é uma causa comum de deformidades ósseas conhecidas como raquitismo, e entre adultos ocorre a osteomalácia, que induz o hiperparatireoidismo secundário com consequente perda óssea e osteoporose.

Pode resultar também do metabolismo anormal da vitamina, como ocorre no raquitismo dependente de vitamina D hereditário tipo I, uma doença autossômica caracterizada pela ausência ou defeito na coversão de 25(OH)D em 1,25(OH)$_2$D; ou na hipofosfatemia familiar ligada ao cromossomo X, que reduz a síntese de vitamina D pelos rins. Muitos anticonvulsivantes e uso de glicocorticoides (GC) aumentam a necessidade de suplementação de vitamina D. Para metabólitos ativos da vitamina D, como o calcitriol e o alfacalcidol (1α hidroxi-vitamina D) em usuários crônicos de GC, demonstrou-se que os metabólitos ativos reduzem significativamente a perda de massa óssea do quadril e coluna.

A deficiência pode ocorrer por resistência ao efeito da vitamina, como no raquitismo dependente de vitamina D hereditário tipo II, devido a mutação nos receptores de 1,25(OH)$_2$D no intestino, rins, ossos e em outras células. A disfunção hepática também pode interferir na produção de metabólitos de vitamina D ativos. Pode causar dores musculares, fraqueza muscular e dor óssea em qualquer idade.

Como a síntese de 1,25(OH)$_2$D (forma ativa da vitamina) é fortemente regulada, a toxidade de vitamina D geralmente resulta de doses suplementares excessivas.

Vitamina E

Vitamina E ou tocoferol compreende um grupo de oito compostos químicos, sendo o α-tocoferol o mais biologicamente ativo. Associados a este, o β-, γ-, δ-tocoferóis, quatro tocotrienois e diversos esteroisomeros também podem ter importantes atividades biológicas.

É reportado como o mais efetivo agente antioxidante lipossolúvel, e por essa razão, tem sido aplicado em estudos *in vivo* com animais e *in vitro*, como atenuante em doenças associadas ao excesso de radicais livres, os famosos *reactive oxygen species* (ROS); doenças

Medidas Bioquímicas da Avaliação do Estado Nutricional

como injúria renal aguda, pulmonar, neurodegenerativa (como Alzheimer e Parkinson), na prevenção de doenças cardíacas, oncológicas e na eliminação de efeitos tóxicos de defensivos agrícolas organofosforados. Os resultados dos estudos ainda são controversos.

Devido às suas propriedades antioxidantes, anti-inflamatórias e em melhorar a resposta imune, nível adequado de vitamina E tem sido implicado na proteção contra pré-eclâmpsia, parto prematuro espontâneo e cardiopatia congênita.

A deficiência de vitamina E raramente ocorre em pessoas que consomem dieta de baixa concentração da vitamina. A principal manifestação da deficiência de vitamina E é a anemia hemolítica e neuropatia periférica. As causas mais comuns são a baixa ingestão da vitamina, e doenças que provocam má-absorção de gorduras. Uma deficiência rara resulta de defeito genético no metabolismo hepático.

A alta ingestão de vitamina E pode aumentar o risco de acidente vascular cerebral hemorrágico e morte prematura.

Vitamina K

A vitamina K_1 (filoquinona) é a forma dietética da vitamina K, encontrada em hortaliças e óleos vegetais, os quais representam a fonte predominante da vitamina. A vitamina K_2 refere-se a um grupo de compostos sintetizados por bactérias do trato intestinal em quantidades que não satisfazem as exigências da vitamina. A vitamina K controla o processo de coagulação sanguínea por agir como cofator da enzima carboxilase, essencial na reação de carboxilação de resíduos específicos do aminoácido ácido glutâmico (Glu) para a formação do aminoácido ácido gama carboxiglutâmico (GLA). O GLA está presente nos fatores de coagulação II (protrombina), fatores VII, IX, e X no fígado e nos fatores anticoagulantes: proteína C e proteína S. Dessa forma, a vitamina K controla a coagulação. A carboxilação capacita as proteínas de coagulação a se ligarem ao cálcio, permitindo assim a interação com os fosfolipídeos das membranas de plaquetas e células endoteliais, o que, por sua vez, possibilita o processo de coagulação sanguínea normal.

O tempo de atividade de protrombina (TAP) e tempo de tromboplastina parcial ativada (TTPA) são os exames mais solicitados para investigar pacientes com coagulopatias congênitas ou adquiridas e monitorização do fármaco. A expansão do uso de droga anticoagulante antagonista de vitamina K (AVK) provocou a necessidade de padronizações na interpretação dos exames de protrombina, sendo criado o sistema chamado razão normalizada internacional (RNI ou RNI_{AVK}), que corresponde a uma correção matemática entre o TAP do paciente e um padrão da OMS denominado índice de sensibilidade internacional (ISI).

Limitações do RNIAVK

As anomalias de coagulação induzidas pelo uso de AVK têm características diferentes de outros defeitos que prolongam o TAP, como exemplo: doença hepática crônica (DHC), coagulação intravascular disseminada (DIC), hipocoagulação devido a deficiência do fator único (DOAC). Por essa razão, pode-se concluir que o RNI_{AVK} deixará de harmonizar os resultados de tromboplastina nesses casos. No caso da DHC, pode provocar equivocos no resultado do índice MELD (modelo para doença hepática terminal), que define pacientes para o transplante.

Recentemente foi proposto um modelo de calibração chamado $RNI_{fígado}$. Porém, ainda não foi aprovado pelas autoridades de normatização nesse assunto.

Outras proteínas dependentes da vitamina K são a proteína Gla da placa, que parece evitar o endurecimento e mineralização da parede arterial e a osteocalcina, ou proteína Gla do osso (a proteína não colágena mais importante no osso), produzida por osteoblastos durante a formação da matriz óssea, além de ser importante na manutenção do osso maduro sadio. Ensaios clínicos têm sido conduzidos no Japão sobre os efeitos da vitamina K2 na densidade mineral óssea (DMO), qualidade, geometria e resistência óssea. Entretanto, os resultados não são conclusivos e permanece a dúvida se a suplementação com vitamina K1 e K2 reduz o risco de fratura vertebral ou não vertebral (Quadro 6.11).

Vitamina B1 (tiamina)

No fígado, ocorre a transferência do grupo pirofosfato do trifosfato de adenina (ATP) para tiamina, que se torna uma coenzima ativa, a tiamina pirofosfato (TPP), envolvida no metabolismo de glicose, aminoácidos, lipídeos, álcool, enfim, atua como coenzima em diversos sistemas enzimáticos.

A TPP também participa das reações de síntese da enzima glutationa, composto essencial na defesa do organismo contra os danos causados pelo estresse oxidativo. É relevante considerar a importância da oferta de tiamina para pacientes diabéticos, tendo em vista que um dos graves problemas da doença é a formação endógena de elevados índices de "produtos de glicosilação avançada" (AGEs), que são produtos da reação não enzimática de açúcares redutores com grupos aminados de proteínas, lipídeos e ácidos nucleicos. Os AGEs alteram estruturas e funções de moléculas e aumentam o estresse oxidativo em sistemas biológicos e a TPP os degrada. A TPP também atua como antioxidante nas reações com espécies reativas de oxigênio (ROS), evitando a peroxidação lipídica.

A beribéri é a doença pela deficiência de tiamina; foi a primeira doença de deficiência a ser descoberta, caracterizada principalmente por sintomas neuromusculares. As formas da doença e principais áreas de dano são: beribéri seco (paralítico ou nervoso), beribéri úmido (associado a insuficiência cardíaca com edema), beribéri infantil; e encefalopatia ou síndrome de Wernicke-Korsakoff (cerebral), mais comum no alcoolismo (pode ocorrer em pouco tempo de privação – 1 a 4 dias), também tem sido identificada em pacientes pós-bariátrica, traumas cranianos, encefalite herpética e intoxicação pelo monóxido de carbono.

A etiologia primária da doença se dá pela deficiência alimentar de boas fontes (polissacarídios não refinados, como farelo de aveia, gérmen de trigo, atum, carnes, fígado, feijão, gema de ovo). A etiologia secundária mais comum é o consumo de álcool (crônico ou agudo), demanda aumentada como no hipertiroidismo, gravidez, lactação, febre e exercício físico extenuante, na absorção impedida como diarreia prolongada e no impedimento metabólico como na insuficiência hepática.

A tiamina é essencialmente não tóxica, mas o excesso deve ser evitado.

Vitamina B2 (riboflavina)

A riboflavina, 7,8-dimetil-10-ribitil-isoaloxazina, é uma vitamina hidrossolúvel do complexo vitamínico B_2; deve ser obtida pela dieta e as melhores fontes são o leite, carnes magras, peixes e vegetais verdes escuros.

A riboflavina é ingerida na forma de coenzimas flavina adenina dinucleotídeo (FAD) e flavina monocleotídio (FMN), como flavoproteínas. As coenzimas se tornam livres pela ação do ácido clorídrico, sofrem ação das pirofosfatases e fosfatases presentes no intestino delgado e liberam a riboflavina, que é absorvida por processos ativos e passivos e transportada até os tecidos alvos ligada à albumina.

A vitamina é essencial para o metabolismo de nutrientes como precursora das coenzimas FAD e FMN participantes da cadeia transportadora de elétrons. Derivados de riboflavina

Vitamina	Biomarcador	Valor de referência	Interpretação	Conduta clínica
B1 Tiamina (mg/dL)	Quantidade de tiamina pirofosfato (TPP) sérica necessária para ativar a transcetolase do eritrócito Excreção urinária Atividade de transcetolase	0 a 2 µg/dL	*Deficiência:* beribéri seco, Beribéri úmido, Beribéri infantil, Síndrome de Wernicke-Korsakoff, Shoshin beribéri Diagnóstico baseado na resposta favorável à tiamina *Toxidade:* hidrossolúvel não tóxica	Elevar 1 a 2 vezes a IDR de vitaminas pela ingestão de polissacarídeos integrais e alimentos fortificados. Doses medicamentosas suplementares são baseadas na manifestação clínica
B2 Riboflavina (mg/dL)	Excreção urinária Quantidade de flavina-adenina dinucleotídeo (FAD) necessária para ativar a enzima glutationa redutase (GR) do eritrócito Atividade de GR	4 a 24 µg/dL	*Deficiência:* sinais de maceração da mucosa nos ângulos da boca (estomatite angular); vermelhidão dos lábios (queilite ou fissuras lineares superficiais); diagnóstico baseado na resposta favorável a riboflavina *Toxidade:* pode afetar a visão	A dose recomendada de ingestão: • Infância: 0,4 mg/dia • Adulto: 1,3 mg/dia • Grávidas: dose suplementar de 0,3 mg/dia • Lactante: dose suplementar de 0,3 mg/dia durante o período • Suplementação oral: 5 a 10 mg 1 vez ao dia
B3 Niacina (mg/dL)	A excreção urinária de N_1-metil nicotinamida (NMN)	Adultos: Valores limítrofes 5,8 a 17,5 mmol/dia	*Deficiência:* < 0,8 mg/dia (< 5,8 mmol/dia); causa pelagra *Toxidade:* poderoso vasodilatador e inibidor da mobilização dos ácidos graxos durante o exercício físico	Biossíntese a partir do triptofano da dieta, dependente de fatores hormonais e nutricionais: B2, B6 e ferro e proteínas; portanto, elevar a oferta desses nutrientes Não consumir ovo cru ou mal cozido, pois leva a deficiência da vitamina Equivalente de niacina (EN): 60 mg de triptofano = 1 mg de niacina Recomendação para EN: entre 9 e 13 mg/dia ou 6,6 EN/1.000 kcal/dia Gestantes: + 2 EN/dia Nutriz: + 5 EN/dia
B5 Ácido pantotênico	Concentração urinária do ácido pantotênico	< 1 mg/dia em adultos indica mau estado nutricional	*Deficiência:* é rara e os sintomas são imprecisos	Estimular o consumo de dieta saudável e variada. As mesmas fontes alimentares de outras vitaminas do complexo B
B6 Piridoxina (mg/dL)	Piridoxal 5 fosfato (PLP) ou Piridoxina plasmática	5,2 a 34,1 mg/L	*Deficiência:* causa neuropatia periférica e uma síndrome pelagroide com dermatite seborreica, glossite e queilite; em adultos, podem causar depressão, confusão *Toxidade:* o excesso pode induzir doença hepática e dano neural	Estimular o consumo de alimentos fontes *Suplementação:* Adultos: 50 a 100 mg 1 vez ao dia. A maioria das pessoas que tomam isoniazida também deve ser dada piridoxina 30 a 50 mg 1 vez ao dia. Para deficiência devido ao aumento da demanda metabólica, dose diária maior que a recomendada pode ser necessária

Continua

Quadro 6.11. Biomarcadores de vitaminas hidrossolúveis, interpretações e conduta *(continuação)*

Vitamina	Biomarcador	Valor de referência	Interpretação	Conduta clínica
B7 Biotina ou vitamina H	Soro congelado em tubo âmbar Excreção urinária de Biotina ou de seus metabólitos (3-hidroxi-isovalérico (3-HIA) e 3-metilcrotoniglicina	Nível aceitável: 100 a 200 ng/L Saudável: > 200 ng/L	*Deficiência:* > 100 ng/L Dermatite esfoliativa ao redor de olhos, nariz e boca, alopecia por atrofia dos folículos pilosos e alopecia, conjuntivite e ataxia *Toxidade:* não são conhecidas mesmo em doses altas de ingestão. Ocorrência pelo elevado consumo de ovo cru	Melhores fontes alimentares: amendoim, fígado de galinha, amêndoas, leite, ovos, chocolate A vitamina também é fornecida pela flora bacteriana intestinal
B12 Cobalamina (µg/dL)	Cobalamina no soro Ácidometilmalônica para confirmar lesões neurológicas Testes de Schilling mede a capacidade de absorção	200 a 900 pg/mL	*Deficiência:* < 200 pg/mL Carência clinicamente significativa: < 100 pg/mL Anemia macrocítica (megaloblástica), danos neurológicos *Toxidade:* não existem relatos de sintomas pela superdosagem	Estimular o consumo de alimentos-fonte e a saúde da microbiota intestinal *Suplementação:* Adultos: 1.000-2.000 µg, 1 vez ao dia para pacientes que não têm deficiência severa ou sintomas ou sinais neurológicos 1 mg IM para a deficiência mais grave, a vitamina normalmente administrada 1 a 4 vezes por semana durante várias semanas, até que anormalidades hematológicas sejam corrigidas; em seguida, é dada uma vez ao mês
Ácido fólico (B9) (µg/dL)	Folatos séricos solicitar junto com B12	2-10 mg/L no soro 140-960 ng/L (3,2–22 nmol/L) em eritrócitos no sangue (é o melhor, reflete as reservas dos tecidos) Método: radioimunoensaio	*Deficiência:* redução na síntese de DNA, causa anemia macrocítica, má-formação no cérebro e calota craniana *Toxidade:* resposta alérgica, urticária, vertigem e dificuldade respiratória	Estimular o consumo de alimentos fortificados com ácido fólico Adequar a oferta de vitamina B12 para suplementar com ácido fólico, visto que este mascara a deficiência de B12
C Ácido ascórbico (mg/dL)	Ácido ascórbico sérico	0,6 a 1,6 mg/dL	*Deficiência:* Marginal: < 0,6 mg/dL (< 34 µmol/L) Estado deficiente: < 0,2 mg/dL (< 11 µmol/L) Causa o escorbuto nos adultos, que nas crianças é chamado de doença de Moeller-Barlow *Toxidade:* doses maiores que 50 mg/dia: distúrbios gastrointestinais e diarreia, risco de formação de cálculo renal de oxalato	40 a 60 mg/dia da vitamina corpórea é utilizada no metabolismo, fumantes precisam de 140 mg/dia

Fonte: Rosa, 2012; Calixto-Lima e cols., 2012; Manuals, 2016; CDC, 2016; BRASIL, 2007.

Medidas Bioquímicas da Avaliação do Estado Nutricional

também têm propriedades antioxidantes diretas e aumentam o potencial antioxidante endógeno como cofator essencial da glutationa redutase, que é uma enzima importante no sistema de proteção contra espécies reativas de oxigênio (ROS), desativação de peróxidos como os hidroperóxidos.

A deficiência de riboflavina causa uma síndrome que cursa com inflamação dos cantos da boca (estomatite angular), da língua (glossite) e dermatite descamativa. Também pode se desenvolver fotofobia.

Vitamina B3 (niacina)

Niacina é um nome genérico para ácido nicotínico ou nicotinamida. A niacina não é uma vitamina no verdadeiro sentido da palavra por ser sintetizada a partir do triptofano. Essa síntese requer tiamina, piridoxina e riboflavina e não é suficiente para atender aos requerimentos.

As formas ativas da niacina são coenzimas nicotinamida adenina dinucleotídeo (NAD) e nicotinamida adenina dinucleotídeo fosfato (NADP), essenciais em reações de oxidor-redução em uma vasta ordem de processos e funções celulares cerebrais e periféricas dependentes de nucleotídeos derivados de niacina. Como exemplo: produção de energia, que inclui reações oxidativas, proteção antioxidante, metabolismo e reparo no DNA, eventos de sinalização celular (via cálcio intracelular) e a conversão de folato para o seu derivado tetra-hidrofolato.

A deficiência de niacina causa pelagra, a doença dos três Ds:

- *Dermatite* (manchas ou lesões pigmentadas semelhantes a queimaduras, que acometem áreas simétricas expostas ao sol)
- *Diarreia* (alterações gastrointestinais),
- *Demência* (déficit neurológico generalizado, incluindo declínio cognitivo).

A etiologia primária da pelagra data de 1735 pela observação dos sinais e sintomas em populações com dieta à base de milho, por ser deficiente nos aminoácidos lisina e triptofano. Atualmente, a ciência e tecnologia agrícola produzem grãos de milho híbridos com concentrações significativas desses aminoácidos. Embora a ocorrência de pelagra esteja reduzida, ocorre em casos de dietas pobres em proteínas e vitaminas do complexo B.

A etiologia secundária mais frequente é o alcoolismo crônico, síndrome carcinoide (o triptofano é desviado para formar 5-hidroxitriptofano e serotonina) e distúrbio de Hartnup (doença hereditária autossômica recessiva que afeta o metabolismo de alguns aminoácidos inclusive o triptofano, caracterizada por erupções na pele e alterações cerebrais). É preciso estar atento para as formas incompletas, com sintomatologias por vezes só cutâneas ou gastrointestinais.

Vitamina B5 (ácido pantotênico)

O ácido pantotênico é precursor endógeno na biossíntese da coenzima A. Dessa forma participa, por meio da coenzima A, do metabolismo energético dos glicídios, ácidos graxos, colesterol e fosfolipídeos, está envolvida na síntese de vários neurotransmissores e hormônios esteroides e também como receptor para o grupo acetato de aminoácidos, vitaminas e sulfonamidas.

A vitamina está bem distribuída em alimentos de origem animal e vegetal. Boas fontes alimentares são: fígado, levedura de cerveja, amendoim, cogumelos, ovo, gérmen de trigo, arenque, brócolos, leite.

Vitamina B6 (piridoxina, piridoxal, piridoxamina)

O derivado de éster de fosfato a piridoxal 5 fosfato (PLP) é a forma biologicamente ativa da vitamina B6. Funciona como coenzima de enzimas do metabolismo de glicose, gorduras, aminoácidos e do folato.

Sobre o metabolismo de aminoácidos, a PLP está envolvida em reações de transaminação (as transaminases dependentes de piridoxina são importantes também na ligação do oxigênio à hemoglobina, de forma que deficiências graves dessa vitamina resultam em anemia), carboxilação, desaminação e estabilidade da fosforilase, que é responsável pela quebra do glicogênio. Mesmo na deficiência leve, a vitamina B6 se torna um cofator limitante da velocidade de síntese de neurotransmissores sensíveis a vitamina B6, tais como dopamina, serotonina, ácido aminobutírico (GABA), noradrenalina e hormônio melatonina. Dessa forma, compromete o equilíbrio do sono e do comportamento.

Baixos níveis plasmáticos de vitamina B6 têm sido associados com níveis elevados de marcadores inflamatórios; além disso, a ocorrência de baixa concentração da vitamina está comumente presente em doenças de forte base inflamatória, tais como diabetes, artrite reumatoide e doença inflamatória intestinal. A vitamina é também necessária para a conversão metabólica do triptofano em niacina, e por essa razão a carência cursa com a síndrome pelagrosa.

A vitamina B6, associada à vitamina B12 e ácido fólico, são coenzimas na transmetilação de homocisteína para metionina. Na deficiência dessas vitaminas, ocorre acúmulo de homocisteína, fator de risco para doença cardiovascular (DCV) e acidente vascular cerebral. Independente da homocisteína, a vitamina B6 tem efeito protetor na DCV pelo envolvimento no metabolismo de colesterol, como inibir agregação plaquetária e proliferação de células endoteliais.

Vitamina B7 (biotina)

A biotina serve como cofator para enzimas carboxilases na gliconeogênese, lipogênese, lipólise de ácidos graxos de cadeia irregular e catabolismo de leucina, sendo um aminoácido essencial de cadeia ramificada, cujos carbonos derivados da transaminação são a principal fonte de energia do músculo esquelético. Participa na transcrição de receptores de insulina e função das células betapancreáticas, tendo também papel na regulação da expressão gênica. A biotina se relaciona com o ácido fólico, vitamina B12 e ácido pantotênico no metabolismo e homeostase.

Nos alimentos, a biotina está ligada a proteínas, é liberada pela ação de proteólises para produzir biotina livre, biocitina ou peptídeo biotina. Ocorre absorção da biotina livre no intestino delgado proximal, e em menor quantidade ocorre absorção da vitamina produzida pela microflora intestinal no cólon. Fontes de biotina: ovos, carne de porco e vegetais verdes escuros.

Embora a franca deficiência de biotina seja rara, o quadro é caracterizado pela ausência de glândulas sebáceas, semelhante ao encontrado na deficiência de ácidos graxos essenciais. Tem sido relatada uma relação inversa entre o nível de biotina e o nível de glicose plasmática de jejum em diabéticos tipo II. A quantificação de biotina na urina pode ser feita por meio de ensaios microbiológicos ou pela capacidade de ligação com avidina, por cromatografia líquida de alta eficiência (HPLC).

Vitamina B12 (cobalamina)

Os derivados de vitamina B12 metabolicamente ativos possuem 5''-desoxiadenosina ou um grupo metil ligado covalentemente ao átomo de cobalto do anel de corrina. Gastrite atrófica (anemia perniciosa), uso elevado de medicamentos antiácidos e gastrectomia, interferem na absorção intestinal de derivados de vitamina B12. Para ser absorvida, a vitamina B12 é liberada de ligação com a proteína salivar pela ação do ácido clorídrico e das enzimas proteolíticas pancreáticas. Para tanto, se liga a uma glicoproteína (fator intrínseco) produzida pelas células parietais gástricas e forma o complexo B12-fator intrínseco, que atinge o íleo, e lá interage com receptores específicos, sendo finalmente absorvida.

A transposição de vitamina B12 e folato pela barreira hematoencefálica pode ser danificada com a idade; dessa forma a deficiência subclínica é mais comum em idosos. Em jovens, existe elevado risco de deficiência entre vegetarianos, casos de doenças gastrointestinais, alcoolismo crônico e na insuficiência renal. As principais manifestações da deficiência são congênitas, hematológicas, na forma de anemia macrocitica, e psiquiátricas; e a deficiência severa de B12 causa degeneração irreversível no sistema nervoso central.

As vitaminas B12 e ácido fólico são dependentes entre si para se tornarem ativas. Estas, junto com a vitamina B6, agem como coenzimas na metilação de homocisteína para formar metionina. Essa reação é catalisada por uma metiltransferase que tem a B12 (metil-B12) como grupo prostético.

Níveis plasmáticos elevados e prolongados de homocisteína foram associados com o desenvolvimento de disfunção cognitiva e demência, que poderia ser reduzida pela suplementação diária de vitamina B6, B12 e ácido fólico. No entanto, o resultado de uma metanálise revela que a suplementação isolada dessas vitaminas não melhora a função cognitiva de indivíduos com ou sem disfunção cognitiva. A síntese de DNA e RNA também depende da vitamina B12 e ácido fólico.

Vitamina B9 (ácido fólico)

O ácido fólico é a forma sintética de folato utilizada em suplementos e alimentos fortificados. O folato é abundante também em vários alimentos vegetais e carnes, mas a sua biodisponibilidade é maior quando ele está em suplementos ou alimentos enriquecidos que quando ele ocorre naturalmente nos alimentos.

A Agência de Vigilância Sanitária do Brasil publicou a Resolução – RDC Nº 344, de 13 de dezembro de 2002 (a valer a partir de junho 2004), que torna obrigatória a fortificação de farinha de trigo e de milho com ferro e ácido fólico. Assim, estas devem conter 0,15 mg de ácido fólico por 100 g.

O ácido fólico (e vitamina B12) é envolvido na divisão e crescimento celular normal por meio da síntese, reparo e metilação do DNA e metabolismo de aminoácidos e ácidos graxos. Dessa forma, se a ingestão materna de ácido fólico for aumentada em torno do momento da concepção, o risco da ocorrência de defeitos no tubo neural pode ser reduzido em 60-70%. Dada a importância das vitaminas do complexo B, a deficiência dessas vitaminas tem sido associada com o desenvolvimento de perfis de lipídeos séricos adversos e acidente vascular cerebral (AVC) em pacientes com diabetes tipo II e hipertensão, respectivamente. Porém as evidências não sustentam que a suplementação com ácido fólico previna a ocorrência de doença arteriocoronariana, AVC ou câncer.

É evidente o envolvimento do folato na maturação e formação de células sanguíneas vermelhas e brancas na medula óssea. A deficiência dessa vitamina junto com a vitamina B12 causa anemia megaloblástica. Outros sinais são glossites, diarreias, depressão e confusão.

Cuidado: Em pacientes com anemia megaloblástica, a deficiência de vitamina B12 deve ser excluída antes do tratamento com ácido fólico. Se a deficiência de vitamina B12 está presente, a suplementação de ácido fólico pode aliviar a anemia, mas não inverte, e pode até piorar déficits neurológicos.

Vitamina C (ácido ascórbico)

A forma oxidada da vitamina C, ácido deidroascórbico, é bem mais absorvida do que a forma reduzida, o ascorbato ou ácido ascórbico. Ambas as formas estão presentes em alimentos de origem animal e vegetal. As melhores fontes são frutas, vegetais e vísceras, em teores variados dependentes da forma de cultivo e conservação dos alimentos. Nesse aspecto, o exemplo do fruto camu-camu (*Myrciaria dúbia*), originário de áreas alagadas e que desperta a atenção pelo elevado conteúdo de vitamina C (6.000 mg/100 g), pode mais que duplicar o teor dessa vitamina e de minerais como o cálcio e potássio ao ser cultivado em áreas de solo seco.

A vitamina C atua como um sistema redox bioquímico envolvido na síntese de colágeno e carnitina, como agente redutor para manter o ferro no estado ferroso, facilitando a sua absorção intestinal. É essencial para a cicatrização de feridas e facilita a recuperação em queimaduras, além de suporte às funções imunológicas. A deficiência grave dessa vitamina causa o escorbuto. A fisiopatologia da doença se dá pela formação defeituosa de substâncias do cemento nos tecidos conectivos, ossos e dentina, resultando em enfraquecimento capilar com subsequentes hemorragias e defeitos nos ossos e em estruturas relacionadas.

Minerais

Micronutrientes, em sua maioria considerados essenciais, os minerais exercem importantes funções no organismo, como íons nos fluidos corpóreos e constituintes de molécula essenciais. São responsáveis por facilitar a passagem pela membrana celular de nutrientes essenciais, manter a irritabilidade muscular e nervosa, pela manutenção da pressão osmótica e do equilíbrio ácido básico, por regular atividade enzimática, pelo crescimento, entre muitas outras. São classificados em macrominerais (cálcio, fósforo, magnésio, enxofre, sódio, cloro e potássio), com necessidade diária de 100 mg ou mais, e microminerais ou elementos traços (ferro, zinco, iodo, selênio, cromo, cobre, manganês, molibdênio), com necessidade diária menor de 15 mg/dia.

Neste capítulo, não temos a intenção de discorrer detalhadamente a respeito de cada um deles, mas chamar a atenção para a necessidade de avaliação da ingestão desses nutrientes no monitoramento dietético. A primeira avaliação a ser considerada deve ser sempre a do consumo alimentar, seguida dos achados clínicos. A avaliação bioquímica deve ser utilizada para confirmação de sinais de deficiência ou para avaliação da condição metabólica do paciente. No caso de deficiência, havendo a necessidade de suplementação, observar a oferta dietética e suplementar para atendimento das necessidades recomendadas (Quadro 6.12).

Ferro

O ferro é um componente das hemoproteínas (hemoglobina, mioglobina) e de muitas enzimas. A biodisponibilidade do mineral é maior na forma heme, contido nas carnes, aves e pescados na proporção de 40% heme e 60% não heme. A forma não heme é encontrada principalmente nos alimentos de origem vegetal. Leite de vaca e derivados possuem baixo teor e ovos possuem quantidade expressiva na gema, ambas são de baixa biodisponibilidade. O leite humano tem baixo teor e elevada biodisponibilidade. No Brasil, a Resolução RDC nº 344, de 13 de dezembro de 2002, aprova o Regulamento Técnico para a Fortificação das Farinhas de Trigo e das Farinhas de Milho com Ferro e Ácido Fólico.

A baixa concentração de hemoglobina sanguínea, independentemente de sua etiologia, é considerada anemia. A carência de ferro é a anemia carencial mais comum, embora deficiência de cobre, proteínas, folatos e vitaminas B12 também possam desenvolver

Medidas Bioquímicas da Avaliação do Estado Nutricional

Quadro 6.12. Microminerais: funções, biomarcador e interpretações

Mineral	Funções	Biomarcador	Valor de referência	Interpretação
Ferro	Formação da hemoglobina e da mioglobina, enzimas do citocromo, proteínas ferro-enxofre	Hemoglobina	> 11 g/dL	Normal
			9-11 g/dL	Anemia leve
			7-9 g/dL	Moderada
			4-7 g/dL	Anemia grave
				Muito grave
Iodo	Tiroxina (T4) e tri-iodotironina (T3) síntese, o desenvolvimento do feto	Iodo urinário	< 99 g/L 100-299 g/L > 300 g/L	Deficiência Normal Excesso
Zinco	Componente enzimático, integridade da pele, cicatrização de feridas, crescimento	Zinco no plasma	De 0,50 a 1,10 μg/mL	Não é um bom indicador. Haverá alteração plasmática somente na deficiência severa
Selênio	Componente da glutationa peroxidase e hormônio tireoidiano iodinase	Selênio no plasma	46 a 143 μg/L	Deficiência em humanos é rara. Pode ocorrer a selenose, que é o excesso de selênio, normalmente ocasionada por contaminação e não por ingestão dietética
Cobre	Hematopoese, formação óssea, enzimas	Cobre sérico	Sexo feminino: 85-155 μg/dL Sexo masculino: 70-140 μg/dL	Elevado: doenças autoimunes, neoplasias, anemias, infecções como febre tifoide e tuberculose, hemocromatose, cirrose biliar, talassemia e infarto do miocárdio Diminuídos na síndrome de Menkes e normais ou diminuídos na doença de Wilson

Fonte: Manuals, 2016; Vannucchi e cols., 2014; Rossi, Luciana, Galante [s.d.].

anemias carenciais. As anemias causadas pela deficiência desses outros nutrientes respondem somente por 10% das anemias carenciais no mundo. A anemia ferropriva é um grande problema de saúde pública e atinge especialmente crianças menores de 2 anos, gestantes e mulheres em idade fértil. Medir o valor da concentração da hemoglobina sanguínea é a forma mais utilizada para se detectar anemia. É importante observar que a carência de ferro no organismo é apresentada em estágios diferentes, e as consequências da carência se manifestam antes mesmo da detecção da anemia.

Nos casos de anemia, a suplementação de ferro deve ser muito criteriosa, para evitar alteração na homeostase do mineral. É importante realizar manejo da dieta, evitando alimentos redutores da absorção (antiácidos, fitatos e taninos, oxalatos e compostos de cálcio na mesma refeição com ferro) e aumentando os pontencializadores da absorção (de ferro não heme, o ácido ascórbico em comprimido ou suco cítrico), bem como incentivar o consumo de alimentos fortificados, em especial em grupos de risco (Quadros 6.13 a 6.15).

Quadro 6.13. Estágios da anemia ferropriva

Estágio	Característica
1º estágio	Depleção dos depósitos de ferro. Redução da ferritina sérica – valores inferiores a 12 μg/L. Observar que em doenças hepáticas e câncer os valores de ferritina podem estar elevados, mesmo na presença de deficiência de ferro
2º estágio	Redução dos níveis plasmáticos de saturação de transferrina. Capacidade de ligação da transferrina aumentada e saturação da transferrina diminuída
3º estágio	Redução da hemoglobina (anemia hipocrômica e microcítica)

Fonte: Ministério da Saúde, DF, 2013.

Quadro 6.14. Indicadores para os estágios da depleção de ferro

	Sobrecarga	Normal	Depleção de depósitos	Deficiência de ferro	Anemia por defic. de ferro
Ferritina sérica	↑	N	↓	↓	↓↓
Saturação de transferrina	↑↑	N	N	↓	↓
VCM	N	N	N	N	↓
Hemoglobina	N	N	N	N	↓

Fonte: BRASIL, 2007.

Considerações finais

Nos diversos segmentos populacionais, existem aqueles considerados em estado de ausência de doenças, e há os que adotam hábitos alimentares, estilos e filosofias de vida voltados para a saúde abrangente. Existem também aqueles que sobrevivem com alguma enfermidade, cuja evolução precisa ser monitorada. Em todos os casos, os exames laboratoriais funcionam como a bússola para o marinheiro, ou seja, direciona para o caminho mais favorável bem como para mudança de rota.

Medidas Bioquímicas da Avaliação do Estado Nutricional

Quadro 6.15. Macrominerais: funções, biomarcador e interpretações

Mineral	Funções	Biomarcador	Valor de referência	Interpretação
Cálcio	Constituição e manutenção de ossos e dentes Estabilidade das membranas celulares Transmissão nervosa Regulação da função muscular cardíaca Cofator enzimático, entre outros	Cálcio ionizado no soro	1,11 a 1,40 mmol/L	Aumentada no Hiperparatireoidismo primário, em neoplasias e em caso de excesso de vitamina D Diminuída no hipoparatireoidismo, na deficiência de vitamina D e no pseudo-hipoparatireoidismo
Fósforo	Composição de DNA e RNA Composição das membranas celulares Composto da hidroxiapatita, molécula presente nos dentes e ossos	Fosfato inorgânico	*No soro:* Para crianças, de 3,8 a 5,9 mg/dL (meninos) e de 3,9 a 6,1 mg/dL (meninas) Para adultos, de 2,4 a 4,6 mg/dL (homens) e de 2,3 a 4,3 mg/dL (mulheres) *Na urina:* de 400 a 1.300 mg nas 24 h	*Hipofosfatemia:* hipercalcemia; uso excessivo de diuréticos; desnutrição; alcoolismo; queimadura grave; cetoacidose diabética (após tratamento); hipotireoidismo; hipocalemia; uso crônico de antiácido; raquitismo e osteomalácia (por deficiência de vitamina D) *Hiperfostatemia:* insuficiência renal; hipoparatireoidismo; cetoacidose diabética (no momento do diagnóstico); consumo de suplementos de fosfato
Magnésio	Estabilizar a estrutura do ATP nas reações enzimáticas Cofator enzimático Síntese de ácidos graxos e proteínas, fosforilação de glicose Transmissão e atividade neuromuscular, entre outros	Magnésio no soro	Até 4 meses: 1,5 a 2,2 mg/dL 5 meses a 6 anos: 1,7 a 2,3 mg/dL 7 a 12 anos: 1,7 a 2,1 mg/dL 13 a 20 anos: 1,7 a 2,2 mg/dL Acima de 20 anos: 1,6 a 2,6 mg/dL	Importante para avaliar distúrbios hidroeletrolíticos Seus níveis séricos podem se manter normais mesmo quando há uma depleção do magnésio corporal de até 20%. Sintomas surgem a partir de níveis inferiores a 1,2 mg/dL *Hipomagnesemia:* alcoolismo crônico *Hipermagnesemia:* produz efeitos adversos em níveis superiores a 3,0 mg/dL. Como as hemácias contêm cerca de 2 a 3 vezes mais magnésio que o soro, a hemólise provoca elevação significativa desse elemento
Sódio	Eletrólitos, presentes nos fluidos corpóreos Responsável pelo balanço e distribuição de água, equilíbrio osmótico, equilíbrio acidobásico Potencial elétrico das membranas celulares Transporte através das membranas celulares de nutrientes	Sódio sérico	136-145 mEq/L	Trata-se de um exame útil na avaliação do equilíbrio hidrossalino *Hipernatremia:* desidratação hipertônica, no diabetes insípido e em comas hiperosmolares, entre outras situações *Hiponatremia:* nefrótica, insuficiência cardíaca, desidratação hipotônica, secreção inapropriada de hormônio antidiurético e em nefropatias com perda de sódio

Continua

Quadro 6.15. Macrominerais: funções, biomarcador e interpretações *(continuação)*

Mineral	Funções	Biomarcador	Valor de referência	Interpretação
Cloro	Eletrólitos, presentes nos fluidos corpóreos Responsável pelo balanço e distribuição de água, equilíbrio osmótico, equilíbrio acidobásico Potencial elétrico das membranas celulares Transporte através das membranas celulares de nutrientes	Cloro sérico	98-107 mEq/L	Importante para avaliação de distúrbios do equilíbrio hidroeletrolítico e acidobásico *Valores aumentados:* nas desidratações hipertônicas, em certas acidoses tubulares renais, em diarreias com grande perda de bicarbonato, na intoxicação por salicilatos e no hiperparatireoidismo primário *Valores diminuídos:* vômitos prolongados, aspiração gástrica, nefrite com perda de sal, acidose metabólica, insuficiência da suprarrenal, porfiria intermitente aguda ou secreção inapropriada de hormônio antidiurético
Potássio		Potássio sérico	*Crianças:* Até 7 dias: 3,2 a 5,7 mEq/L 8 dias a 30 dias: 3,4 a 6,2 mEq/L 1 mês a 6 meses: 3,5 a 5,8 mEq/L 6 meses a 1 ano: 3,5 a 6,3 mEq/L *Adultos:* 3,5-5,1 mEq/L	Importante na avaliação do equilíbrio hidroeletrolítico e acidobásico A monitorização do potássio sérico auxilia o acompanhamento de indivíduos em terapia com diuréticos, de nefropatias, principalmente com insuficiência renal, de cetoacetose diabética e de insuficiência hepática, além de contribuir com o manejo da hidratação parenteral

Importante observar que em situações de síndrome de realimentação pode ocorrer redução dos níveis séricos de fósforo, potássio e magnésio.

Fonte: Manuals, 2016; Rossi, Luciana, Galante [s.d.].

Medidas Bioquímicas da Avaliação do Estado Nutricional

CAPÍTULO

7

A Utilização da Absorciometria por Duplo Feixe de Raios X (DXA) na Prática Clínica da Avaliação de Composição Corporal

Andrea Sugai
Mirley do Prado
Patrícia Costa Bezerra

Introdução

A avaliação do estado nutricional pode ser compreendida como a interpretação de dados obtidos por meio de avaliações clínicas, de história dietética, de antropometria e composição corporal e de exames bioquímicos.[1-4] Esses dados, verificados em conjunto, determinam o quanto o estado nutricional de indivíduos ou coletividades é influenciado pela ingestão e utilização de nutrientes ou pelo impacto de uma determinada condição clínica sobre as reservas corporais do indivíduo.[3,5] Os objetivos da avaliação nutricional são: identificar os indivíduos que requerem terapia nutricional para evitar ou reduzir os déficits de nutrientes associados às complicações; definir a terapêutica nutricional a ser adotada e o tempo necessário de utilização da mesma; e avaliar a efetividade do tratamento nutricional empregado.[3,6]

Os métodos de avaliação de composição corporal são considerados importantes ferramentas na avaliação nutricional. Dentre eles, a avaliação da composição corporal por DXA (*Dual-energy X-ray Absorptiometry*), também conhecida como avaliação de corpo inteiro por DXA, se destaca porque permite maior acurácia na quantificação dos compartimentos corporais.[7-8] Além de apresentar informações sobre o conteúdo mineral ósseo, esse exame identifica a massa de gordura e a massa livre de gordura ou massa magra (conteúdo mineral ósseo e massa muscular) em cada segmento do corpo, e também no corpo inteiro.[9]

A avaliação corporal por DXA se justifica:[8] (a) pela importância que os compartimentos corporais (tecido ósseo, massa gorda e massa muscular) têm sobre a saúde e o metabolismo do indivíduo nos diversos ciclos da vida;[10-12] (b) pela precisão da informação; (c) pela possibilidade da avaliação regional (em pontos específicos do corpo), importante nas situações em que há o acúmulo de gordura visceral, na lipodistrofia e na sarcopenia;[13-16] e (d) pela possibilidade de identificar precocemente a depleção ou o excesso de compartimentos corporais.[11]

Este capítulo tem como objetivo discorrer sobre a indicação do exame de avaliação de composição corporal por DXA, suas características, aplicações e limitações. Será apresentado o seu emprego em condições clínicas que se caracterizam pelo declínio da massa magra, como na sarcopenia, e também as complicações ligadas ao aumento da gordura corporal total e gordura abdominal.

Descrição do método

A absorciometria por duplo feixe de raios X (DXA) se tornou uma ferramenta viável na prática clínica ao final da década de 1980. Nesse período, a fonte de radiação dos equipamentos de densitometria, antes constituída de radioisótopos (iodo radioativo ou gadolínio), foi substituída pelos raios X. Tal substituição proporcionou a redução do tempo na realização do exame, uma melhor resolução de imagem e uma menor dose de radiação. O método DXA atingiu, em 1994, o *status* de padrão-ouro no diagnóstico e no acompanhamento clínico da osteoporose.[17]

O rápido desenvolvimento dos equipamentos resultou na expansão do método como uma técnica validada para a avaliação da composição corporal. O exame permite mensurar o conteúdo de gordura e de tecidos livres de gordura (massa magra e conteúdo mineral ósseo) em cada segmento do corpo, e avaliar a distribuição percentual desses tecidos em cada segmento e no corpo inteiro.[18-20] A mensuração ocorre com alta precisão (coeficiente de variação menor ou igual a 3%, 2% e 2%, respectivamente, para massa gorda total, massa magra total e gordura), tornando-se também o padrão-ouro para a avaliação da composição corporal.[17,21]

Os princípios físicos

O densitômetro, equipamento utilizado para realizar o exame por DXA, possui: (a) tubos de raios X especiais com feixe colimado, alinhado e conectado a um detector capaz de quantificar os fótons que, ao atravessarem o corpo, não são absorvidos pelos tecidos. Dessa forma, pode-se saber o quanto da radiação emitida pela fonte foi absorvida pelo corpo (Fig. 7.1); (b) detectores de imagem, que podem ser únicos, duplos ou multielementares; e (c) *softwares* com algoritmos que tornam o equipamento capaz de compartimentar o corpo todo e avaliar separadamente a massa gordurosa e a massa magra (muscular e o conteúdo mineral ósseo).[20]

O equipamento produz raios X quando se aplica uma corrente elétrica no tubo. Durante o exame, o obturador se abre permitindo a passagem de um feixe de radiação na direção e na colimação desejadas. A atenuação dos fótons é calculada *pixel* a *pixel* para os dois níveis energéticos (duplo feixe de raios X).[22]

O coeficiente de atenuação é dependente da energia da radiação, da densidade do tecido (número de elétrons por grama) e, para o efeito fotoelétrico, do número atômico. Conhecendo-se a razão da atenuação entre a fonte de baixa e de alta energia, ou seja, o valor do *ratio-value* (*r-value*) de cada componente (Fig. 7.2 e Quadro 7.1), o *software* considera o corpo em três compartimentos: a massa de gordura, o conteúdo mineral ósseo e a massa muscular. As medidas desses compartimentos do corpo inteiro e das suas sub-regiões são aferidas e essas informações são transformadas em imagens, próximas às radiográficas.[23]

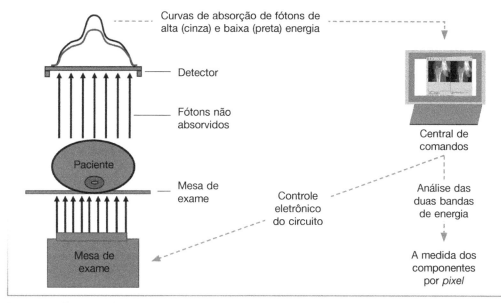

Figura 7.1. Esquema de um aparelho de DXA.

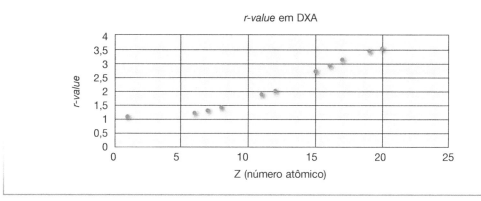

Figura 7.2. Relação entre o *r-value* dos elementos e o número atômico em DXA.[23]

Doses de radiação em exames de composição corporal por DXA e o paciente

As doses de raios X recebidas pelos pacientes durante o exame são pequenas se comparadas com a dose anual máxima permitida para o público em geral, de 1 µSV para o exame de corpo inteiro. Esse nível de exposição pode ser comparável ou menor que o nível de radiação obtido em uma semana de exposição à radiação natural.[24]

A exposição à radiação durante um exame de composição corporal por DXA depende do equipamento utilizado (modelo e tecnologia), da técnica de aquisição empregada e das características do paciente, tais como idade, região avaliada e espessura do corpo.[25-27] Os Quadros 7.2 e 7.3, descritos a seguir, apresentam os diferentes níveis de radiação emitidas, conforme procedimentos radiológicos empregados, a idade do paciente e o equipamento utilizado.

Quadro 7.1. *R-value* dos componentes corporais

Componente	R-value		
	40 keV	70 keV	R-value
Proteína	0,24	0,18	1,29
Glicogênio	0,24	0,18	1,30
Água	0,26	0,19	1,36
Fluido extracelular	0,27	0,19	1,37
Fluido intracelular	0,27	0,19	1,39
Ácidos graxos/triacilglicerol	0,23	0,18	1,22
Minerais (partes moles)	0,77	0,28	2,72
Osso	0,90	0,31	2,86
Cálcio/hidroxiapatita	0,96	0,33	2,93

Fonte: Adaptado de Pietrobelli e cols.[23]

Quadro 7.2. Dose efetiva (μSv) em exames por DXA de corpo inteiro em aparelhos Hologic Discovery W, Discovery A e GE Lunar Prodigy[26-27]

Idade	Discovery A	Discovery W	GE Lunar Prodigy
Neonato	8,9	–	0,25
1 ano	7,5	–	0,22
5 anos	5,2	10,5	0,19
10 anos	4,8	9,6	0,15
15 anos	4,2	8,4	–
Adultos	4,2	8,4	–

Dose de radiação em DXA e o profissional (médico/operador)

De modo geral, a chance de efeitos determinísticos, que exigem dose mínima de exposição no profissional que trabalha em equipamentos de raios X, é pequena, exceto para procedimentos intervencionistas. A adesão ao princípio ALARA* pode reduzir a ocorrência de efeitos estocásticos, que ocorrem mesmo em baixas doses.[24]

---

*A proteção radiográfica diz respeito às medidas que devem ser observadas ao se trabalhar com radioatividade. Elas se baseiam em três pontos básicos: o tempo (de exposição), a distância (da fonte) e a blindagem (barreiras de proteção), regidos pelo princípio ALARA (*As Low As Reasonably Achievable*), em que a exposição à radiação deve ser tão baixa quanto razoavelmente possível. No Brasil, a Secretaria de Vigilância Sanitária regulamenta e estabelece os requisitos básicos de proteção radiológica em radiodiagnóstico. O objetivo de tal regulamentação visa a defesa da saúde dos pacientes, dos profissionais envolvidos e do público em geral, baseados nas normas de radioproteção ditadas pelo Instituto de Radioproteção e Dosimetria da Comissão Nacional de Energia Nuclear (CNEN). As mesmas seguem as orientações da Agência Internacional de Energia Atômica (IAEA). Fonte: CNEN-NE – 3.01. Diretrizes Básicas de Radioproteção, 1988. Disponível em: http://www.lpr-den.com.br/ne301.pdf.

A Utilização da Absorciometria por Duplo Feixe de Raios X (DXA) na Prática Clínica da Avaliação de Composição Corporal

Quadro 7.3. Dose efetiva (μSv) em DXA, ambiental e em exames radiográficos[25-26]

Exame	Dose
Lunar iDXA (*standard model*)	4,7 μSv[22]*
Radiação natural – de fundo (sem fontes artificiais, radiação ambiental)	0,3-1,4 μSv por dia (1-5 μSv por ano)**
Radiografia dental intraoral	5 μSv*
Raios X de abdome	20-190 μSv*
Raios X de tórax (PA – posteroanterior e perfil)	32-60 μSv*
Raios X lateral de coluna torácica ou lombar	300 μSv*
Mamografia	400 μSv*

*Nível de radiação em função da técnica empregada e da área exposta.
**Nível de radiação em função da altitude, do tipo de solo, dentre outros.

Quadro 7.4. Dose equivalente ambiental média, ao longo de 1 hora a 1 metro do paciente, com os aparelhos de DXA em rendimento máximo[28]

Aparelho	Dose (μSv/h⁻)
DPX	0,012
QDR-1000	0,12
QDR-2000 plus	2,1
QDR-4500	2,4

Quanto à DXA, a radiação espalhada é pequena e difícil de ser detectada. Em distâncias maiores que um metro da mesa do equipamento, a dose de radiação é normalmente insignificante (indiferente da radiação de fundo ambiental). As doses são pequenas se comparadas com a dose máxima de exposição ocupacional permitida: 50 μSv/ano para o corpo inteiro, não ultrapassando 20 μSv em 5 anos consecutivos.[24] Patel e cols.[28] encontraram dose anual bem abaixo do limite recomendado para os membros do público (inferior a 1 μSv), a um metro do paciente nos aparelhos DPX e QDR-1000 (Quadro 7.4).

Os resultados para os equipamentos de tecnologia Fan-beam Hologic, QDR-2000 plus e QDR-4500 foram próximos do limite de 5 μSv/ano, para a área supervisionada. Waddington e Marsden[29] encontraram, nas estações de trabalho situadas aproximadamente a dois metros do paciente, doses consistentes com uma dose anual para o corpo inteiro igual ou inferior a 1 μSv, para aparelho Hologic QDR-4500 (Hologic Inc., Bedford, MA).

A Avaliação de composição corporal por DXA

Indicações

Medidas precisas e acuradas de composição corporal são importantes para a compreensão da fisiologia do metabolismo energético humano em diferentes condições clínicas e também nos diferentes períodos da vida. Além disso, as medidas de composição corporal auxiliam na definição e na monitorização de intervenções terapêuticas.[19-20]

O exame é indicado em indivíduos com desnutrição, anorexia nervosa, obesidade, sarcopenia ou qualquer outra condição clínica que curse com alterações de massa gordurosa e da massa magra, tais como doenças gastrointestinais, hepáticas, renais, endócrinas, ortopédicas, pulmonares, imunológicas, neurológicas, dentre outras. Além dessas doenças, o exame por DXA também é importante em condições que cursam com o uso crônico de substâncias que podem modificar a composição corporal.[7,13-16,19-20]

Contraindicações e limitações

O método não deve ser utilizado em mulheres grávidas e em indivíduos com obesidade extrema. No período gestacional o método não é indicado, uma vez que tanto o conteúdo mineral ósseo, quanto os demais compartimentos corporais serão dimensionados sem, no entanto, ser diferenciado o que pertence à mãe e ao feto. Tal imprecisão não justifica a indicação e a exposição da gestante e do feto à radiação, mesmo em níveis baixos.[21,30] Também não é indicado em pacientes que fizeram uso de contrastes em exames recentes.[21]

Quanto à não indicação aos grandes obesos, a mesma se justifica por limitações do equipamento. Os modelos DPX-NT suportam pacientes de até 136 kg, já os modelos Prodigy e o iDXA suportam, respectivamente, até 159 kg e 205 kg.[22,30-31] Um outro aspecto limitante a ser considerado é o tamanho das mesas de exames. Para a maioria dos equipamentos DXA disponíveis no mercado, o tamanho corporal do usuário deve ser inferior a 197,5 cm de altura.[30-31] A presença no corpo de algum artefato de metal também é um limitante. Quando não for possível a retirada do artefato, o médico que avalia o exame deve ser informado sobre a presença do mesmo.[21]

Preparo, posicionamento e aquisição para o exame de corpo inteiro

Para a realização do exame os pacientes não devem ter realizado atividade física no mesmo dia e devem estar em jejum, inclusive de líquidos por, pelo menos, uma hora. Caso não seja possível o jejum, a ingestão alimentar e hídrica, prévia ao exame, não deve ser copiosa. Para os pacientes em diálise peritoneal, o exame deve ser realizado após a mesma. Isso se justifica pelas repercussões que o exercício, a desidratação e a hiperhidratação ou o consumo de alimentos ocasionam na massa corporal total e, consequentemente, no resultado do exame.[32]

Os indivíduos devem ser posicionados centralizados e alinhados na mesa de exames, em decúbito dorsal, com roupas leves e sem a presença de artefatos de metal. O posicionamento dos pés, pernas, mãos e braços, sempre que possível, deverá estar em acordo com o método NHANES. As palmas das mãos deverão ser posicionadas afastadas do corpo, os braços devem permanecer em linha reta ou ligeiramente inclinados, os tornozelos amarrados e o queixo deve estar em posição neutra.[21,32] O exame deve ser realizado por um operador de densitômetro, devidamente treinado para tal função (Fig. 7.3)

Os resultados do exame

O resultado obtido pelo exame irá quantificar os compartimentos corporais em:
a) *Massa magra:* referente a esse compartimento, o exame apresenta a massa magra total, expressa em gramas de cada segmento do corpo e do corpo inteiro (Fig. 7.4).

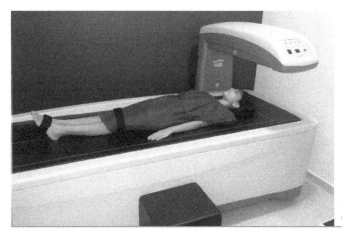

Figura 7.3. Posicionamento para o exame de corpo inteiro.

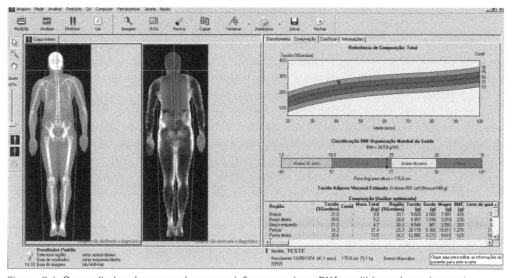

Figura 7.4. Os resultados do exame de composição corporal por DXA, emitidos pelo equipamento.

A avaliação da massa magra é importante para a interpretação metabólica e para identificar a depleção de massa magra, condição associada à sarcopenia e suas complicações.[11,15-16,33-34]

b) *Massa gorda:* o resultado apresenta a massa gorda total, expressa em gramas, e o percentual de cada segmento do corpo e do corpo inteiro (Fig. 7.4). Deve-se destacar a informação referente à quantidade de gordura na região abdominal, incluindo a gordura visceral, descrita no exame como obesidade androide. Essa informação é relevante devido aos efeitos da gordura abdominal sobre as doenças metabólicas.[1,3,11-12,33] Cabe destacar que alguns *softwares* permitem não apenas a medida de gordura na região abdominal, mas também quantificam a gordura abdominal visceral (VAT) separadamente.[12]

c) Massa óssea: em relação à massa óssea, o exame apresenta o conteúdo mineral ósseo, expresso em gramas; a densidade mineral óssea, em g/cm^2. Os laudos são emitidos por médicos especialistas em densitometria óssea[30] e o seu conteúdo diagnóstico será diferenciado de equipe para equipe, de acordo com o serviço; porém deve obedecer às recomendações propostas pela International Society for Clinical Densitometry (ISCD).[21,32]

A Figura 7.4 se refere aos diferentes compartimentos corporais que podem ser visualizados e, consequentemente, descritos por região corporal e do corpo inteiro. O exame indicará o quanto o indivíduo apresenta de massa magra, massa gorda e de conteúdo mineral ósseo.

Aplicações do DXA na sarcopenia e na obesidade

A sarcopenia é definida como a perda progressiva e generalizada de massa muscular esquelética acompanhada por diminuição na função e na força muscular com o avançar da idade, aumentando o risco de quedas, redução da mobilidade, maior dependência de terceiros para as atividades da vida diária e morbimortalidade.[16,35-36] O diagnóstico é baseado tanto na diminuição da massa muscular quanto na redução da função ou na associação entre essas condições.[34-36] Segundo Cruz-Jentoft e cols.,[35] a sarcopenia tem sido diagnosticada em 29% da população em geral, em 14 a 33% em populações em internações domiciliares assistidas a longo prazo por outras doenças e 10% em populações hospitalares.

Uma equação antropométrica foi preconizada por Baumgartner e cols.[37] para estimar a presença de sarcopenia. O índice identifica a relação entre a massa do esqueleto apendicular (membros superiores e inferiores), em quilogramas, pela altura (em metros) ao quadrado, ou seja em kg/m^2. O valor do ponto de corte para avaliar a presença de sarcopenia, quando associado à disfunção, é 7,26 kg/m^2 para o sexo masculino e 5,45 kg/m^2 para o sexo feminino.[16,37-38] Esse índice é também conhecido com índice musculoesquelético relativo – RSMI (*relative skeletal muscle index*) ou índice de massa magra apendicular – IMMA. Nesse estudo, o peso da massa do esqueleto apendicular foi mensurado como a soma da massa tissular das pernas e dos braços. As medidas obtidas do peso da massa do esqueleto apendicular, obtidas por ressonância magnética foram comparadas às obtidas por DXA para a validação do método. A diferença entre o DXA e a ressonância não foi significativa.

Considerando a importante repercussão clínica da massa magra,[11,36] a investigação para a presença da sarcopenia deve ser ampliada. Além da população que claramente apresenta perda de massa muscular, é importante investigar os indivíduos obesos, assim como as crianças e os adultos jovens. As alterações metabólicas nos pacientes que cursam com um quadro de resistência à insulina, excesso de gordura corporal total e reduzida massa muscular têm sido frequentemente descritas nessa população.[11,16,36,38]

A obesidade é definida como acúmulo excessivo de gordura corporal em relação à massa magra, sendo considerado obeso o indivíduo com mais de 25% de gordura corporal total no sexo masculino e mais de 35% no sexo feminino.[39] O índice de massa corporal (IMC) associado a esse percentual de gordura corresponde a valores iguais ou superiores a 30 kg/m^2; esse valor foi estabelecido pela Organização Mundial de Saúde como o ponto de corte para definir a presença de obesidade em populações.[40] Estima-se, em indivíduos eutróficos, que o tecido adiposo não deve ultrapassar 15% do peso corporal total no sexo masculino e 25% no sexo feminino.[3,41] No entanto, muita discussão tem sido gerada a respeito das limitações do conceito de IMC.[38] Dessa forma, para estabelecer um diagnóstico de obesidade mais acurado e precoce, faz-se necessária não apenas a identificação do peso e da altura corporal, mas também a aplicação de técnicas que avaliem a composição corporal dos pacientes.[39,42]

Dentre as limitações do IMC, pode-se destacar que a composição do peso corporal não é avaliada. Ou seja, o excesso de peso pode ser constituído ou por tecido adiposo ou, inversamente, pela hipertrofia muscular, sendo que ambas serão diagnosticadas como excesso de massa corporal. Por outro lado, um baixo índice de IMC pode ser devido a um déficit de massa livre de gordura (sarcopenia) ou uma mobilização do tecido adiposo ou ambos combinados.[38]

Schutz, Kyle e Pichard[38] ressaltam a importância do entendimento da composição corporal e, além dos dados de massa muscular, quantificados pelo RSMI, também apresentam valores de adequação para a massa gorda, destacando o FMI (*fat mass index*). Esse índice descreve a relação entre o peso de gordura total e altura, expressos em metros ao quadrado [peso de gordura total (kg)/altura (m), ao quadrado]. Os autores apresentam valores de referência encontrados em uma população contendo 5.635 indivíduos de caucasianos entre 18 a 98 anos, de acordo com o sexo e a faixa etária.

À semelhança de outros indicadores do estado nutricional, destaca-se aqui a importância da realização de exames individuais seriados, nos quais os dados colhidos deverão ser comparados com os dados sucessivos, com a avaliação e a evolução clínica e os demais indicadores de avaliação nutricional.[38]

Conclusão

Diversos estudos apontam para a importância da avaliação de composição corporal no diagnóstico e no tratamento de condições clínicas, em especial as que envolvem carência ou excesso de gordura corporal, redução da massa magra e suas implicações no controle metabólico, como na resistência à insulina, entre outras. A sarcopenia e a obesidade são frequentemente preditores de complicações que aumentam as hospitalizações e a morbimortalidade. Dessa forma, a utilização de métodos de investigação acurados, precisos e já disponíveis na prática clínica, como o DXA, permitem um diagnóstico mais precoce nessas condições que afetam a saúde do indivíduo.

Referências bibliográficas

1. Duarte ACG, Castelanni FR. Semiologia nutricional. Rio de Janeiro: Editora Axcel Books, 2002.
2. Silva MKS, Félix DS, Tanure CMC. Doente neurológico. In: Nutrição clínica. Neto FT (org.). Rio de Janeiro: Guanabara Koogan 2003; 383-93.
3. Duarte ACG. Avaliação nutricional: aspectos clínicos e laboratoriais. São Paulo: Atheneu, 2007.
4. Bezerra PC, Sugai A. Tratamento nutricional em doenças neurológicas. In: Vaz EM, Fidelix MSP, Nascimento VMB (ed.). Associação Brasileira de Nutrição PRONUTRI Programa de Atualização em Nutrição Clínica. Ciclo 3. Porto Alegre: Artmed Panamericana 2014; 39-89.
5. Gibson R. Principles of nutritional assessment. Oxford: Oxford University Press, 1990.
6. Bozetti F. Nutritional assessment from the perspective of a clinician. JPEN J Parenter Enteral Nutr 1987; 11:115S-21S.
7. Albanese CV, Diessel E, Genant HK. Clinical applications of body composition measurements using DXA. J Clin Densit 2003; 6(2):75-85. doi:http://dx.doi.org/10.1385/JCD:6:2:75, 2003.
8. Kelly TL, Wilson KE, Heymsfield SB. Dual Energy X-Ray Absorptiometry Body Composition Reference Values from NHANES. PLoS ONE 2009; 4(9):e7038.
9. Deman P, Barden H, Ergun D. Advances in body composition measurement using DXA. J Clin Dens: Ass Skel Health 2009; 12(1):128.

10. Zamboni M, Mazzali G, Fantin F, Rossi A, Di Francesco V. Sarcopenic obesity: a new category of obesity in the elderly. Nutr Met Card Dis 2007; 18(5):388-95. doi:10.1016/j.numecd. 10.002.
11. Batsis J, Buscemi S. Sarcopenia, sarcopenic obesity and insulin resistance. In: Croniger C (org.). Medical Complications of Type 2 Diabetes, 2011. doi: 10.5772/22008
12. Bi X, Seabolt L, Shibao C, Buchowski M, Kang H, Keil CD, et al. DXA-measured visceral adipose tissue predicts impaired glucose tolerance and metabolic syndrome in obese Caucasian and African-American women. Eur J Clin Nutr 2015; 69(3):329-36. doi:10.1038/ejcn.2014.227.
13. Freitas P, Santos AC, Carvalho D, Pereira J, Marques R, Martinez E et al. Fat mass ratio: an objective tool to define lipodystrophy in HIV-infected patients under antiretroviral therapy. J Clin Densitom 2010; 13(2):197-203. doi:10.1016/j.jocd.2010.01.005.
14. Aasen G, Fagertun H, Halse J. Effect of regional fat loss assessed by DXA on insulin resistance and dyslipidaemia in obese women. Scandinavian J Clin Lab Invest 2010; 70(4):229-36. doi:10.3109/00365511003628328, 2010.
15. Lang T, Streeper T, Cawthon P, Baldwin K, Taaffe DR, Harris TB. Sarcopenia: etiology, clinical consequences, intervention, and assessment. Osteoporos Int 2010; 21(4):543-59. PubMed PMID: PMC2832869. doi:10.1007/s00198-009-1059-y.
16. Morley JE, Abbatecola AM, Argiles JM, Baracos V, Bauer J, Bhasin S et al. Sarcopenia with limited mobility: an international consensus. J Am Med Dir Assoc 2011; 12(6):403-9. doi:10.1016/j.jamda.2011.04.014.
17. Toombs RJ, Ducher G, Shepherd JA, De Souza MJ. The impact of recente technology advances on the trueness and precision of DXA to assess body composition. Obesity 2012; 20:30-9.
18. Deman P, Barden H, Ergun D. Advances in body composition measurement using DXA. J Clin Dens: Ass Skel Health 2009; 12(1):128.
19. Eis SR. Densitometria mais que óssea. Informativo Oficial da Sociedade Brasileira de Densitometria Clínica 2009; 21.
20. Mendonça LMC. Composição corporal x DXA: possibilidades do método e a importância do seu desenvolvimento para a medicina. Inform Ofic Soc Bras Densitom Clin 2009; 21.
21. The International Society for Clinical Densitometry (ISCD). The International Society for Clinical Densitometry Middletown, 2015. [12/09/2015]. Disponível em: http://www.iscd.org/.2015.
22. GE Medical Systems Lunar. Manual de especificações técnicas e de segurança. Lunar Densitômetro ósseo com raio x baseado em enCORE. 4 ed., 2010.
23. Pietrobelli A, Formica C, Wang Z, Heymsfield SB. Dual-energy X-ray absorptiometry body composition model: review of physical concepts. Am J Phys – Endocrin Metab 1996; 271(6):E941-E51.
24. CNEN-NE 3.01. Diretrizes básicas de radioproteção, 1988 [cited 2015 08.22.2015]. Disponível em: http://www.lpr-den.com.br/ne301.pdf.
25. Hall EJ. Radiobiology for the radiologist. 4 ed. Philadelphia: J.B. Lippincott Company, 1994.
26. Damilakis J, Adams JE, Guglielmi G, Link TM. Radiation exposure in X-ray-based imaging techniques used in osteoporosis. Eur Rad 2010; 20(11):2707-14. PubMed PMID: PMC2948153. doi:10.1007/s00330-010-1845-0.
27. Damilakis J, Solomou G, Manios GE, Karantanas A. Pediatric radiation dose and risk from bone density measurements using a GE Lunar Prodigy scanner. Osteoporos Int 2013; 24(7):2025-31. English. doi:10.1007/s00198-012-2261-x.
28. Patel R, Blake GM, Batchelor S, Fogelman I. Occupational dose to the radiographer in dual X-ray absorptiometry: a comparison of pencil-beam and fan-beam systems. British J Rad 1996; 69(1):539-43.
29. Waddington WA, Marsden PJ. Whole body radiation dose to the operator in bone mineral densitometry. Brit J Radiol 2001; 74(888):1161-2.
30. Sociedade Brasileira de Densitometria Clínica. The International Society For Clinical Densitometry. Curso de Certificação para Operadores. São Paulo: Soc Bras Densitom Clin, 2008.
31. Brownbill R, Ilich J. Measuring body composition in overweight individuals by dual energy x-ray absorptiometry. BMC Medical Imaging. 2005; 5(1):1. PubMed PMID: doi:10.1186/1471-2342-5-1.
32. Hangartner TN, Warner S, Braillon P, Jankowski L, Shepherd J. The official positions of the international society for clinical densitometry: acquisition of dual-energy X-ray absorptiometry body composition and considerations regarding analysis and repeatability of measures. J Clin Densitom 2013; 16(4):520-36. doi:10.1016/j.jocd.2013.08.007.
33. Zamboni M, Mazzali G, Fantin F, Rossi A, Di Francesco V. Sarcopenic obesity: a new category of obesity in the elderly. Nutr Met Card Dis 2007; 18(5):388-95. doi:10.1016/j.numecd. 10.002.
34. International Working Group on S. Sarcopenia: An Undiagnosed Condition in Older Adults. Current consensus definition: prevalence, etiology, and consequences. J Am Med Dir Assoc 2011; 12(4):249-56. PubMed PMID: PMC3377163. doi:10.1016/j.jamda.2011.01.003.

35. Cruz-Jentoft AJ, Landi F, Schneider SM, Zúñiga C, Arai H, Boirie Y et al. Prevalence of and interventions for sarcopenia in ageing adults: a systematic review. Report of the International Sarcopenia Initiative (EWGSOP and IWGS). Age and Ageing 2014; 43(6):748-59. PubMed PMID: PMC4204661. doi:10.1093/ageing/afu115.

36. Mclean RR, Shardell MD, Alley DE, Cawthon PM, Fragala MS, Harris TB et al. Criteria for clinically relevant weakness and low lean mass and their longitudinal association with incident mobility impairment and mortality: The Foundation for the National Institutes of Health (FNIH) Sarcopenia Project. J Geront Series A: Biol Sci Med Sci 2014; 69(5):576-83. PubMed PMID: PMC3991140. doi:10.1093/gerona/glu012.

37. Baumgartner RN, Koehler KM, Gallagher D, Romero L, Heymsfield SB, Ross RR et al. Epidemiology of sarcopenia among the elderly in New Mexico. Am J Epidemiol 1998; 147(8):755-63.

38. Schutz Y, Kyle UUG, Pichard C. Fat-free mass index and fat mass index percentiles in Caucasians aged 18-98 y. Intern J Obes 2002; 26(7):953-60.

39. Bray GA. Classification and evaluation of the obesities. Med Clin North Am 1989; 73(1):161-84. PubMed PMID: 2643002. Eng, 1989.

40. World Health Organization (WHO). Physical status: the use and interpretation of anthropometry. Report of a WHO Expert Comitte. Who Technical Report Series 854. Geneva: WHO, 1995.

41. Wadi MT, Fonseca PTR, Leão LSCS, Santos RO. Bioquímica da obesidade. In: Síndrome metabólica: semiologia, bioquímica e prescrição nutricional. Duarte ACG, Failace GBD, Wadi MT, Pinheiro RL (ed.). Rio de Janeiro: Axcel Book 2005; 35-91.

42. Okorodudu DO, Jumean MF, Montori VM, Romero-Corral A, Somers VK, Erwin PJ et al. Diagnostic performance of body mass index to identify obesity as defined by body adiposity: a systematic review and meta-analysis. Int J Obes 2010; 34(5):791-9.

CAPÍTULO 8

Semiologia Nutricional Inflamatória

Antonio Cláudio Goulart Duarte
Amanda Maigre Duarte

"Mais vale um bocado de pão seco, com a paz,
do que uma casa cheia de carnes, com discórdia".
Provérbios 17,1

Introdução

Todo paciente com doença já diagnosticada ou não apresenta um elemento comum na fisiopatologia: *a inflamação*.

Inflamação (*inflammare*), flegmasia ou flogose pode ser definida como:

a) "Conjunto dos fenômenos reativos que se produzem no local irritado por um agente patogênico", conforme Garnier, Delamare. Dicionário de Termos Técnicos de Medicina. 20 ed. Andrei Editora, 1984.

b) "Reação protetora, localizada, produzida por tipos diferentes de agressão (física, química, alérgica, microbiana) e que se destina a *destruir*, *diluir* ou *isolar* tanto o agente agressor quanto o(s) tecido(s) lesado(s)", conforme Aurélio Buarque de Hollanda Ferreira. Novo Aurélio século XXI: O dicionário da língua portuguesa. 3 ed. Nova Fronteira Editora, 1999.

Portanto, há necessidade de inflamar para cicatrizar e para a recuperação de tecido e função.

Não há vida sem inflamação; porém, se há muita inflamação, poderá não haver vida.

A inflamação atua, de forma necessária e fundamental, para reparação dos tecidos por meio de: crescimento celular, fibrose e cicatrização de feridas.

Dois processos são utilizados pela inflamação na reparação dos tecidos:
1. Regeneração: indica a substituição de células mortas por outras do mesmo tipo;
2. Fibroplasia: indica a substituição por tecido conjuntivo. Assim, a inflamação pode atuar de forma positiva ou negativa. O que vem a ser essa diferença?

Vamos treinar um pouco? Veja as Figuras 8.1 a 8.6 e responda em quais existem inflamação positiva ou negativa.

Como estou inflamado, positivo ou negativo?

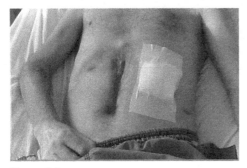

Figura 8.1.

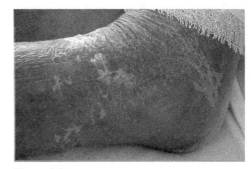

Figura 8.2.

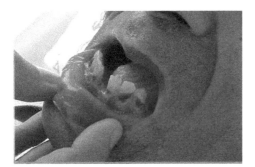

Figura 8.3.

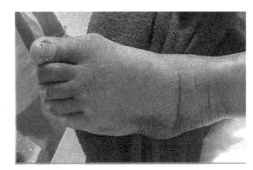

Figura 8.4.

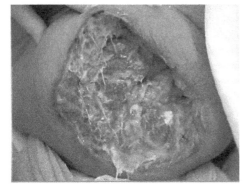

Figura 8.5.

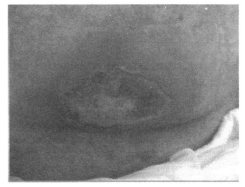

Figura 8.6.

Repararam nas lesões? Chegaram a um diagnóstico de quais são inflamação positiva ou negativa?

O que vem a ser inflamação positiva ou negativa?

- *Inflamação positiva* é a utilização de todo arsenal inflamatório do hospedeiro de forma protetora, isto é, para reparação de tecidos, em que as respostas clínicas, laboratoriais e histológicas são desejadas, toleradas e a cicatrização ocorre.
- *Inflamação negativa* é a utilização do arsenal inflamatório, pelo agente causal, de forma prejudicial ao hospedeiro, isto é, há desenvolvimento de doença inflamatória local ou sistêmica, na qual as respostas clínicas, laboratoriais e histológicas não são desejadas, toleradas e a cicatrização não ocorre.

Inflamação é resposta a estímulo e pode oferecer resultados positivos – recuperação, cura – ou negativos, como doença grave, prolongada, invalidez e morte.

O balanço entre os efeitos positivos e negativos afeta e é afetado pelo estado nutricional do hospedeiro no momento da agressão inflamatória. Portanto, há necessidade de energia e proteína suficientes, isto é, equilíbrio entre oferta e uso de carbono e nitrogênio, para que a resposta positiva supere a negativa, enquanto o tratamento da causa está em curso. Se houver predomínio desses substratos metabólicos principalmente de forma precoce, junto a adequado tratamento da doença de base e suas comorbidades, as chances de ocorrer resposta positiva são maiores.

> **ATENÇÃO:**
> Desnutrição caloricoproteica é o mesmo que desnutrição carbono-nitrogenada, enquanto a proteicocalórica é nitrogênio-carbonada.

Veja as Figuras 8.7 a 8.10 e responda:

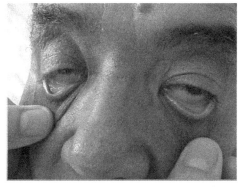

Figura 8.7. Inflamação positiva ou negativa? Balanço carbono-nitrogênio adequado?

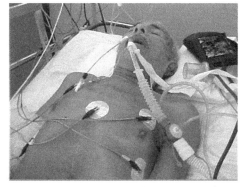

Figura 8.8. Inflamação positiva ou negativa? Balanço carbono-nitrogênio adequado?

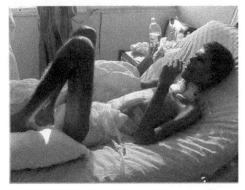 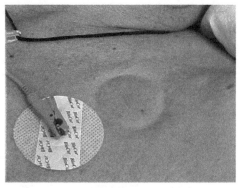

Figura 8.9. Inflamação positiva ou negativa? Balanço carbono-nitrogênio adequado?

Figura 8.10. Inflamação positiva ou negativa? Balanço carbono-nitrogênio adequado?

Muito bem, já treinaram?
Esperem que ainda tem mais!

Marcadores semiológicos da fase inflamatória

Na semiologia se procura identificar sinais, sintomas e marcadores que possam auxiliar no diagnóstico. O mesmo acontece quando se trata de semiologia inflamatória nutricional, pois nesse caso se pretende estudar algumas variáveis clínicas e laboratoriais que correlacionem inflamação com desnutrição. Vejamos, então:

Parâmetros clínicos do exame físico

Podem ser analisados por meio do exame dos sinais vitais, mais precisamente da verificação de: frequência respiratória; temperatura axilar; frequência cardíaca e pressão arterial, os conhecidos "PA" e "TPR", sinais vitais da prescrição médica e de enfermagem.

Esses parâmetros devem ser analisados ao longo da evolução diária do paciente, isto é, como evoluíram tais parâmetros ao longo das 24 horas anteriores; e assim poderemos aferir se ocorre inflamação positiva ou negativa. Mais adiante vamos detalhar essa interpretação.

Parâmetros laboratoriais

Existem marcadores laboratoriais que retratam, de forma simples, a existência de inflamação sistêmica, de forma inespecífica, como as medições da velocidade de hemossedimentação (VHS) e da proteína C reativa (PCR), sendo que a primeira reflete processo inflamatório de maior duração ou cronicidade, enquanto a segunda se associa com inflamação mais aguda.

Sendo a inflamação uma reação complexa e de gasto calórico intenso, o estudo do comportamento glicêmico se faz importante, bem como a análise dos níveis sanguíneos do pH e do lactato, que refletem o estado acidobásico atual e o consumo aeróbico ou não do paciente.

Toda resposta inflamatória requer movimentação leucocitária e, por vários mecanismos, ocorrerão variações na leucometria (contagem dos leucócitos no sangue circulante), que poderá estar elevada, leucocitose ou não.

Semiologia Nutricional Inflamatória

Assim, prestemos atenção na evolução diária desses parâmetros para que possamos entender a relação inflamação-desnutrição, e com isso sabermos se o paciente está evoluindo de forma positiva ou não.

Vamos à interpretação da semiologia nutricional inflamatória?

De todos os mediadores já salientados, alguns são fundamentais e recomendamos que sejam selecionados e interpretados, são eles os "atores".

> **"Atores":**
> Glicemia;
> Frequência respiratória;
> Temperatura axilar;
> Frequência cardíaca;
> Pressão arterial;
> Leucometria.

Glicemia

Reflete a utilização da glicose na resposta inflamatória e a resistência periférica ou intolerância a insulina.

Na inflamação, o paciente permanece com tendência a hiperglicemia, pelas condições de estresse metabólico e pela liberação dos hormônios de contrarregulação; porém, essa hiperglicemia deverá se situar em uma faixa tolerável, a fim de não prejudicar a resposta imunológica.

A busca pelo controle da glicemia, inclusive por meio de insulinoterapia intensiva, permite ao paciente melhor tolerância ao estresse e inflamação; assim, conforme a evolução nas 24 horas anteriores da glicemia, sabemos se ocorre inflamação positiva ou negativa.

Se a glicemia permanecer, nas 24 horas anteriores, mais tempo acima de 150 mg/dL ou ocorrer, por qualquer razão, um único episódio de glicemia inferior a 60 mg/dL, teremos resposta inflamatória negativa. Por outro lado, se a glicemia variar entre 60 a 150 mg/dL, teremos resposta inflamatória positiva.

Frequência respiratória

Excluindo causas cardiorrespiratórias, a frequência respiratória é o sinal mais precoce que indica alteração no equilíbrio ácido-base.

Varia, nos adultos, entre 12 e 20 incursões respiratórias por minuto (irpm). Quando está acima de 20 irpm existe taquipneia e, quando abaixo de 12, bradpneia.

Taquipneia é a manifestação mais precoce de acidose metabólica, pois indica a necessidade de alcalose respiratória a fim de eliminar gás carbônico e com isso tamponar o sistema ácido-base.

Se a frequência respiratória permanecer, nas 24 horas anteriores, mais tempo acima de 24 irpm ou ocorrer, por qualquer razão um único episódio de frequência respiratória inferior a 12 mg/dL (bradpneia), teremos resposta inflamatória negativa. Por outro lado, se a frequência respiratória variar entre 12 e 24 irpm, teremos resposta inflamatória positiva.

Temperatura axilar

A resposta inflamatória implica em aumento da taxa metabólica e do gasto energético, o que resulta em elevação da temperatura corporal.

A temperatura axilar varia geralmente entre 36,0 °C e 37,5 °C. Essa variação é influenciada por fenômenos fisiológicos, ambientais, medicamentos e inflamatórios. Quando está acima de 37,5 °C, existe hipertermia e não febre, pois esta é uma síndrome em que ocorre hipertermia, além de outros sinais e sintomas. Quando abaixo de 36,0 °C, há hipotermia.

Se a temperatura axilar permanecer, nas 24 horas anteriores, mais tempo acima de 38,0 °C ou ocorrer por qualquer razão um único episódio de temperatura axilar inferior a 36,0 °C (hipotermia), teremos resposta inflamatória negativa. Por outro lado, se a temperatura axilar variar entre 36,0 °C e 38,0 °C teremos resposta inflamatória positiva.

Frequência cardíaca

A resposta inflamatória implica em aumento da taxa metabólica, do gasto energético, da temperatura corporal e, portanto, da elevação na frequência cardíaca para suprir tecidos de oxigênio e nutrientes.

A frequência cardíaca varia, nos adultos, geralmente entre 60 e 100 batimentos por minutos (bpm). Essa variação é influenciada por fenômenos fisiológicos, ambientais, medicamentos e inflamatórios. Quando está acima de 100 bpm existe taquicardia, e quando abaixo de 60 bpm bradicardia.

Se a frequência cardíaca permanecer, nas 24 horas anteriores, mais tempo acima de 120 bpm ou ocorrer por qualquer razão um único episódio de frequência cardíaca inferior a 60 bpm (bradicardia), teremos resposta inflamatória negativa. Por outro lado, se a frequência cardíaca variar entre 60 e 120 bpm teremos resposta inflamatória positiva.

Pressão arterial sistêmica

A resposta inflamatória implica em aumento da taxa metabólica, do gasto energético, da temperatura corporal, da elevação na frequência cardíaca e, portanto, necessita de maior pressão arterial sistêmica para suprir tecidos de oxigênio e nutrientes.

A pressão arterial sistêmica pode ser sistólica (PAS), isto é, a máxima que se ouve ou mede, refletindo o débito cardíaco, e diastólica (PAD), a mínima relacionada com a resistência vascular periférica.

A pressão arterial sistólica (PAS) varia, nos adultos, geralmente entre 100 e 120 milímetros de mercúrio (mmHg). Essa variação é influenciada por fenômenos constitucionais, familiares, fisiológicos, ambientais, medicamentos e inflamatórios. Quando está acima de 120 mmHg, existe hipertensão arterial sistólica e, quando abaixo de 100 bpm, hipotensão arterial.

Se a pressão arterial sistólica (PAS) permanecer, nas 24 horas anteriores, mais tempo acima de 140 mmHg ou ocorrer, por qualquer razão, um único episódio de pressão arterial sistólica (PAS) inferior a 100 mmHg (hipotensão), teremos resposta inflamatória negativa. Por outro lado, se a pressão arterial sistólica (PAS) variar entre 100 e 140 mmHg, teremos resposta inflamatória positiva.

Leucometria

A resposta inflamatória implica em aumento da taxa metabólica, do gasto energético, da temperatura corporal, da elevação na frequência cardíaca, de maior pressão arterial

Semiologia Nutricional Inflamatória

sistêmica para suprir tecidos de oxigênio e nutrientes e, portanto, de maior número de leucócitos, principalmente neutrófilos e linfócitos, para adequada resposta imunológica anti-inflamatória e cicatricial.

A contagem dos leucócitos no sangue periférico é denominada leucometria e envolve o valor total e específico.

A leucometria varia, nos adultos, geralmente entre 5.000 e 10.000 leucócitos por milímetro cúbico (cel/mm³). Essa variação é influenciada por fenômenos constitucionais, familiares, fisiológicos, ambientais, medicamentos e inflamatórios. Quando está acima de 10.000 cel/mm³ existe leucocitose, e quando abaixo de 5.000 cel/mm³, leucopenia.

Se a leucometria permanecer, nas 24 horas anteriores, mais tempo acima de 120.000 cel/mm³ ou ocorrer, por qualquer razão, um único episódio de leucometria inferior a 5.000 cel/mm³ (leucopenia), teremos resposta inflamatória negativa. Por outro lado, se a leucometria variar entre 5.000 e 12.000 cel/mm³, teremos resposta inflamatória positiva.

ATENÇÃO:
1. Para correta interpretação dos parâmetros "atores", é fundamental a leitura da ficha de evolução dos sinais vitais que a enfermagem preenche e que fica em anexo à de prescrição médica ou de enfermagem.
2. Verificar a evolução dos parâmetros ao longo das 24 horas anteriores e analisando suas variações, isto é, o paciente ficou mais tempo na faixa de resposta positiva ou negativa.
3. Não é para valorizar os valores máximo ou mínimo, nem a média da variação, e sim como foi a evolução.
4. Para a leucometria, comparar a variação diária do leucograma que geralmente é feito uma vez ao dia.

Veja a síntese do exposto na Tabela 8.1.

Esses "atores" deverão ser analisados na ordem exposta: glicemia; frequência respiratória; temperatura axilar; frequência cardíaca; pressão arterial sistólica e leucometria.

Quem tiver mais alterações terá o diagnóstico semiológico inflamatório nutricional. Assim, se houver quatro marcadores negativos e dois positivos, o paciente estará com inflamação negativa naquela evolução. Se for o oposto, por exemplo, teremos inflamação positiva.

Como são seis "atores", em caso de empate em 3 a 3, a glicemia será o marcador de desempate; logo neste "jogo não haverá empate".

Tabela 8.1. Parâmetros clínicos e laboratoriais em relação a resposta inflamatória positiva e negativa

Parâmetros "atores"	Inflamação positiva	Inflamação negativa
Glicemia (mg/dL)	60-150	> 150 ou < 60
Frequência respiratória (irpm)	12-24	> 24 ou < 12
Temperatura axilar (°C)	36-38	> 38 ou < 36
Frequência cardíaca (bpm)	60-120	> 120 ou < 60
Pressão arterial sistólica (mmHg)	100-140	> 140 ou < 100

Vamos analisar mais alguns casos?
Ver Figuras 8.11 a 8.20.

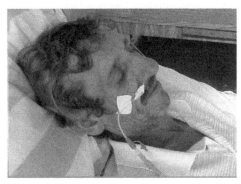

Figura 8.11. Inflamação positiva ou negativa?
Balanço carbono-nitrogênio adequado?

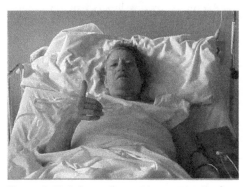

Figura 8.12. Inflamação positiva ou negativa?
Balanço carbono-nitrogênio adequado?

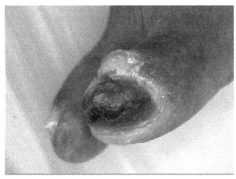

Figura 8.13. Inflamação positiva ou negativa?
Balanço carbono-nitrogênio adequado?

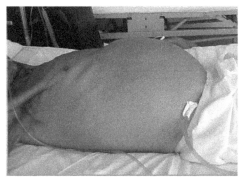

Figura 8.14. Inflamação positiva ou negativa?
Balanço carbono-nitrogênio adequado?

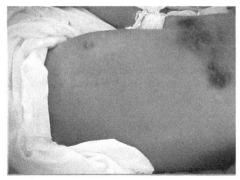

Figura 8.15. Inflamação positiva ou negativa?
Balanço carbono-nitrogênio adequado?

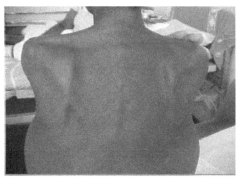

Figura 8.16. Inflamação positiva ou negativa?
Balanço carbono-nitrogênio adequado?

Semiologia Nutricional Inflamatória

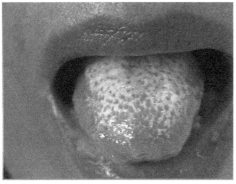

Figura 8.17. Inflamação positiva ou negativa?
Balanço carbono-nitrogênio adequado?

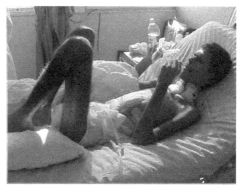

Figura 8.18. Inflamação positiva ou negativa?
Balanço carbono-nitrogênio adequado?

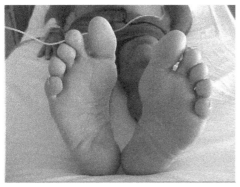

Figura 8.19. Inflamação positiva ou negativa?
Balanço carbono-nitrogênio adequado?

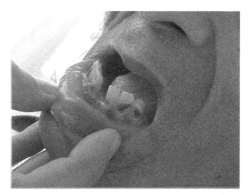

Figura 8.20. Inflamação positiva ou negativa?
Balanço carbono-nitrogênio adequado?

Conclusões

a) Chegaaaaaaaa de coisa feeeeeeeiaaaaaa!!!!!!!!!!!!!!!!!
b) Desnutrição proteicocalórica é sindrome de imunodeficiência adquirida = sida.
c) Inflamação é sindrome de imunodeficiência adquirida = sida.
d) Desnutrição proteicocalórica é inflamação.
e) Desnutrição proteicocalórica = "desnutrite".

*"Mais vale um bocado de caloria, com a inflamação positiva,
do que uma casa cheia de lipídeos + proteínas, com inflamação negativa".*

CAPÍTULO

9

Monitorização Piramidal da Avaliação Nutricional: PIVANUT e Pirâmide da Relação Nutrição-Inflamação: PRENUTI

Antonio Cláudio Goulart Duarte
Amanda Maigre Duarte
Rosângela Lopes Outeiral

Monitorização piramidal da avaliação nutricional: PIVANUT

Avaliação nutricional é de vital importância para o reconhecimento da desnutrição proteicocalórica, bem como da obesidade.

Seu estudo é complexo, partindo de métodos simples até os mais sofisticados.

A monitorização proposta, de forma didática em 2003, tem a forma de pirâmide (piramidal) semelhante à utilizada na análise nutricional dos alimentos e também por todo simbolismo que representa.

Veremos a seguir sua distribuição conforme as cores, que variarão do verde até o vermelho.

O nome escolhido para esta monitorização é PIVANUT, que significa *pi*râmide da a*va*liação *nut*ricional.

As cores foram distribuídas conforme os sinais de importância para o conhecimento e aplicabilidade prática, assim: *verde* representa os métodos que todos deverão saber realizar e interpretar; *amarelo* os que temos de saber interpretar, mesmo que não dominemos as técnicas de realização; e *vermelho* aqueles que são geralmente destinados à pesquisa ou para utilização em locais e por equipes muito especializadas. Veja na Figura 9.1 como ficou *a pirâmide de avaliação nutricional*.

Na Figura 9.2 vemos os métodos mais utilizados, com suas respectivas distribuições por cores.

Observem que no topo da pirâmide temos o mais sensível e específico dos procedimentos diagnósticos nutricionais, o *bom senso*, que só poderá ser obtido baseado nas evidências dos testes realizados.

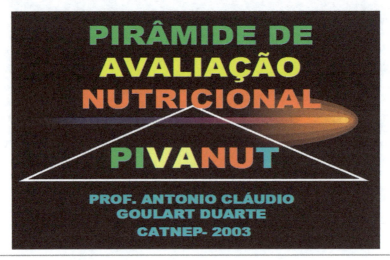

Figura 9.1. Pirâmide de avaliação nutricional – PIVANUT.

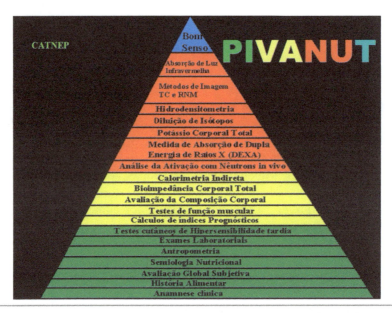

Figura 9.2. Pirâmide com os métodos mais utilizados, com suas respectivas distribuições por cores.

Vamos analisar cada grupo de forma sumária, pois nos capítulos apropriados serão melhor estudados.

Começaremos pela base da pirâmide, em verde, conforme demonstrado na Figura 9.3:
1. Anamnese clínica: valorizar anorexia e perda de peso.
2. História alimentar: por meio dos inquéritos alimentares e os recordatórios.
3. AGS: é uma triagem nutricional que pode ser efetuada de forma rápida e por profissional treinado.

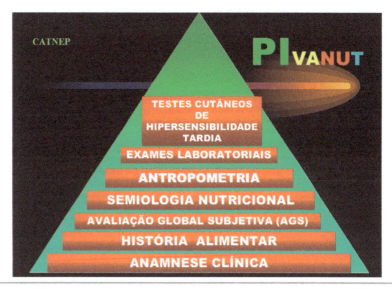
Figura 9.3. Pirâmide com os métodos da base, em verde.

4. Semiologia nutricional: análise da fácies, estado de humor, atrofias e reservas de gordura.
5. Antropometria: índice de massa corporal, porcentagem de perda ponderal, dobras cutâneas, circunferências etc.
6. Exames laboratoriais: hemoglobina, albumina, transferrina, pré-albumina, proteína ligadora do retinol, balanço nitrogenado etc.
7. Testes cutâneos de hipersensibilidade tardia: PPD; SK/SD; tricofitina; cândida.

Vamos para a parte intermediária da pirâmide em amarelo, conforme a Figura 9.4.
Nesse grupo encontramos métodos mais complexos, como:
1. Índices prognósticos: como o índice prognóstico nutricional e outros.
2. Força muscular: por meio de medida direta da força com instrumentos apropriados.
3. Composição corporal: análise da massa corporal gorda e magra.
4. Bioimpedância: cálculo da composição corporal pelo estudo da resistência, reatância e do ângulo de fase.
5. Calorimetria indireta: pode ser por meio da avaliação circulatória ou respiratória.

Agora, vamos para a parte superior, em vermelho, conforme demonstrado na Figura 9.5.

Nesse grupo, encontramos métodos mais sofisticados, alguns de uso quase exclusivamente para pesquisas científicas em centros de alta qualificação.

1. Ativação de nêutrons *in vivo*: referência para avaliação de gordura corporal total, proteína, líquido extracelular e minerais ósseos.
2. Absorção dupla (DEXA): análise cintilográfica da densidade óssea, estimando diretamente a massa adiposa total.
3. Potássio corporal total: dosagem *in vivo* da radiação gama do k40. Varia com a idade e adiposidade. Na desnutrição proteicocalórica há redução do potássio corporal total.
4. Hidrodensitometria: a melhor técnica usa o deutério. A hidratação da massa magra é estável; portanto, conhecendo a água corporal total se calcula a massa magra.

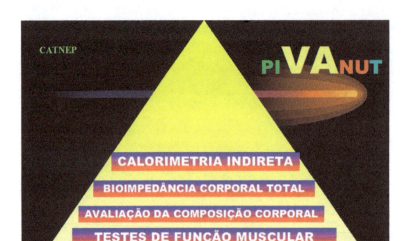

Figura 9.4. Pirâmide com os métodos intermediários, em amarelo.

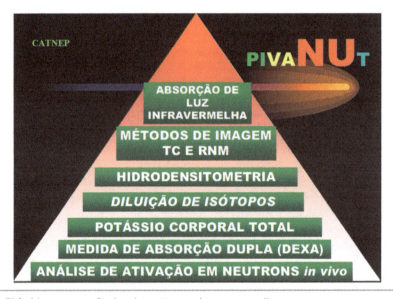

Figura 9.5. Pirâmide com os métodos da parte superior, em vermelho.

Gordura e tecido magro têm densidades conhecidas. Imersão em água + avaliação do peso corporal = volume e densidade = tecido magro e gordura.
5. TC e RNM: métodos de imagem, com e sem raios X, respectivamente, para análise da composição corporal.
6. Absorção de luz infravermelha: método fácil, barato e seguro. Emissão de IV contra a pele, geralmente no bíceps. Estima-se a composição corporal.

Finalmente, chegamos ao mais completo de todos, na Figura 9.6.

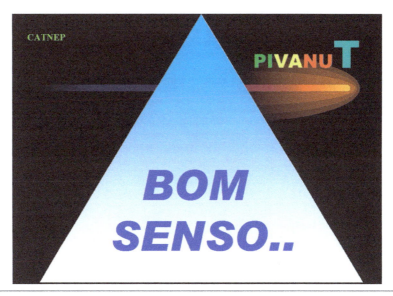

Figura 9.6. Pirâmide com o método do ápice, em azul.

Esse, sem sombra de dúvida, é o melhor e mais fiel método de análise nutricional, mas sempre precedido de realização de estudos com os procedimentos já estabelecidos pela literatura.

Pirâmide da relação nutrição-inflamação: PRENUTI

Diagnosticar a desnutrição é de suma importância na evolução e tratamento dos doentes.

A desnutrição proteicocalórica afeta o sistema imunológico em todas as suas etapas e em todos os seus agentes, causando um complexo de imunodeficiência secundária.

Apesar do conhecimento da frequência e das consequências da desnutrição hospitalar, nem sempre a terapia nutricional ativa é iniciada em momento adequado.

Intervenções nutricionais específicas, como uma avaliação nutricional e o uso de terapias como a nutrição enteral (NE) e a nutrição parenteral total (NPT) podem reduzir o impacto da desnutrição que, frequentemente, acomete os pacientes hospitalizados.

Por estar relacionada com a desnutrição, a albumina vem se mostrando eficiente indicativo de prognóstico nutricional e de risco para complicações durante a internação, representando uma medida de avaliação do estado nutricional.

Pacientes desnutridos com valores séricos de albumina inferior a 3,5 g/dL têm prognóstico nutricional pior que aqueles com valores superiores; porém, em alguns casos, o valor da albuminemia deverá ser relacionado com o da proteína sérica total e mais precisamente com a globulinemia na análise da relação albumina/globulina.

Isso se deve ao fato de que em condições de grave reação inflamatória sistêmica ocorrem hipoalbuminemia em razão de hiperglobulinemia, invertendo a relação normal albumina-globulina que é maior ou igual a 1. Assim, a redução na albumina sérica representará mais a intensidade da resposta inflamatória do que desnutrição.

A proteína total geralmente é superior a 6,0 g/dL e sofre interferência do estado de hidratação, entre outras; portanto, valores inferiores a 5,0 g/dL têm maior correlação com risco de complicações no pós-operatório.

A relação albumina-globulina nos leva a interpretação da relação desnutrição-inflamação, que pode ser demonstrada no Quadro 9.1, a seguir:

Quadro 9.1. Relação albumina-globulina na relação desnutrição-inflamação

Alb < 3,5 g/dL	Alb < 3,5 g/dL	Alb < 3,5 g/dL	Alb < 3,5 g/dL
PtnT ≥ 5,0 g/dL	PtnT ≥ 5,0 g/dL	PtnT < 5,0 g/dL	PtnT < 5,0 g/dL
A/G 1,0	A/G < 1,0	A/G ≥ 1,0	A/G < 1,0
d i	d I	D i	D I

Vamos analisar esse quadro, passo-a-passo:
1. Inicialmente, esse quadro deve ser usado apenas para valores de albuminemia (Alb) inferiores a 3,5 g/dL.
2. Após a constatação da hipoalbuminemia, observe o valor da proteína total (PtnT) e separe em dois grupos: um com valores iguais ou maiores que 5,0 g/dL e outro menor.
3. A seguir, faça o cálculo da relação albumina-globulina (A/G) dividindo o valor obtido da albuminemia pelo da globulinemia. Teremos dois tipos de resultados: maior ou igual a 1 e menor que 1.
4. Observe que agora se formam quatro grupos:
    a) PtnT ≥ 5,0 g/dL e A/G ≥ 1;
    b) PtnT ≥ 5,0 g/dL e A/G < 1;
    c) PtnT < 5,0 g/dL e A/G ≥ 1;
    d) PtnT < 5,0 g/dL e A/G < 1.
5. A análise desses quatro grupos pode ser assim interpretada em função da relação desnutrição-inflamação:
    a) d i = PtnT ≥ 5,0 g/dL e A/G ≥ 1;
    b) d I = PtnT ≥ 5,0 g/dL e A/G < 1;
    c) D i = PtnT < 5,0 g/dL e A/G ≥ 1;
    d) D I = PtnT < 5,0 g/dL e A/G < 1.
6) Assim temos:
    a) d i = *pouco desnutrido e inflamado*, com a mesma repercussão;
    b) d I = *mais inflamado* do que desnutrido;
    c) D i = *mais desnutrido* do que inflamado;
    d) D I = *muito desnutrido e inflamado*, com a mesma repercussão.
7. Assim, teremos, ao final, uma relação desnutrição-inflamação, na qual a desnutrição pode ser superior ou semelhante à inflamação ou vice-versa.

A desnutrição é uma síndrome de consumo do compartimento calórico ou proteico. Há casos em que a perda calórica excede a proteica, caracterizando a desnutrição caloricoproteica (DCP), enquanto em outros há maior perda proteica que calórica, caracterizando a desnutrição proteicocalórica (DPC).

Há diferenças entre a DCP e DPC no que se refere à resposta imunológica, pois no último caso, DPC, a imunodeficiência secundária gerada é mais grave. Assim, o quadro anterior pode ser agora analisado de forma mais complexa conforme o Quadro 9.2.

Quadro 9.2. Relação desnutrição-inflamação em função do predomínio calórico (DCP) ou proteico (DPC)

Alb < 3,5 g/dL	Alb < 3,5 g/dL	Alb < 3,5 g/dL	Alb < 3,5 g/dL
PtnT ≥ 5,0 g/dL	PtnT ≥ 5,0 g/dL	PtnT < 5,0 g/dL	PtnT < 5,0 g/dL
A/G ≥ 1,0	A/G < 1,0	A/G ≥ 1,0	A/G < 1,0
d i	d I	D i	D I
dcp i dpc i	dcp I dpc I	Dcp i Dpc i	DCP I DPC I

Observem que surgiu uma nova linha compreendendo as subdivisões do símbolo "d" ou "D" com os respectivos complementos: cp, CP, pc ou PC.

Agora já temos oito grupos:

a) dcp i;
b) dpc i;
c) dcp I;
d) dpc I;
e) DCP i;
f) DPC i;
g) DCP I;
h) DPC I.

Podemos encontrar dois tipos de resposta inflamatória: *positiva* (desejada, cicatricial) ou *negativa* (indesejada; progressão da doença; agravamento). Logo, nosso Quadro 9.2 pode ser melhor completado com os sinais de positivo e negativo após os símbolos da inflamação "i" e "I", de acordo com o Quadro 9.3.

Agora é que a coisa complicou, pois ao invés de oito situações, na verdade são 16 possibilidades de relação desnutrição-inflamação.

A situação do ponto de vista de melhor relação desnutrição-inflamação é aquela em que há desnutrição caloricoproteica e inflamação positiva com a mesma repercussão, isto

Quadro 9.3. Relação desnutrição-inflamação em função do predomínio calórico (DCP) ou proteico (DPC) e da resposta inflamatória positiva ou negativa

Alb < 3,5 g/dL	Alb < 3,5 g/dL	Alb < 3,5 g/dL	Alb < 3,5 g/dL
PtnT ≥ 5,0 g/dL	PtnT ≥ 5,0 g/dL	PtnT < 5,0 g/dL	PtnT < 5,0 g/dL
A/G 1,0	A/G < 1,0	A/G ≥ 1,0	A/G < 1,0
d i	d I	D i	D I
dcp i dpc i	dcp I dpc I	Dcp i Dpc i	DCP I DPC I
dcp i + dcp i - dpc i + dpc i -	dcp I + dpc I - dcp I + dpc I -	Dcp i + Dpc i - Dcp i + Dpc i -	DCP I + DPC I - DCP I + DPC I -

é, dcp i+; e a de pior relação é a desnutrição proteicocalórica e inflamação negativa de mesma repercussão, mas de grande intensidade, DPC I-.

De forma didática, a melhor maneira de representarmos as dezesseis situações juntas em um mesmo plano é a utilização de um esquema semelhante à bússola, conforme demonstrado na Figura 9.7.

Vamos analisar essa bússola passo-a-passo:

1. *Primeiro passo:* reparem que os símbolos relacionados com o diagnóstico de desnutrição estão colocados nos extremos dos quadrantes, seguindo o rodar dos ponteiros de um relógio; assim, da esquerda para a direita: dcp; DCP, dpc e DPC. Essa ordem expressa a importância de cada diagnóstico na gravidade da imunodeficiência gerada pela desnutrição.
2. *Segundo passo:* observem que cada quadrante é dividido em arcos conforme o estado de inflamação, isto é: i+; I+; i- e I-. Assim, cada quadrante tem quatro arcos inflamatórios que obedecem a ordem apresentada, pois a melhor resposta inflamatória é o i+, e a pior I-.
3. *Terceiro passo:* vejam que cada item representando os estados de desnutrição e de inflamação tem uma pontuação que não é ponderada, servindo apenas para fins de ilustração e compreensão didática. Dessa forma, temos a seguinte distribuição:
   a) dcp = 1 ponto;
   b) DCP = 2 pontos;

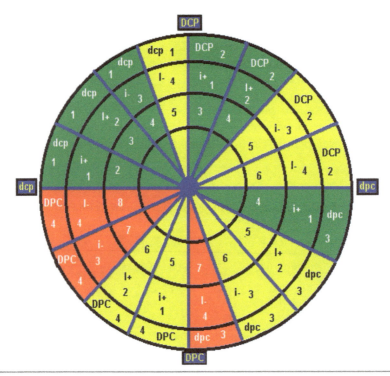

Figura 9.7. Representação gráfica em forma de bússola para demosntrar a relação desnutrição-inflamação em função do predomínio calórico (DCP) ou proteico (DPC) e da resposta inflamatória positiva ou negativa.

Quadro 9.4. Pontuação obtida com a relação desnutrição-inflamação

Desnutrição-inflamação ( ) pontos	dcp (1)	DCP (2)	dpc (3)	DPC (4)
i + (1)	(2)	(3)	(4)	(5)
I + (2)	(3)	(4)	(5)	(6)
i – (3)	(4)	(5)	(6)	(7)
I – (4)	(5)	(6)	(7)	(8)

c) dpc = 3 pontos;
d) DPC = 4 pontos;
e) i + = 1 ponto;
f) I + = 2 pontos;
g) I + = 3 pontos;
h) I – = 4 pontos.

4. *Quarto passo:* ao se fazer o diagnóstico da desnutrição, devemos atribuir sua pontuação; em seguida, ao afirmarmos o tipo de inflamação, aplicamos os pontos correspondentes. Logo, cada paciente receberá duas pontuações; uma pelo diagnóstico nutricional e outra por seu estado inflamatório. Como o menor ponto para cada situação é 1 e o maior é 4, a pontuação final fica entre o mínimo de 2 e o máximo de 8 pontos, conforme demonstrado no Quadro 9.4.

5. *Quinto passo:* observem que no gráfico os arcos são distribuídos por cores conforme um semáforo ou sinal de trânsito. Assim, na cor verde temos as pontuações 2, 3 e 4; na cor amarela temos 5 e 6; e na cor vermelha 7 e 8 pontos. Essa distribuição é para sinalizar a gravidade da relação desnutrição-inflamação. No *sinal verde, "pista livre"*, a situação permite maior facilidade no manejo nutricional; no *amarelo, "tenhamos atenção"*, pois a qualquer momento a situação pode se tornar perigosa para a terapia nutricional; e *no sinal vermelho, que representa o momento de maior necessidade nutricional, tenhamos mais cautela ainda*, pois a inflamação é muito grande e qualquer tentativa de excesso nutricional pode incorrer em falência nutricional.

6. *Sexto passo:* vamos à construção da pirâmide da relação nutrição-inflamação – PRENUTI (Fig. 9.8).

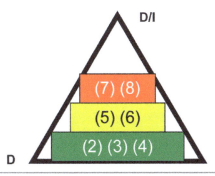

Figura 9.8. Pirâmide da relação nutrição-inflamação – PRENUTI.

7. *Sétimo passo:* de posse dessas informações, interprete seu paciente em função não apenas do diagnóstico nutricional, mas também da gravidade e da relação com a inflamação.

Conclusão

Este capítulo é para reflexão e atuação de forma completa e complexa sobre a semiologia nutricional geral, imunológica e inflamatória, pois acima de tudo, toda atuação multiprofissional de terapia nutricional é uma ação *anti-inflamatória.*

CAPÍTULO 10

Semiologia Homeopática Nutricional

Helio Holperin

Histórico

Em fins do século XVIII, o médico alemão Samuel Hahnemann (Fig. 10.1), desiludido com a prática médica da época, traduzia artigos médicos.

Enquanto trabalhava em um artigo de Cullen sobre um medicamento chamado china, algo lhe chamou a atenção. O quadro de intoxicação causado por essa substância (china) era febre, sudorese, calafrios etc., um quadro extremamente semelhante à doença para a qual ele era usado como tratamento – a malária. Para confirmar, experimentou a mesma droga em si mesmo e obteve os mesmos resultados descritos. Ao perceber a potencialidade de tal método, resolveu ampliar o seu estudo, experimentando outras substâncias (medicamentos que se usavam na época, entre outros). Hahnemann anotava criteriosamente todos os sintomas surgidos nos experimentadores sadios a partir de cada substância utilizada. O médico alemão logo percebeu que poderia utilizar o conhecimento desses experimentos para aplicar uma lei de Hipócrates: *"similia similibus curentur"*, ou a cura pelo semelhante. A substância que causava um determinado sintoma em indivíduo são era ministrada ao doente com sintoma semelhante. Os resultados eram surpreendentes. E, quanto mais o sintoma do doente era parecido (semelhante) com o do relatado na experimentação do indivíduo assintomático, melhores eram os resultados curativos. Portanto, o ato de identificar a febre no paciente passou a ser insuficiente para se prescrever o medicamento ideal em cada caso: era necessário particularizar a febre, ou seja, se esta faz transpirar ou não, se a febre desencadeia algum tipo de emoção ou não, etc. A mesma doença se comportava de uma forma particular em cada indivíduo. As particularidades se tornaram importantes para a escolha do melhor tratamento medicamentoso. Pessoas com a mesma doença eram tratadas com substâncias diferentes.

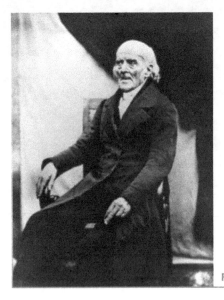

Figura 10.1. Médico alemão Samuel Hahnemann.

A diluição ou dinamização

As substâncias medicamentosas, em seguida, passaram a ser experimentadas sob a forma diluída, pois Hahnemann queria evitar a toxicidade de certas medicações. Essa diluição também é chamada dinamização, pois sujeita a solução a uma espécie de movimentação. Surpreendentemente, a substância dinamizada também despertava sintomas, inclusive os produtos inertes. Estes também se tornaram medicamentos. A dinamização se tornou a opção terapêutica porque apresentava a vantagem de ter menos efeitos adversos.

À medida que a dinamização/diluição aumentava, a qualidade dos sintomas despertados modificava. Quanto mais dinamizados, mais sutis eram os sintomas despertados, ou seja, surgiam mais efeitos da esfera emocional e também da esfera mental.

Patogenesia e matéria médica homeopática

Chama-se patogenesia, o conjunto de sintomas descritos pelos experimentadores e catalogados. Matéria médica homeopática é o conjunto de todas as patogenesias realizadas.

Na patogenesia do medicamento silicea, podem-se encontrar os seguintes sintomas:
- Secura na boca sem sede.
- Náuseas com palpitações.
- Constipação antes e durante a menstruação.
- Obstrução nasal após supressão de suor nos pés.
- Amidalites de repetição.
- Qualquer sintoma piora com o frio e correntes de ar.
- Falta de confiança em si mesmo, medo de fracassar o que o impede de empreender.

Podemos observar que os sintomas acima descritos são individualizantes e específicos. Eles são utilizados para prescrever o medicamento silicea nos pacientes, independentemente da doença apresentada. Nesse caso, silicea está indicado para tratar uma pessoa que

Semiologia Homeopática Nutricional

tenha medo do fracasso e que tenha também alguma doença, inclusive amigdalite. Esse é um aspecto diferencial da homeopatia: não existe doença e sim pessoas doentes. As pessoas são diferentes e necessitam avaliações semiológicas distintas. Para se fazer um diagnóstico homeopático, os sintomas da enfermidade são insuficientes, é necessário conhecer também a totalidade dos sintomas do indivíduo, tais como: suscetibilidade ao clima, desejos e aversões alimentares, alterações do sono, do apetite, da transpiração, os medos, as irritações, as alterações da memória etc. A entrevista se torna uma boa oportunidade para o paciente falar de suas ansiedades, conflitos, frustrações cotidianas.

Na matéria médica do medicamento pulsatila, encontramos os seguintes sintomas:

- Sua cabeça parecia muito quieta e sentindo tudo tão vazio que ela parecia estar só em casa e no mundo.
- Medo do sexo oposto, do casamento.
- Disposição amável e submissa.
- Detesta o contato e deprecia as pessoas como se fossem seres malignos.
- Considera a todos como inimigos.
- Desejo de ser acariciado.
- Reservado, se esconde das pessoas.

Podemos observar que esses sintomas apresentam características diferentes. Identificamos sintomas de sofrimento: medo e carência; outros que evidenciam uma atitude de enfrentamento: disposição amável e busca de carinho; e outros, uma atitude de fuga: se esconde e odeia contato. Podemos perceber, após análise, que os três tipos de sintomas evidenciam uma dinâmica comportamental. Um sofrimento pode levar a dois tipos de comportamentos antagônicos: o enfrentamento ou a fuga.

Sintomas da esfera mental e emocional podem ser considerados de maior valor na hora de repertorizar, procedimento que será visto adiante.

O tratamento com medicamentos homeopáticos é considerado de bom prognóstico se os seguintes efeitos são alcançados:

1. Retornam sintomas na ordem inversa do seu aparecimento. Se o paciente teve eczema aos 5 anos, amidalite aos 7 e asma brônquica aos 12, após o tratamento, ele deve melhorar da asma, ter sintomas de amidalite e, finalmente, eczema.
2. Retornam sintomas de cima para baixo. Da cabeça para os pés.
3. Retornam sintomas de dentro para fora. De órgãos mais importantes para os menos essenciais e/ou mais superficiais como pele e músculos.

Da mesma forma, o prognóstico é adverso se os efeitos alcançados com o tratamento são os opostos.

O sucesso de Hahnemann foi grande, mas houve reações e ele era obrigado a mudar de cidade, constantemente, devido às perseguições que sofria. É importante esclarecer que a medicina da época era primitiva e procedimentos agressivos eram utilizados.

Durante todos esses anos, Hahnemann deixou milhares de seguidores, entre eles o médico francês Benoit Mure que trouxe a homeopatia para o Brasil em 1840. Benoit Mure, ou Bento Mure, como logo ficou conhecido por aqui, foi incansável em sua luta de difundir a homeopatia entre nós, desde que foi curado de uma tuberculose por medicamentos homeopáticos. Ele fundou a primeira escola de homeopatia do país, embrião do Instituto Hahnemanniano do Brasil, que até hoje funciona na Rua Frei Caneca, no Rio de Janeiro.

Em 1980, a homeopatia é reconhecida como especialidade médica pelo Conselho Federal de Medicina.

O sintoma homeopático

A anamnese homeopática objetiva identificar sintomas que particularizem e personalizem o paciente e seu quadro clínico. Isso significa que o sintoma cefaleia tem um valor menor do que cefaleia que piora em ambientes fechados que se inicia às 11 h. Quanto mais modalizado, maior valor clínico.

O conceito de modalização está relacionado com o sintoma bem caracterizado quanto à forma, localização, horário, fatores agravantes e atenuantes, concomitâncias e alternâncias. Exemplo: cefaleia frontal pulsante que se inicia às 11 h, que piora com o frio, que melhora à noite, seguido de vertigem e que, ao melhorar, começa um prurido.

Outro aspecto importante de modalização é o caráter do sintoma. Maior valor semiológico terão os sintomas que forem estranhos, raros, exagerados, inesperados. Exemplos: sensação de pelo na língua (estranho); boca seca sem sede (inesperado); formigamento nas mãos ao inspirar profundamente (raro); sede intensa com desejo de beber vinte litros de água (exagerado).

Repertorização

A repertorização é a utilização dos sintomas homeopáticos identificados para a eleição da prescrição. O repertório homeopático contém todos os sintomas de todos os medicamentos utilizados na homeopatia. Cada rubrica repertorial contém o sintoma e os medicamentos indicados para tratá-lo. Cada medicamento indicado numa rubrica está devidamente pontuado. Quanto maior a pontuação, maior é a confiabilidade que o medicamento possui para tratar aquela manifestação clínica. Exemplo: o sintoma vertigem, ao descer escadas, contém treze medicamentos: um com três pontos, bórax; dois com dois pontos: conium e platinum; e dez com um ponto: *acidum carbolicum, chromicum acidum, conium, ferrum, ginseng, mephitis foetida, mercurius, mercurialis perennis, esere, sanicula, tarentula*. Nesse caso, bórax é o medicamento mais confiável, seguido de *conium* e *platinum*.

O primeiro passo para a realização da repertorização é eleger os sintomas. A seguir, faz-se o cruzamento entre esses para eleger o medicamento que cubra o maior número de rubricas (sintomas) possíveis. Nesse caso, é importante considerar o valor hierárquico do sintoma, ou seja, quanto mais personalizado e individualizado, mais importante e indispensável. É importante levar em consideração a pontuação de cada medicamento ao final da repertorização. Se os medicamentos selecionados forem bórax com três pontos, platina com dois e ferrum com um, o primeiro pode ser a melhor indicação medicamentosa para o caso específico.

O repertório homeopático mais famoso é o do Dr. James Tyler Kent (1849 - 1916) (Fig. 10.2).

A anamnese

A investigação homeopática específica para avaliar aspectos nutricionais sugere a caracterização do sintoma fome. Este deve modalizado por meio da anamnese que questione as seguintes possibilidades:

1. Horário
2. Há medo concomitante
   2.1. O medo é da morte
   2.2. O medo é de passar fome

Semiologia Homeopática Nutricional

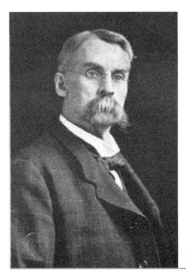
Figura 10.2. Doutor James Tyler Kent (1849-1916).

3. A fome gera vontade de suicídio
   3.1. Há tristeza concomitante
4. Há ilusão de que está com fome
   4.1. Há ilusão de que a família morrerá de fome
5. Há vertigem concomitante
6. Há cefaleia desencadeada pela fome
   6.1. Há cefaleia se a fome não é imediatamente resolvida
7. Há coriza concomitante
8. Há dor na face concomitante
9. Há sensação de fome na garganta
10. A fome ocorre após o:
    10.1. desjejum
    10.2. após evacuar
    10.3. após beber à tarde
11. Alterna com perda de apetite
12. Melhora ao ar livre
13. É atormentadora
14. Há aversão ao alimento concomitante
15. Há calafrio concomitante
    15.1. Há calafrio antes, durante ou após
16. Há cefaleia concomitante
    16.1. Há cefaleia antes, durante ou após
17. É desencadeada por beber cerveja
18. É desencadeada por comer
    18.1. Comer aumenta a fome
19. Há coriza e tosse concomitante
20. A fome desaparece ao tentar comer
21. A fome desaparece ao olhar para o alimento
22. Ocorre ao despertar

23. Há diarreia concomitante
    23.1.   Há diarreia antes
24. Há epigastralgia concomitante
25. Ocorre antes, durante ou após a febre
26. Ocorre durante febre intermitente
27. Há fraqueza concomitante
28. Ocorre em horário incomum
29. Ocorre antes de uma indisposição
30. Ocorre antes, durante ou após a menstruação
31. Há náusea concomitante
32. Ocorre após sentar-se
33. Ocorre após a sesta
34. Ocorre durante transpiração
35. É desencadeada pelo vinho
36. Ocorre após vomitar
37. Há recusa a comer concomitante
38. A fome alterna com asco a comer
39. Há dor concomitante
40. Há dor após voracidade
41. Há alternância com náusea
42. Há sensação de plenitude concomitante
    42.1.   Há sensação de plenitude concomitante após o desjejum
43. Há fraqueza concomitante
    43.1.   Há fraqueza concomitante com ansiedade
    43.2.   Há fraqueza concomitante ao despertar
    43.3.   Há fraqueza concomitante após levantar
    43.4.   Há fraqueza concomitante durante a menstruação
    43.5.   Há fraqueza concomitante em diversos horários do dia
    43.6.   Há fraqueza concomitante e ocorre após amamentar
    43.7.   Há fraqueza concomitante que melhora ao ar livre
    43.8.   Há fraqueza concomitante e aversão ao alimento
    43.9.   Há fraqueza concomitante durante calafrio
    43.10. Há fraqueza concomitante ao caminhar
    43.11. Há fraqueza concomitante após caminhar
    43.12. Há fraqueza concomitante após caminhar pelo aposento
    43.13. Há fraqueza concomitante após caminhar rápido
    43.14. Há fraqueza concomitante antes, durante ou após comer
    43.15. Há fraqueza concomitante que não melhora ou que melhora após comer
    43.16. Há fraqueza concomitante que não melhora após comer, exceto a ceia
    43.17. Há fraqueza concomitante que piora ao conversar
    43.18. Há fraqueza concomitante que melhora ao deitar
    43.19. Há fraqueza concomitante após o desjejum
    43.20. Há fraqueza concomitante que melhora após o desjejum
    43.21. Há fraqueza concomitante e diarreia
    43.22. Há fraqueza concomitante desencadeada pela dor
    43.23. Há fraqueza concomitante ao dormir
    43.24. Há fraqueza concomitante antes de dormir e durante

Semiologia Homeopática Nutricional

43.25. Há fraqueza concomitante após eructação
43.26. Há fraqueza concomitante que melhora após eructação
43.27. Há fraqueza concomitante após evacuar
43.28. Há fraqueza concomitante durante a febre
43.29. Há fraqueza concomitante após comer frutas
43.30. Há fraqueza concomitante que piora ou melhora com a inspiração
43.31. Há fraqueza concomitante intermitente
43.32. Há fraqueza concomitante antes ou após jantar
43.33. Há fraqueza concomitante que melhora após jantar
43.34. Há fraqueza concomitante como se estivesse em jejum
43.35. Há fraqueza concomitante como se estivesse em jejum, mas sem fome
43.36. Há fraqueza concomitante que melhora com leite
43.37. Há fraqueza concomitante na menopausa
43.38. Há fraqueza concomitante antes ou durante a menstruação
43.39. Há fraqueza concomitante durante a micção
43.40. Há fraqueza concomitante desencadeado pelo movimento
43.41. Há fraqueza concomitante durante a náusea
43.42. Há fraqueza concomitante e palpitação
43.43. Há fraqueza concomitante ao pensar em alimento
43.44. Há fraqueza concomitante desencadeada por pressão
43.45. Há fraqueza concomitante desencadeada pelo repouso
43.46. Há fraqueza concomitante ao sentar-se
43.47. Há fraqueza concomitante durante sonolência
43.48. Há fraqueza concomitante ao suspirar
43.49. Há fraqueza concomitante ao tossir
43.50. Há fraqueza concomitante com tremor
43.51. Há fraqueza concomitante nos membros inferiores
44. Há aversão ao alimento concomitante
45. Há aversão a provar o alimento, mas depois fica com fome voraz
46. Há sensação de não saber o que quer comer concomitante
47. Há dor abdominal concomitante
47.1. Há dor abdominal rasgante concomitante
48. Há sensação de plenitude concomitante
49. Há sede e vontade de urinar aumentada concomitante
50. Desencadeia tosse
51. Há palpitação concomitante
52. Há dor nas costas concomitante
53. Há tremor nas mãos concomitante
54. Há despertar do sono concomitante
55. É desencadeada por insônia
56. É desencadeada por sono perturbado
57. Há ondas de calor concomitante
58. É desencadeada por convulsão
59. É desencadeada por desmaio.

Conclusão

A semiologia homeopática com objetivo nutricional pode começar pela caracterização do sintoma fome, mas não se limita neste, pois sempre será importante a identificação do conjunto integral sintomatológico, mesmo os não relacionados à nutrição. O objetivo semiológico sempre será a já discutida individualização, ou melhor, as evidências que diferenciam um indivíduo do outro. Essa diferenciação pode ser alcançada por meio da identificação de qualquer sintoma modalizado. Portanto, a integralidade e o caráter sistêmico não segmentado, tanto na investigação quanto na terapêutica, serão a meta.

Bibliografia

1. Hahnemann S. Doenças Crônicas. São Paulo: Aude Sapere; 1999.
2. Hahnemann S. Organon da Arte de Curar. São Paulo: Robe; 1996.
3. Kent JT. Filosofia Homeopática. Madrid: Bailly-Bailliere; 1926.
4. Ribeiro Filho A. Repertório Homeopático Digital II. São Paulo: Organon; 2002.
5. Schmidt P. El Arte de Interrogar. Noida: B Jain; 1997.

CAPÍTULO

11

Semiologia Nutricional pela Medicina Chinesa

Hideki Hyodo
Otávio Koiti Hara

Quando se pensa em medicina chinesa ou medicina tradicional chinesa (MTC), imagina-se um indivíduo se submetendo a tratamento com agulha (acupuntura) ou grupos de pessoas praticando uma ginástica com coreografia peculiar ao ar livre (Tai Chi Chuan ou Liang Gong). Na realidade, a MTC não se resume simplesmente a terapia física, mas sim a um conjunto de tratamentos que visam o equilíbrio do indivíduo na sua concepção mais ampla, de modo a restaurar o equilíbrio da mente, corpo e espírito. Para tais finalidades, utiliza-se a atividade física, meditação e terapias corporais, que conhecemos como massagem, acupuntura, farmacologia chinesa e dietoterapia. A MTC apresenta uma história rica, sendo a terceira medicina mais antiga, superada somente pelas medicinas do Egito e da Babilônia.

Essa medicina advém de um acúmulo de milhares de tentativas e erros que foram passadas de geração a geração e que devem ter ocorrido nos primórdios da existência dos povos primitivos, os quais passavam a maior parte do tempo caçando e procurando frutos e plantas para alimentar-se e construir abrigos. Supõe-se que, ao longo das gerações, haviam experimentado a maioria das plantas locais em busca de comida. Com o tempo, um registro oral evoluiu para o registro escrito, passando a descrever em detalhes as propriedades de cada planta encontrada na natureza: algumas com características medicinais, outras comestíveis ou venenosas, havendo também aquelas úteis para a construção de abrigos. Por meio de tentativa e erro, uma forma primitiva de medicina fitoterápica e terapia dietética estava se formando na China.

O fogo também desempenhou um papel central em suas vidas como fonte de calor, combustível e luz. Como eles se reuniam ao redor de fogueiras, é natural que descobririam os poderes curativos do calor. Esses poderes seriam especialmente evidentes para males provocados pelo frio e umidade, como dor osteomuscular, para os quais o calor pode proporcionar um alívio imediato. Essa foi provavelmente a origem da arte da moxabustão, a aplicação terapêutica do calor para tratar uma variedade de condições patológicas decorrentes do frio.

Esses povos também devem ter experimentado uma variedade de lesões durante suas vidas. Uma reação natural à dor é esfregar ou comprimir a área afetada. Essa reação instintiva deve ter evoluído gradualmente para um sistema de terapia manual. Descobrindo que pressionar certos pontos do corpo gerava efeitos analgésicos ou outras reações sistêmicas, passaram a utilizar lascas de ossos afiados para aumentar a sensação, dando início à acupuntura. À medida que a sociedade chinesa desenvolveu uma história escrita, documentando a capacidade de cura ou prevenção das doenças, a medicina chinesa foi tomando corpo como uma arte de prevenir, manter e restabelecer o equilíbrio, consequentemente, a saúde.

A dietoterapia chinesa é pouco conhecida no Ocidente, sendo menos popular se comparada às ginásticas chinesas, acupuntura e a arte da meditação. A culinária chinesa e a MTC sempre estiveram relacionadas ao longo dos tempos. Cor, aroma e sabor não são os únicos princípios a serem seguidos nessa culinária, uma vez que os chineses acreditam no valor medicinal dos alimentos. Não há como separar os estudos da dietoterapia chinesa dos conceitos *yin/yang* e cinco elementos. Sem o entendimento desses dois conceitos que originaram a base atual da MTC, não há como discorrer a respeito do efeito terapêutico dos alimentos pelo ponto de vista da MTC.

Os chineses acreditam na existência de uma realidade que unifica tudo que observamos, denominada de *tao*. O *tao* é o processo cósmico no qual está envolvido tudo o que pertence ao universo; o mundo é visto como um fluxo, uma mudança contínua. A característica principal do *tao* é a natureza cíclica de seu movimento e sua mudança incessante, sendo o principal conteúdo a admissão da existência concomitante de dois mundos, um absoluto e outro relativo.

O mundo absoluto é representado pela união de tudo o que existe no Universo, com total interação entre todos os fenômenos da natureza, incluindo o ser humano. O mundo relativo é criado pela divisão simples desse mundo absoluto em duas formas de energia (*qi*) opostas, antagônicas, que se juntam pela força de atração dos opostos, em combinações variadas, e criam a energia que se condensa, formando a matéria. Essas duas formas de energia são chamadas genericamente de *yin* (passiva ou negativa) e *yang* (ativa ou positiva). Todo o Universo está em contínua expansão em todas as direções, sendo ela a própria manifestação da vida em nosso mundo. O *yin* e o *yang* geram o movimento pela interação de suas forças, fazendo com que a energia possa fluir, dispersar e se condensar, criando e modificando a matéria a partir de um intervalo no tempo e no espaço.

Provavelmente, a origem dos conceitos de *yin* e *yang* iniciou com a observação da alternância cíclica do dia e da noite, correspondendo o *yin* à noite, à escuridão, o repouso; e o *yang* ao dia, à luminosidade, à atividade. A terra é *yin* e o céu é *yang*. O oeste, onde o sol se põe, é *yin*; e o leste, onde o sol nasce, é *yang*. Na realidade, existe sempre a interação contínua do *yin* e do *yang*, ora predominando um, ora predominando o outro. Para compreender a medicina chinesa, não basta entender o conceito de *yin* e *yang* de forma cartesiana, classificar *yang* como positivo e *yin* como negativo e encerrar o assunto. Tudo neste mundo é relativo, portanto sempre haverá uma possibilidade de classificar os momentos ora tendendo a *yin* ou a *yang*. Ex.: o amanhecer seria um momento em que o *yin* (escuro) ainda prevalece em relação ao *yang* (claro), mas está despontando a luminosidade, mas a tendência será de prevalecer o *yang* na metade do dia e, ao entardecer, ocorrerá o declínio do *yang* e o aumento do *yin*. Esses estados estão representados no símbolo taoísta bem difundido no mundo ocidental (Fig. 11.1).

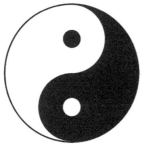

Figura 11.1. Símbolo taoísta do *yang* e do *yin*.

O estado da nossa saúde também é classificado dessa forma pela concepção da MTC: quando há predomínio de *yang*, devemos equilibrar aplainando o *yang* ou aumentando o *yin*; para tais situações pode-se utilizar varias técnicas anteriormente descritas, além da alimentação. Na culinária oriental, pode-se utilizar dos alimentos como medicamento, mas o que nos impressiona é a forma preventiva com as quais são utilizados. Para cada estação, há indicação de diferentes tipos de preparos e de tipos de alimentos, que variam conforme a época. Verão é muito *yang*, portanto oferecem-se os alimentos que aplainam o *yang* (calor) ou aumentem o *yin* (frio). Já no inverno utilizam-se os alimentos que aqueçam o corpo, pois a reserva calórica em forma de matéria/tecido gorduroso (*yin*) já deveria estar estocada no período de outono (período entre *yang* e *yin*). Na primavera, é o momento de florescer ou sair da hibernação, de modo que o alimento deverá estar adequado para cada momento da estação do ano. Seguindo esse raciocínio, para cada momento da vida há também os alimentos mais adequados a ele. A necessidade alimentar de um adolescente deve ser diferente das necessidades diárias de um adulto e também diferente das de um idoso. O indivíduo sedentário com atividade intelectual deverá ser diferente de um indivíduo que trabalha na construção civil. Não está sendo discutida apenas a distribuição calórica dos alimentos, mas sim o que cada alimento representa dentro das classificações energéticas.

O conceito do *yin* e *yang* é mais conhecido e popularizado no Ocidente, mas a escola de pensamento de cinco movimentos ou cinco elementos, em contrapartida, não faz parte do repertório do conhecimento geral dos ocidentais. Durante os estudos da MTC, esses dois pensamentos estão tão imbricados que a grande maioria acredita que os cinco movimentos originaram do conceito de *yin* e *yang*, sendo que na realidade foram duas escolas de pensamentos distintos. A teoria dos cinco elementos é mais recente que a teoria do *yin* e *yang* e o seu primeiro registro foi encontrado no período dos Estados Guerreiros (221-476 a.C.). As duas escolas de pensamentos caminharam independentemente, até ocorrer a sua fusão na dinastia Song (960-1279 d.C.) na qual há registro histórico das duas teorias utilizadas de forma integrada e, no decorrer dos anos, foram utilizadas para o diagnóstico e tratamento das doenças. Assim surge a teoria dos cinco elementos que conhecemos hoje, integrada a *yin* e *yang*, tornando-se um sistema filosófico aplicável não só à medicina, mas ao que concerne à natureza.

Os cinco movimentos ou cinco elementos Wu Xing (五行wǔxíng), definem os vários estágios de transformação que ocorrem no decorrer da vida e afirmam que a madeira (木), o fogo (火), a terra (土), o metal (金) e a água (水), são os elementos básicos que formam o mundo material. Existe uma interação e controle recíproco entre eles que determina seu estado de constante movimento e mudança. A Figura 11.2, a seguir, demonstra a mescla dos cinco elementos com a teoria do *yin* e *yang*.

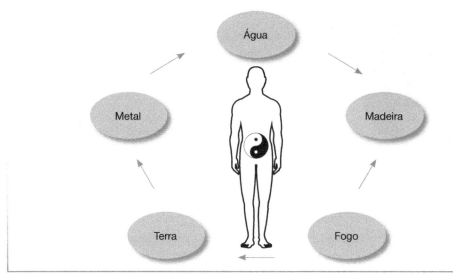

Figura 11.2. Mescla dos cinco elementos com a teoria do *yin* e *yang*.

Os cinco elementos são: a terra, a água, o fogo, o metal e a madeira.
- Água tem característica *yin* (*yin* máximo), representa o início do ciclo e também o final, representando o inverno, a semente e o início da vida. A energia predominante é o frio.
- Madeira representa o momento do crescimento (entre o *yin* e *yang*), a primavera. No ciclo da vida denominamos de "primavera da vida" (infância e adolescência). O elemento natural típico da primavera é o vento, portanto a doença do vento (doenças do movimento que ascende para a cabeça, p. ex., epilepsia) se manifesta mais frequentemente na primavera.
- Fogo é o calor, o apogeu energético (*yang* máximo), o verão, período do desenvolvimento até a vida adulta. O período em que a atividade e o vigor físico estão na plenitude. A energia predominante é o calor.
- Metal é o momento do início do recolhimento (entre o *yang* e *yin*). É o momento da purificação, é o outono, quando a planta retorna à sua essência em forma de semente. No ciclo da vida, corresponde ao "outono da vida", que podemos traduzir como a senilidade. A energia predominante é a secura.
- O elemento terra é classificado como entre o *yang* máximo e *yin* máximo. O local onde prevalece o equilíbrio, portanto a vida. A sua energia predominante é a umidade. Umidade/calor gera e mantém a vida que todos nós conhecemos.

O ciclo de uma planta pode ser correlacionado a cinco movimentos. A sequência seria a semeadura, germinação, crescimento e retorno à semente. No ser humano as fases são semelhantes: a fecundação seria o movimento água, no útero inicia o desenvolvimento e segue o seu curso até a adolescência; a fase de adolescência seria a madeira (movimento madeira); e ápice do desenvolvimento, a fase adulta (movimento fogo). Após esse período ocorre a transformação, a purificação e reflexão (movimento metal) de uma vida inteira, que caracteriza a senilidade, a maturidade, o apogeu da sabedoria e das experiências vividas, culminando com o final da existência nesse mundo (movimento água). Então começará novamente, com uma pausa desconhecida por todos nós. Esse é o ciclo da vida.

Na MTC, há correlação dos cinco elementos com os órgãos do nosso corpo: coração corresponde ao fogo, terra a baço/pâncreas, metal ao pulmão, água ao rim e madeira ao fígado. Além dessa correlação, os chineses desenvolveram a relação entre os órgãos com os sabores, cores e sons. Ou seja, tudo que existe na natureza pode ser classificado por meio dos cinco elementos.

Há estudos mais detalhados e complexos para melhor entendimento dos conceitos de *yin* e *yang* e dos cinco movimentos, mas foge da intenção desse capítulo. O entendimento da existência desses dois conceitos e da sua correlação com os sabores e órgãos do nosso corpo será suficiente para este momento.

Ao analisar a doença de tempos atuais como a síndrome metabólica, que aflige o sistema de saúde e que se tornou uma epidemia nos mundos modernos, o tratamento preconizado pela medicina ocidental não se baseia somente em medicamentos, mas sim em todo o arsenal terapêutico em que o tratamento fundamental é a mudança de estilo de vida, inclusive a mudança de hábitos alimentares.

A síndrome metabólica, como conhecemos hoje, foi observada pela primeira vez no final da década de 80 pelo médico Gerald Reaven e foi denominada de "síndrome x"; e mais tarde, de síndrome metabólica (SM). Reaven observou que doenças frequentes como hipertensão arterial, alterações na glicose e no colesterol estavam, muitas vezes, associadas à obesidade. SM é uma doença crônica, estabelecida por meio de características genéticas e ambientais de caráter plurimetabólico, representada por um conjunto de fatores de riscos cardiovasculares, incluindo dislipidemia aterogênica, tolerância anormal a glicose, hipertensão e obesidade visceral, condições que estão intimamente associadas à resistência insulínica. A capacidade de ação da insulina nos tecidos declina, o pâncreas se torna hiperfuncionante e, consequentemente, há liberação excessiva de insulina na circulação. Resistência insulínica corresponde então a uma dificuldade desse hormônio em exercer suas ações. Geralmente ocorre associada à obesidade, sendo esta a forma mais comum de resistência.

Nos últimos anos foram criadas algumas iniciativas para chegar a um consenso sobre a definição da síndrome metabólica. Em 1998, a Organização Mundial de Saúde criou a primeira definição formal da síndrome, com a resistência insulínica como fator principal e componente obrigatório para o seu diagnóstico, juntamente com outros fatores de risco: a obesidade, hipertensão, hipertrigliceridemia, baixo nível de colesterol HDL ou a microalbuminúria. Em 2002, um novo critério foi proposto pelo National Cholesterol Program (NCEP) em seu terceiro painel de tratamento de adultos (ATPIII-Adult Treatment Panel), conhecido como NCEP-ATPIII, classificando o indivíduo como tendo SM caso apresente, pelo menos, três dos seguintes fatores de risco: obesidade central, nível elevado de triglicérides, nível diminuído de colesterol HDL, hipertensão arterial e a glicemia de jejum alterada. Em 2005, a Federação Internacional de Diabetes (IDF – International Diabetes Federation) propôs outro critério, utilizando as definições da OMS como base, alterando a resistência à insulina como fator de risco obrigatório, ao passo que a obesidade central se tornou fator obrigatório. A Associação Americana do Coração/Instituto Nacional do Coração, Pulmão e Sangue (AHA/NHLBI – American Heart Association/National Heart, Lung and Blood Institute) propôs a utilização de IDF, mas discordou somente no tópico em que a medida de cintura abdominal seja tomada como um fator de risco obrigatório. Hoje, o que prevalece é a definição conjunta proposta pelo AHA/NHLBI e IDF, que classifica o indivíduo em SM, pela presença de pelo menos três das seguintes cinco condições:

1. Obesidade central – circunferência da cintura superior a 88 cm para mulheres e 102 cm para homens;

2. Hipertensão arterial – pressão arterial sistólica maior que 130 e/ou pressão arterial diastólica maior que 85 mmHg ou faz uso de medicamentos para controle pressórica;
3. Glicemia alterada (glicemia 110 mg/dL) ou diagnóstico de diabetes;
4. Triglicerídeos acima de 150 mg/dL ou em uso de medicamento para o controle de triglicerídeos elevados;
5. HDL colesterol menor que 40 mg/dL em homens e 50 mg/dL em mulheres.

A síndrome metabólica possui a sua correlação na MTC como mucosidade ou fleuma. Fleuma pode ser encontrada em todo o corpo e tem sérias implicações para a saúde emocional e física.

Muco é formado no corpo quando a umidade se combina com o calor ou quando se apresenta com estagnação de energia. Excesso de umidade corporal poderá ser secundário à má-alimentação, distúrbio do sono, sedentarismo ou estresse. Há também causas externas de umidade, como permanecer longos períodos nas áreas úmidas, mas o mais comum no dia-a-dia é a formação de umidade por fatores internos. O desenvolvimento da umidade corporal pela MTC é decorrente da desarmonia do sistema digestório, principalmente a disfunção do órgão denominado baço-pâncreas (BP). Quase todas as doenças de desarmonia do BP podem ser correlacionadas à resistência periférica à insulina ou a disfunção digestória. Como mencionado anteriormente, o desenvolvimento de umidade interna está associado principalmente ao BP. Na MTC, o BP é um órgão importante do sistema digestório. É um órgão *yin* associado ao elemento terra. Nos livros clássicos da medicina chinesa o BP prefere alimentos secos e quentes – tanto na temperatura, quanto na qualidade dos alimentos. A ingestão excessiva de açúcar e de alimentos frios e crus pode enfraquecer o BP. O consumo excessivo de alimentos gordurosos e fritos também pode propiciar a formação de umidade e fleuma. No que diz respeito ao hábito alimentar, além do que se alimenta, a forma como se alimenta tem impacto direto na sua digestão e absorção. Alimentar-se correndo e estressado ou tarde da noite pode alterar a função digestória. Desequilíbrios emocionais, tais como preocupação excessiva e melancolia, que são associados ao elemento terra, interferem na função digestória. Os sintomas de excesso de umidade podem gerar impressões distintas no corpo, tais como sensação de peso, opressão torácica, plenitude gástrica, adinamia e astenia.

A formação da fleuma é a continuação do desequilíbrio iniciado pelo excesso de umidade no corpo que se condensa pela presença de calor interno (p. ex., efeitos adrenérgicos nos momentos de estresse) levando à estagnação da energia (*qi*) e consequente bloqueio de fluxos no interior dos meridianos ou canais de energias. Nos indivíduos que apresentam mucosidade ou fleuma, pode-se observar aumento de peso e de volume abdominal, associados à hipertensão arterial, hiperglicemia e dislipidemia. Portanto, o que se denomina de síndrome metabólica na atualidade, já era conhecida como doença de desequilíbrio do órgão BP há mais de 5.000 anos pelos orientais. A estagnação de *qi*, que geram as doenças, talvez possa ser explicada como disfunção mitocondrial, secundária a déficit de oferta de nutrientes a mitocôndrias ou carência de elementos, tais como a vitamina B12; ferro, para que as suas etapas ocorram adequadamente, levando a deficiência de produção de energia (ATP) ou alteração da manutenção ou restauração do *qi*, que podemos traduzir como energia/vitalidade ou simplesmente ATP, que é uma das moedas de troca para que as reações ocorram no nosso corpo. Assim, quanto mais a ciência avança, mais nítida se torna a correlação entre a MTC e medicina ocidental.

Semiologia Nutricional pela Medicina Chinesa

Bibliografia

1. Alvarenga PG, Andrade AG. Fundamentos em Psiquiatria. Barueri: Manole; 2008.
2. American Psychiatric Association. Manual Diagnóstico e Estatístico de Transtornos Mentais, DSM-5. 5 ed. Porto Alegre: Artmed; 2014.
3. Bousoño M. Inflammatory process and affective disorders. In: World Congress Of Psychiatry. Madri. 2014; Abstracts 16(8):SY575.
4. Brillat-Savarin JA. A Fisiologia do Gosto. Rio de Janeiro: Salamandra Editora; 1989.
5. Bulik CM, Devlin B, Bacanu SA, Thornton L, Klump KL, Fichter MM, et al. Significant linkage on chromosome 10p in families with bulimia nervosa. Amer J Human Gen 2003; 72(1)200-7.
6. Dal-Pizzol F, Tomasi CD, Ritter C. Septic encephalopathy: does inflammation drive the brain crazy? São Paulo: Rev Bras Psiq 2014 July/Sept; 36(3).
7. Duarte ACG. Avaliação Nutricional – Aspectos Clínicos e Laboratoriais. Rio de Janeiro: Atheneu; 2007.
8. Dunn TM, Bratman S. On orthorexia nervosa: A review of the literature and proposed diagnostic criteria. Eating Behaviors 2016; 21:11-7.
9. Fleck MA, Shansis F. Depressão. In: Kapczinski F, Izquierdo I, Quevedo J. Bases Biológicas dos Transtornos Psiquiátricos. 2 ed. Porto Alegre: Artmed; 2004.
9. Fontanive R, Pereira PT, Peres WAF. Avaliação da Composição Corporal de Adultos. In: Duarte ACG. Avaliação Nutricional – Aspectos Clínicos e Laboratoriais. Rio de Janeiro: Atheneu 2007; cap. 6.
10. Forlenza OV, Constantino ME. Clínica Psiquiátrica de Bolso. Barueri: Manole; 2014.
11. Freud S. Três Ensaios sobre a Teoria da Sexualidade. In: Obras Completas, vol. VII. Rio de Janeiro: Imago, 1972.
12. Guo X, Liang Y, Zhang Y, Lasorella A, Kee BI; Fu YX. Innate lymphoid cells control early colonization resistance against intestinal pathogens through ID2-dependent regulation of the microbiota. Immunity 2015; 42(4):731-43.
13. Harrison NA, Brydon L, Walker C, Gray MA, Steptoe A, Critchley HD. Inflammation causes mood changes through alterations in subgenual cingulate activity and mesolimbic connectivity. Biological Psychiatry 2009; 66(5):407-14.
14. Kapczinski F, Izquierdo I, Quevedo J. Bases Biológicas dos Transtornos Psiquiátricos. 2 ed. Porto Alegre: Artmed; 2004.
15. Khairova RA, Machado-Vieira R, Du J, Manji HK. A potential role for pro-inflammatory cytokines in regulating synaptic plasticity in major depressive disorder. Int J Neuropsychopharmacol 2009; 12(4):561-78.
16. Klein M, Heimann P, Isaacs S, Riviere J. Os Progressos da Psicanálise. Rio de Janeiro: Zahar Editores; 1978.
17. Laplanche J, Pontalis JB. Vocabulário da Psicanálise. São Paulo: Livraria Martins Fontes Editora; 1967.
18. Lieberman JA, Stroup TS, Mcevoy JP, Swartz MS, Rosenheck RA, Perkins DO, Keefe RS, Davis SM, Davis CE, Lebowitz BD, Severe J, Hsiao JK. Effectiveness of antipsychotic drugs in patients with chronic schizophrenia. New England Journal of Medicine 2005; 353(12):1209-23.
19. López-Pausa S, Franch VJ. Demência – Chaves Diagnósticas. São Paulo: Americana Publicações; 2001.
20. Moreno DH, Moreno RA. Estados mistos e quadros de ciclagem rápida no transtorno bipolar. Rev Psiq Clin 2005; 32(1):56-62.
21. Organização Panamericana de Saúde e Organização Mundial da Saúde. Classificação Estatística Internacional de Doenças e Problemas Relacionados à Saúde, CID-10. 10 ed. v. I. São Paulo: Edusp; 2008.
22. Paiva LM. Crime: Psicanálise e Psicossomática. v. I. Rio de Janeiro: Imago Editora; 1981.
23. Sánches RM, Moreno AM. Ortorexia y vigorexia: ¿nuevos transtornos de la conducta alimentaria? Trastornos de la Conducta Alimentaria. 2007; 5:457-82.
24. Silva RFS. Avaliação nutricional na anorexia, bulimia e no transtorno compulsivo alimentar periódico. In: Duarte ACG. Avaliação Nutricional – Aspectos Clínicos e Laboratoriais. Rio de Janeiro: Atheneu. 2007; cap. 17.
25. Slywitch E. Emagreça sem dúvida. São Paulo: Alaúde Editorial; 2014.
26. Spitz RA. O primeiro ano de vida. São Paulo: Livraria Martins Fontes Editora; 1983.
27. Yudofsky SC, Hales RE. Fundamentos de Neuropsiquiatria e Ciência do Comportamento. 2 ed. Porto Alegre: Artmed; 2014.

CAPÍTULO

12

Semiologia Psiquiátrica Nutricional

José Luiz de Oliveira

Introdução

Os recentes avanços no entendimento dos mecanismos etiológicos das doenças mentais levaram a uma releitura dos paradigmas dos distúrbios psiquiátricos e, consequentemente, a uma evolução notável nos tratamentos dessas afecções.

O atual conhecimento das doenças psiquiátricas e da nutrição vai além dos estudos dos transtornos alimentares e, obrigatoriamente, deve incluir todas as questões nutricionais, inclusive das doenças não psiquiátricas (por exemplo, hepatopatias) que têm repercussões mentais e das manifestações psiquiátricas propriamente ditas. Assim, o conhecimento desses quadros clínicos, seus tratamentos farmacológicos e das alterações metabólicas decorrentes de tais tratamentos são de grande valia ao profissional da nutrição, pois permitem a avaliação mais criteriosa de seus pacientes. Dessa maneira, a semiologia nutricional deve ser realizada para assegurar o diagnóstico e tratamento adequado desses pacientes.

O sucesso do tratamento de indivíduos com as doenças citadas acima exige uma equipe multidisciplinar composta por nutricionista, psicólogo, médico psiquiatra e nutrólogo.

O presente capítulo descreve os quadros clínicos que envolvem os distúrbios alimentares e tem como objetivo explicitar os avanços até aqui alcançados. Esses quadros incluem os transtornos alimentares, os transtornos dismórficos corporais (em especial a síndrome de Adônis ou vigorexia, a ortorexia e a gordorexia), as grandes síndromes psiquiátricas e as demências.

Tais avanços possibilitam a realização de uma semiologia complementar para privilegiar aqueles que nos são caros, nossos pacientes.

Aspectos psicológicos da alimentação

A cozinha é a mais antiga das artes,
visto que Adão nasceu em jejum,
e o recém-nascido, ao entrar neste mundo,
dá gritos que se acalmam no seio que o alimentará.
Brillat-Savarin (A Fisiologia do Gosto, 1825)

Sigmund Freud, na primeira edição de "Três Ensaios sobre a Teoria da Sexualidade", em 1905, descreve as evidências de uma sexualidade oral em adultos. Com base nas observações do Dr. Linder, um pediatra de sua época, Freud estende essa evidência também às crianças, mas não esboça ainda o conceito de fase no sentido organizacional.

Mais tarde, em outros escritos, Freud reconhece a ocorrência de uma organização libidinal como fases do desenvolvimento da criança e, assim, as subdivide em fase oral, anal e genital. Ao defini-las, Freud pretende temporalizar os períodos do desenvolvimento infantil, de maneira mais ou menos precisa, e relacioná-los à noção de posterioridade e formação da personalidade.

A primeira fase do desenvolvimento libidinal é a fase oral, quando o prazer está ligado, de forma predominante, à excitação da cavidade bucal e dos lábios, acompanhando a alimentação.[1]

Como o próprio Freud enfatiza, é na primeira mamada que a criança experimenta o prazer da satisfação do alívio da fome e do contato aconchegante com o seio materno; assim, pode minimizar o desconforto da fome e da condição de desamparo a que está sujeito. Nesse momento, é produzida a marca mental da satisfação, por meio da relação boca-seio. Em "Os Progressos da Psicanálise", Melaine Klein (1978)[2] e seus seguidores demonstram a importância da alimentação nos instantes iniciais da vida para a constituição do psiquismo do indivíduo adulto. Esses autores vão mais além, ao relacionar a amamentação e o contato com o seio materno como forma de a criança perceber as sensações de gratificação e frustração, voracidade e avidez. Dessa forma, a criança experimenta uma díade de seio bom e seio mau.

É notável como os bebês, desde os primeiros dias de vida, demonstram reações às características das mães, como a voz, o rosto e o afago das mãos. A partir desses contatos, os bebês podem perceber fundamentos de felicidade e amor, de frustração e ódio, que estão ligados intrinsecamente ao seio materno. À medida que esse vínculo mãe-criança se fortalece no mundo interno do bebê, influencia a formação de vínculos futuros, em particular com o pai. Essa relação possibilitará que a criança forme qualquer ligação profunda e sólida com outras pessoas.

Por razões diversas, algumas crianças são alimentadas por mamadeiras; porém, se esta for oferecida em uma situação que se aproxime da amamentação natural, em que o contato físico é privilegiado de modo amoroso, a mamadeira ocupa o lugar do seio materno. Nessas condições, os bebês são capazes de incorporar o seio como bom e estabelecer relações seguras com as mães e posteriores vínculos com as outras pessoas.

Com René Spitz, em "O Primeiro Ano de Vida" (1983),[3] uma obra fartamente documentada por pesquisas pessoais, aprendemos que o alimento e alimentação nunca estão desvinculados das relações emocionais e dos afetos. Dessa forma, tudo aquilo que vivemos e sentimos pode interferir na maneira como nos comportamos em relação aos alimentos e ao ato de nos alimentar.

A teoria freudiana estabelece o desenvolvimento da personalidade como um processo contínuo, em que os estágios decisivos ocorrem durante os sete primeiros anos de vida. Dessa forma, conflitos na evolução emocional e sexual em crianças repercutem consideravelmente nos indivíduos adultos, ocasionando uma regressão a uma das fases instintivas, oral, anal ou genital.

Um trauma, por mínimo que seja, como falta de afeto da mãe no período de amamentação, poderá ocasionar os mais diversos transtornos, inclusive com repercussões na conduta social.[4]

Fixações traumáticas na fase oral ou ainda regressões para essa mesma fase determinam o chamado *caráter oral*. É esse caráter oral que provoca, no adulto, uma síndrome com traços que incluem dependência e passividade excessivas e comportamentos ditos orais, como o hábito de fumar e beber ou verborragia (falar muito) e, ainda, podem precipitar os transtornos alimentares, como discutido mais tarde.

As pessoas com caráter oral são mais ansiosas, com humor depressivo, ressentidas, com sentimentos de desamparo e sujeitas a somatizações diversas. A aparência desses indivíduos sugere fraqueza e baixa energia, com tendência à submissão a outras pessoas em sua vida de relações afetivas e sociais. A infantilidade de suas atitudes se traduz no seu corpo, pelo seu modo de vestir e comportar-se.

Outros autores da escola psicanalítica estenderam o conceito de fases do desenvolvimento libidinal, delineado por Freud e as sistematizaram. Assim, temos:

- *Fase oral:* vai do nascimento até aproximadamente 18 meses.
- *Fase anal:* se estende até 3 anos de idade.
- *Fase fálica:* até os 5 anos.
- *Fase latência:* entre 6 e 12 anos.
- *Fase genital:* a partir dos 12 anos.

Assim, além do caráter oral, teremos o anal, o fálico, o chamado período de latência e o genital, cada um com suas próprias particularidades conforme os mecanismos intrapsíquicos adotados.

A personalidade (caráter) se constrói ao longo das diferentes fases e em consonância com as vivências e experiências adquiridas pelo indivíduo nesses períodos. É por essa razão que, na prática clínica, é comum indivíduos com mais de uma particularidade caracterológica.

Nos diferentes transtornos alimentares, o papel da oralidade e dos traumas no período de molde (fase oral) é significativo e a percepção desses fenômenos pelos nutricionistas é fundamental. Nesses casos, uma atitude acolhedora sem críticas ou recriminações é desejável para fortalecer o vínculo com os pacientes. A partir desse ponto, a abordagem nutricional poderá ter êxito, mesmo que, posteriormente, seja necessário o acompanhamento por psicólogo ou psiquiatra conforme o contexto sintomático de cada caso.

Do ponto de vista psicossocial, a mesa não é apenas um lugar para as refeições – é ao seu redor que ocorrem as celebrações, as experiências são trocadas e as pessoas se aproximam para mútuo aprendizado.

O ato de comer sofre modificações ao longo dos séculos e se torna um farto material cultural, cujo significado está ligado à religiosidade, à opulência e às comemorações. O homem primitivo celebra sua sobrevivência repartindo o alimento em torno de uma fogueira. Entenda-se que o ato de comer faz parte da socialização dos seres humanos, pois somente o homem planeja o que irá comer, como fazê-lo e com quem irá compartilhar esse mesmo alimento.

Devemos ter em mente que a alimentação vai além das necessidades biológicas, pois é rica em significados simbólicos, quer sociais, religiosos, sexuais, éticos e estéticos. É importante distinguir que a fome como necessidade biológica é diferente do apetite. Entenda-se o apetite como expressão dos vários desejos humanos que se concretiza nos rituais, escolhas e hábitos do ato de comer.

A alimentação também é um importante modelo na aquisição de um comportamento moral por parte dos indivíduos. Quando a criança chora pelo desprazer da fome, paulatinamente a mãe vai impondo horários e frequência na alimentação. Assim, a criança vai adquirindo autocontrole, que é o modelo do futuro comportamento moral.

Não é na língua ou no céu da boca que o sabor se inicia, mas sim na lembrança, na qual o prazer se materializa em todos os sentidos, olfato, visão, tato e até mesmo na audição.

Qual adulto, ao comer determinado alimento, não é remetido ao seu passado? O gosto de uma fruta colhida no pé, o cheiro na casa de um assado ainda no forno, a visão de um bolo confeitado ou os sons de bolinhos sendo fritos... Comer guarda tradições, histórias pessoais e tecnologias, que são ingredientes de um complexo sistema econômico cultural.

A alimentação tem também seus modismos, tanto estéticos como no paladar, predominante em determinada época e em consonância com as diferentes expressões artísticas, de moda e estilo de vida. Como exemplo, podemos citar as receitas dos anos 1980, que eram muito mais rebuscadas e continham mais ingredientes. Essa é uma característica da chamada década do exagero, tanto na moda como nas artes (Veronica Scavone, comunicação pessoal). Hoje, entretanto, temos receitas com menos ingredientes, porém com mais qualidade e variedade. Além disso, agregam-se ao nosso cardápio diário pratos e alimentos oriundos de outros países. Essa miscigenação é possível devido ao grande número de revistas, livros e programas de televisão que tratam do tema comida e tudo que a rodeia em diferentes países e regiões do globo.

Apesar das preferências atuais pelo consumo de alimentos processados e o comer solitário imposto pelo cotidiano de uma sociedade rápida e fugaz, percebe-se que o hábito de compartilhar as refeições com outras pessoas não desaparecerá.

A alimentação, como um organismo vivo inserido dentro da cultura de uma região, está em constante transformação. Sabemos que uma combinação inusitada de ingredientes cria pratos saborosos, típicos de um dado tempo e que nos remete a um futuro, constituindo, também, o documento histórico de uma determinada época.

Transtornos alimentares

Os transtornos alimentares são caracterizados por uma perturbação persistente nos hábitos alimentares ou nos comportamentos relacionados à alimentação, levando ao consumo ou à absorção alterada de alimentos e seus componentes, comprometendo a saúde física e o funcionamento psicossocial de um determinado indivíduo.[5] Deve-se entender o comprometimento do funcionamento psicossocial não só como os vários sintomas da vida psíquica, mas também os sintomas relacionados às alterações e ao declínio no âmbito dos relacionamentos pessoais e profissionais.

Os transtornos alimentares compreendem os quadros de pica, transtorno de ruminação, transtorno alimentar restritivo/evitativo, anorexia nervosa, bulimia nervosa, transtorno de compulsão alimentar e, ainda, a categoria de outro transtorno alimentar especificado, que inclui os quadros de anorexia nervosa atípica, bulimia nervosa de baixa frequência e/ou de duração limitada, transtorno de compulsão alimentar de baixa frequência e/ou de duração limitada, transtorno de purgação e a síndrome do comer noturno.[5]

Semiologia Psiquiátrica Nutricional

O conhecimento desses quadros tem importância primordial, pois, em quase todos eles, o primeiro contato dos pacientes com os serviços de saúde se dá com um profissional da área de nutrição. Assim, a correta identificação dessas doenças possibilita a realização de orientação nutricional eficaz e o encaminhamento correto e seguro desses indivíduos.

Em concordância com o Manual Diagnóstico e Estatístico de Transtornos Mentais, 5ª edição,[5] esse texto não inclui a obesidade como um transtorno mental. A obesidade é resultante de um excesso prolongado de ingestão energética por parte de um indivíduo em relação a seu gasto energético. Esse fato pode ocorrer em várias condições patológicas que envolvem aspectos genéticos, comportamentais, fisiológicos e ambientais. Assim, a obesidade pode ser um sintoma de outras condições patológicas, como, por exemplo, doença esquizofrênica, transtorno depressivo, transtorno bipolar ou de um transtorno alimentar (transtorno do comer compulsivo).

Convém ressaltar que alguns medicamentos psicotrópicos também podem influir no desenvolvimento da obesidade, como veremos mais adiante.

PICA

Esse transtorno alimentar chama atenção porque pode ocorrer em mulheres durante a gestação como forma de perversão alimentar. É também conhecida como malácia ou alotriofagia.

A pica é caracterizada pela ingestão persistente de substâncias não nutritivas e não alimentares durante um período mínimo de um mês. As substâncias mais comumente ingeridas são papel, cabelo, sabão, cola, terra, detergente, gelo e carvão, entre outras. Em gestantes, também é comum a ingestão de alimentos crus, como, por exemplo, batata e mandioca cruas. Em tais casos, não existe aversão ou repulsa pelos alimentos em geral. O diagnóstico de pica ou malácia só é possível a partir dos 2 anos de idade, uma vez que as crianças pequenas exploram os objetos com a boca e, portanto, ficam sujeitas à ingestão de produtos não alimentares.

A importância desse quadro é sua associação a comorbidades e outras doenças psiquiátricas que exigem atenção médica, como as doenças do espectro autista e a deficiência intelectual. A pica pode estar associada à tricotilomania (transtorno de arrancar os cabelos) e ao transtorno de escoriações, em que fragmentos de pele e os cabelos são ingeridos.

Na décima edição da Classificação Internacional de Doenças (CID-10), a doença em crianças corresponde ao item F 98.3 e, em adultos, F 50.8.

Transtorno de ruminação

A característica principal do transtorno de ruminação é a regurgitação repetida do alimento depois de ingerido, no mínimo durante um mês.

A regurgitação consiste no alimento deglutido e parcialmente digerido que é trazido de volta à boca sem náusea aparente ou ânsia de vômito ou mesmo repugnância. Esse alimento pode ser novamente mastigado e deglutido ou ejetado pela boca.

Adolescentes e adultos podem tentar disfarçar essa condição, tossindo ou colocando a mão na boca. Alguns indivíduos podem evitar comer em frente a outras pessoas por causa de seu comportamento socialmente indesejado.

Em lactentes acometidos pela doença, existe perda ponderal e incapacidade de ganhar peso, que podem levar a uma desnutrição secundária associada a atraso no crescimento e, ainda, determinar o desenvolvimento intelectual negativo. Em crianças mais velhas, adolescentes e adultos, o funcionamento social é prejudicado.

O diagnóstico pode ser feito por observação direta, realizada pelo profissional, relato dos familiares ou ainda pelo relato do próprio paciente. Alguns indivíduos afetados podem descrever esse comportamento como fora de seu controle ou habitual.

O transtorno de ruminação gera carências nutricionais importantes, que podem ocasionar também transtornos psiquiátricos decorrentes dessas carências ou manifestações de ansiedade generalizada.

A ruminação é mais comum no transtorno do desenvolvimento intelectual.

É importante destacar que esse transtorno não pode ser explicado por uma doença médica específica, como, por exemplo, refluxo gastroesofágico ou estenose de piloro.

Na CID-10, é codificado como F 98.2.

Transtorno alimentar restritivo/evitativo

O transtorno alimentar restritivo/evitativo é caracterizado pela ingestão insuficiente ou falta de interesse em se alimentar, que pode começar na fase de lactente ou primeira infância e persistir até a vida adulta.

Os bebês com esse tipo de transtorno podem se mostrar mais irritadiços e, durante a amamentação, parecer apáticos e retraídos e/ou chorar muito, sendo muito difícil consolá-los. Em alguns casos, a relação entre a mãe e a criança é comprometida como, por exemplo, quando a apresentação do alimento é feita de maneira inapropriada ou as atitudes das crianças não são interpretadas corretamente pela mãe, que tem uma atitude hostil para com o bebê. A ingestão nutricional deficiente pode provocar atraso no neurodesenvolvimento do bebê com irritabilidade, que contribuem ainda mais para as dificuldades alimentares e reduzem a capacidade de resposta à alimentação. A coexistência de psicopatologia parental, abuso ou negligência infantil é sugerido pela melhora da alimentação e do peso após a troca dos cuidadores.

Em alguns adolescentes e adultos, a evitação ou a restrição pode se basear na qualidade do alimento, como sensibilidade extrema à aparência, cor, textura, temperatura ou paladar e até ao odor de alimentos consumidos por outras pessoas.

Em indivíduos acometidos pelo transtorno restritivo/evitativo, há uma deficiência nutricional significativa. A determinação da deficiência nutricional se respalda na avaliação clínica por meio de exame físico, testes laboratoriais e determinação da ingestão de alimentos. O impacto sobre a saúde física desses indivíduos é grave, à semelhança da anorexia nervosa. Muitos desses pacientes necessitam de complementação nutricional enteral ou de suplementos nutricionais orais, dependendo do comprometimento de sua saúde física.

É evidente que esses indivíduos apresentam interferência no seu funcionamento psicossocial pelo transtorno restritivo/evitativo.

É importante notar que a perda de apetite que pode preceder a alimentação restritiva/evitativa é um sintoma comum e que pode acompanhar uma série de doenças psiquiátricas ou outras doenças médicas, como:

- *Transtorno do apego reativo:* presença de algum distúrbio na relação cuidador-criança que afeta a alimentação e a ingestão dos alimentos.
- *Transtorno do espectro autista:* os pacientes com esse transtorno têm hábitos alimentares mais rígidos e podem ter maior sensibilidade sensorial, embora nem sempre apenas esses fatos justifiquem o diagnóstico de transtorno restritivo/evitativo.
- *Transtornos fóbicos-ansiosos:* no caso de fobia social, por exemplo, o paciente pode se referir a um medo de ser observado pelos outros enquanto se alimenta. Na fobia

Semiologia Psiquiátrica Nutricional

específica, o indivíduo pode se referir ao medo de se asfixiar ou vomitar, o que justificaria o comportamento restritivo/evitativo. Nesses casos, a distinção diagnóstica é muito mais difícil.

- *Anorexia nervosa:* outro diagnóstico diferencial particularmente difícil, pois, na infância e na adolescência, existe um compartilhamento de sintomas entre o transtorno restritivo/evitativo e a anorexia nervosa. Nos adultos, na maioria dos casos, os pacientes se negam a comer pelo medo de engordar, que é um dos sintomas cardeais da anorexia nervosa.
- *Transtorno obsessivo compulsivo:* os indivíduos com esse transtorno podem apresentar comportamento de evitação ou de restrição como uma preocupação em relação à ingestão de determinados alimentos ou um comportamento alimentar ritualizado.
- *Transtorno depressivo maior:* nesse transtorno, o apetite pode estar afetado de tal forma que a ingestão é significativamente restrita e está associada à perda de peso. Com a melhora do quadro depressivo, as restrições cedem e o indivíduo pode voltar a ganhar peso.
- *Transtorno do espectro da esquizofrenia:* o comportamento restritivo/evitativo surge na presença de ideações delirantes, em pacientes psicóticos, acerca de consequências indesejadas e/ou negativas da ingestão de certos alimentos, sem base lógica ou comprovada para tanto.
- *Transtorno factício ou transtorno factício imposto a outro:* conhecido também, respectivamente, como síndrome de Münchhausen ou síndrome de Münchhausen por indução (procuração): essa síndrome é caracterizada pelo fato de os indivíduos fingirem ou causarem a si mesmo doenças ou traumas com intuito de angariar atenção e cuidados. Assim, para assumirem o papel de doentes, podem descrever dietas muito mais restritivas do que aquelas que realmente consomem, bem como complicações físicas de tais comportamentos com o intuito de receberem dietas parenterais ou suplementos nutricionais. No transtorno factício por imposição a outro, o cuidador ou os pais descrevem os sintomas iguais a um transtorno alimentar restritivo/evitativo e também induzem sintomas físicos, como, por exemplo, perda de peso ou incapacidade de ganhar peso. Após uma avaliação detalhada pela equipe multidisciplinar tanto do indivíduo afetado quanto do cuidador, percebe-se que quem deve receber o diagnóstico é o cuidador, e não o afetado.

O transtorno alimentar restritivo/evitativo é classificado como F 50.8 no CID-10 e como 307.59 no DSM-5.[5]

Anorexia nervosa

É definida como uma perda de peso autoinfligida com distorção da imagem corporal e acompanhada por recusa ou medo de ganhar peso.

O que caracteriza essa síndrome não é necessariamente a perda do apetite por parte dos indivíduos, mas sim a busca obsessiva em controlar o seu próprio peso.

A prevalência, ou seja, o número de casos em uma determinada população nos últimos 12 meses, da anorexia nervosa é de 0,5% a 1%, sendo que 90% dos casos são observados em pacientes do sexo feminino com 15 a 25 anos de idade. A incidência, isto é, o número de casos novos em uma determinada população, é de 8 casos por 100.000 habitantes. A incidência em homens é de 0,5 casos por 100.000 habitantes. No entanto, tal prevalência está aumentando, em especial entre os homossexuais masculinos.

Os profissionais da área estética apresentam maior chance de desenvolvimento da anorexia nervosa, como os profissionais de moda, atrizes e atores, bailarinas, atletas e estudantes de nutrição, medicina e psicologia.

A etiologia (ou seja, a causa) da anorexia está relacionada à interação de fatores psicológicos, fisiológicos e sociais.

A Organização Mundial da Saúde categoriza a gravidade dos quadros de anorexia nervosa de acordo com o índice de massa corporal (IMC). Esse índice é dado pelo peso em quilogramas dividido pelo quadrado da altura em centímetros e é uma maneira de refletir a incapacidade funcional e a necessidade de supervisão desses pacientes:

- *Leve:* IMC maior ou igual 17 kg/m^2
- *Moderada:* IMC entre 16 e 16,99 kg/m^2
- *Grave:* IMC entre 15 e 15,99 kg/m^2
- *Extrema:* IMC menor que 15 kg/m^2

A maioria dos indivíduos acometidos pela doença pode apresentar anorexia nervosa do tipo compulsivo alimentar purgativo, na qual há também hiperfagia episódica, mas autoindução de vômitos ou uso de laxantes, diuréticos ou enemas. Alguns outros pacientes não apresentam episódios hiperfágicos, mas fazem uso dos laxantes e vômitos autoinduzidos mesmo depois da ingestão de pequenas quantidades de alimentos.

A anorexia nervosa é categorizada como F50.0 no CID-10 (F50.01 em caso de tipo restritivo e F50.02 em caso de tipo purgativo) e 307.1 no DSM-5

Bulimia nervosa

A bulimia nervosa (BN) caracteriza-se pela compulsão alimentar, ou seja, por uma grande ingestão de alimentos em curto período de tempo, com sensação de perda do controle e culpa. Esses sentimentos são seguidos de compensações inadequadas para controle do peso, com uso de medicamentos como laxantes, diuréticos, inibidores de apetite, vômitos autoinduzidos, dietas compensatórias e exercícios físicos exagerados.

As excessivas preocupações com a forma corporal e o peso acabam por afetar os sentimentos e as atitudes dos pacientes tanto nos seus relacionamentos pessoais como no seu desempenho profissional.

A incidência de BN é de 13 casos para cada 100.000 habitantes, com uma prevalência entre 0,5% a 4% da população. Nota-se que a prevalência é maior no sexo feminino, com cerca de 90% a 95% dos casos, com 5% a 10% entre os indivíduos do sexo masculino.

A BN é uma doença que atinge todas as camadas sociais e seu início se dá mais frequentemente no fim da adolescência ou no começo da vida adulta.

Os profissionais da área da moda, atores, jóqueis e atletas são os indivíduos que apresentam os maiores riscos de desenvolverem a doença.

Existem evidências da presença de fatores genéticos na BN devido à maior prevalência de episódios depressivos e transtornos alimentares em familiares de primeiro grau dos pacientes afetados pela doença. Alguns estudos apontam a associação entre alterações no cromossomo 10p e a BN. Além disso, a concordância em gêmeos monozigóticos é alta quando comparada a gêmeos dizigóticos.[6] Os fatores biológicos compreendem alterações de neurotransmissores cerebrais, como serotonina e noradrenalina, e também nos peptídeos YY, na leptina e na colecistoquinina; esta última e a serotonina têm efeitos sobre a saciedade. A essas condições biológicas somam-se as causas psicológicas, que são centradas, via-de-regra, em autoestima baixa, com ideias de pouca valia, dificuldades de verbalizar sentimentos e experiências traumáticas na infância que levam a comportamentos

Semiologia Psiquiátrica Nutricional

impulsivos na BN. Os conflitos familiares e as alterações das relações interpessoais, com falta de coesão na família e evidentes comentários negativos dos pais a respeito do peso do filho, também são observados. A esses fatores descritos, acrescentam-se crenças de que um corpo atrativo abriria as portas para um mundo profissional e social mais promissor. Assim, as causas da BN são multifatoriais, bastando o agravamento de uma delas para que a doença se manifeste.

No quadro clínico da BN, os pacientes geralmente demonstram uma preocupação exagerada com seu peso e sua forma estética corporal mesmo antes do transtorno alimentar propriamente dito, muito embora seu peso possa estar levemente aumentado ou normal. Pelos fatores citados antes, é nesse momento que surge o medo de engordar. Assim, o indivíduo inicia uma dieta restritiva sem desejo de emagrecer, apenas de não ganhar peso, diferentemente do paciente anorético. Nesse quadro clínico, o próprio paciente revela que sente uma grande vontade de comer e se descontrola, ingerindo grandes quantidades em um espaço curto de tempo. Com isso, sente-se culpado e ansioso e, assim, induz o vômito para evitar o ganho de peso e, consequentemente, aliviar-se do sentimento de culpa e da ansiedade. É essa ansiedade com sentimento de culpa que o faz voltar à dieta. Dessa maneira, há o estabelecimento de um círculo vicioso de dieta restritiva, episódio compulsivo e vômitos.

Na prática clínica, observa-se um mecanismo compensatório aos vômitos nos episódios compulsivos, que é o uso de medicamentos como laxantes, diuréticos, hormônios tireoidianos, inibidores do apetite (anfetaminas, legais ou não, sibutramina), orlistat (que impede a atuação das lipases no tubo intestinal, diminuindo a absorção de gordura), maconha e cocaína, além do abuso dos exercícios físicos.

Quanto mais frequentes e duradores forem esses episódios compulsivos e as práticas purgativas compensatórias, maiores e mais graves são as complicações clínicas apresentadas. As complicações são:

- *Sistema gastrointestinal:* dores abdominais, gastrites, esofagites, erosões gastrointestinais, hérnia de hiato, sangramentos, obstipações, síndrome do colón irritável e prolapso retal.
- *Sistema metabólico:* desidratação e alterações hidroeletrolíticas, como hipocalemia.
- *Sistema reprodutor:* irregularidades menstruais, riscos de aborto espontâneo nas pacientes grávidas, depressão pós-parto e baixo peso do recém-nascido.
- *Sistema cardiovascular:* arritmias cardíacas.
- *Pele e anexos:* sinal de Russell (calosidade no dorso da mão por escoriações dentárias no ato de provocar vômitos), retração gengival, cáries, erosão do esmalte dentário, hipertrofia de parótidas em decorrência dos vômitos, pele seca, queda de cabelos, unhas quebradiças.

A BN é categorizada como F50.2 no CID-10 e 307.51 no DSM-5.

Transtorno de compulsão alimentar

O transtorno de compulsão alimentar é caracterizado pela ingestão de alimentos em quantidades superiores às que a maioria das pessoas consumiriam em um mesmo período de tempo e nas mesmas circunstâncias, e pela sensação de falta de controle desse ato.

No transtorno compulsivo, é essencial observar que os episódios recorrentes da compulsão ocorrem, em média, pelo menos uma vez por semana por três meses. É importante notar que, nesses casos, o comer excessivo não se limita a um único contexto, por exemplo, o indivíduo come excessivamente em um restaurante e continua a comer ao voltar para casa. O consumo de lanches em pequenas quantidades ao longo do dia não seria considerado um comportamento compulsivo. No transtorno compulsivo, o comer excessivo está sempre acompanhado por sensação de falta de controle e é associado frequentemente a alguns comportamentos, como:

- Comer grandes quantidades de alimentos na ausência de sensação de fome.
- Comer mais rapidamente do que o normal.
- Comer até sentir-se desconfortavelmente saciado.
- Comer sozinho por vergonha da quantidade que está comendo.
- Sentir-se culpado imediatamente após o ato ou triste e desgostoso com si mesmo.

Convém também notar que, nesses casos, o tipo de alimento consumido durante um episódio compulsivo varia tanto entre diferentes pessoas quanto em um mesmo indivíduo. A compulsão é caracterizada pela quantidade e não pela fissura de algum nutriente.

As pessoas afetadas por tal transtorno geralmente têm vergonha de seus problemas alimentares e tentam ocultar seus sintomas. A compulsão ocorre discretamente ou em segredo. Sabe-se que os antecedentes mais comuns nesses indivíduos são os sentimentos negativos, como diminuição da autoestima e da autoconfiança, além de estressores interpessoais, restrições dietéticas e desconforto relacionado ao peso e às formas corporais. É importante notar que a compulsão pode aliviar a ansiedade por um curto período de tempo, porém as consequências tardias são o agravamento dos sintomas psíquicos e dos quadros associados. Incluem-se aqui ganho de peso e consequente obesidade, que levam aos problemas médicos sabidos, dificuldades no desempenho dos papéis sociais e prejuízo da qualidade de vida desses indivíduos.

O quadro de compulsão alimentar é diferenciado da bulimia nervosa pela ausência de ato compensatório posterior (vômitos, purgações ou exercícios intensos) após o episódio de comer compulsivamente.

A compulsão alimentar é categorizada no CID-10 como F50.8 e no DSM-5, como 307.51 (no DSM-5, esse transtorno faz parte dos critérios para bulimia nervosa).

Outros transtornos alimentares

O DSM-5 inclui na categoria de "outros transtornos alimentares" os quadros cujas apresentações têm sintomas característicos de um transtorno alimentar que causam sofrimento pessoal significativo com prejuízo profissional, social e afetivo, porém não satisfazem a todos os critérios diagnósticos para os transtornos anteriormente citados.

Tais quadros clínicos são importantes, porque seu desconhecimento pode fazer com que os indivíduos acometidos não sejam diagnosticados de maneira conveniente e, dessa forma, não recebam os tratamentos mais adequados, correndo o risco de evolução crônica com danos físicos e psiquiátricos significativos.

- *Síndrome do comer noturno:* caracterizado por episódios recorrentes de ingestão excessiva noturna ou mesmo após o jantar ou ainda por comer compulsivo ao despertar durante a noite. Nesses casos, os pacientes recordam-se do fato e têm consciência da ingestão excessiva. Tal transtorno não pode ser atribuído quando o indivíduo é portador de outra doença médica ou está sob o efeito de alguma medicação.
- *Transtorno de purgação:* é caracterizado por vômitos autoinduzidos, uso excessivo e indevido de laxantes, diuréticos ou outras medicações sem o componente compulsivo alimentar. Esse comportamento tem o intuito de controlar o peso e a forma física.
- *Transtorno de compulsão alimentar de baixa frequência e/ou curta duração:* nesses casos, os pacientes têm todos os sintomas de transtorno alimentar compulsivo,

Semiologia Psiquiátrica Nutricional

exceto que a hiperfagia ou o comer compulsivo ocorre, em média, uma vez por semana e/ou por menos de três meses.

- *Bulimia nervosa de baixa frequência e/ou de curta duração:* todos os sintomas e sinais da bulimia estão presentes, exceto que a frequência de ocorrência é, em média, menos de uma vez por semana e a duração é inferior a três meses.
- *Anorexia nervosa atípica:* aqui, também, todos os sintomas e sinais estão presentes e satisfazem os critérios para o diagnóstico de anorexia nervosa, exceto pelo fato de que o peso do indivíduo está dentro ou mesmo acima da faixa tida como normal para ele.

Transtornos dismórficos corporais

Embora não sejam transtornos alimentares, os transtornos dismórficos corporais são aqui incluídos por terem sintomas similares à anorexia nervosa. Além disso, assim como nos transtornos alimentares, é provável que o primeiro contato dos indivíduos acometidos por tais doenças com os serviços de saúde também seja feito por meio dos profissionais da nutrição.

Segundo o DSM-5, o diagnóstico do transtorno dismórfico corporal requer a presença de:

- Preocupação com um ou mais defeitos ou falhas percebidas na aparência física, que não são observáveis ou que parecem leves para os outros.
- Em algum momento no curso do transtorno, o indivíduo executou ou executa comportamento repetitivo (por exemplo, verificar-se no espelho, arrumar-se excessivamente, beliscar a pele, para buscar tranquilização) ou atos mentais (comparar sua aparência com a de outros) em resposta as preocupações com a aparência.
- A preocupação com sua aparência causa sofrimento clinicamente significativo ou prejuízo no funcionamento social, profissional ou em áreas importantes da vida do indivíduo.
- A preocupação com a aparência não é bem explicada por preocupações com a gordura ou peso corporal em um indivíduo cujos sintomas satisfazem os critérios para um transtorno alimentar.

Síndrome de adônis ou vigorexia

A síndrome de Adônis ou vigorexia é caracterizada por uma insatisfação peculiar de seus portadores com o seu próprio corpo, e está associada a uma distorção da autoimagem, levando à prática de exercícios físicos excessivos, com consumo de anabolizantes e dietas restritivas para evitar a ansiedade decorrente dessa insatisfação.[7]

Os sintomas da vigorexia incluem:

- Insatisfação persistente com sua imagem corporal;
- Uso de esteroides e anabolizantes ou de substâncias com efeito similar;
- Consumo de dieta hiperproteica por longo período;
- Ansiedade;
- Sintomas do espectro depressivo;
- Irritabilidade fácil;
- Cansaço;
- Queixas de fadiga;
- Dores pelo corpo;
- Lesões ósseas e articulares e musculares por excesso de exercícios físicos;

- Alterações do ritmo do sono;
- Em casos graves, de duração mais prolongada, pode levar a insuficiência renal e hepática, vasculopatias e depressão maior.
- Doenças cardiovasculares e endócrinas (com atrofia testicular) e câncer de próstata decorrentes do abuso de anabolizantes.
- Síndrome metabólica, devido à dieta inadequada (carboidratos e proteínas) e ao consumo de suplementos proteicos.

A vigorexia é dividida em dois grupos, conforme sua apresentação:

1. *Com treinamentos excessivos e uso de anabolizantes ou drogas similares com o mesmo propósito*

   Nesse grupo, além do treinamento excessivo praticado pelos portadores desse transtorno, há o consumo indiscriminado de substâncias, lícitas ou ilícitas, para o ganho de massa muscular como os de esteroides anabolizantes e, com frequência também aplicação de hormônio do crescimento, insulina e até mesmo de produtos veterinários, especialmente para equinos.

   Dessa maneira, os indivíduos que fazem uso desses produtos ficam sujeitos aos efeitos colaterais e prejudiciais dessas drogas quando são aplicadas sem critério ou controle especializado e usadas como se fossem drogas de abuso. De modo geral, essas drogas são indicadas aos alunos das academias por profissionais inescrupulosos. Os principais sintomas que o consumo indevido de anabolizantes esteroides provoca nos seus usuários são mostrados acima. Esse subtipo é mais comum em homens, do que em mulheres.

2. *Com obsessão pela aparência e insatisfação permanente com seu corpo*

   Esse subtipo caracteriza indivíduos com vigorexia que desenvolvem não apenas obsessão pelo aumento da massa muscular, mas também pela sua aparência estética ou a chamada definição muscular (aparência do volume da gordura subcutânea). Esses indivíduos frequentemente fazem uso de dietas com excesso de proteínas e substâncias possivelmente perigosas, conhecidas como queimadores de gordura, notadamente cafeína e a efedrina. Além disso, fazem parte desse arsenal de queimadores de gordura os inibidores de apetite, as anfetaminas e mesmo a cocaína. Esse subtipo é mais comum em mulheres, embora possa ocorrer em homens (Quadro 12.1).

Quadro 12.1. Principais sintomas associados ao consumo indevido de anabolizantes

Sintomas psíquicos	Sintomas físicos
• Distúrbios de conduta com agitação e episódios de agressividade • Comportamento impulsivo • Humor exaltado com aceleração do curso de pensamento • Delírio de superioridade ou de inferioridade • Distraibilidade e déficit de concentração • Problemas na esfera sexual • Ciúme patológico	• Alterações hepáticas • Alterações no metabolismo dos lipídeos • Aumento de peso • Aumento de massa muscular • Tremores de extremidades • Hipertensão arterial • Acne • Retenção hídrica • Virilização nas mulheres e diminuição ou atrofia testicular nos homens • Impotência sexual nos homens e possível frigidez sexual nas mulheres

Modificado de American Psychiatric Association, Manual Diagnóstico e Estatístico de Transtornos Mentais, DSM-5, 5 ed. Artmed, Porto Alegre, 2014.

Semiologia Psiquiátrica Nutricional

Ortorexia

Segundo a definição corrente, ortoréxicos são os indivíduos que apresentam fixação por uma alimentação saudável.

Os critérios diagnósticos da ortorexia[8] são:

- Dedicar mais de 3 horas em pensar em uma dieta saudável;
- Preocupar-se mais pelo tipo/qualidade do alimento do que pelo prazer de consumi-lo;
- Prejuízo na sua qualidade de vida com o aumento de suas preocupações com o tipo/qualidade dos alimentos;
- Sentimento de culpa ocorre quando indivíduo deixa de cumprir uma de suas convicções dietéticas;
- Planeja excessivamente o que comerá no dia seguinte;
- Isolamento social.

Um indivíduo ortoréxico, para manter-se em uma dieta que julga correta, considera inadequados todos os produtos que contenham corantes, conservantes, pesticidas, gorduras *trans*, excesso de sal, açúcar ou outros componentes tidos como prejudiciais ou impuros. Consequentemente, esses alimentos são progressivamente excluídos da sua alimentação. Muitos ortoréxicos levam essa obsessão também aos utensílios que são utilizados para preparo dos alimentos e até mesmo aos meios de preparo.

Devemos questionar quais são os conceitos usados por esses indivíduos e a distorção das informações por eles empregadas para gerar tais conceitos. O exemplo clássico é quanto ao uso de sal. Não é errado considerar que o excesso de sal na comida é prejudicial à saúde; os ortoréxicos, porém, aplicam esse conhecimento de forma tão exagerada que a dieta hipossódica acaba por tomar conta de suas vidas. Assim, quando estão fora de casa, se recusam a comer qualquer preparação de alimento, temendo que esse alimento contenha sal, e se forçam a um jejum de várias horas desnecessariamente, o que sabemos ser prejudicial à saúde.

Em função dessas restrições autoimpostas, os ortoréxicos excluem certos grupos alimentares da sua dieta, o que pode levar a deficiências de alguns nutrientes essenciais para seu organismo. Isso provoca avitaminose, anemia ou quaisquer outras doenças determinadas por carência nutricional.

Esse comportamento também prejudica a vida social e as relações, pois é muito difícil ter quem compartilhe os mesmos hábitos alimentares. O convite para comemorações e compromissos familiares que envolvam comida é recusado, uma vez que o indivíduo não tem como justificar suas escolhas alimentares e, por isso, corre o risco de ser visto como chato ou esquisito ou ainda neurótico. Nesses casos, o isolamento social é inevitável.

É interessante notar que, enquanto a maioria dos transtornos alimentares se refere à quantidade de alimentos, a ortorexia gira em torno da qualidade do alimento na dieta. Frente a essas questões que envolvem dietas e seus modismos, devemos ter em mente que a história da humanidade é marcada pela fome e pela incapacidade de conservar ou congelar os alimentos. Assim, temos de admitir as vantagens dos produtos industrializados (claramente com controles e limites), pois não há viveres biológicos para todos. É preciso, portanto, mostrar aos nossos pacientes que a obsessão por uma dieta saudável e um corpo perfeito pode levá-los a adoecer.

Gordorexia

A gordorexia ou fatorexia é um transtorno dismórfico corporal também incluído na presente discussão por envolver, além do distúrbio psicológico, alterações graves no peso com consequente risco à condição física.[7]

Embora a gordorexia ainda não conste do CID-10 nem do DSM 5, não deixa de ser uma realidade hoje nos nossos consultórios. É inegável que a população mundial está cada dia mais acima de seu peso e essa é uma questão que vai além da estética, já que afeta diretamente a saúde.[9]

Como já discutido anteriormente, o transtorno dismórfico corporal é um transtorno mental caracterizado por levar uma pessoa a ter uma percepção distorcida da própria imagem corporal. Assim, pessoas obesas sofrendo desse transtorno se enxergam magras ou mesmo abaixo do peso corporal ideal e não se dão conta dos riscos a sua saúde física e dos prejuízos sociais, familiares, profissionais que estão incorrendo.

O risco à saúde física que nos referimos nos portadores da gordorexia é que a obesidade é um processo inflamatório, levando a uma cascata de eventos que culmina na síndrome metabólica, uma condição de saúde grave que exige intervenção psicológica, nutricional e médica.

Os transtornos dismórficos que envolvem aspectos alimentares são uma interação complexa de fatores psicológicos, biológicos e socioculturais.

Esses transtornos são mais comuns em mulheres, devido a fatores como feminilidade, exposição do corpo e fatores hormonais, embora possa ser observada em homens.

Enquanto na anorexia nervosa há uma distorção da imagem corporal e emagrecimento acentuado pela falta de ingestão de alimentos, seu extremo oposto é a gordorexia, na qual também há uma distorção da imagem corporal, porém, com excesso de ingestão de alimentos, levando ao aumento de peso e consequente obesidade.

Abordagens terapêuticas nos transtornos alimentares e dismórficos corporais

Os transtornos alimentares são quadros psiquiátricos possivelmente graves e crônicos, com significativa morbidade e mortalidade. Esses quadros tendem a estar associados a complicações somáticas importantes. Para minimizar a ocorrência de complicações, o rápido diagnóstico e o tratamento adequado são essenciais.[10] O sucesso do tratamento depende de uma equipe multidisciplinar composta por médico psiquiatra, psicólogo e nutricionista, integrados em um mesmo propósito.

A presença do nutricionista é de particular importância na regularização do padrão alimentar dos pacientes, com orientação nutricional segura, prevenindo, assim, as complicações decorrentes das dietas inadequadas e limitadas dos pacientes.

Nos transtornos alimentares, a abordagem psicológica tem como objetivo a compreensão por parte do paciente das reais motivações para tais comportamentos alimentares. Em geral, a insatisfação com sua imagem corporal e o medo de engordar estão centrados nas dificuldades afetivas vividas por esses indivíduos. A psicoterapia cognitivo-comportamental (TCC) coloca o indivíduo frente às suas idiossincrasias, atitudes, carências e crenças errôneas. A psicoterapia de orientação psicodinâmica também é utilizada. Em algumas ocasiões, quando possível, a psicoterapia familiar, notadamente com pacientes jovens, é um recurso desejável e muito valioso. A orientação psicológica é uma ferramenta importante para evitar as recaídas e proporcionar uma recuperação sociofuncional do paciente e a necessária responsabilidade na continuidade de seu tratamento.

O tratamento farmacológico das comorbidades nos transtornos alimentares visa tratar as manifestações do espectro depressivo e da ansiedade presentes nesses transtornos. As complicações advindas das alterações físicas e metabólicas (hidroeletrolíticas) ocasionadas pela dieta inadequada dependem da duração e da gravidade desses quadros e, às vezes, o tratamento é feito em regime de internação hospitalar ou hospital-dia.

Semiologia Psiquiátrica Nutricional

Os antidepressivos de escolha são os inibidores seletivos da recaptação de serotonina (ISRS) por sua eficácia e boa tolerabilidade. Para combater a ansiedade, os benzodiazepínicos são indicados especialmente se administrados antes das refeições. Nos casos de emergências psiquiátricas com a ocorrência de sintomas psicóticos, depressão maior grave com ideação suicida, descontrole das purgações e comportamentos obsessivos compulsivos incontroláveis, torna-se necessário o uso de antipsicóticos de segunda geração.

No tratamento da vigorexia com uso de anabolizantes, é necessário redobrar a atenção quando da retirada da droga anabolizante, devido à possibilidade de aparecimento de fenômenos clínicos de abstinência. Nesses casos, recomenda-se a descontinuidade da medicação antes de sua retirada total.

Fatores nutricionais nas doenças psiquiátricas

Interação entre genótipo e meio ambiente

É importante ressaltar que o neurodesenvolvimento de um indivíduo é influenciado pelas predisposições genéticas e fatores pré-natais combinados às causas ambientais. Essa influência gera uma sequência em forma de uma cascata de eventos, nesta ordem: 1) estresse oxidativo; 2) dano oxidativo; 3) inflamação; 4) síndrome metabólica; e 5) doenças psiquiátricas. O nutricionista deve ter uma visão clara da interação entre genes e o ambiente de um indivíduo. Um exemplo que ilustra bem a interação gene-meio ambiente no âmbito das doenças psiquiátricas são as pesquisas em que indivíduos portadores sãos de um alelo específico de gene de suscetibilidade para o transtorno esquizofrênico, o Val-COMT, desenvolvem a doença esquizofrenia quando submetidos ao uso abusivo de maconha.[11]

Inflamação, síndrome metabólica e doenças psiquiátricas

As doenças inflamatórias são frutos das interações entre genes e meio ambiente e são mediadas, principalmente, por citocinas. As citocinas são um grupo de glicoproteínas produzidas por todos os tipos celulares, notadamente linfócitos, monócitos e macrófagos, que atuam na resposta imune, desempenhando diversas funções. Acredita-se que as citocinas pró-inflamatórias, particularmente as interleucinas e o fator de necrose tumoral, em contato com o cérebro, levam à síntese de mediadores inflamatórios no sistema nervoso central, provocando mudanças no sistema límbico. Essas alterações são uma resposta do neurônio à ação da citocina e geram o chamado comportamento doentio (*sickness behavior*).[12] Um bom exemplo disso é o estado gripal, um processo inflamatório que provoca, além dos sintomas físicos, uma sensação temporária de apatia, desânimo, perda de interesse por atividades antes prazerosas, dificuldade de concentração, lentificação do pensamento e motivação, particularmente no desempenho social, à semelhança de uma síndrome depressiva.[13] Outros exemplos dessa interação são dados por estudos em voluntários que têm demonstrado que as inflamações sistêmicas de qualquer origem provocam impacto no cérebro e, dessa forma, contribuem para o desenvolvimento das doenças neuropsiquiátricas, notadamente aquelas do espectro depressivo.[12] Como enfatizou o Prof. Manuel Bousoño, da Universidade de Oviedo, em seu simpósio sobre inflamação, obesidade, diabetes e transtornos ansiosos e afetivos durante o 16º Congresso Mundial de Psiquiatria em Madri, Espanha, as citocinas proinflamatórias, entre outros efeitos, alteram o RNA mensageiro dos neurotransmissores.[14] Essas alterações levam à maior resistência aos glicocorticoides e têm, como consequência fisiológica, o binômio inflamação/doença psiquiátrica.

Todo paciente, com doença diagnosticada ou não, apresenta um elemento comum em sua fisiopatologia: a inflamação.[15] Essa assertiva está de acordo com a afirmação literal do professor Bousoño no último Congresso Mundial de Psiquiatria, acima citado: "o reconhecimento da inflamação como mecanismo fisiopatológico primário nas doenças crônicas foi um dos maiores descobrimentos científicos da década".[14]

A síndrome metabólica, também denominada síndrome cardiometabólica ou síndrome de resistência à insulina, é caracterizada pela presença de pelo menos três das seguintes alterações: obesidade abdominal (central), hipertensão, elevação da glicemia em jejum, altos níveis séricos de triglicérides e baixa concentração de lipoproteína de alta densidade (HDL). A síndrome metabólica e o pré-diabetes podem ser a mesma doença, embora diagnosticadas por um conjunto diferente de biomarcadores. Acredita-se que a síndrome seja causada por uma doença subjacente da utilização e armazenamento de energia.

Uma associação entre as grandes síndromes psiquiátricas e a síndrome metabólica tem sido bastante pesquisada nos últimos anos. Os resultados dessas investigações têm permitido a alteração, principalmente, da visão acerca dos aspectos nutricionais envolvidos nessas doenças. Assim, podemos atribuir aos nutricionistas um papel importante no processo terapêutico dos quadros psiquiátricos ora explicitados.

A resistência à insulina, ou seja, a redução da eficácia biológica da insulina, é o precursor do diabetes de tipo 2. O ganho de peso e a adiposidade abdominal são os principais causadores dessa resistência à insulina. Nesses casos, o organismo responde com uma produção maior de insulina, provocando hiperinsulemia para manter a homeostase da glicose. A hiperinsulemia é a base da síndrome metabólica, um importante fator de risco para o desenvolvimento do diabetes. O diabetes se desenvolve quando o pâncreas deixa de compensar a resistência à insulina depois de muitos anos desse processo. Esses fatos decorrem da própria conceituação de diabetes melito, uma doença caracterizada pela progressiva destruição de células-beta do pâncreas por apoptose (autodestruição celular de ocorrência ordenada) induzida por citocinas. Para cada tipo de diabetes existe um mecanismo etiológico específico, que varia conforme a velocidade da apoptose. No diabetes do tipo 2, a apoptose é progressiva e conduzida pela glicotoxicidade e pela lipotoxicidade, enquanto no diabetes do tipo 1, é rápida e induzida por um processo autoimune irreversível.

A breve descrição da base fisiológica de parte do mecanismo da síndrome metabólica que envolve nutrição teve como objetivo enfatizar que as síndromes psiquiátricas e a maioria das doenças demenciais têm como uma de suas causas o binômio inflamação/síndrome metabólica e a desregulação da homeostase do sistema imunológico.[16] Reforço o fato, já mencionado, de que essas doenças neuropsiquiátricas são multifatoriais (Fig. 12.1).

Hoje, se considera também que a ativação do sistema imunológico periférico desencadeia a síntese e a liberação de citocinas, acionando os sistemas de neurotransmissores e neuroendócrinos do cérebro e contribuindo para o desenvolvimento das doenças psiquiátricas. As ações das citocinas podem alterar a plasticidade do hipocampo, como demonstrado em experimentos com animais.[18]

Nessa cascata de eventos, a síndrome metabólica, um processo inflamatório em última análise, tem como uma de suas vias causais o estresse oxidativo, que leva a um dano oxidativo de carboidratos, proteínas, lipídeos e DNA.[17]

Esses dados reforçam a ideia de estudos recentes, nos quais o estresse oxidativo e os fatores neurotróficos seriam os principais mediadores da fisiopatologia dos transtornos mentais como o transtorno afetivo, a depressão maior e o transtorno esquizofrênico, citados anteriormente.

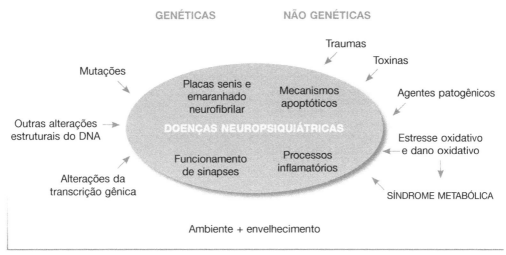

Figura 12.1. As alterações implicadas nas causas de distúrbios neuropsiquiátricos são heterogêneas (modificada de Kapczinski e cols., 2004).[17]

As grandes síndromes psiquiátricas

Essa breve apresentação dos aspectos psicopatológicos das principais síndromes psiquiátricas tem como objetivo introduzir o profissional nutricionista em um amplo campo de atuação que relaciona o adoecer psiquiátrico à síndrome metabólica e suas causas.

Pesquisas recentes têm permitido grandes avanços no entendimento dos mecanismos das doenças mentais, ou seja, na compreensão das causas e dos diferentes mecanismos fisiológicos envolvidos. As bases biológicas dos distúrbios psiquiátricos envolvem um somatório de aspectos heterogêneos, genéticos e não genéticos, com participação do meio social (restrito), do ambiente (mais amplo) do indivíduo e do próprio envelhecimento. Essa heterogeneidade é mostrada na Figura 12.1.

As grandes síndromes psiquiátricas são a esquizofrenia, o transtorno afetivo e a depressão.

Esquizofrenia

A esquizofrenia (ou, como se prefere denominar atualmente, o espectro da esquizofrenia) é uma das mais importantes e graves doenças psiquiátricas. Esse é um transtorno psiquiátrico crônico e, em muitos casos, incapacitante, que se inicia geralmente em jovens e se caracteriza por sintomas ditos psicóticos (delírios e alucinações), desorganização do pensamento e da conduta, empobrecimento afetivo e perdas cognitivas e, sobretudo, déficit da capacidade de abstração e prejuízo das funções executivas[19] (Tabela 12.1).

Transtorno afetivo

O transtorno afetivo, também conhecido como transtorno afetivo bipolar (TAB), é caracterizado, fundamentalmente, por alterações do humor, dos pensamentos e da psicomotricidade. O TAB tem um caráter cíclico, ou seja, tem períodos de mania com humor exaltado, eufórico, pensamento acelerado com fuga de ideias e motricidade desinibida, e

Tabela 12.1. Esquizofrenia

Incidência	1% da população mundial
Início	Abrupto, entre 15 e 25 anos; mas podem existir formas precoces e tardias
Sintomas mais comuns	Embotamento afetivo Falta de iniciativa e vontade Discurso empobrecido Falta de disposição para o prazer (anedonia) Alucinações principalmente auditivas e visuais Delírios de perseguição e referência Comportamento bizarro Desorganização do pensamento
Classificação (conforme a predominância dos sintomas e evolução)	*Paranoide:* predominância de delírios e alucinações *Catatônica:* distúrbios psicomotores com obediência automática e posturas céreas de longa duração *Hebefrênica:* comportamento pueril, atoleimado, imprevisibilidade, incoerência *Simples:* excentricidade do comportamento, declínio cognitivo e do desempenho pessoal e nas relações sociais *Indiferenciada:* sem predominância dos sintomas acima *Residual:* evolução crônica com déficit cognitivo e falta de cuidados pessoais
Causas	Componentes genéticos em 50 a 75% dos casos, fatores ambientais e aspectos bioquímicos heterogêneos

Modificado de Organização Panamericana de Saúde e Organização Mundial da Saúde, Classificação Estatística Internacional de Doenças e Problemas Relacionados à Saúde, CID-10, v. I, 10 ed. Edusp, São Paulo, 2008[20] e American Psychiatric Association, Manual Diagnóstico e Estatístico de Transtornos Mentais, DSM-5, 5 ed. Artmed, Porto Alegre, 2014.[5]

sintomas acessórios, como agitação psicomotora, distúrbios de conduta, poucas horas de sono diário e irregular, delírio de grandeza e crítica prejudicada. Na fase de depressão, o paciente apresenta humor deprimido, pensamento lentificado, ideias de ruína e culpabilidade, anedonia, fadiga fácil, irritabilidade, choro imotivado e psicomotricidade inibida. O transtorno afetivo (do humor) é chamado bipolar pelo caráter cíclico de mania (exaltação do humor) e pela fase depressiva, com ou sem fase eutímica, ou seja, quando o humor é estável e o paciente não apresenta sintomas entre as fases. Essas fases permanecem por semanas, meses ou anos antes de mudar a característica dos sintomas. Em pacientes que apresentam uma ciclagem rápida ou diária de seus sintomas, temos de cogitar também existência de outras doenças psiquiátricas[21] (Tabela 12.2).

Transtorno depressivo

É importante ressaltar que o termo depressão designa diversas condições médicas de causas ou apresentações diferentes em doenças distintas, ou seja, que apresentam os mesmos sintomas, mas têm causas diversas e desencadeantes distintos (Tabela 12.3).

As evidências apontam para a possibilidade de existência de múltiplas fenocópias de depressão e, assim, a síndrome depressiva seria uma via final de múltiplos processos, etiologias e, provavelmente patofisiologias.[22]

Dentre exemplos de síndrome depressiva, podemos citar a depressão maior (DM), sob a forma episódica ou recorrente, a depressão no transtorno afetivo, a reação depressiva e a distimia (depressão mais leve do que a DM, porém crônica, hoje denominada transtorno depressivo permanente). Também são doenças do espectro depressivo os próprios transtornos alimentares e o estresse pós-traumático. Ainda é preciso levar em conta que a maioria das pessoas confunde o sentimento normal de tristeza como uma doença depressiva.

Semiologia Psiquiátrica Nutricional

Tabela 12.2. Transtorno afetivo

Incidência	0,5 a 0,8% da população
Início	Insidioso, 60% dos casos antes dos 25 anos
Sintomas mais comuns	*Fase maníaca:* euforia, elevação persistente da energia e da atividade, sensação de bem-estar, irritabilidade, desejo de falar, desinibição social, hipersexualidade, crítica prejudicada, agitação, poucas horas de sono, delírio de grandeza *Fase depressiva:* humor depressivo, pensamento lentificado, redução da energia e da atividade, fadiga intensa, perda de interesse, déficit de concentração, perda do apetite, emagrecimento, culpabilidade e/ou indignidade, perda da libido, ideias de suicídio
Classificação (conforme a predominância dos sintomas e evolução)	*Transtorno afetivo bipolar:* caracterizado por mais de dois episódios de natureza cíclica *Transtorno afetivo bipolar I:* os períodos de mania persistem por no mínimo 1 semana e os períodos depressivos persistem por mais de 2 semanas ou vários meses *Transtorno afetivo bipolar II:* períodos de depressão e episódios de hipomania (sintomas de mania menos intensos e graves, porém persistentes) *Transtorno ciclotímico:* caracterizado por oscilações crônicas do humor que podem acontecer no mesmo dia e são entendidos como próprios de um temperamento impulsivo ou irresponsável *Transtorno afetivo bipolar misto ou inespecífico:* caracterizado pela presença simultânea de sintomas das 2 fases *Transtorno afetivo monopolar:* caracterizado por episódio maníaco com ou sem sintomas psicóticos
Causas	Genéticas (a concordância entre gêmeos monozigóticos é de 40%, enquanto a concordância entre gêmeos dizigóticos é de 5%) Alterações das vias neuro-hormonais (eixo hipotálamo-hipófise-adrenal e sistemas de neurotransmissão)

Modificada de Organização Panamericana de Saúde e Organização Mundial da Saúde, Classificação Estatística Internacional de Doenças e Problemas Relacionados à Saúde, CID-10, v. I, 10 ed. Edusp, São Paulo, 2008[20] e American Psychiatric Association, Manual Diagnóstico e Estatístico de Transtornos Mentais, DSM-5, 5 ed. Artmed, Porto Alegre, 2014.[5]

Guardando as particularidades quanto às etiologias e os seus desencadeantes, o que caracteriza sintomaticamente as depressões é a tríade composta por rebaixamento do humor, redução da energia e diminuição da atividade.[5] O quadro sintomático da síndrome depressiva é completado pelas manifestações secundárias de perda de interesse pelas coisas que anteriormente davam prazer, déficit de concentração, fadiga acentuada mesmo em tarefas rotineiras, alterações do ciclo do sono, diminuição do apetite, ideias de culpabilidade ou de indignidade, sintomas somáticos vagos, centrados principalmente na dor crônica, e nas chamadas formas psicóticas (perda de contato com a realidade), delírios, principalmente de ruína, culpa e vergonha, e as ideações suicidas. (Tabela 12.3)

Demências

Os quadros demenciais também têm indicações de encaminhamento para atendimento nutricional.

A demência pode ser didaticamente definida como uma síndrome adquirida, produzida por uma doença orgânica que, em pacientes sem alterações de consciência, produz uma deterioração persistente de diversas funções mentais, acarretando em incapacidade funcional no âmbito profissional e/ou social.[23]

Tabela 12.3. Transtorno depressivo

Incidência	Depressão maior: 15 a 18% A prevalência da distimia é de 4,3 a 6,3% ao longo da vida Atinge 2 ou 3 vezes mais mulheres em idade fértil do que homens
Início	Com maior frequência, adultos jovens; no entanto, os transtornos depressivos atingem também crianças e podem surgir depois dos 60 anos
Sintomas mais comuns	Humor deprimido, irritabilidade fácil, redução da energia, desinteresse, apatia, lentidão de raciocínio, tédio, baixa autoestima, culpabilidade, desesperança, isolacionismo, ideias de morte. Sintomas físicos, insônia e alterações do apetite e do peso são comuns
Classificação (conforme a predominância dos sintomas e evolução)	*Episódio depressivo:* pode ser leve, moderado ou grave e inclui episódio isolado de uma depressão reativa ou reação depressiva *Transtorno depressivo recorrente:* caracterizado pela repetição dos episódios depressivos e inclui a depressão reativa, a reação depressiva e transtorno depressivo sazonal. Pode ser leve, moderado ou grave e acompanhado ou não por manifestações psicóticas *Distimia ou transtorno depressivo permanente:* quadro crônico, com sintomas depressivos leves ao longo da vida *Depressão sazonal:* ocorre nas estações do outono e inverno e desaparece na primavera *Depressão pós-parto ou puerperal:* ocorrência dos sintomas até quatro semanas após do parto
Causas	Vulnerabilidade genética com estresse físico e emocional associado a fatores ambientais, principalmente estilo de vida, uso de álcool e dieta inadequada Desregulação da neurotransmissão e neuroendócrina e fatores ligados ao estresse oxidativo e processos inflamatórios

Modificada de Organização Panamericana de Saúde e Organização Mundial da Saúde, Classificação Estatística Internacional de Doenças e Problemas Relacionados à Saúde, CID-10, v. I, 10 ed. Edusp, São Paulo, 2008[20] e American Psychiatric Association, Manual Diagnóstico e Estatístico de Transtornos Mentais, DSM-5, 5 ed. Artmed, Porto Alegre, 2014.[5]

A demência é uma síndrome por apresentar um caráter multietiológico, ou seja, diferentes causas. É importante diferenciar as demências dos quadros deficitários intelectuais, ou seja, das doenças que cursam com rebaixamento de inteligência, como nas oligofrenias que são congênitas ou precocemente adquiridas. A consciência é definida como a capacidade de um indivíduo situar-se no ambiente, com aptidão de manter ou direcionar a atenção e concentração. Esse requisito é importante para diferenciar as demências de outras doenças neuropsiquiátricas, notadamente o quadro de *delirium*.

A demência é considerada uma doença orgânica por causa da evidente etiologia física (metabólica, endócrina, vascular, infecciosa, inflamatória, carencial, tóxica, traumática e neoplásica). Esse entendimento é importante quanto à etiologia para diferenciar a demência da pseudodemência, que ocorre com maior frequência nos quadros depressivos e no estupor esquizofrênico.

A definição de demência tem sentido global para permitir a diferenciação de processos que evoluem afetando uma única função, como, por exemplo, a afasia (alteração da linguagem), enquanto nas demências várias funções estão comprometidas.

Dizemos também que a demência acarreta incapacidade funcional porque a gravidade dos sintomas interfere e compromete a vida diária do indivíduo de maneira significativa, diferentemente do envelhecimento fisiológico.

Como as grandes síndromes psiquiátricas, o tratamento dos quadros demenciais necessita de uma equipe multidisciplinar em que o nutricionista tem papel relevante.

Semiologia Psiquiátrica Nutricional

Tratamento psiquiátrico farmacológico

Os agentes para o tratamento farmacológico das afecções citadas e de outras doenças psiquiátricas são os chamados antipsicóticos, pertencentes à classificação farmacológica dos neurolépticos. Os antipsicóticos de primeira geração (típicos) e os de segunda geração (atípicos) têm indicação para ampla faixa de idade. São os antipsicóticos de primeira geração: haloperidol, clopromazina, levoclopromazina, periciazina, pimozida e o zuclopentixol. Os antipsicóticos de segunda geração disponíveis atualmente no Brasil são: amisulprida, ziprasidona, quetiapina, olanzapina, risperidona, asenapina, paliperidona, clozapina e o aripiprazol (regularizador do sistema serotoninérgico ou de terceira geração).[19]

Ambos os grupos de antipsicóticos são prescritos na prática clínica, embora atualmente se dê preferência aos antipsicóticos atípicos, pois têm riscos menores de reações adversas.

O mecanismo pelo qual esses medicamentos causam a síndrome metabólica carece de estudos mais detalhados, porém achados recentes têm demonstrado que os antipsicóticos induzem uma resistência à insulina nos adipócitos, e alteram processos de lipogênese e lipólise em favor do acúmulo de gordura e aumento do tamanho dos adipócitos.[19]

Muitos estudos têm mostrado altas taxas de síndrome metabólica em pacientes tratados com antipsicóticos, com taxa de prevalência de 50% para pré-diabetes ou diabetes tipo 2 em adultos. Outro amplo estudo comparativo direto sobre antipsicóticos atípicos mostrou que 43% dos pacientes tratados apresentavam a síndrome metabólica, sendo as mulheres mais afetadas do que homens.[24]

Além dos neurolépticos, os antidepressivos compõem o nosso arsenal terapêutico para tratamento da síndrome depressiva e quadros afins.

Os principais fármacos à disposição no mercado brasileiro e seus efeitos colaterais são mostrados na Tabela 12.4.

Deficiências vitamínicas com implicações psiquiátricas

As síndromes ocasionadas por deficiências nutricionais ainda estão presentes em nosso cotidiano por várias razões. Entre essas razões, podemos elencar as deficiências nutricionais ocasionadas por procedimentos cirúrgicos, por exemplo, as cirurgias bariátricas, nas quais os pacientes não recebem acompanhamento nutricional e psicológico adequado no período pós-operatório e acabam negligenciando sua dieta complementar por desconhecimento ou falta de estímulo para tanto. Alcoolismo crônico, adição de drogas e dietas de emagrecimento sem acompanhamento ou validade científica fazem parte desse rol. As principais deficiências vitamínicas com implicações psiquiátricas estão descritas a seguir.

Deficiência de folato (vitamina B6)

Provoca anemia megaloblástica por inibição da síntese de DNA na produção de hemácias. Tem como causa os estados carenciais, como ocorre no alcoolismo.

Deficiência de tiamina (B1)

Chamada síndrome de Wernicke-Korsakoff, ocorre mais frequentemente em alcoólatras crônicos, embora possa ser também diagnosticada em indivíduos submetidos a cirurgias bariátricas e nas hepatopatias crônicas. É um quadro grave que requer rápida intervenção terapêutica, pois a progressão da doença provoca danos cerebrais estruturais e a taxa de mortalidade em tais casos é entre 10% e 20%. A oftalmoplegia (paralisia dos músculos dos olhos) inicial pode ser revertida em algumas horas ou dias com instituição das medidas terapêuticas adequadas. Já o nistagmo (oscilações rítmicas, repetidas e involuntárias de um ou ambos os olhos), a ataxia (perda de controle muscular durante movimentos voluntários, como andar ou pegar objetos) e a confusão mental podem ser revertidos em dias ou semanas. Cerca de 60% dos pacientes apresentam sequelas de ataxia e nistagmo por longo período.

Tabela 12.4. Principais fármacos à disposição no mercado brasileiro e efeitos colaterais mais comuns

Classe	Fármaco	Efeitos colaterais mais comuns
Neurolépticos típicos	Haloperidol (Haldol®) Tioridazina (Melleril®) Zuclopentixol (Clopixol®) Clorpromazina (Amplictil®) Levomepromazina (Neozine®) Periciazina (Neoleptil®) Pimozida (Orap®)	Síndrome neuroléptica maligna (sialorreia, acatesia, fácies com expressão rígida, tremores de extremidades) Cãibras Inquietação psicomotora Síndrome metabólica (obesidade, dislipidemia, hipertensão arterial, glicemia aumentada) Galactorreia em mulheres Possível impotência/frigidez
Neurolépticos atípicos	Risperidona (Risperdal®) Clozapina (Leponex®) Amisulprida(Socian®) Olanzapina (Zyprexa®) Ziprasidona (Geodon®) Paliperidona (Invega®) Quetiapina (Seroquel®) Aripiprazol (Abilify®)	Ganho de peso Alterações metabólicas Aumento da glicemia Dislipidemia Possível impotência/frigidez Risco de agranulocitose (clozapina) Galactorreia (amisulprida)
Benzodiazepínicos ansiolíticos	Diazepam (Valium®) Bromazepam (Lexotan®) Lorazepam (Lorax®) Clonazepam (Rivotril®) Alprazolam (Frontal®) Cloxazolam (Olcadil®) Clobazam (Frisium®)	Efeitos proporcionais às doses prescritas Diminuição da atenção Sonolência/sedação Diminuição da velocidade de desempenho Potencial de dependência Síndrome de abstinência
Benzodiazepínicos hipnóticos	Midazolam (Dormonid®) Flunitrazepam (Rohypnol®) Flurazepam (Dalmadorm®) Estazolam (Noctal®) Zopiclona (Imovane®) Nitrazepam (Sonebon®) Temazepam Triazolam (Halcion®)	Efeito amnésico Agravamento da apneia do sono Potencial abuso Síndrome de abstinência
Antidepressivos tricíclicos	Imipramina (Tofranil®) Clomiprazina (Anafranil®) Amitriptilina (Tryptanol®) Nortriptilina (Pamelor®)	Efeitos adversos anticolinérgicos (boca seca, prisão de ventre e taquicardia) e simpatolíticos (hipotensão, disfunção erétil e anorgasmia) Os tetracíclicos são associados a aumento de peso, aumento da glicemia, dislipidemia, alterações da condução elétrica cardíaca e diminuição do limiar convulsivo Sonolência
Antidepressivos tetracíclicos	Maprotilina (Ludiomil®) Mirtazalina (Remeron®) Trazodona (Donaren®)	
Antidepressivo atípico – inibidor da recaptação de dopamina e fraco inibidor da recaptação de noradrenalina	Bupropiona (Wellbutrin®)	Boca seca, dor de garganta, fadiga, inquietude, náuseas, tremores, insônia Possível virada maníaca Convulsão

Continua

Semiologia Psiquiátrica Nutricional

Tabela 12.4. Principais fármacos à disposição no mercado brasileiro e efeitos colaterais mais comuns *(continuação)*

Classe	Fármaco	Efeitos colaterais mais comuns
Inibidores seletivos da recaptação de serotonina	Fluoxetina (Prozac®) Sertralina (Zoloft®) Paroxetina (Aropax®) Citalopram (Cipramil®) Escitalopram (Lexapro®) Fluvoxamina (Luvox®)	Alterações do ritmo do sono Piora da ansiedade Alterações gastrointestinais Taquicardia Disfunção erétil
Inibidores seletivos da recaptação de serotonina e noradrenalina	Duloxetina (Cymbalta®) Venlafaxina (Efexor®) Desvenlafaxina (Pristiq®)	Dificuldade para urinar Náusea e vômitos Dor de cabeça Perda de peso Sonolência Visão embaçada Disfunção erétil
Agonista de receptores de melatonina e antagonista de receptores de serotonina	Agomelatina (Valdoxan®)	Tontura Sonolência diurna Dores de cabeça Suor excessivo Aumento de enzimas hepáticas
Inibidores de monoaminoxidase	Selegilina (Deprilan®) Tranilcipromina (Parnate®) Moclobemida (Aurorix®)	Alimentos ricos em tiamina não devem ser consumidos, incluindo vinhos e queijos curados, por risco de hipertensão grave A moclobemida provoca menos efeitos colaterais
Estabilizantes do humor	Lítio (Carbolitium®)	Hipotireoidismo, ganho de peso, nefropatia
	Carbamazepina (Tegretol®) Oxcarbazepina (Tryleptal®)	Ataxia, diplopia, náuseas, sedação, sonolência, tontura, dor abdominal
	Ácido Valproico/Valproato de Sódio (Depakote®)	Hiponatremia, ataxia, diplopia, náuseas, sedação, sonolência, tontura, dor abdominal
	Lamotrigina (Lamictal®)	Elevação das enzimas hepáticas, alteração de peso, alopecia, tremores, distúrbios gastrointestinais, *rash* cutâneo, tontura, sonolência
	Topiramato (Topamax®)	Perda de peso, ataxia, lentificação do pensamento, cefaleia, prejuízo da concentração e memória, parestesias, *rash* cutâneo, tontura, sonolência
Inibidores de acetilcolinesterase (demências alzheimerizadas)	Donepezila (Eranz®)	Náuseas, vômitos, perda do apetite, insônia, cãibras
	Galantamina (Reminyl®)	Náuseas, vômitos, perda do apetite, dor abdominal, tonturas e cefaleia
	Rivastigmina (Exelon®)	Astenia, síncope, sonolência, tontura, náuseas, vômitos, perda do apetite
	Memantina (Ebix®)	Cefaleia, cansaço, tontura, anorexia, ansiedade

Modificada de Cordioli AV. Psicofármacos: consulta rápida. 4 ed. Porto Alegre: Artmed, 2011.[25]

Deficiência de cianocobalamina (B12)

Pode ocasionar anemia perniciosa e provocar dificuldades para andar e formigamento em membros, palidez cutânea, edema, icterícia e fraqueza muscular, além de má absorção de nutrientes. A vitamina B12 é também necessária para o desenvolvimento e a manutenção do sistema nervoso central. Sem a vitamina B12, a mielina que recobre as estruturas nervosas sofre um desgaste, em um processo chamado desmielinização. Tal desmielinização ocorre na substância branca do cérebro e em neurônios dos nervos periféricos, provocando manifestações neurológicas, motoras e psíquicas.Os alimentos de origem animal são as fontes principais da vitamina B12. Entretanto, existem outras causas para essa deficiência, como dietas vegetarianas inadequadas, uso crônico de ranitidina, omeprazol, pantoprazol ou outros agentes para reduzir a acidez no suco gástrico, uso de metformina no tratamento de diabetes, gastrectomias totais ou parciais e cirurgias bariátricas, síndromes de má-absorção e doenças inflamatórias do intestino.

Deficiência de niacina (vitamina B3, ácido nicotínico ou vitamina PP)

Quando grave, leva a uma doença chamada pelagra, caracterizada por alterações digestivas (vômitos, diarreia ou obstipação intestinal, baixa produção de ácido clorídrico prejudicando a digestão, língua inchada), alterações dermatológicas (descamação, hiperpigmentação escurecida nos membros e pele de aspecto craquelada) e distúrbios neurológicos, com desorientação, confusão mental, alterações da memória e manifestações de psicose, levando à demência. Além das manifestações citadas, os pacientes podem desenvolver anemia hipocrômica, cirrose hepática e diabetes. A vitamina B3 desempenha um papel importante no metabolismo energético celular e na reparação do DNA. As amplas funções da vitamina B3 incluem a remoção de substâncias químicas tóxicas do corpo e o auxílio à produção de hormônios esteroides pelas adrenais, como os hormônios sexuais e os relacionados ao estresse. As formas coenzimáticas da vitamina B3 participam das reações que geram energia ao organismo em razão da oxidação bioquímica de carboidratos, lipídeos e proteínas, que são fundamentais na síntese de alguns hormônios e importantes para o crescimento.

Semiologia nutricional psiquiátrica

A semiologia nos permite chegar a um diagnóstico possível por meio da observação de sinais e do relato de sintomas pelos pacientes que buscam tratamento.

A semiologia deve compreender a coleta de informações sobre o paciente, seu padrão alimentar e o contexto social em que vive.[26]

Inicialmente, precisamos ficar atentos às razões que fizeram o paciente buscar auxílio do profissional nutricionista, ou seja, se esta foi uma procura espontânea ou o encaminhamento de um médico de qualquer especialidade. Os pacientes que são encaminhados geralmente trazem relatórios com o diagnóstico clínico principal e os motivos de tal encaminhamento. Lembramos aqui que, para maior sucesso, o tratamento nutricional deve ser realizado por uma equipe multidisciplinar e que o contato entre os profissionais envolvidos deve ser corriqueiro, seja em uma instituição ou mesmo na atividade privada de cada um desses especialistas.

A coleta de informações por parte do profissional deve seguir a sistematização explicitada abaixo. No entanto, esta não deve ser realizada de modo a parecer um inquérito impessoal. Além disso, o profissional nutricionista não deve fazer juízo de valores ao ouvir o relato do paciente, que, como sabido, muitas vezes tenta esconder a verdade por medo de ser chamado à atenção ou ainda sentir culpa ou vergonha de seus sintomas.[26]

O uso de psicofármacos deve ser avaliado, pois vários desses medicamentos são um fator de risco para aumento de peso, hipertensão arterial, dislipidemia e diabetes tipo 2, ou seja, síndrome metabólica. Consequentemente, há aumento do risco de recaídas de seu quadro psiquiátrico e evidente piora na qualidade de vida desses pacientes.

A avaliação nutricional dietética deve fornecer os dados a respeito dos riscos nutricionais dos pacientes seus hábitos alimentares com seus excessos e suas deficiências de ingestão.

Identificação

Além de nome, filiação, local de nascimento, idade, etnia e escolaridade, deve-se também inquirir sobre a fé religiosa dos pacientes e se ele é praticante ou não; dado esse de importância, uma vez que algumas religiões têm restrições alimentares específicas.

No judaísmo, por exemplo, o *kashrut* (lei judaica de alimentação) prescreve normas estritas do que pode ou não ser consumido. Na prática islâmica, o *halal* dita quais são os alimentos permitidos para consumo e prescreve jejuns em datas significativas. Hindus e budistas frequentemente seguem as recomendações do vegetarianismo. Além das restrições dietéticas, o consumo de álcool em religiões de origem africana, mesmo que ritualisticamente, e de alucinógenos, como *oaska* (*Banisteriopsis caapi* e *Psicotria viridis*) na União dos Vegetais e de Ayahuasca, no Santo Daime, deve ser verificado. Isso é importante, por se tratarem de substâncias psicoativas e contraindicadas a todos os indivíduos com doenças psiquiátricas ou metabólicas funcionais, insuficiência hepatorrenal e pancreática.

É também importante inquirir sobre a atividade profissional do paciente, assim como são as suas condições de trabalho, uma vez que, em certas profissões, existe uma maior incidência de transtornos alimentares, como já referido anteriormente.

Motivo da consulta

a) Se paciente foi encaminhado pelo médico já com um diagnóstico prévio, deve-se atentar para o tipo de medicamento ou associações terapêuticas que o paciente está recebendo. Não esquecer que existem interações entre medicamentos e certos alimentos.

b) Se for uma procura espontânea por parte do paciente, devemos explorar a existência de algum transtorno alimentar concomitante, independente das queixas apresentadas pelo indivíduo. A anamnese deve conter as seguintes perguntas:

- Tem hábitos alimentares regulares?
- Em que consistem suas refeições?
- Quais suas preferências alimentares? Evita algum alimento? Tem aversão, intolerância ou alergia a algum alimento?
- Tem horários fixos para as refeições? Durante a semana e nos fins de semanas também?
- Está tomando ou já tomou algum tipo de remédio receitado por médico ou não, para controlar seu peso, tanto para perder como para ganhar?
- Toma algum chá para o mesmo fim? Toma suplementos?
- Faz ou já fez terapia? (o uso dessa forma mais genérica de pergunta pode evitar uma reação negativa de alguns pacientes que se submetem a tratamento psiquiátrico).

- Está tomando algum tipo de remédio prescrito pelo médico? Qual ou quais?
- Toma antidepressivos, tranquilizantes ou outros medicamentos para algum problema emocional? Qual?
- O médico que prescreveu os remédios disse o motivo? Fez exames?
- Tem dormido bem?
- Acorda de madrugada com fome e vai comer? E sem fome?
- Tem se surpreendido com a quantidade de comida que consome em uma dada refeição ou fora dela? Quantas vezes isso já aconteceu?
- Sentiu-se desconfortável depois disso?
- Provocou vômitos? Tomou algum tipo de laxantes ou diuréticos depois desses eventos?
- Ficou com sentimento de culpa quando isso aconteceu?
- Esse fato já se repetiu? Qual é a frequência desses episódios? Diária, semanal, quantas vezes, enfim?
- Quando come em excesso com a sensação de falta de controle, qual o alimento que mais prefere?
- Esse ato, comer em excesso, é antecedido por algum acontecimento ou sentimento que possa desencadear o desejo de comer?
- Como é sua a vida social? Tem muitos amigos? Como relaxa e se diverte?
- Gosta de frequentar festas, *happy hours*, baladas, encontros familiares (almoços e jantares)?
- Consome refrigerantes, energéticos e bebidas alcoólicas com frequência?
- Pratica algum esporte regulamente? Faz atividade física?
- Tem um orientador profissional habilitado para a atividade física?
- Bebe água durante os exercícios? E durante o dia, lembra-se de fazê-lo?
- Usa açúcar ou adoçante?

Histórico familiar

a) Quais as condições de saúde dos pais e irmãos?
b) Alguns de seus parentes têm alguma doença, faz algum tratamento ou dieta? Têm qualquer restrição?
c) Tomam algum remédio?
d) As refeições são habitualmente feitas em casa ou fora?
e) Quem faz as compras para alimentação da família?
f) Quem cozinha para a família?

Avaliação do estado nutricional

A avaliação corporal realizada pelo profissional da área de nutrição deve seguir as normas técnicas correntes. Essa avaliação inclui a aferição do peso e da estatura para cálculo do índice de massa corporal (IMC), a técnica de aferição das dobras cutâneas ou a bioimpedância elétrica para determinação da gordura corporal e também a medida da circunferência abdominal para verificação dos fatores de riscos para o desenvolvimento de doenças cardiovasculares e diabetes melito.[27]

Esses dados aferidos são imprescindíveis para o diagnóstico, além de nortearem a conduta dietética a ser adotada. A coleta de dados serve também como base para o acompanhamento da evolução clínica desse mesmo indivíduo.

Semiologia Psiquiátrica Nutricional

Conclusões

Indivíduos com doenças psiquiátricas podem evoluir para manifestações de doenças mentais crônicas com comprometimento metabólico e evidente piora em sua qualidade de saúde e de vida, tanto no aspecto pessoal como social.

As bases teóricas citadas e o conhecimento das doenças descritas acima possibilitarão o entendimento necessário para aplicação da semiologia nutricional psiquiátrica, que é uma importante ferramenta para a avaliação criteriosa, por parte do nutricionista, daqueles pacientes que o procuram ou que são encaminhados por outros profissionais da área da saúde e, assim, lograr êxito no tratamento.

Nos casos abordados aqui, o sucesso do tratamento depende da formação de uma equipe multidisciplinar mínima composta de nutricionista, psicólogo e médico psiquiatra e nutrólogo.

Essa breve conceituação das principais síndromes psiquiátricas e dos mecanismos da inflamação e suas consequências, elencadas acima, tiveram como objetivo introduzir conceitos para que, ao atender pacientes com esses perfis, encaminhados por médicos, o profissional da área da nutrição tenha a noção do que se espera dele, profissional, no acompanhamento nutricional desses pacientes. Assim, podem contribuir para maximizar o processo terapêutico e a qualidade de vida dos pacientes, com as suas orientações dietéticas.

Referências bibliográficas

1. Laplanche J, Pontalis JB. Vocabulário da psicanálise. São Paulo: Livraria Martins Fontes Editora, 1967.
2. Klein M, Heimann P, Isaacs S, Riviere J. Os progressos da psicanálise. Rio de Janeiro: Zahar Editores, 1978.
3. Spitz RA. O primeiro ano de vida. São Paulo: Livraria Martins Fontes Editora, 1983.
4. Paiva LM. Crime: psicanálise e psicossomática. v. I. Rio de Janeiro: Imago Editora, 1981.
5. American Psychiatric Association. Manual diagnóstico e estatístico de transtornos mentais, DSM-5, 5 ed. Porto Alegre: Artmed, 2014.
6. Bulik CM, Devlin B, Bacanu SA, Thornton L, Klump KL, Fichter MM, et al. Significant linkage on chromosome 10p in families with bulimia nervosa. Amer J Human Gen 2003; 72(1):200-7.
7. Sánches RM, Moreno AM. Ortorexia y vigorexia: ¿nuevos transtornos de la conducta alimentaria? Trastornos de la Conducta Alimentaria. 2007; 5:457-82.
8. Dunn TM, Bratman S. On orthorexia nervosa: a review of the literature and proposed diagnostic criteria. Eating Behaviors 2016; 21:11-7.
9. Slywitch E. Emagreça sem dúvida. São Paulo: Alaúde Editorial, 2014.
10. Forlenza O, Vicente M, Constantino E. Clínica psiquiátrica de bolso, Barueri: Manole, 2014.
11. Yudofsky SC, Hales RE. Fundamentos de neuropsiquiatria e ciência do comportamento, 2 ed. Porto Alegre: Artmed, 2014.
12. Dal-Pizzol F, Tomasi CD, Ritter C. Septic encephalopathy: does inflammation drive the brain crazy? São Paulo: Rev Bras Psi 2014 july/sept; 36(3).
13. Harrison NA, Brydon L, Walker C, Gray MA, Steptoe A, Critchley HD. Inflammation causes mood changes through alterations in subgenual cingulate activity and mesolimbic connectivity. Biol Psyc 2009; 66(5): 407-14.
14. Bousoño M. Inflammatory process and affective disorders. In: World Congress of Psychiatry. Madri: Abstracts 2014; 16(8):SY575.
15. Duarte ACG. Avaliação nutricional: aspectos clínicos e laboratoriais. São Paulo: Atheneu, 2007.
16. Guo X, Liang Y, Zhang Y, Lasorella A, Kee BL, Fu YX. Innate lymphoid cells control early colonization resistance against intestinal pathogens through ID2-dependent regulation of the microbiota. Immunity 2015; 42(4):731-43.
17. Kapczinski F, Izquierdo I, Quevedo J. Bases biológicas dos transtornos psiquiátricos, 2 ed. Porto Alegre: Artmed, 2004.

18. Khairova RA, Machado-Vieira R, Du J, Manji HK. A potential role for pro-inflammatory cytokines in regulating synaptic plasticity in major depressive disorder. Int J Neuropsychopharmacol 2009; 12(4):561-78.
19. Alvarenga PG, Andrade AG. Fundamentos em psiquiatria. Barueri: Manole, 2008.
20. Organização Panamericana de Saúde e Organização Mundial da Saúde. Classificação Estatística Internacional de Doenças e Problemas Relacionados à Saúde, CID-10, 10 ed, v. I. São Paulo: Edusp, 2008.
21. Moreno DH, Moreno RA. Estados mistos e quadros de ciclagem rápida no transtorno bipolar. Rev Psi Clin 2005; 32(1):56-62.
22. Fleck MA, Shansis F. Depressão. In: Bases biológicas dos transtornos psiquiátricos, 2 ed. Kapczinski F, Izquierdo I, Quevedo J (eds.). Porto Alegre: Artmed, 2004.
23. López-PausaS, Franch VJ. Demência – Chaves Diagnósticas. São Paulo: Americana Publicações; 2001.
24. Lieberman JA, Stroup TS, Mcevoy JP, Swartz MS, Rosenheck RA, Perkins DO, Keefe RS, Davis SM, Davis CE, Lebowitz BD, Severe J, Hsiao JK. Effectiveness of antipsychotic drugs in patients with chronic schizophrenia. New Engl J Med 2005; 353(12):1209-23.
25. Cordioli AV. Psicofármacos: consulta rápida. 4 ed. Porto Alegre: Artmed, 2011.
26. Silva RF. Avaliação nutricional na anorexia, bulimia e no transtorno compulsivo alimentar periódico. In: Avaliação nutricional – aspectos clínicos e laboratoriais. Duarte ACG. Rio de Janeiro: Atheneu 2007; cap. 17.
27. Fontanive R, Pereira PT, Peres WAF. Avaliação da Composição Corporal de Adultos. In: Duarte ACG. Avaliação Nutricional – Aspectos Clínicos e Laboratoriais. Rio de Janeiro: Atheneu 2007; cap. 6.

CAPÍTULO 13

Semiologia Dermatológica Nutricional

Patrícia Thurler

Dermatoses nutricionais

Introdução e definições

Características principais:[1]

- As desordens por deficiências nutricionais podem afetar qualquer tecido, inclusive a pele, o que pode nos dar indícios do diagnóstico.
- As duas síndromes clássicas de desnutrição são o *kwashiorkor* e o marasmo.
- *Kwashiorkor*: edema por hipoproteinemia, com aspectos dermatológicos característicos.
- Marasmo: menos de 60% do peso corporal esperado, emagrecimento associado à pele fina, flácida e enrugada.
- Deficiências de vitaminas, oligoelementos e doenças metabólicas podem causar lesões cutâneas similares às encontradas na desnutrição, assim como características sugestivas de uma deficiência específica.
- Anorexia nervosa e bulimia podem levar à desnutrição.
- Obesidade é uma forma de desnutrição (*i.e.*, excesso) geralmente associada a lesões cutâneas.

A desnutrição engloba deficiências quantitativas e qualitativas na ingestão ou no metabolismo de nutrientes e/ou elementos que influenciam a nutrição, resultando em peso corporal inadequado e/ou alterações fisiológicas e de desenvolvimento. A desnutrição pode ser primária (exógena) ou secundária (endógena), a primeira depende da ingestão, enquanto a última é decorrente da absorção inadequada ou falha e/ou de metabolismo anormal.

A forma mais comum de deficiência nutricional nos países subdesenvolvidos é a desnutrição exógena proteicocalórica por ingestão inadequada ou diminuída de alimentos. Nos países desenvolvidos, as formas mais comuns de deficiência nutricional são a obesidade, por consumo excessivo de alimentos, e a desnutrição primária ou secundária a condições clínicas e psicológicas.[1]

O que é a pele?

A pele ou cútis é o manto de revestimento do organismo, indispensável à vida e que isola os componentes orgânicos do meio exterior. Constitui-se em complexa estrutura de tecidos de várias naturezas, dispostos e inter-relacionados de modo a adequar-se, harmonicamente, ao desempenho de suas funções.[2]

Engloba estruturas como os anexos cutâneos: glândulas sudoríparas e sebáceas, pelos e unhas e, outros como os nervos, vasos sanguíneos e linfáticos além de músculos. Representa mais de 15% do peso corpóreo e apresenta grande variação ao longo de sua extensão, sendo ora mais flexível e elástica, ora mais rígida. Toda sua superfície é composta por sulcos e saliências, particularmente acentuadas nas regiões palmoplantares e extremidades dos dedos, onde sua disposição é absolutamente individual e peculiar, permitindo não somente sua utilização na identificação dos indivíduos por meio da datiloscopia, como também para diagnóstico de enfermidades genéticas, por meio das impressões palmoplantares, os chamados dermatóglifos.[2]

A superfície cutânea apresenta ainda, de acordo com os segmentos corpóreos, variações e pregas, articulares e musculares, orifícios pilossebáceos e sudoríparos. A cor da pele é determinada pela conjunção de vários fatores, alguns de ordem geneticorracial, como a quantidade de pigmento – melanina; outros, de ordem individual, regional e mesmo sexual, como a espessura de seus vários componentes e, ainda, conteúdo sanguíneo de seus vasos.[2]

A pele humana está sujeita a influências tanto internas quanto externas, e a ciência nutricional moderna enfatiza a relação entre a dieta consumida e a saúde. As deficiências nutricionais podem levar a alterações na homeostase cutânea (p. ex., disfunção imune) assim como a alterações sistêmicas.[3]

A semiologia dermatológica tem sua máxima expressão na inspeção, isto é, ver e reconhecer as alterações que ocorrem ao nível do tegumento (pele e mucosas externas). Seguese, em alguns casos, a palpação, método pelo qual se constata a consistência do elemento eruptivo, se amolecida, endurecida ou pétrea, bem como temperatura, mobilidade, extensão e profundidade de seus limites e se é doloroso ou não.[4]

Kwashiorkor

É um quadro grave, eventualmente observado em nosso meio, produzido por deficiência de proteína associada à ingestão calórica adequada ou até excessiva de açúcares e farináceos. Quando a ingestão de hidratos de carbono está aumentada, provoca hiperinsulinemia, que agrava ainda mais o aproveitamento proteico pelo organismo.[2]

O nome *kwashiorkor* é originário da África e significa "menino vermelho".[2]

Na patogênese, além do desbalanço entre proteínas e hidratos de carbono, parecem atuar na gênese das manifestações: deficiência de zinco e de ácidos graxos essenciais, além de aflatoxinas produzidas por *Aspergilus*, que comumente contaminam os farináceos ingeridos pelas crianças. A causa mais comum do *kwashiorkor* é a ingestão insuficiente de proteína, mas o processo pode ser secundário a doenças que comprometam a absorção proteica, como a fibrose cística. Também é observado em doentes pelo vírus da imunodeficiência humana (VIH), em outros com situação grave e também nos submetidos a ressecções intestinais extensas.[2]

O quadro clínico surge, geralmente, entre os 6 meses e 5 anos de idade e varia de acordo com a intensidade da deficiência nutricional. É comum surgir por ocasião do desmame, pois a criança perde sua única fonte proteica – o leite materno, e são introduzidos farináceos na sua alimentação.[2]

Nos adultos aparecem lesões eritematovioláceas descamativas, palidez cutânea, unhas fracas, alterações em mucosas (queilite, xeroftalmia e vulvovaginite) e púrpura.[4]

Formas mínimas caracterizam-se por sequidão e descamação fina da pele, especialmente dos membros inferiores e dorso. Nas formas graves, o aspecto é pelagroide, associando eritema, púrpura, pigmentação, localizados especialmente nas áreas de fraldas, e saliências ósseas, regiões trocantéricas, tornozelos, joelhos e cotovelos. Quando se desprendem, essas lesões pelagroides deixam áreas de coloração rósea. Por vezes, nas regiões das dobras, surgem grandes áreas erodidas e, nos lábios, sequidão e fissuração.[2]

Os cabelos mostram-se esparsos, descorados, castanho-claros ou louros e finos e são facilmente arrancados. Essas faixas claras e escuras configuram o "sinal da bandeira" (Figs. 13.1 e 13.2) por alternarem-se áreas mais claras correspondentes aos períodos de desnutrição com áreas mais escuras relativas aos períodos de nutrição mais adequada. Os adultos costumam perder os pelos axilares e pubianos. Podem apresentar face em lua cheia e o edema de extremidades também é frequente pela hipoalbuminemia.[2]

Em associação com o quadro cutâneo, há apatia, anorexia, irritabilidade, retardo do crescimento, hipoalbuminemia, edema generalizado (daí ser também chamada de desnutrição úmida), diarreia e hepatomegalia por infiltração gordurosa do fígado, que contribui para o aspecto protuso do abdome. Além disso, existem alterações psicomotoras e infecções são frequentes pelo comprometimento geral dos doentes.[1]

O diagnóstico é clínico, sendo importante o diagnóstico diferencial com a pelagra, mais comum em adultos e na qual as lesões ocorrem apenas em áreas expostas à luz. Cabem

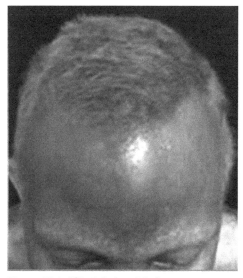

Figura 13.1. "Sinal da bandeira".

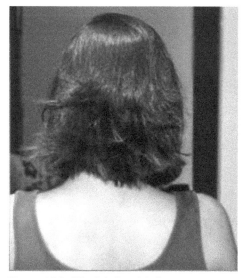

Figura 13.2. "Sinal da bandeira".

ainda, no diagnóstico diferencial, outras deficiências nutricionais, imunodeficiências, acrodermatite enteropática e histiocitoses de células de Langerhans.[2]

O tratamento consiste em dieta adequada e correção de condições patológicas condicionantes da desnutrição, quando existirem.[2]

Marasmo

O marasmo é causado por deficiência caloricoproteica e ocorre, principalmente, nos países em desenvolvimento, acometendo especialmente crianças abaixo de um ano de idade.[2]

Pode ocorrer secundariamente a outras condições como alterações metabólicas, síndromes disabsortivas, diarreias crônicas, insuficiência hepática e renal, alcoolismo, tumores malignos, anorexia nervosa e bulimia, infecção pelo VIH e dietas inadequadas.[2]

A criança se apresenta extremamente emagrecida, com grande perda de gordura e massa muscular (deficiência caloricoproteica) que resulta em retardo do crescimento, baixo peso e perda da gordura, o que leva a um aspecto de *facies simiesca* (fácies de "macaco" – devido à perda da gordura ao redor da boca), mas não é tão apática como os doentes de *kwashiorkor*.[2]

A pele se apresenta fina, pálida, flácida e enrugada. Há descamação, hiperpigmentação e hiperceratose folicular (Fig. 13.3). Os cabelos são finos, crescem pouco e caem facilmente. As unhas são frágeis, crescem pouco e apresentam fissuras. Pode haver excesso de lanugo (pelo fino). Infecções pulmonares e gastrointestinais são frequentes.[2]

Há perda importante da gordura subcutânea, porém não ocorre edema.[1]

O tratamento compreende dieta adequada, suplementação de zinco, cujos níveis se apresentam diminuídos nesses doentes e correção, quando possível, das condições causais.[1]

Desvitaminodermias

São alterações clinicometabólicas causadas por excesso ou carência de vitaminas.

As hipervitaminoses são, em geral, iatrogênicas e decorrem de tratamento vitamínico prolongado ou ingestão de doses excessivas.[4]

O excesso de vitaminas lipossolúveis (A e D) é, como esperado, mais prevalente que o excesso de vitaminas hidrossolúveis. A ingestão excessiva ocorre em indivíduos que procuram as suas propriedades "antienvelhecimento" e naqueles que ingerem por seus supostos benefícios à saúde – "se um pouco é bom, muito é melhor". É importante ressaltar que a atividade antioxidante da vitamina pode se tornar pró-oxidante, dependendo do potencial de oxidação e dos meios intra e extracelulares.[1]

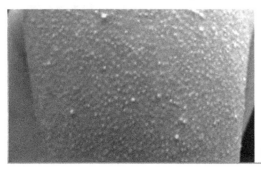

Figura 13.3. Hiperceratose folicular.

As hipovitaminoses são de relevância clinicossocial e derivam dos seguintes mecanismos básicos: ingestão inadequada, distúrbio de absorção e utilização, distúrbio de metabolização ou de síntese e aumento das necessidades orgânicas em determinadas fases (crescimento, gravidez etc.).

Serão apresentadas apenas as desvitaminoses mais relevantes de interesse dermatológico.[2]

Vitamina A

A vitamina A (retinol) é uma vitamina lipossolúvel importante no processo de ceratinização.[4]

Deficiência da vitamina A ou frinoderma (pele de sapo)

A vitamina A é encontrada em alimentos como: leite, óleo de peixe, fígado e ovos. Pode ser obtida também pelo metabolismo de carotenoides em frutas e verduras, que são a principal fonte da vitamina nos seres humanos.[4]

É um quadro pouco frequente no nosso meio causado por prolongada falta de vitamina A na alimentação (níveis séricos < 30 µg/dL). Pode acontecer também em condições nas quais haja comprometimento da absorção da vitamina A como esteatorreias secundárias a pancreatites, doença gastrointestinal e ausência de bile. Pode também acontecer relacionado a má-nutrição e deficiência de outras vitaminas (p. ex., vitamina E e B), assim como ácidos graxos essenciais.[1]

Consiste em pápulas ceratósicas de vários tamanhos nos cotovelos, joelhos, face anterolateral das coxas, posterolateral dos braços e em outras localizações, lembrando a ceratose folicular. A pele dos locais afetados tem aspecto enrugado.[4]

Pode-se observar também xerose generalizada, assim como cabelos finos e frágeis.[1]

As manifestações oculares incluem cegueira noturna e dificuldade de visão sob a luz forte, xeroftalmia, manchas de Bitot na esclera (aparecimento de manchas brancas acinzentadas, ovais, espumosas e de formato irregular, na parte interna dos olhos) (Fig. 13.4) e ceratomalacia (amolecimento da córnea podendo chegar à perfuração do globo ocular) que pode levar à amaurose (perda da visão), sendo mais comum em crianças. A deficiência de vitamina A também foi relacionada com retardo no crescimento e mental assim como apatia. Está associada com a morbidade e mortalidade maiores devido a maior incidência de infecções como sarampo.[1]

Há forte associação entre mortalidade e xeroftalmia.[2]

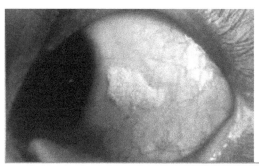

Figura 13.4. Mancha de Bitot.

O diagnóstico é clínico, porém pode-se dosar o nível sérico de retinol. O diagnóstico diferencial deve ser feito com ceratose pilar, acne vulgar, pitiríase rubra pilar e doença de Darier.

O tratamento deve ser feito com dieta alimentar ou doses mínimas de vitamina A.[1]

Hipervitaminose A

A hipervitaminose A geralmente é secundária a reposição exógena contínua, presente nos complexos vitamínicos. Os achados clínicos incluem perda de peso, anorexia e letargia além de dor óssea e articular, aumento da pressão intracraniana, cefaleia, fadiga, esplenomegalia, hepatotoxicidade e pseudotumor cerebral.[4]

Os retinoides, análogos da vitamina A, produzem xerose, aspereza, prurido, descamação, queda de cabelos e queilite (inflamação nos lábios) esfoliativa (Fig. 13.5), com grande sequidão dos lábios.

Pode haver dores ósseas, cefaleia, síndrome de pseudotumor cerebral, letargia e sinais de hepatotoxicidade. O tratamento é a suspensão da vitamina A.[2]

Carotenodermia

Observa-se carotenodermia (Fig. 13.6) quando os níveis séricos estão de três a quatro vezes mais elevados que o normal. As crianças desenvolvem carotenodermia em geral mais rápido que os adultos em geral por consumo de "alimentos para bebês", ricos em vegetais alaranjados. O caroteno se deposita nas áreas ricas em glândulas sebáceas (sulcos nasolabiais e fronte) e nas áreas em que a camada córnea é mais espessa (palmas e plantas); e como resultado se observa a coloração amarelo alaranjado. A carotenemia de origem dietética é inofensiva desaparecendo de forma gradual quando os hábitos dietéticos são alterados.[1]

Vitamina B3

Pelagra

A pelagra é doença metabólica que se desenvolve em pacientes desnutridos e cujas manifestações clínicas principais são: dermatite, diarreia e demência (os 3 D), ao lado de outros sinais de carência vitamínica.[2]

Alguns citam o quarto D, o de morte (*death*).[1]

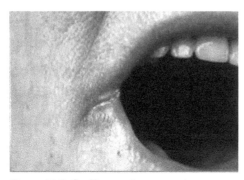

Figura 13.5. Queilite angular.

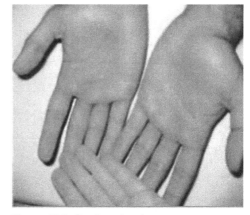

Figura 13.6. Carotenodermia.

Semiologia Dermatológica Nutricional

Inicialmente se associava com a carência de ácido nicotínico (niacina, vitamina B3 ou PP – ação preventiva à pelagra). Não se admite mais a carência única de niacina (vitamina B3) na pelagra. Existe carência de outros elementos do complexo B, como triptofano, aminoácido essencial, que é convertido à niacina, elementos proteicos, lipídicos e minerais.[2]

A vitamina B3 pode ser obtida na dieta (levedo de cerveja, fígado, amendoim, carne vermelha, carne de porco e salmão), ou sintetizada endogenamente a partir do aminoácido triptofano. Dois derivados da niacina (NAD e NADP) participam do metabolismo de carboidratos e ácidos graxos, por serem constituintes importantes da coenzima 1-NAD e da coenzima 2-NADP, as quais aceitam e doam hidrogênio nas reações de oxidação e redução, que são vitais.[4]

A causa mais comum de pelagra é a ingestão inadequada de ácido nicotínico ou triptofano, principalmente em alcoolistas (principal causa no Brasil) ou em populações com a alimentação à base de milho. Um fato curioso é que o milho, na realidade, contém quantidades adequadas da vitamina, porém esta se encontra de forma ligada, o que dificulta sua absorção.[4]

Observam-se, às vezes, casos de pelagra em pacientes abastados e, portanto, supostamente bem alimentados. Nestes, a pelagra aparece em consequência de regimes de emagrecimento mal orientados, associados ao alcoolismo.[2]

A pelagra atinge todas as raças e é rara em suas manifestações típicas, na infância. Em nosso país, ocorre durante todo o ano. Porém, nos países de clima temperado, a maior incidência é na primavera e verão, estações em que é mais intensa a radiação solar.[2]

Alteração da flora intestinal por drogas: isoniazida (bloqueia a atividade da piridoxina, cofator na biossíntese de niacina), 5-fluorouracila, azatioprina, sulfonamidas, pirazinamida, etionamida, cloranfenicol, anticonvulsivantes e antidepressivos.[4]

A doença também pode ser causada por má-absorção (doenças ou cirurgias). A utilização excessiva de triptofano para produção de serotonina (síndrome carcinoide e também nos distúrbios psiquiátricos).[1]

As lesões dermatológicas facilitam o diagnóstico e ocorrem em locais de pressão, fricção e exposição solar. A erupção aparece, frequentemente, na face, no pescoço, no dorso das mãos, nos braços e nos pés. É característica a simetria, bem como os limites bem definidos das lesões e são semelhantes a uma queimadura solar – eritema, vesículas e bolhas e, posteriormente a pele fica espessada e descamativa e com fissuras – semelhantes a "pele de ganso". A distribuição das lesões se dá principalmente nas áreas expostas ao sol como na face, mãos e pés e no colo (aspecto de "colar" – colar de casal) (Figs. 13.7 e 13.8). Pode apresentar um sinal semiológico dermatológico – "fenômeno de Koebner" (um trauma em região de pele sã desencadeia, nesta, o surgimento de lesões do mesmo tipo das encontradas em outro local do corpo). Prurido e sensação de queimação podem aparecer.[1]

Na pelagra pode haver leuconiquia (manchas brancas) transversa (Fig. 13.9); opacificação e onicólise (desprendimento da unha do leito ungueal) podem ser observadas.[4]

As lesões mucosas são representadas, principalmente, por estomatite angular, edema doloroso da mucosa bucal e alterações linguais (Fig. 13.10) – língua lisa, com papilas atróficas, vermelha e brilhante, ou língua pigmentada, nos negros e mestiços. Há, também, alterações atróficas das mucosas gástrica e intestinal, o que justifica o aparecimento de diarreia.[2]

As manifestações sistêmicas incluem fraqueza, anorexia, dor abdominal, diarreia e fotossensibilidade. Dentre os sintomas neurológicos destacam-se apatia, depressão, parestesias, cefaleia, perda de memória e síncopes. Em casos mais graves, alucinações, psicose, convulsões, demência e coma podem ocorrer. A doença resultará em morte se o tratamento não for instituído.[2]

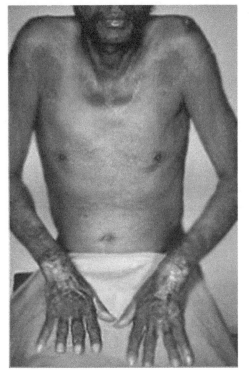
Figura 13.7. Pelagra.

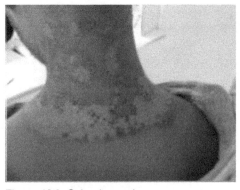
Figura 13.8. Colar de casal.

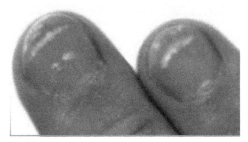
Figura 13.9. Leuconíquia.

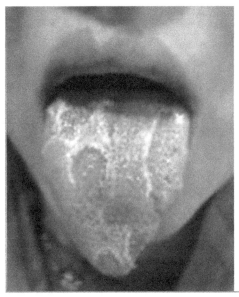
Figura 13.10. Língua na pelagra.

O diagnóstico é clínico, não havendo exames laboratoriais para confirmá-lo, porém baixos níveis na urina de N-metilnicotinamida e piridona indicam deficiência de niacina.[2]

No diagnóstico diferencial devem ser consideradas as porfirias, reações de fotossensibilidade (inclusive por drogas), síndrome de Hartnup e *kwashiorkor*.[2]

O prognóstico é bom nos casos leves e moderado, e mau nos casos com perturbações digestivas e nervosas graves.[2]

Repouso no leito, com alimentação adequada. A exposição à luz solar deve ser evitada e a abstenção do álcool é fundamental. A dieta deve ser hiperproteica e suplementada pela administração de ácido nicotínico ou niacinamida (100 a 300 mg/dia) e outras vitaminas do complexo B.[2]

Vitamina B1 (tiamina)

A deficiência ocorre por ingestão insuficiente, em dietas inadequadas, alcoolismo, doenças gastrintestinais, diabetes melito, gravidez e lactação.[2]

A vitamina B1 (tiamina) é encontrada em levedura, cereais, fígado, carne, ovos e vegetais. A necessidade diária é de 0,5-1,5 mg. Ela tem um papel bem definido no metabolismo dos carboidratos e em outras vias metabólicas produtoras de energia.[1]

Causa o beribéri, afecção que se caracteriza por apatia, astenia, anorexia, sintomas neurológicos (neuropatia periférica, polineurite, confusão mental) e insuficiência cardíaca. Os sinais dermatológicos compreendem edema, glossite, glossodinia (sensação de ardência ou queimação na língua sem que se possa observar lesão aparente nem definir uma causa específica) e estomatite angular.[2]

O diagnóstico é clínico, podendo ser confirmado laboratorialmente pela baixa atividade da transcetolase eritrocitária.[2]

O tratamento se faz com a correção da dieta, pois frequentemente há outras deficiências nutricionais associadas, e administração de 2 a 3 mg de tiamina 3 vezes ao dia por via oral e, nos casos graves, 20 mg duas vezes ao dia por via endovenosa.[2]

Vitamina B2 (riboflavina)

Encontrada em alimentos como leite, carne, peixe e ovos. A necessidade básica diária é de 1 a 2 mg.[1]

Sua deficiência ocorre por ingestão inadequada e em associação a hipotireoidismo, síndrome de Plummer-Vinson, uso de clorpromazina e fototerapia para hiperbilirrubinemia do recém-nascido.[4]

As manifestações clínicas são principalmente cutâneas, podendo ocorrer também alterações orais, oculares e genitais, conhecidas como *síndrome oro-óculo-genital*.[4]

Na boca, ocorre glossite; a língua adquire coloração magenta, estomatite angular (*perlèche*), e surgem fissuras verticais nos lábios (queilose). Na face, aparecem lesões similares às da dermatite seborreica com descamação nos sulcos nasogenianos, alelas nasais e regiões auriculares. Na região ocular, ocorre edema conjuntival, lacrimejamento, ceratite superficial, fotofobia e alterações da visão, e as genitais incluem dermatite.[2]

O diagnóstico é feito pela detecção de níveis de excreção urinária de riboflavina abaixo de 30 mg nas 24 horas ou ainda pelo teste de atividade da glurationaredutase eritrocitária.[2]

A resposta clínica é dramática com a administração de riboflavina na dose de 1 a 3 mg/dia, em crianças, e 10 a 20 mg/dia, em adultos.[2]

Vitamina B6 (piridoxina)

A piridoxina (vitamina B6) é encontrada em alimentos como carne, cereais integrais, folhas verdes e batata. A deficiência ocorre por ingestão inadequada, alcoolismo e uso de medicamentos que aumentem a excreção ou diminuam a atividade da vitamina, como: isoniazida, penicilamina e hidralazina.[4]

As manifestações cutâneas são representadas por alterações semelhantes à dermatite seborreica na face, no pescoço, nos ombros, nas nádegas e no períneo. Outros achados incluem estomatite angular (*perlèche*), queilose (fissuras verticais nos lábios), glossite, conjuntivite e intertrigo.[2]

Alterações sistêmicas também são encontradas, tais como: hiperestesia, parestesia ascendente, alterações vibratórias e de posição segmentar, reflexos tendíneos hipoativos, anemia normocítica normocrômica, linfopenia e eosinofilia.[2]

O diagnóstico é clínico e pela demonstração de níveis séricos baixos de fosfato de piridoxal. O diagnóstico diferencial deve considerar outras condições de desnutrição e os estados de dependência da piridoxina que resultam de comprometimento congênito da ligação da piridoxina à sua apoenzima e que são: epilepsia dependente de piridoxina, homocistinúria responsiva à piridoxina e acidúria xantinúrica, condições que respondem a doses grandes de piridoxina.[2]

A resposta ao tratamento é rápida com a administração de 10 a 25 mg/dia de piridoxina.[4]

Vitamina B12 (cianocobalamina)

A cianocobalamina (vitamina B12) é produzida endogenamente por bactérias da flora bacteriana dos animais e obtida pela ingestão de produtos animais.[4]

A deficiência de vitamina B12 ocorre por ingestão inadequada (principalmente em vegetarianos sem reposição adequada), alcoólatras, mas na maioria dos casos está relacionada à má-absorção por diminuição da síntese do fator intrínseco gástrico (como na anemia perniciosa), gastrectomia, ressecção cirúrgica do íleo terminal e hiperproliferação da flora intestinal.[1]

As reservas corporais de vitamina B12 são grandes, de modo que períodos de 3 a 6 anos são necessários para o desenvolvimento de quadros de deficiência.[1]

A necessidade diária é de 1 a 5 μg. Ela está envolvida na síntese de DNA.[1]

As principais manifestações cutâneas são máculas e placas hipercrômicas com simetria nas extremidades, dorso das mãos, regiões palmares, plantares, dorso dos pés, punhos, antebraços e terço inferior das pernas e mucosa oral.[4]

Também surgem estrias longitudinais hiperpigmentadas nas lâminas ungueais, e os cabelos podem adquirir coloração acinzentada.[4]

A língua se apresenta lisa, muito avermelhada e dolorosa.[2]

Se a deficiência de vitamina B12 for causada por anemia perniciosa, poderá haver associação a vitiligo e alopecia areata.[4]

Alterações sistêmicas incluem anemia megaloblástica, parestesias, dormência das extremidades, ataxia, reflexos alterados e alterações do estado mental (por diminuição da síntese de mielina).[4]

Essas alterações são reversíveis após a administração da vitamina. Sugere-se que o déficit de vitamina B12 resulte em uma diminuição da redução intracelular da glutadiona, que normalmente inibe a atividade da tirosinase na melanogênese. As unhas podem tornar-se azuladas e com faixas pigmentares.[4]

O diagnóstico é clínico e laboratorial por meio da presença de anemia megaloblástica demonstrada em esfregaços do sangue periférico e níveis séricos diminuídos de vitamina B12. No diagnóstico diferencial, devem ser consideradas outras condições de desnutrição e as alterações pigmentares devem ser diferenciadas da doença de Addison.[2]

Quando se presume que a etiologia de base seja a anemia perniciosa, deve ser realizado o teste de Schilling.[1]

A reversão do quadro cutâneo se dá aproximadamente após um ano de tratamento com vitamina B12, 1 mg/IM/semana no primeiro mês e, depois, 1 mg/mês.[4]

Ácido fólico (vitamina B9)

Ácido fólico (vitamina B9) está presente no fígado, carne, leite e folhas verdes. A necessidade diária é de cerca de 0,4 mg. Assim como a vitamina B12, o ácido fólico também está envolvido na síntese do DNA. No organismo, o ácido fólico é convertido em sua forma biologicamente ativa, o ácido folínico, com participação da vitamina C.[1]

As alterações mucocutâneas, quando presentes, sobrepõem-se às da deficiência da vitamina B12 – queilite, glossite, erosões de mucosa e hiperpigmentação acinzentada das áreas fotoexpostas. O achado característico na deficiência de ácido fólico é a anemia megaloblástica, que pode resultar em fraqueza e sintomas cardíacos e também podem ocorrer sintomas neuropsiquiátricos por deficiência na síntese de mielina.[1]

O diagnóstico de deficiência de ácido fólico pode ser feito pelos níveis séricos e eritrocitários de folato.[1]

O tratamento requer reposição de folato, mas a possibilidade de coexistência de deficiência de vitamina B12 deve ser excluída. O folato pode reverter a anemia megaloblástica decorrente da deficiência da vitamina B12, mas não a sua degeneração neurológica.[1]

Biotina (vitamina H)

A biotina (vitamina H) é uma vitamina hidrossolúvel encontrada em vários alimentos. O fígado é a sua melhor fonte, porém outras carnes, gemas de ovos, leveduras e tomates também são boas fontes. Acredita-se que é sintetizada no intestino pela flora bacteriana. A necessidade diária estimada é de 30 μg para o adulto. A deficiência de biotina pode ser genética ou adquirida. A deficiência hereditária múltipla de carboxilase responsiva à biotina tem duas principais etiologias: deficiência de holocarboxilase sintetase e deficiência de biotinidase. Embora tradicionalmente sejam referidas como forma neonatal (de início precoce) e juvenil (de início tardio), respectivamente há sobreposição das idades à apresentação clínica. Além disso, a síndrome da deficiência múltipla de carboxilase se deve a defeito hereditário no transporte da biotina (com aparecimento no início da infância), sendo descrita recentemente. Ambas são desordens autossômicas recessivas.[1]

A deficiência de holocarboxilase sintetase caracteristicamente determina acidose metabólica e acidúria orgânica nas primeiras semanas de vida. Pode ocorrer eritrodermia (intensa vermelhidão da pele) com alopecia. Se não for feito o diagnóstico *e* a terapia com biotina instituída prontamente é uma doença fatal.

As manifestações clínicas da deficiência da biotinidase, que recicla a biotina endógena, geralmente aparecem após os três meses de idade. Os achados incluem alopecia difusa ou total e erupção cutânea semelhante a da acrodermatite enteropática. Os sintomas neurológicos incluem mioclonias, hipotonia, ataxia, surdez e retardo de desenvolvimento. Essa forma pode ser fatal quando não tratada.[1]

A presença de excreção aumentada de ácido orgânico (p. ex., ácido 3-hidroxi-isovalérico) na urina é característica da deficiência de biotina. Na suspeita da forma hereditária, deve ser realizada análise genética, assim como a determinação da atividade da biotinidase sérica ou da holocarboxilase nos linfócitos do sangue periférico ou fibroblastos dérmicos. Nas formas adquiridas, a resolução do quadro ocorre após três semanas de tratamento com doses baixas diárias de até 60 μg de biotina.[1]

Vitamina C (ácido ascórbico)

A vitamina C (ácido ascórbico) desempenha um papel importante na formação de colágeno e na absorção de ferro. É encontrada em frutas e verduras frescas.[4]

A deficiência dessa vitamina é conhecida como escorbuto e ocorre por ingestão inadequada e uso de fármacos como ácido acetilsalicílico, indometacina, fenilbutazona, tetraciclina e anticoncepcionais orais.[4]

Os sintomas surgem tardiamente 1 a 3 meses após se iniciar a carência da vitamina C. O ácido ascórbico é um cofator para a prolino-hidroxilase que catalisa a hidroxilação da prolina e lisina a procolágeno. O colágeno não hidrolisado não adquire sua configuração helicoidal tríplice e se torna frágil e menos estável; e por meio desse mecanismo vão ser afetadas múltiplas estruturas: o tegumento, os ossos, os dentes e o tecido conjuntivo perivascular de suporte.[2]

As manifestações clínicas são representadas principalmente por fenômenos hemorrágicos (Figs. 13.11 e 13.12). Estes podem limitar-se à pele (petéquias e equimoses perifoliculares, principalmente nos membros inferiores), estender-se à mucosa oral (sangramento gengival) ou, ainda, podem ocorrer hemorragias em músculos, tendões, periósteo e olhos.[4]

Nas membranas mucosas, as lesões ocorrem quando existem dentes. Crianças abaixo dos 6 meses e os indivíduos adultos que perderam os dentes não têm manifestações na mucosa oral[2] (Fig. 13.13).

O acometimento de ossos e cartilagens leva a dor e deformidades, sendo mais atingidos a tíbia e fêmur.[2]

Ceratose (hipertrofia da camada córnea da epiderme) folicular é frequentemente encontrada, e são possíveis alterações nos pelos, que se tornam enroladas (pelos em "saca-rolha").[4]

Manifestações sistêmicas incluem mialgia, fadiga, fraqueza, artralgia e edema. Anemia é frequente, e leucopenia é ocasional.[4]

Podem ocorrer ainda febre, letargia, anemia e dificuldade na cicatrização de feridas. Formas graves resultam em degeneração dos músculos esqueléticos, hipertrofia cardíaca e depressão funcional da medula óssea com as consequentes repercussões sanguíneas.[2]

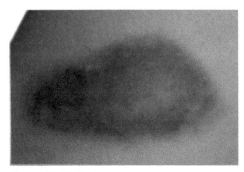

Figura 13.11. Equimose.

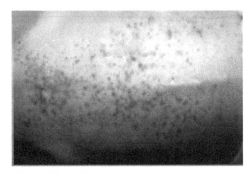

Figura 13.12. Petéquias.

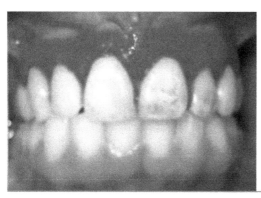

Figura 13.13. Lesão em gengiva.

O diagnóstico é clínico e laboratorial pela demonstração de baixos níveis séricos de ácido ascórbico. A prova do laço é positiva.[2]

O tratamento se baseia na administração de vitamina C na dose de 300 a 1.000 mg/dia, resultando em melhora rápida dos sintomas.[4]

Vitamina K

A vitamina K, necessária para suprir as necessidades do organismo, deriva da ingestão de vegetais (50%), e da síntese por bactérias intestinais (50%).[2]

A deficiência da vitamina K ocorre em hepatopatias, icterícias obstrutivas, alterações na síntese enteral (por anormalidades na flora intestinal, quimioterapia e antibioticoterapia) ou após uso prolongado de anticoagulantes. A vitamina K é indispensável à síntese hepática de fatores de coagulação (principalmente os fatores II, VII, IX, X) e sua deficiência irá produzir sangramentos em todos os níveis, inclusive na pele.[1]

Do ponto de vista dermatológico, surgem petéquias, equimoses e hematomas profundos, a nível muscular.[1]

No recém-nascido, a deficiência de vitamina K produz a doença hemorrágica do recém-nascido mais frequente em prematuros, que se caracteriza por lesões hemorrágicas na pele, umbigo, nariz, boca, tubo digestivo e hemorragia intracraniana. No recém-nascido, a deficiência de vitamina K decorre de baixa transferência pela placenta, deficiência de ingestão pela mãe e ausência de bactérias no tubo digestivo ainda não colonizado.[2]

O diagnóstico é clínico e por detecção de aumento do tempo de protrombina.

Administração de vitamina K e correção de condições predisponentes. As doses recomendadas são 5 a 10 mg IM dia em adultos; e 2 mg IM dia em crianças. Como a síntese dos fatores de coagulação pode demorar dias nas formas hemorrágicas graves, é necessária a administração de plasma fresco.[2]

Minerais

Zinco (Zn)

Ocorre deficiência aguda do zinco em pacientes submetidos à nutrição parenteral.[4]

Na deficiência crônica de zinco, as lesões cutâneas surgem nas áreas sujeitas a trauma, como cotovelos, regiões maleolares e joelhos, além de lesões tipo dermatite seborreica na face. O crescimento do cabelo diminui, podendo eventualmente surgir áreas de alopecia no couro cabeludo. Nas unhas, a deficiência prolongada de zinco leva ao aparecimento de depressões transversais na lâmina ungueal (linhas de Beau) (Fig. 13.14). As causas principais de deficiência de zinco são relacionadas à ingestão inadequada ou a doenças do trato gastrointestinal que levam a diarreia e estados de má-absorção. Outra causa mais rara é a acrodermatite enteropática, herdada provavelmente de um traço autossômico recessivo, na qual ocorre absorção inadequada do zinco. Em geral, os sintomas têm início em torno do primeiro e o terceiro mês de vida, quando o estoque de zinco já foi depletado. É determinada por inadequação do mecanismo de transporte do íon – o leite de vaca não tem as moléculas ligantes necessárias para transferir o zinco através da parede intestinal. O zinco é um nutriente essencial a diversas funções biológicas, pois atua como cofator de enzimas, age no metabolismo de ácidos nucleicos, na fagocitose e na quimiotaxia de neutrófilos. Sua falta desencadeia lesões cutâneas acrais e periorificiais, alopecia, diarreia crônica, imunodeficiência e retardo no crescimento.

As primeiras manifestações de deficiência ocorrem, em geral, na pele, com lesões inicialmente vesicobolhosas ou erosadas, com eritema e escamas em disposição periorificial e na área das fraldas; há também estomatite, retite e blefarite associadas. Com a evolução da doença, as lesões podem assumir aspecto psoriasiforme, ocorre alopecia do couro cabeludo e, às vezes, das sobrancelhas e dos cílios, bem como distrofia das unhas. A diarreia crônica frequentemente induz à síndrome de má-absorção, com retardo no desenvolvimento neuropsicomotor por desnutrição proteicocalórica. São comuns as alterações psíquicas e a maior predisposição a infecções bacterianas e fúngicas.

A doença se agrava ou pode ser desencadeada nos casos limítrofes durante a gravidez, mas não somente pelo aumento de demanda, pois pode ser observada também diminuição dos níveis de zinco quando do uso de anticoncepcionais devido ao estrogênio. A deficiência de zinco pode também ser causada por ingestão inadequada, como em pacientes que estejam recebendo alimentação parenteral sem suplementação, em prematuros nos quais a necessidade do mineral é maior, não sendo suprida apenas pelo leite materno, e na eventualidade de ocorrer ausência de transferência do zinco plasmático para o leite, por alteração enzimática hereditária.

O diagnóstico da acrodermatite enteropática é confirmado pelos níveis reduzidos de zinco plasmático, inferiores a 50 mg/mL (normal: 70 a 110 mg/mL) e, eventualmente, também pela deficiência de fosfatase alcalina zincodependente.[4]

Nos adultos o tratamento é em longo prazo e realizado pela administração oral. Em casos de alimentação parenteral, faz-se sulfato de zinco, na dose de 1 a 3 mg/kg/dia, com rápida melhora dos pacientes, inicialmente demonstrada pela diminuição da irritabilidade e, após, com a reparação das lesões cutâneas.[4]

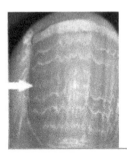

Figura 13.14. Linhas de Beau.

Ferro

As deficiências de ferro podem ter múltiplas causas, ingestão insuficiente, doenças com distúrbios da absorção intestinal, parasitoses intestinais, particularmente ancilostomíase, e perdas sanguíneas crônicas pelo trato digestivo e, nas mulheres, perdas pelo trato genital. São ainda causas de perdas de ferro a hemoglobinúria paroxística noturna, a doença de Rendu-Osler, a hemossiderose pulmonar idiopática e doações sanguíneas repetidas.[2]

Constitui um problema de saúde pública mundial, geralmente secundário a ingestão inadequada ou sangramentos.

A deficiência de ferro causa anemia e produz como alterações dermatológicas, palidez das mucosas, glossite com atrofia papilar, prurido, queilose, unhas quebradiças, com sulcos longitudinais, coiloníquia (unha em forma de colher) (Fig. 13.15) e queda de cabelos – tipo eflúvio telógeno. Nas formas graves, há mal-estar, fraqueza, cefaleia, dispneia aos esforços, taquicardia, e até insuficiência cardíaca.[2]

No idoso, a placa ungueal modifica sua composição química, elevando o conteúdo de cálcio e diminuindo o de ferro. A placa, apesar de ficar mais espessa, torna-se frágil, quebradiça e com sulcos mais profundos. A coloração modifica-se e as unhas tornam-se amareladas, acinzentadas ou opacas. A diminuição do ritmo de crescimento ungueal é uma alteração própria da senilidade e mais evidente no sexo feminino.[4]

O diagnóstico é clínico, corroborado por exames laboratoriais, hemograma com anemia hipocrômica e microcítica, diminuição do ferro e ferritina no soro com aumento de transferrina.

No diagnóstico diferencial, devem ser consideradas outras condições de carência nutricional.[2]

No tratamento é fundamental a busca da causa da deficiência de ferro, sua correção e a reposição por meio de sulfato ferroso por via oral, 300 mg, duas vezes ao dia. Excepcionalmente, há necessidade de reposição intramuscular de ferro quando há intolerância ao ferro pela via oral, em perdas sanguíneas maiores ou por problemas de absorção em doenças do aparelho digestivo, como a enterite regional ou retocolite ulcerativa.[2]

A dosagem do ferro na lâmina ungueal não é diagnóstica.[4]

Hemocromatose

A hemocromatose é caracterizada por hiperpigmentação da pele, cirrose hepática e diabetes. A pigmentação é causada, sobretudo, por melanina, embora a doença seja decorrente do acúmulo de ferro nos órgãos e nos tecidos, acarretando perda de função.[4]

A pigmentação, que é difusa e acinzentada, se deve ao depósito de ferro e da melanina e é mais intensa na face, dobras corpóreas e genitais. Há, com frequência, atrofia testicular

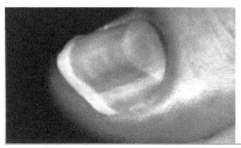

Figura 13.15. Coiloníquia.

levando à impotência, ginecomastia e perda de pelos corpóreos, diabetes, artropatias e alterações cardíacas. Laboratorialmente, o elemento fundamental é o aumento da sideremia.[2]

O tratamento é feito por flebotomia, 500 mL, uma a duas vezes por semana, ou uso de quelantes do ferro, como a desferrioxamina, que é empregada em doses crescentes até 20 a 30 mg/kg, procurando-se manter a ferritina abaixo de 300 mg/L. Pode ser empregada por via subcutânea e intramuscular associada à vitamina C na dose de 200 mg VO/dia, o que aumenta a excreção renal de ferro.[2]

Selênio

É componente essencial da enzima glutationaperoxidase que atua como antioxidante. A deficiência de selênio é relatada em doentes recebendo nutrição parenteral e em regiões onde o solo é pobre neste mineral.[2]

As manifestações principais são miocardiopatia, dores musculares e fraqueza com aumentos da creatinofosfoquinase e das transaminases. Do ponto de vista dermatológico, podem ocorrer alterações ungueais, unhas brancas e hipopigmentação da pele e cabelos.[2]

Na deficiência de selênio, as unhas tornam-se enfraquecidas.[4]

O diagnóstico é clínico e laboratorial por meio da demonstração de níveis séricos reduzidos de selênio e glurationaperoxidase.[2]

O tratamento é feito com a reposição de selênio, 2 mg/kg/dia.[2]

Cobre

A deficiência de cobre pode ocorrer por insuficiente ingestão em dietas inadequadas como, por exemplo, dietas com ingestão praticamente exclusiva de leite. Pode ainda ocorrer por deficiência de absorção como ocorre na síndrome de Menkes. Por outro lado, o excesso de cobre ocorre na doença de Wilson ou degeneração hepatolenticular. Essa enfermidade é hereditária, de transmissão autossômica recessiva, e caracteriza-se por acúmulo de cobre em vários sistemas orgânicos, fígado, sistema nervoso, rins e aparelho ocular. Uma das causas consideradas é a deficiência de ceruloplasmina, a globulina responsável pelo transporte sérico do cobre.[2]

As manifestações clínicas decorrem dos vários sistemas lesados. As alterações neurológicas se expressam por distúrbios motores, disartria e acometimento das funções intelectuais. No fígado, pode haver manifestações desde hepatite crônica até cirrose. Pode haver depósitos na córnea e pode haver, nas unhas, coloração azulada da lúnula.[2]

Dislipidoses

Xantomas

São lesões cutâneas decorrentes do depósito de lipídeos na pele, mais precisamente no interior dos histiócitos. São a exteriorização, na pele, de doenças por distúrbio local ou geral do metabolismo lipídico. Os xantomas, portanto, podem estar presentes mesmo com lipídeos circulantes normais, por alterações puramente locais.[2]

Sua classificação está descrita a seguir.

Xantomas planos

Apresentam-se como máculas, pápulas ou placas não inflamatórias, de cor amarelada ou alaranjada. Essas lesões podem ser circunscritas ou difusas. Sua localização pode variar e o sítio acometido frequentemente serve como pista para indicar a natureza da doença subjacente.[1]

- **Xantelasmas (Fig. 13.16):** surgem nas pálpebras e são os mais comuns dos xantomas planos, podendo ocorrer sem que haja anormalidades dos lipídeos séricos; porém, em cerca de metade dos casos, relacionam-se a elevação das lipoproteínas de baixa densidade (LDL).[2]
- **Xantoma estriado palmar:** são lesões planas de coloração amarelada ou alaranjadas, com disposição linear ao longo dos sulcos das regiões palmares/plantares e dos dedos. Relacionam-se com as hiperlipoproteinemias associadas à doença obstrutiva hepática, disglobulinemias ou presença de lipoproteínas de densidade muito baixa (VLDL) ou intermediária (IDL).[2]

Quase sempre são diagnósticos de disbetalipoproteinemia, principalmente quando acompanhados por xantomas tuberosos.[1]

Quase sempre são patognomônicos da hipercolesterolemia homozigótica familiar.[1]

Outra forma de xantoma plano caracteriza-se por lesões infiltrativas amarelo-alaranjadas extensas, que se localizam em face, pescoço e, eventualmente, na porção superior do tronco e braços. Essa forma é rara e é observada em associação com paraproteinemias, que ocorrem no mieloma múltiplo, linfomas, doença de Castleman, leucemia mielomonocítica crônica, crioglobulinemias e macroglobulinemia. Nessa forma, os lipídeos séricos podem estar normais ou pode haver aumento de colesterol ou de triglicérides.[4]

Xantomas tuberosos

São nódulos ou nodosidades, isolados ou agrupados, de tamanhos variáveis, localizados nas superfícies de extensão, cotovelos, articulações falangeanas, nádegas, joelhos e tornozelos. Têm cor amarelo-alaranjada e nunca se ulceram. Quando as lesões são grandes, de diâmetro maior que 3 cm, são os verdadeiros xantomas tuberosos. Lesões menores são designadas xantomas tuberoeruptivos. Estes xantomas podem ser observados em condições de hipercolesterolemia, como as disbetalipoproteinemias (tipo III) e na hipercolesterolemia familiar (tipo IV). Os xantomas tuberosos raramente se associam a elevação das lipoproteínas de densidade intermediárias.[2]

Excepcionalmente, pode ser lesão única, localizada em órgão interno. Pode acompanhar a sitosterolemia, doença autossômica recessiva caracterizada pelo acúmulo de óleos vegetais no sangue e tecidos, evoluindo para aterosclerose precoce.[4]

Costumam apresentar regressão mais lenta após a instituição da terapia adequada[1] (Fig. 13.17).

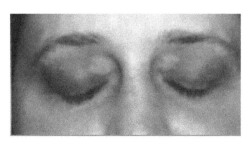

Figura 13.16. Xantelasmas.

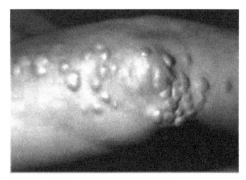

Figura 13.17. Xantomas tuberosos.

Xantomas tendinosos

São nódulos que se formam ao longo de tendões, fáscias e periósteo, especialmente no dorso das mãos, cotovelos, joelhos e tornozelos. Estão geralmente relacionados com hipercolesterolemia e níveis plasmáticos elevados de lipoproteínas de baixa densidade ou presença de lipoproteína X, que transporta grande quantidade de colesterol e que se relaciona à colestase intra e extra-hepática e que tem a mobilidade eletroforética das betalipoproteínas.[2]

Podem manifestar-se apenas como engrossamento do tendão e, algumas vezes, predispõem a episódios de tendinite. É frequente a associação com xantomas tuberosos e xantelasmas. Pode sinalizar a xantomatose cerebrotendinosa, doença autossômica recessiva caracterizada por níveis normais de colesterol e aumento de colestanol, em especial quando evidenciados bilateralmente nos tendões de Aquiles. A doença se caracteriza por diarreia, catarata, sintomas neurológicos progressivos e xantomas, com início precoce[4] (Fig. 13.18).

Xantomas intertriginosos

Ocorrem nos espaços interdigitais dos dedos ou na região interglútea[4] (Fig. 13.19).

Xantoma eruptivo

Caracteriza-se por erupção, em surtos, de pequenas pápulas (bolinhas) alaranjadas ou amarelo-avermelhadas que podem estar circundadas por halo eritematoso. Há predileção pelas faces extensoras dos membros, pelo tronco, pelas nádegas e pela mucosa oral, com prurido variável e possibilidade de fenômeno de Koebner (um trauma em região de pele sã desencadeia, nesta, o surgimento de lesões do mesmo tipo das encontradas em outro local do corpo). Há relato, ainda, de fenômeno de Wolf (a ocorrência de uma nova doença cutânea no local de outra doença, não relacionada e já curada) sobre área de herpes zoster. Essas pápulas contêm grande quantidade de triglicerídeos e podem desaparecer rapidamente com a queda dos níveis lipídicos ou depois de instituído tratamento da dislipidose. Normalmente indicam quilomicronemia ou hipertrigliceridemia de causa genética primária ou secundária a algum distúrbio, como diabetes melito, hipotireoidismo, síndrome nefrótica, pancreatite ou uso de retinoides ou estrógeno. Pode ocorrer em pacientes normolipêmicos em local de trauma. Pode vir associado a achados oftalmológicos (lipemia *retinalis* – retina de cor salmão e vasos retinianos de cor branco cremosa) e gastrointestinais, como dor abdominal e hepatoesplenomegalia[4] (Fig. 13.20).

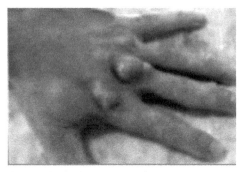

Figura 13.18. Xantomas tendinosos.

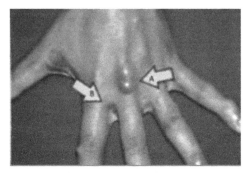

Figura 13.19. Xantomas intertriginosos.

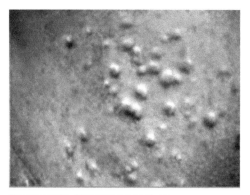

Figura 13.20. Xantomas eruptivos.

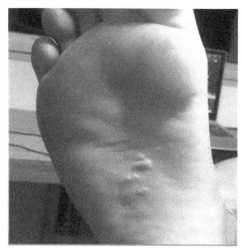

Figura 13.21. Xantogranuloma juvenil ou xantoma neviforme.

Xantogranuloma juvenil (xantoma neviforme)

Quadro benigno, consistindo de lesão solitária ou múltipla localizada no couro cabeludo ou extremidades. Surge em semanas ou meses após o nascimento e pode involuir espontaneamente em torno de 1 a 3 anos. É uma pápula-nódulo de cor amarelo-avermelhada. Os lipídeos séricos estão normais.[4]

Surge durante o primeiro ano de vida em 80% dos casos e, em 20% a 30%, está presente ao nascimento. É rara no adulto e, quando acontece, a lesão costuma ser única e localizar-se na face. A forma nodular solitária é a mais frequente e apresenta-se como lesão de 1 a 2 cm de diâmetro; a micronodular se caracteriza por pápulas cupuliformes, rosadas ou vermelho-acastanhadas, que logo se tornam amareladas (Fig. 13.1). A localização se dá principalmente na cabeça, no pescoço e no tronco superior[4] (Fig. 13.21).

Deficiência de ácidos graxos essenciais

Rara, podendo acompanhar outras deficiências nutricionais como as deficiências proteicas, síndromes de má-absorção, dietas extremamente pobres em gordura e nutrição parenteral prolongada.[2]

Do ponto de vista dermatológico, observa-se pele seca, eritema e descamação. Pode ainda haver alopecia e intertrigos com erosões. Há crescimento deficiente, alterações neurológicas, hepáticas, renais, dificuldades na cicatrização de feridas, fragilidade capilar e aumento da susceptibilidade a infecções.[2]

Revela hiperceratose, hipergranulose e acantose com atrofia das glândulas sebáceas.[2]

O diagnóstico é clínico, corroborado por achados laboratoriais e histopatologia compatível. Detectam-se baixos níveis séricos de ácido linoleico e araquidônico, níveis elevados de ácido oleico e palmitoleico, presença de ácido 5, 8, 11 icosatrienoico. Pode haver anemia e plaquetopenia. No diagnóstico diferencial, devem ser consideradas outras condições de desnutrição.[2]

O tratamento consiste na reposição de ácidos graxos essenciais.[1,2]

Outras alterações nutricionais

Obesidade

Problema hoje de saúde pública, não somente nos países desenvolvidos, mas também nos países em desenvolvimento, predispõe a numerosas condições patológicas graves que, inclusive, encurtam a sobrevida. Como em outros sistemas orgânicos, a obesidade também favorece e predispõe a várias alterações dermatológicas.[2]

Alterações inflamatórias e infecciosas

Em função das grandes pregas de pele resultantes da obesidade, nas áreas de dobras as superfícies de pele em contato são maiores. Esse fato predispõe a maior sudorese e maceração dos tecidos em contato, favorecendo o aparecimento de intertrigos, particularmente nas dobras inframamárias, nas regiões inguinocrurais e em pregas que se formam pela redundância abdominal, cuja expressão maior é o abdome em avental. Esses intertrigos favorecem infecções, especialmente por *Candida*, mas também dermatofitoses e infecções bacterianas. Pela maior frequência de diabetes nos obesos, essa condição também favorece as infecções cutâneas em geral. O peso excessivo desses doentes dificulta a locomoção e os tornam mais sedentários, favorecendo o aparecimento de varizes com consequente favorecimento de dermatite de estase, erisipelas de repetição, linfedema crônico, lipodermatoesclerose e úlceras de estase.[2]

Alterações hiperceratósicas

A pseudoacantose *nigricans* pode ser acompanhada de lesões tipo acrocórdons; talvez, pelo menos em alguns casos, se relacione à resistência periférica à insulina. Outra alteração ceratósica é a hiperceratose plantar resultante de maior pressão sobre a região plantar decorrente do peso maior do indivíduo. Essa hiperceratose costuma ocorrer predominantemente nas porções externas da região plantar pela compressão contra o material do calçado, especialmente dos calçados abertos, como sandálias e chinelos que permitem o deslocamento lateral do pé contra as bordas do calçado. Frequentemente, a hiperceratose se acompanha de fissuração, que pode ser dolorosa. Esses pacientes, além do uso de ceratolíticos e da recomendação de perda de peso, devem ser orientados para o uso de calçados fechados com contraforte para que não ocorram os deslocamentos laterais dos pés contra os calçados.[2]

Alterações hiperpigmentares

Pelo maior volume dos segmentos corpóreos, o atrito é mais intenso nos obesos, particularmente nas dobras e na face interna das coxas, surgindo, nessas áreas, hiperpigmentação.[2]

Alterações atróficas

São extremamente comuns as estrias decorrentes da distensão da derme, com ruptura das fibras elásticas pelo aumento de volume do tecido adiposo subcutâneo.[2]

Também são mais frequentes nos obesos as pápulas podais piezogênicas, que são herniações da gordura subcutânea que fazem saliência na superfície da pele das faces laterais das regiões calcâneas e nas faces médias dos pés.[2]

A seguir tabelas resumem as principais dermatoses nutricionais (Tabela 13.1) e com as principais medicações que causam dermatose nutricional (Tabela 13.2).

Semiologia Dermatológica Nutricional

Tabela 13.1. Principais dermatoses nutricionais

Componente(s) deficiente(s)	Manifestações clínicas
Proteínas	*Kwashiorkor* ("sinal da bandeira", discromias, queilite, hipoalbuminemia, edema generalizado, diarreia, hepatomegalia, lesões purpúricas)
Proteínas + energia global	Marasmo (baixo peso, fácies simiesca, pelo do tipo lã, hiperceratose folicular, alterações cabelos e unhas)
Vitamina A	Frinoderma, xeroftalmia, hiperceratose folicular, anorexia, letargia
Vitamina B1 (tiamina)	Beribéri (fraqueza, anorexia, polineuropatia simétrica, insuficiência cardíaca de alto débito, edema, perda de massa muscular)
Vitamina B2 (riboflavina)	Síndrome oro-óculo-genital (conjuntivite, fotofobia, perlèche, lesões tipo dermatite seborreica nos sulcos nasogenianos)
Vitamina B3 (niacina)	Pelagra, tríade dermatite, diarreia e demência, colar de Casal, lesões em "asa de borboleta" na face
Vitamina C	Escorbuto (ceratose folicular, hemorragia perifolicular, estomatite, edema gengival, sufusões hemorrágicas e hematomas subperiostais)
Vitamina D	Raquitismo (bossa frontal, "peito de pombo", pernas arqueadas, "rosário raquítico" na caixa torácica)
Ferro	Síndrome Plummer-Vinson (prurido generalizado, queda de cabelo, perlèche, coiloníquia, papilas filiformes, disfagia)
Zinco	Lesões eczematosas, alterações nas unhas (linhas de Beau) e queda de cabelo, lesões bolhosas nos quadros agudos de deficiência
Vitamina K	Petéquias, equimoses, hematomas

Tabela 13.2. Medicações que causam dermatose nutricional

Dermatose nutricional	Drogas
Pelagra (deficiência de vitamina B3)	Isoniazida, 6-mercaptopurina, 5-fluorouracil
Deficiência de vitamina B6	Isoniazida, hidralazida, penicilamina
Intoxicação por vitamina A	Retinoides sistêmicos
Deficiência de ácido fólico	Metotrexato, sulfassalazina, trimetoprim, pirimetamina, hidróxido de alumínio, bicarbonato de sódio
Deficiência de vitamina B12	Colchicina, cimetidina, ranitidina
Deficiência de vitamina B2	Ácido bórico, clorpromazina
Deficiência de vitamina D	Fenitoína, fenobarbital
Deficiência de vitamina K	Warfarina, fenitoína, fenobarbital, óleo mineral

Referências bibliográficas

1. Bolognia JL, Jorizzo JL, Rapini RP. Dermatology. London: Elsevier, 2003.
2. Sampaio SAP, Rivitti EA. Dermatologia, 3 ed. São Paulo: Artes Médicas, 2008.
3. Boelsma E, Hendriks HFJ, Roza L. Nutritional skin care: health effects of micronutrients and fatty acids. Am J Clin Nutr 2001; 73:853-64.
4. Azulay RD. Dermatologia. Rubem David Azulay, David Rubem Azulay, Luna Azulay-Abulafia (eds.). 6 ed. Rio de Janeiro: Guanabara Koogan, 2013.

CAPÍTULO 14

Semiologia Nutricional Pediátrica

Fabiani Lage Rodrigues Beal

A infância é uma fase da vida na qual os indivíduos passam por uma série de mudanças clínicas, imunológicas, metabólicas e nutricionais. A criança está em constante crescimento e desenvolvimento, aprendendo a lidar com diferentes situações, tanto físicas quanto emocionais. É na infância que a desnutrição se torna um problema mundial de saúde pública: dados do Unicef de 2014 mostram que 99 milhões de crianças menores que 5 anos apresentam baixo peso.

A desnutrição infantil é um problema de caráter mundial; porém, em alguns países, a incidência e prevalência são bem maiores que em outros. Também há a questão da fome oculta, que tem uma correlação direta com carências ou estados de insuficiência de micronutrientes.

Em crianças, os tipos de desnutrição mais diagnosticados e citados na literatura são o marasmo; quando a característica principal é ser DEP (desnutrição energeticoproteica, desnutrição adaptada); o *kwashiorkor*, que se manifesta como DPE (desnutrição proteicoenergética, desnutrição não adaptada); e o *kwashiorkor* marasmático, que é o resultado da junção dos dois tipos anteriores. Dados da OMS mostram que as carências de micronutrientes também têm elevada prevalência nessa fase da vida: aproximadamente 42% das crianças menores de 5 anos em países em desenvolvimento apresentam anemia ferropriva, enquanto cerca de 4,4 milhões de crianças menores de 5 anos em todo o mundo apresentam hipovitaminose A.

Uma vez que a correlação entre desnutrição e imunidade é um consenso na literatura, profissionais cada vez mais têm trabalhado no intuito de minimizar ou até mesmo interromper esse ciclo, uma vez que quanto mais desnutrido o paciente estiver, pior será seu prognóstico clínico. Em se tratando de crianças, cujo sistema imunológico ainda está em formação, as infecções ou doenças oportunistas podem aparecer e agravar ainda mais o quadro de desnutrição preexistente. Diante disso, a intervenção clínica e nutricional precoce pode minimizar os efeitos deletérios da desnutrição no prognóstico de crianças, quando em resposta à injúria.

Com relação à antropometria, o peso tem uma importante correlação com a DEP, que é causada, principalmente, por baixa ingestão alimentar. Quando há comprometimento ponderal em relação à estatura/comprimento da criança, fica caracterizada a *desnutrição atual*, ou seja, a criança está desnutrida. Quando a criança apresenta comprometimento estatural (baixo comprimento ou estatura para a idade), antropometricamente caracteriza-se como *desnutrição pregressa*, ou seja, ela já foi desnutrida, porém não é mais. Já quando a criança apresenta comprometimento tanto ponderal quanto estatural em relação à sua idade, a desnutrição é caracterizada como *crônica evolutiva*, ou seja, ela foi e continua sendo desnutrida.

O período de maior risco para a sobrevivência da criança se dá entre o desmame e a introdução de novos alimentos. A história alimentar é de grande valia para o diagnóstico nutricional, uma vez que é realizada para se analisar qualitativa e quantitativamente os hábitos alimentares da criança, bem como a correlação entre o desmame e a introdução de novos alimentos. Todavia, com o intuito de minimizar erros nos dados coletados, o que pode dificultar a identificação de situações de insegurança alimentar e nutricional, esse inquérito deve ser realizado por profissional treinado e a anamnese direcionada ao responsável pela alimentação da criança.

Os resultados dos exames bioquímicos são importantes para a avaliação de situações tanto de risco quanto já existentes. Porém, por se tratar de um método invasivo e muitas vezes de alto custo, este deverá ser solicitado somente quando o profissional tiver a certeza de sua necessidade para o fechamento do diagnóstico e tratamento do paciente.

Todos os passos abordados até o momento dizem respeito a importantes etapas para o fechamento do diagnóstico nutricional de crianças. Nesse mesmo contexto, a semiologia nutricional, que é o exame clínico do paciente, também é imprescindível para um correto diagnóstico nutricional. É ela que oferece os primeiros indícios para a identificação de carências nutricionais já manifestadas ou ainda latentes.

Para que a semiologia nutricional seja realizada de forma precisa e possa se tornar um instrumento que corrobore com a elaboração do diagnóstico e condutas nutricionais de indivíduos nos diferentes ciclos da vida, é indispensável que seja realizada por um profissional bem treinado, dada a subjetividade do método. A análise semiológica é simples, não invasiva, de baixo custo e apresenta uma boa correlação com os resultados bioquímicos, antropométricos e clínicos do paciente, mas requer treino e estudo sistematizado.

Para que se possa compreender a semiologia nutricional na infância, alguns conceitos necessitam ser previamente abordados. Segundo a Organização Mundial da Saúde e o Ministério da Saúde do Brasil, caracterizam-se por crianças indivíduos desde o nascimento até 10 anos de idade. A UNESCO propõe ainda a divisão da infância em duas fases distintas: a primeira infância, que vai dos 0 aos 6 anos de idade, e a segunda, que vai dos 7 aos 10 anos.

Quando se fala em infância, alguns fatores relevantes devem ser observados, principalmente no que tange ao estado de saúde materno: o acompanhamento pré-natal; os dados do nascimento e amamentação; a transição alimentar para alimentação mista; o ambiente em que a criança está inserida; o nível de escolaridade, a condição socioeconômica e a idade da mãe; e o número de filhos. Todos esses fatores parecem ter influência direta no estado nutricional da criança.

Semiologia Nutricional Pediátrica

Segundo o MS do Brasil, o crescimento é um processo dinâmico e contínuo que constitui um dos melhores parâmetros de saúde na criança, pois tem correlação com seu estado nutricional pregresso e atual. O processo de crescimento de todo ser humano tem influências tanto intrínsecas (genética) quanto extrínsecas (ambiental). Alguns indivíduos não atingem seu potencial genético de crescimento na vida adulta em decorrência de fatores relacionados à desnutrição na infância.

Ao tratarmos de semiologia em crianças, devemos dar atenção tanto à anamnese da história pregressa quanto à atual, mas também há que se levar em consideração as diferentes fases de aceleração e desaceleração do crescimento e desenvolvimento pelo qual a criança está passando.

Sabe-se que no primeiro trimestre de vida o ganho ponderal diário é, proporcionalmente, o mais acelerado; ou seja, espera-se que a criança ganhe, em média, de 25 a 30 gramas de peso ao dia. A partir de então, a velocidade de ganho ponderal diminui com o decorrer dos anos. Além disso, há concomitantemente o primeiro estirão infantil, que vai desde o nascimento até os dois primeiros anos de vida. Já o segundo grande estirão ocorrerá por volta da puberdade. É importante salientar que esse segundo estirão difere em idade quando comparamos meninos e meninas: nas meninas ocorre por volta dos 9 aos 11 anos de idade e, nos meninos, dos 11 aos 13 anos.

Por esse motivo, em crianças, toda semiologia relativa a tecido adiposo e massa magra, ao invés de ser analisada como nos adultos, que tem referência a regiões específicas, deve ser avaliada como um todo. Assim, considerando que a análise semiológica de tecido adiposo e massa magra em crianças não é, sozinha, fidedigna, outros importantes indicativos devem ser observados pelo avaliador: a força do choro e a capacidade funcional; a presença ou não de edema; e o desenvolvimento cognitivo da criança.

O quadro a seguir (Quadro 14.1) mostra os sinais clínicos a serem observados quando realizamos semiologia em crianças, apresentando, ainda, a correlação desses sinais com as carências nutricionais suspeitas.

A análise semiológica em pediatria é uma técnica que requer treino e habilidades do avaliador. Entretanto, quando bem realizada, pode minimizar e prevenir os efeitos deletérios que tanto a deficiência de macro quanto a de micronutrientes pode causar no prognóstico da criança.

Semiologia Nutricional Pediátrica

Quadro 14.1. Correlação entre os achados clínicos e as possíveis deficiências nutricionais

Órgãos/sistemas/ tecidos/ função	Evento/deficiência nutricional
Tecido adiposo corporal	Reduzido na desnutrição energeticoproteica (DEP)
Massa magra	Reduzida na desnutrição proteicoenergética DPE
Edema	Presente na DPE ou na DEP grave (*kwashiorkor* marasmático)
Pele	Púrpura (vitaminas K e C), hiperqueratose folicular (vitaminas A e C), pigmentação e descamação nas áreas expostas ao sol (niacina), descamação ou seborreia nasolabial (vitamina A, riboflavina, piridoxina, zinco e ácidos graxos essenciais), petéquias, especialmente perifoliculares (vitamina C)
Olhos	Conjuntiva pálida (anemia), xerose, mancha de Bitot e cegueira noturna (vitamina A), vermelhidão e fissura nos epicantos (piridoxina e riboflavina), oftalmoplegia (tiamina e fósforo)
Cabelos	Sinal de bandeira e fáceis de arrancar, rarefação (deficiência proteica), rarefação (biotina e zinco)
Unhas	Listras transversais e rugosas (proteína), coiloníqueas (ferro), com manchas brancas (cálcio e zinco)
Boca	Ressecamento e sangramento gengival (vitamina C), glossite e queilose/queilite (riboflavina, piridoxina, niacina e cianocobalamina), língua em espelho – papilas atróficas (riboflavina, piridoxina, cianocobalamina, folato, proteína, ferro), estomatite angular e rachaduras labiais (riboflavina, piridoxina e niacina).
Mucosas	Hipocoradas – anemia nutricional (DPE e quando microcítica também por deficiência de ferro, piridoxina, cobre; quando macrocítica por cianocobalamina e/ou ácido fólico); não nutricional (DEP, por perda de sangue ou doença crônica)
Fígado	Hepatomegalia DPE grave (*kwashiorkor*)
Ossos e dentes	Raquitismo (vitamina D), má-formação óssea e de arcada dentária (vitamina A e cálcio), fragilidade óssea (vitamina C) e manchas nos dentes (cálcio)
Imunidade	Reduzida na DPE, deficiência de vitaminas C, D e A e zinco
Estado geral	Fadiga, astenia (DPE, DEP grave – *kwashiorkor* marasmático, tiamina, biotina e vitamina C), irritabilidade/insônia (niacina)
Crescimento	Retardado na DEP, DPE e deficiência de zinco
Desenvolvimento psicomotor	Retardado na DEP e na DPE
Apetite	Deficiência de biotina, niacina e na DPE
Tecido nervoso	Degeneração de nervos periféricos na deficiência de tiamina e cianocobalamina), convulsões (cianocobalamina e sódio)
Função cardíaca	Arritmias cardíacas (tiamina, potássio e cianocobalamina) e cardiomegalias (tiamina)

Semiologia Nutricional Pediátrica

Bibliografia

1. BRASIL. Ministério da Saúde. Política Nacional de Alimentação e Nutrição. Brasília: Ministério da Saúde; 2012. (Série B. Textos Básicos de Saúde).
2. Beal FLR. Deficiência de vitamina A leva ao aumento de transcritos de hepcidina no fígado e ao acúmulo de ferro no baço em ratos machos recém-desmamados. Tese de Doutorado em Ciências da Saúde, Faculdade de Ciências da Saúde, UnB, Brasília, DF; 2012.
3. Beal FLR. Efeitos da suplementação de arginina no tumor sólido de Walker 256. Dissertação de Mestrado em Nutrição Humana. Faculdade de Nutrição, UnB, Brasília, DF; 2005.
4. Bortolini GA, Vitollo MR. Impacto de orientação dietética sistemática no primeiro ano de vida nas prevalências de anemia e deficiência de ferro aos 12-16 meses. J Pediatr 2012; 88(1).
5. Duarte ACG. Avaliação Nutricional: aspectos clínicos e laboratoriais. São Paulo: Editora Atheneu; 2007.
6. Duarte ACG, Castelanni FR. Semiologia Nutricional. Rio de Janeiro: Editora Axcel Books; 2002.
7. Duarte ACG. Semiologia Imunológica e Nutricional. Rio de Janeiro: Editora Axcel Books; 2003.
8. Lopez FA, Sigulem DM. Fundamentos da terapia nutricional em pediatria. Editora Sarvier; 2002.
9. OMS, UNICEF. Progresso on Drinking Water and Sanitation, 2014 update. Geneva; 2014.
10. Penchaszadeh VB, Beiguelman B. Serviços de genética médica na América Latina: estado atual e perspectivas – Introdução. Braz J Genet 1997; 20(suppl):3.
11. Sociedade Brasileira de Pediatria. Avaliação nutricional da criança e do adolescente – Manual de orientação/ Sociedade Brasileira de Pediatria. São Paulo: Departamento de Nutrologia 2009; 112p.
12. World Health Organization (WHO). Physical status: the use and interpretation of anthropometry. Geneve; 1995.
13. Wolansky N. Genetic and ecological factors in human growth. Hum Biol 1970; 42:349.

CAPÍTULO 15

Semiologia Nutricional Geriátrica

Fabiani Lage Rodrigues Beal

A terceira idade é uma fase da vida na qual os indivíduos passam por uma série de mudanças clínicas, imunológicas, metabólicas e nutricionais. A saúde do idoso está em constante transformação devido, principalmente, ao declínio de suas funções orgânicas. É também nessa fase da vida que há uma grande incidência e prevalência de desnutrição.

À medida que cresce o percentual de idosos de forma generalizada, surge a necessidade de se aperfeiçoar os protocolos específicos para essa população, com o objetivo de minimizar as complicações decorrentes da idade e, com isso, melhorar sua qualidade de vida. A Organização Mundial da Saúde (OMS) define que são considerados idosos indivíduos com mais de 60 anos, em países em desenvolvimento, e com mais de 65 anos, em países desenvolvidos. Ainda segundo essa Organização, o envelhecimento bem sucedido ou ativo caracteriza-se por satisfação com a vida, longevidade, ausência de incapacidade, domínio/ crescimento, participação social ativa, alta capacidade funcional/independência e adaptação positiva.

Enquanto em 1960 o número de pessoas no mundo com idade igual ou superior a 60 anos era de apenas 2 milhões, a previsão para 2020 mostra que esse valor será de aproximadamente 26,3 milhões de indivíduos. O Brasil acompanha essa tendência mundial: dados do censo de 2010 do Instituto Brasileiro de Geografia e Estatística (IBGE) mostram que do início da década de 90 até o final de 2010 o nascimento de crianças diminuiu, enquanto que a quantidade de indivíduos maiores de 65 anos aumentou consideravelmente. Nos últimos 20 anos, houve uma diminuição na taxa de fecundidade, juntamente com o aumento da expectativa de vida. Os idosos hoje correspondem a cerca de 7,4% da população brasileira e a expectativa para 2050 é de que sejam cerca de 29,7%. Ainda segundo o IBGE, os idosos são divididos em quatro faixas etárias: de 65 anos a 69 anos, de 70 a

74 anos, de 75 a 79 anos e acima de 80 anos, e a maior prevalência é de idosos da primeira faixa etária.

Medidas de prevenção quanto às doenças crônicas, degenerativas e incapacitantes que deterioram a qualidade de vida desses indivíduos devem ser priorizadas, com intuito de minimizar não só o impacto que essas doenças causam na vida dos indivíduos e de seus familiares, como também no próprio sistema de saúde. Dados de estudos epidemiológicos mostram que não menos de 85% dos idosos têm alguma doença crônica e que o risco de morte por desnutrição nessa população é de cerca de 65%.

Uma vez que o organismo tende a perder a capacidade de manter suas funções com o avançar da idade, a imunossupressão, comum nos idosos, tem uma importante correlação com o prognóstico desses pacientes quando submetidos à injúria. Assim, mecanismos que possam auxiliar como preditores e minimizadores dos efeitos deletérios que a injúria e a desnutrição podem trazer aos pacientes devem ser instituídos como uma prática nos serviços de saúde.

Com relação à antropometria, os parâmetros de avaliação para idosos são o índice de massa corporal (IMC), a prega cutânea triciptal (PCT), a circunferência do braço (CB) e a circunferência muscular do braço (CMB). Pode-se usar, ainda, a circunferência da panturrilha e o somatório das dobras. A circunferência abdominal (CA) para idosos, se utilizada, deverá ser feita com parcimônia, uma vez que os parâmetros de referência existentes na literatura foram elaborados com base na população adulta. Portanto, da mesma forma que a avaliação de IMC, PCT, CB e CMB em idosos exige parâmetros específicos, também a CA apresenta essa demanda.

Assim, é preciso que sejam empregados padrões antropométricos de referência que tenham sido elaborados com base nessa população, como os de Frisancho, 1981 e NHANES III, 1991-1994. O uso de parâmetros de análise próprios é de vital importância, pois é notória a mudança na composição corporal de idosos no que concerne aos tecidos adiposo, ósseo e magro, bem como na composição hídrica. As alterações fisiológicas comumente encontradas com o avançar da idade são a sarcopenia, a desmineralização óssea, a diminuição do tamanho dos adipócitos e as alterações hormonais, que, dentre outras coisas, podem refletir no aumento corporal de massa gorda e na diminuição da massa magra e óssea.

A história alimentar também é de grande valia para o prognóstico nutricional, pois apresenta uma correlação direta com a análise qualitativa e quantitativa dos hábitos alimentares dos indivíduos. No caso dos idosos, esse inquérito é muitas vezes de difícil coleta, pois há a necessidade de boa memória por parte do entrevistado ou do cuidador. Não obstante, é importante que a história alimentar seja coletada por um profissional treinado, uma vez que erros nesse inquérito podem contribuir para a não identificação de uma situação de insegurança alimentar e nutricional pela qual o paciente possa estar passando.

Os resultados dos exames bioquímicos são importantes para a avaliação de situações tanto de risco quanto já existentes. Todavia, por se tratar de um método invasivo e muitas vezes de alto custo, esses exames deverão ser solicitados somente quando o profissional tiver a certeza de sua necessidade no fechamento do diagnóstico e consequente tratamento do paciente. Devido ao avançar da idade, podem ser identificadas alterações fisiológicas na osmolaridade sanguínea, bem como bioquímicas e hormonais que não representem de fato uma doença, mas sim a degeneração da função orgânica decorrente da senescência. Por isso, uma boa estratégia a ser usada concomitantemente com os resultados bioquímicos

Semiologia Nutricional Geriátrica

do paciente seria a de comparar os dados atuais não só com os valores de referência, mas também com valores apresentados pelo próprio paciente em exames anteriores, quando saudável; ou seja, comparar o paciente com ele mesmo.

A semiologia nutricional é o exame clínico que pode auxiliar a conduta profissional tanto na prevenção quanto na evolução das carências nutricionais que o indivíduo já possa estar apresentando. Para que a semiologia nutricional seja realizada de forma precisa e possa se tornar um instrumento que corrobore com a elaboração do diagnóstico e condutas nutricionais de indivíduos nos diferentes ciclos da vida, é indispensável que seja realizada por um profissional bem treinado, dada a subjetividade do método. A análise semiológica é simples, não invasiva, de baixo custo e apresenta uma boa correlação com os resultados bioquímicos, antropométricos e clínicos do paciente.

Quando se fala em terceira idade, alguns fatores relevantes devem ser observados, principalmente no que diz respeito ao estado de saúde física e mental do indivíduo. Idosos dependentes, institucionalizados e possuidores de incapacidade neurológica são os que têm uma pior qualidade de vida e, com isso, tornam-se mais susceptíveis à desnutrição.

Dependendo da causa, a desnutrição pode classificada como *crônica* (também chamada de simples, não estressada ou desnutrição energeticoproteica – DEP), que se dá pela baixa ingestão principalmente energética, fazendo com que o paciente apresente baixo peso e adiposidade. Pode ser caracterizada, ainda, como *aguda* (também chamada de estressada ou desnutrição proteicoenergética – DPE), que se dá pela presença de injúria e uso de proteína como principal fonte de energia. Nesse tipo de desnutrição, o paciente ainda não apresenta baixo peso, e muitas vezes apresenta edema. Há, ainda, um terceiro tipo: a *crônica-agudizada* (ou desnutrição energeticoproteica grave – DEP grave), na qual o indivíduo já acometido por DEP concomitantemente apresenta injúria.

O processo de envelhecimento de todo ser humano tem influências tanto intrínsecas (genética) quanto extrínsecas (ambiental). Assim, os aspectos inerentes à qualidade de vida de um indivíduo adulto podem se refletir diretamente na qualidade de vida na terceira idade.

Ao tratarmos de semiologia em idosos devemos nos atentar para todas as fases da anamnese, desde a história pregressa, a atual, a familiar, a social e ambiental, ao uso de fármacos e interações dessas medicações com a saúde atual do indivíduo até informações sobre tipo e qualidade de vida.

Com o avançar da idade, alterações de estatura e peso são notórias, bem como alterações de apetite e funcionamento do trato gastrointestinal. Esses fatores, bem como a capacidade funcional, a intelectual, o funcionamento orgânico e a qualidade de vida do idoso serão de grande relevância para o fechamento do diagnóstico nutricional, bem como na implementação da conduta a ser seguida.

Assim, ao se avaliar semiologicamente essa população, é preciso ter em mente algumas peculiaridades. O grau de hidratação dos idosos é comprometido, o que poderá impactar diretamente a aparência e turgor da pele. A arterioesclerose (ou complicações no retorno sanguíneo), que são fisiológicos nessa faixa etária, pode levar ao aparecimento de edema, principalmente matutino e em extremidades, independentemente do estado nutricional proteico do indivíduo.

Quanto mais a idade avança, maior será o estreitamento e o desgaste dos espaços intercostais, agravando ou dando origem a deformidades na coluna vertebral, que podem ser caracterizadas como cifose, lordose e escoliose. Na semiologia, a eventual má-postura do idoso deve ser levada em consideração, pois um indivíduo com cifose, por exemplo, poderá indicar um equivocado diagnóstico de perfil androide quando, de fato, poderá não apresentar essa característica.

Ainda com relação à composição corporal, é necessário reforçar que as alterações hormonais, muitas vezes responsáveis por maior frouxidão da musculatura, sobra de pele e acúmulo de gordura pode vir a mascarar a situação nutricional atual do paciente.

Por esses motivos, então, o treino e a habilidade do avaliador serão de suma importância na análise da semiologia nutricional de pacientes idosos. Somente assim esse método, que apresenta um caráter subjetivo, pode vir a ter maior correlação com o estado nutricional e o prognóstico do paciente avaliado.

O quadro a seguir (Quadro 15.1) mostra os sinais clínicos a serem observados quando realizada a semiologia em idosos. Apresenta, ainda, a correlação desses sinais com as carências nutricionais suspeitas.

A análise semiológica na terceira idade deve ser amplamente encorajada nos profissionais de saúde. A detecção precoce de sinais sugestivos de carências nutricionais pode ser de extrema importância para a qualidade de vida do paciente. Esse método, porém, requer treino e habilidades específicas por parte do avaliador.

A semiologia nutricional, porém, quando bem realizada, certamente contribui para minimizar e até mesmo prevenir os efeitos deletérios que tanto a deficiência de macro quanto a de micronutrientes pode causar na qualidade de vida e no prognóstico do idoso.

Quadro 15.1. Correlação entre os achados clínicos e as possíveis deficiências nutricionais

Órgãos/sistemas/tecidos/função	Local ou evento/deficiência nutricional
Tecido adiposo corporal	Área periorbitaria, bola gordurosa de Bichat, abdome, parte interna da coxa, locais de aferição das dobras cutâneas (DCT, DCB, DSE, DSI, entre outras)
Massa magra	Têmporas, ombro quadrado, espaço supra e infraclaviculares, espaços intercostais, dorso das mãos, quadríceps, bíceps, panturrilha, perdas psicomotoras (diminuição da capacidade funcional)
Edema, ascite, anasarca	Desnutrição proteicoenergética (DPE)
Pele	Púrpura (hipovitaminose K e C), hiperqueratose folicular (hipovitaminose A e C), pigmentação e descamação nas áreas expostas ao sol (hipovitaminose de niacina), descamação ou seborreia nasolabial (hipovitaminose A, riboflavina, piridoxina e deficiência de zinco e ácidos graxos essenciais), petéquias, especialmente perifoliculares (hipovitaminose C), feridas com descamação e sangramento, principalmente em MMII (deficiência de ácidos graxos essenciais)
Cabelos	Com queda e fáceis de arrancar, rarefação (deficiência proteica), rarefação (hipovitaminose de biotina e deficiência de zinco)
Mucosas	Hipocoradas – anemia nutricional (DPE, e quando microcítica também por deficiência de ferro, cobre e hipovitaminose de piridoxina; quando macrocítica por hipovitaminose de cianocobalamina e/ou ácido fólico); não nutricional (DEP, por perda de sangue ou doença crônica)
Rosto	Gordura periorbitária diminuída (tecido adiposo), sinal de asa quebrada (depleção de tecidos adiposo e magro), abaulamento da parótida (bochechas inchadas) (DEP)

Continua

Semiologia Nutricional Geriátrica

Quadro 15.1. Correlação entre os achados clínicos e as possíveis deficiências nutricionais *(continuação)*

Órgãos/sistemas/tecidos/função	Local ou evento/deficiência nutricional
Olhos	Conjuntiva pálida (anemia), xerose, mancha de Bitot e cegueira noturna (hipovitaminose A), vermelhidão (hipervascularização) e fissura nos epicantos (hipovitaminose de piridoxina e riboflavina), oftalmoplegia (hipovitaminose de tiamina e deficiência de fósforo), arco corneano e xantelasma (dislipidemia)
Pescoço	Abaulamento da região frontal/tireoide (deficiência de iodo), músculos do pescoço aparentes (massa magra)
Lábios	Estomatite angular e rachaduras labiais (hipovitaminose de riboflavina, piridoxina e niacina), queilose/queilite (hipovitaminose de riboflavina, piridoxina, niacina e cianocobalamina) e seborreia nasolabial (hipovitaminose de riboflavina)
Língua e gengiva	Ressecamento e sangramento gengival (hipovitaminose C), glossite (hipovitaminose de riboflavina, piridoxina, niacina e cianocobalamina), língua em espelho – papilas atróficas (hipovitaminose de riboflavina, piridoxina, cianocobalamina e folato, deficiência de proteína e ferro), língua magenta (hipovitaminose de cianocobalamina), saburra branca (hiporexia, monotonia alimentar), saburra amarelada (problemas esofagogástricos ou vômitos persistentes)
Unhas	Listras transversais, quebradiças e rugosas (deficiência de proteína), coiloníqueas (deficiência de ferro), com manchas brancas (deficiência de cálcio e zinco)
Ossos e dentes	Raquitismo (hipovitaminose D), má formação óssea e de arcada dentária (hipovitaminose A e deficiência de cálcio), fragilidade óssea (hipovitaminose C) e manchas nos dentes (deficiência de cálcio)
MMSS	Depleção de bíceps e tríceps (tecido magro), sobra de pele na região das dobras (tecido adiposo), mãos, área do dorso depletada (massa magra)
MMII	Depleção de quadríceps, panturrilha e joelho protraído (tecido magro), dobras cutâneas (coxa e panturrilha) e depleção da parte interna da coxa (tecido adiposo), edema (tecido magro), parestesia (hipovitaminose de tiamina)
Abdômen	Escovado ou escavado (depleção de tecido adiposo), ascítico (DPE), globoso (perfil androide) e em avental (excesso de tecido adiposo e sobra de pele, provável perda de peso recente)
Tronco	Espaços intercostais visíveis (tecido magro), local da dobra supra-ilíaca, subescapular, peitoral e axilar depletado (tecido adiposo)
Hiporexia Hiposmia	Hipovitaminose de biotina, niacina e deficiência de zinco e na DPE Hiposmia ou anosmia (deficiência de zinco)
Sistema nervoso central	Degeneração de nervos periféricos na deficiência de tiamina e cianocobalamina), convulsões (hipovitaminose de cianocobalamina e deficiência de sódio), demência (hipovitaminose de niacina e cianocobalamina), perda sensorial, fraqueza motora, confusão mental, perda de vibrações, perda de contração em tornozelo e joelho (hipovitaminose de tiamina)
Função cardíaca	Arritmias cardíacas (hipovitaminose tiamina e cianocobalamina e deficiência de potássio) e cardiomegalia (hipovitaminose de tiamina)

Bibliografia

1. Alagard P, Suetta C, Caserotti SP, Magnusson SP, Kjaer M. Role of the nervous system in sarcopenia and muscle atrophy with aging: strength training as a countermeasure. Scand J Med Sci Sport 2010; 20(1): 49-64.
2. Beal FLR. Deficiência de vitamina A leva ao aumento de transcritos de hepcidina no fígado e ao acúmulo de ferro no baço em ratos machos recém-desmamados. Tese de Doutorado em Ciências da Saúde, Faculdade de Ciências da Saúde, UnB, Brasília, DF; 2012.
3. Beal FLR. Efeitos da suplementação de arginina no tumor sólido de Walker 256. Dissertação de Mestrado em Nutrição Humana, Faculdade de Nutrição, UnB, Brasília, DF; 2005.
4. BRASIL. Instituto Brasileiro de Geografia e Estatística. Censo 2010. Brasil; 2010.
5. Centers for Disease Control and Prevention. National health and examination survey III. National Center for Health and Statistics. Maryland, USA; 1994.
6. Duarte ACG. Avaliação Nutricional: aspectos clínicos e laboratoriais. São Paulo: Editora Atheneu; 2007.
7. Duarte ACG, Castelanni FR. Semiologia Nutricional. Rio de Janeiro: Editora Axcel Books; 2002.
8. Duarte ACG. Semiologia Imunológica e Nutricional. Rio de Janeiro: Editora Axcel Books; 2003.
9. Frisancho AR. New norms of upper limb fat and muscle areas for assessment of nutritional status. Am J Clin Nutr 1981; 34(11):2540-5.
10. Organização Panamericana de Saúde (OMS). Ministério da Saúde. Envelhecimento ativo: uma política de saúde. World Health Organization; 2002.
11. Otero UB, Rosenfeld S, Gadelha AJ, Carvalho NS. Mortalidade por desnutrição em idosos, Região Sudeste do Brasil, 1980-1997. Rev Saúde Pública 2002; 36:141-8.
12. Resende EM, et al. Mortalidade de idosos com desnutrição em Belo Horizonte, Minas Gerais, Brasil: uma análise multidimensional sob o enfoque de causas múltiplas de morte. Rio de Janeiro Cad Saúde Pública 2010; 26(6):1109-21.
13. World Health Organization (WHO). Global report on falls prevention in older age. Geneva; 2007.

CAPÍTULO

16

Semiologia Nutricional da Gestante

Mônica Vieira Mano de Souza
Raíssa Vieira Ribeiro Ramos

Introdução

Durante a gestação, ocorrem diversas mudanças fisiológicas no organismo da mulher com o objetivo de desenvolver um ambiente adequado para o crescimento e desenvolvimento do feto, como maiores demandas nutricionais em razão dos níveis de nutrientes estarem alterados nos tecidos e fluidos maternos.[1] Dessa forma, os aspectos antropométricos maternos e o consumo adequado de nutrientes são os maiores determinantes do crescimento fetal, com repercussões no peso e idade gestacional ao nascer, bem como da manutenção da saúde da mãe e da criança em longo prazo.[2-3]

Desde o primeiro trimestre da gestação, há uma divisão celular fetal intensa, acompanhada por mudanças hormonais gestacionais. Nesse período, o estado nutricional pré-gestacional é de fundamental importância para a saúde do feto, visto que as reservas nutricionais de energia e micronutrientes da gestante irão suprir as necessidades do feto.[4-6]

A obesidade materna e o ganho de peso acima do recomendado aumentam os riscos de complicações na gestação, como diabetes gestacional, parto prolongado, pré-eclâmpsia, cesárea e depressão. Acarreta também em maior morbidade neonatal e maior incidência de obesidade, sobrepeso e distúrbios metabólicos na infância e adolescência. Já o baixo ganho de peso materno está associado a maiores taxas de baixo peso ao nascer (< 2.500 g) e recém-nascidos pequenos para a idade gestacional.[1,7-16]

Diante do exposto, a identificação precoce da inadequação no estado nutricional de gestantes durante a assistência nutricional pré-natal contribui para um impacto positivo no desfecho da gestação para a mulher e para o recém-nascido.[1,17] Tal assistência é um dos componentes do acompanhamento pré-natal de baixo risco, e seus objetivos são monitorar e cuidar das intercorrências da gestação (hipertensão arterial, diabetes gestacional, entre outras), prevenir, diagnosticar e tratar a anemia, identificar o estado nutricional antropométrico pré-gestacional e favorecer ganho ponderal gestacional adequado.[18,19]

Entretanto, considerando que a idade gestacional, o ganho de peso gravídico, a retenção de líquidos devido a hemodiluição e edema, as alterações de composição corporal, entre outros fatores que influenciam na antropometria da gestante, não é possível aplicar os parâmetros antropométricos utilizados em adultos para essa população.[6] Por esse motivo, após realização de inúmeros estudos, foram desenvolvidos parâmetros de avaliação nutricional específicos para gestantes, aos quais ao longo dos anos vêm sofrendo modificações, e novos métodos vêm sendo desenvolvidos e validados internacionalmente.[1,20-22]

Acompanhamento nutricional no pré-natal

O acompanhamento pré-natal tem como propósito assegurar o desenvolvimento da gestação, permitindo o parto de um recém-nascido saudável e sem impacto para a saúde materna. É caracterizado como um conjunto de cuidados e procedimentos que visa preservar a saúde da gestante e do recém-nascido, assegurando a profilaxia e a detecção precoce das complicações próprias da gestação e o tratamento adequado de doenças maternas preexistentes. O ideal é iniciá-lo antes da mulher estar gestante por meio do planejamento familiar, um acompanhamento realizado por uma equipe multiprofissional de saúde com o objetivo de identificar fatores de risco ou doenças que possam alterar a evolução normal de uma futura gestação, sendo então um importante instrumento na melhoria dos índices de morbidade e mortalidade materna e infantil.[2,17,23-24]

Assim como o início prévio do pré-natal é essencial para a adequada evolução gestacional, a adesão a tal assistência é fundamental. Segundo a Organização Mundial da Saúde (OMS), o número adequado é de 6 ou mais consultas; entretanto, mulheres que apresentem gestação de risco deverão receber atenção especial: as consultas deverão ser mensais até a 28ª semana, quinzenais entre 28 e 36 semanas e semanais até o parto. Logo, não existe alta do pré-natal.[2,19]

Devido a atenção pré-natal envolver ações de promoção e prevenção da saúde, bem como o diagnóstico precoce e a terapêutica adequada de possíveis intercorrências, destacam-se os procedimentos técnicos recomendados, a avaliação do estado nutricional inicial e o acompanhamento do ganho de peso gestacional, fatores estes que implicam diretamente na saúde maternoinfantil.[25,26]

No período gestacional, o estado nutricional apresenta uma dupla relevância sob o ponto de vista clínico e epidemiológico, visto que representa um período de reconhecida vulnerabilidade biológica materna e a extrema dependência fetal do organismo materno para seu crescimento e desenvolvimento. No ciclo da vida humana, é provável que a gravidez represente o momento fisiológico mais crucial, face às demandas e circunstâncias em que se desenvolve.[2,27]

Inclusive, a adequada orientação nutricional durante o pré-natal é indispensável para a saúde e à nutrição satisfatória das gestantes, pois pode contribuir de forma direta na redução dos riscos associados à desnutrição e obesidade, destacando-se o baixo peso ao nascer, o parto cirúrgico, a prematuridade e a macrossomia fetal, além de evitar o ganho de peso inadequado, auxiliar nas escolhas alimentares e adoção de estilos de vida saudáveis.[18,26,28] Desse modo, além de dever ser realizada continuamente ao longo da gestação, a orientação nutricional no pré-natal deve levar em consideração a prevenção, diagnóstico e tratamento do ganho de peso inadequado, bem como as intercorrências que podem ocorrer na gestação, a exemplo das síndromes hipertensivas e diabetes gestacional.[2,24,29]

Semiologia Nutricional da Gestante

Destaca-se também a possibilidade de realização de um processo educativo em saúde e nutrição que vise às mudanças dos hábitos alimentares e estilo de vida saudável da gestante, visto que a gestação representa um longo período de tempo, de modo que a mesma deverá ser orientada a escolha e adoção de comportamentos que repercutam positivamente no estado de saúde e nutrição maternofetal.[18,30,31]

Apesar da importância da assistência de nutrição durante o pré-natal, ainda há baixa valorização dada à avaliação e ao acompanhamento do estado nutricional e do ganho de peso. Isso ocorre pelo preenchimento insuficiente, em sua maioria, de informações como IMC por semana gestacional, presença de edema, a composição dos suplementos prescritos, caso de anemia não diagnosticada, entre outros. O baixo preenchimento da caderneta de pré-natal pode reduzir a confiabilidade desse instrumento de registro, uma vez que tem o papel de permitir o fluxo de informações entre os serviços de saúde e o acompanhamento da evolução da gestação, do parto e do puerpério. Isso ocorre, em parte, devido ao despreparo dos profissionais da equipe mínima para lidar com questões nutricionais, que não são específicas de suas profissões. Outra justificativa seria a sobrecarga de trabalho, em especial dos enfermeiros, que são responsáveis por outros programas de saúde, como saúde do idoso, hipertensão e diabetes, tabagismo, saúde do trabalhador, entre outros.[17,32,33] Ressalta-se ainda que a maior efetividade da assistência só pode ser alcançada com a integração do saber técnico-nutricional aos hábitos alimentares, à cultura e aos componentes sociais, econômicos e subjetivos envolvidos na alimentação das gestantes.[18]

Logo, o profissional mais indicado para a assistência nutricional durante o pré-natal é o nutricionista, que tem a competência necessária para realizar a prevenção, diagnóstico e tratamento dos distúrbios nutricionais pré-gestacionais (baixo peso, sobrepeso e obesidade), gestacionais (ganho de peso inadequado) e carências nutricionais específicas (anemia e hipovitaminose A), colaborar com a equipe de saúde no cuidado de intercorrências da gestação, educar os componentes da equipe de saúde da família na área de alimentação e nutrição.[17] Além disso, é o único profissional com conhecimentos específicos que lhe permite, a partir de diagnóstico e de observação dos valores socioculturais, propor intervenções nutricionais adequadas que levem em consideração os hábitos alimentares, o contexto humano, as condições econômicas dos grupos e a disponibilidade de alimentos, com vistas à promoção da saúde.[18,34,35]

É importante destacar que a atenção nutricional às gestantes com inadequações do ganho de peso ou no peso pré-gestacional deverá ser igualitária em todos os casos, não devendo haver atenção prioritária apenas às gestantes com baixo peso, dispensando menor atenção nutricional às gestantes eutróficas ou com excesso de peso. Mediante as mudanças constantes no cenário epidemiológico e nutricional de mulheres grávidas, com aumento de doenças relacionadas aos hábitos modernos, caracterizado pela transição da desnutrição para a obesidade, é sugerida necessidade de revisão constante da atenção nutricional no pré-natal, atualização profissional permanente, trabalho multidisciplinar e intersetorial em saúde.[18]

Avaliação antropométrica

Para avaliar o estado nutricional da gestante, é necessário que primeiramente seja realizada a aferição do peso e da estatura da mulher, além do cálculo da semana gestacional, de modo a permitir a classificação do IMC por semana gestacional, considerado o melhor método de avaliação do ganho de peso gestacional segundo o trimestre de gestação, pela Organização Mundial de Saúde e adotado internacionalmente pelo National Heart, Lung and Blood Institute.[36,37]

Entretanto, o ponto de corte para classificação de baixo peso materno é diferente do adotado para adultos, devido aos cuidados necessários para minimizar os riscos de retardo de crescimento intrauterino, baixo peso ao nascer, prematuridade e outras possíveis complicações maternas e neonatais.[38] Nesse caso, recomenda-se a utilização do gráfico de acompanhamento nutricional da gestante desenvolvido por Atalah e cols. (1997), sendo identificadas as classificações de baixo peso, peso adequado, sobrepeso e obesidade.[2]

O ideal é que o IMC considerado no diagnóstico inicial da gestante seja o IMC pré-gestacional referido ou o IMC calculado a partir de medição realizada até a 13ª semana gestacional. Caso isso não seja possível, inicie a avaliação da gestante com os dados da primeira consulta de pré-natal, mesmo que esta ocorra após a 13ª semana gestacional (Tabela 16.1).[24]

Após a classificação do estado nutricional da gestante, deverá ser estimado o ganho de peso total recomendado até o final da gestação proposto pelo Institute of Medicine (2009) (Tabela 16.2).[36]

Para cada estado nutricional inicial, há uma faixa de ganho de peso recomendada por trimestre. É estimado um ganho de peso para todo o 1º trimestre, enquanto, para os 2º e 3º trimestres, é previsto por semana. Portanto, já na primeira consulta, deve-se estimar quantos gramas a gestante deverá ganhar no 1º trimestre, assim como o ganho por semana até o final da gestação, devendo essa informação ser fornecida à gestante. Sendo assim, a gestante deverá ter ganho ponderal de acordo com seu IMC pré-gestacional, sendo necessário calcular quantos gramas a gestante já ganhou e quanto ainda falta até o final da gestação para devida avaliação clínica.[24]

Sequencialmente, é avaliada a evolução do estado nutricional da gestante a cada consulta pela repetição dos instrumentos mencionados como também pelo acompanhamento da curva do IMC segundo a semana gestacional, por meio de um gráfico também desenvolvido por Atalah e cols.[21] Esse gráfico, apresentado na Figura 16.1, possui três inclinações possíveis, delimitando as categorias baixo peso (BP), adequado (A), sobrepeso (S) e obesidade(O) (Quadro 16.1).

Ressalta-se que é de suma importância o registro do estado nutricional tanto em prontuários de atendimento como na Caderneta da Gestante, ferramenta de fácil utilização pelo profissional de saúde. Considerando isso, apesar do Institute of Medicine[37] ter recomendado pontos de corte considerando o IMC pré-gestacional em 2009, na prática clínica o recomendado é propor o ganho de peso da gestante para atingir o IMC 20 kg/m² à partir da 6ª semana, como preconizado por Atalah e cols.[21] Assim, é possível prevenir a inadequação linear desse ganho ao tirá-lo da curva de baixo peso e, consequentemente, prevenir o nascimento de bebê prematuro ou com baixo peso.

Além disso, é de suma importância o acompanhamento do crescimento fetal, principalmente a partir do final do segundo trimestre, época em que o feto encontra-se na fase intensa de hipertrofia, uma vez que, detectado um ritmo de crescimento intrauterino inadequado, ainda é possível identificar as possíveis causas dessa inadequação e propor a correção.[73] Esse acompanhamento pode ser realizado através da colocação do peso fetal, obtido por meio da ultrassonografia, na curva proposta por Battaglia e Lubchenco,[73] apresentada na Figura 16.2, a qual classifica o ganho de peso fetal em percentis. O feto cujo peso se encontra abaixo do P10 da curva, está sofrendo um retardo no crescimento intrauterino (RCIU) e corre o risco de nascer pequeno para idade gestacional (PIG) ou até mesmo prematuro, enquanto o feto que estiver acima do P90 pode vir a nascer grande para idade gestacional (GIG) ou macrossômico. Entre P10 e P90 o feto encontra-se adequado para idade gestacional (AIG). O comportamento do ganho ponderal materno reflete

Semiologia Nutricional da Gestante

Tabela 16.1. Avaliação do estado nutricional da gestante segundo o índice de massa corporal por semana gestacional[21]

Semana gestacional	Baixo peso IMC ≤	Peso adequado IMC entre		Sobrepeso IMC entre		Obesidade IMC ≥
6	19,9	20,0	24,9	25,0	30,0	30,1
8	20,1	20,2	25,0	25,1	30,1	30,2
10	20,2	20,3	25,2	25,3	30,2	30,3
11	20,3	20,4	25,3	25,4	30,3	30,4
12	20,4	20,5	25,4	25,5	30,3	30,4
13	20,6	20,7	25,6	25,7	30,4	30,5
14	20,7	20,8	25,7	25,8	30,5	30,6
15	20,8	20,9	25,8	25,9	30,6	30,7
16	21,0	21,1	25,9	26,0	30,7	30,8
17	21,1	21,2	26,0	26,1	30,8	30,9
18	21,2	21,3	26,1	26,2	30,9	31,0
19	21,4	21,5	26,2	26,3	30,9	31,0
20	21,5	21,6	26,3	26,4	31,0	31,1
21	21,7	21,8	26,4	26,5	31,1	31,2
22	21,8	21,9	26,6	26,7	31,2	31,3
23	22,0	22,1	26,8	26,9	31,3	31,4
24	22,2	22,3	26,9	27,0	31,5	31,6
25	22,4	22,5	27,0	27,1	31,6	31,7
26	22,6	22,7	27,2	27,3	31,7	31,8
27	22,7	22,8	27,3	27,4	31,8	31,9
28	22,9	23,0	27,5	27,6	31,9	32,0
29	23,1	23,2	27,6	27,7	32,0	32,1
30	23,3	23,4	27,8	27,9	32,1	32,2
31	23,4	23,5	27,9	28,0	32,2	32,3
32	23,6	23,7	28,0	28,1	32,3	32,4
33	23,8	23,9	28,1	28,2	32,4	32,5
34	23,9	24,0	28,3	28,4	32,5	32,6
35	24,1	24,2	28,4	28,5	32,6	32,7
36	24,2	24,3	28,5	28,6	32,7	32,8
37	24,4	24,5	28,7	28,8	32,8	32,9
38	24,5	24,6	28,8	28,9	32,9	33,0
39	24,7	24,8	28,9	29,0	33,0	33,1
40	24,9	25,0	29,1	29,2	33,1	33,2
41	25,0	25,1	29,2	29,3	33,2	33,3
42	25,0	25,1	29,2	29,3	33,2	33,3

Tabela 16.2. Ganho de peso recomendado de acordo com o IMC materno pré-gestacional[36]

Estado nutricional antes da gestação	IMC (kg/m²)	Ganho de peso durante a gestação (kg)	Ganho de peso por semana nos 2° e 3° trimestres (kg)
Baixo peso	< 18,5	12,5-18	0,5
Peso adequado	18,5-24,9	11-16	0,4
Sobrepeso	25,0-29,9	7-11,5	0,3
Obesidade	≥ 30,0	5-9	0,2

Os cálculos presumem um ganho de peso de 0,5-2 kg no 1º trimestre.

diretamente no ganho ponderal fetal, ou seja, a desnutrição materna pode induzir ao baixo peso fetal ao nascer, como o oposto também pode ocorrer, mães com elevado ganho de peso durante a gravidez, podem gerar bebês macrossômicos. O Quadro 16.2 apresenta os fatores de risco que podem afetar o ganho de peso fetal.

Monitorar o crescimento fetal e propor sua adequação garante a redução de repercussões negativas futuras na saúde do concepto. Já foi evidenciado que bebês macrossômicos têm maiores chances na vida adulta de desenvolver obesidade, diabetes melito, entre outras doenças crônicas não transmissíveis (DCNT), do mesmo modo bebês PIGs, pela sua hipoplasia muscular e de outras células, inclusive endócrinas, também terão as mesmas chances de desenvolver DCNT, uma vez que o tecido muscular tem um papel metabólico central no gasto energético.[4,74,75]

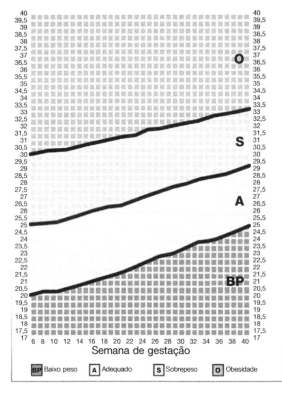

Figura 16.1. Gráfico de evolução do IMC segundo a semana gestacional (Atalah e cols., 1997).[21]

Semiologia Nutricional da Gestante

Quadro 16.1. Diagnóstico nutricional conforme evolução do ganho de peso[32]

EN da gestante	Inclinação da curva	Exemplo
Baixo peso (BP)	Deve apresentar inclinação maior do que a da curva que delimita a parte inferior da faixa de estado nutricional adequado	
Adequado (A)	Deve apresentar inclinação paralela às curvas que delimitam a área de estado nutricional adequado no gráfico	
Sobrepeso (S)	Deve apresentar inclinação ascendente, semelhante à da curva que delimita a parte inferior da faixa de sobrepeso ou à da curva que delimita a parte superior dessa faixa, a depender do seu estado nutricional inicial. Por exemplo: se uma gestante de sobrepeso inicia a gestação com IMC próximo ao limite inferior dessa faixa, sua curva de ganho de peso deve ter inclinação ascendente semelhante à curva que delimita a parte inferior dessa faixa no gráfico	
Obesidade (O)	Deve apresentar inclinação semelhante ou inferior (desde que ascendente) à curva que delimita a parte inferior da faixa de obesidade	

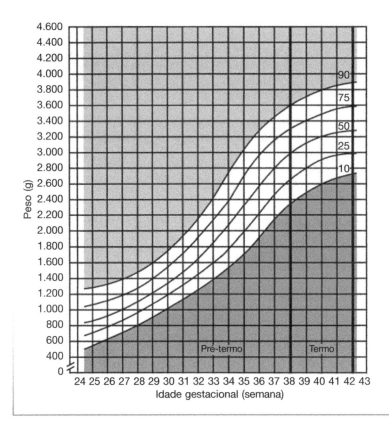

Figura 16.2. Ganho de peso fetal conforme semana gestacional (adaptada de Battaglia e Lubchenco).[21]

Quadro 16.2. Fatores de risco passíveis de afetar o ganho de peso fetal[4,24]

RCIU			Macrossomia	
Fetais	Maternos	Placentários	Fetais	Maternos
Gestação múltipla	Má nutrição materna Idade (< 19 anos e > 35 anos)	Deficiência na circulação útero-placentária	–	Obesidade, sobrepeso
Genéticas ou cromossômicas, malformações	Drogas, incluindo álcool, tabagismo, altitudes elevadas			DMG
Infecções fetais (rubéola, toxoplasmose, CMV)	Doenças sistêmicas (HAS, DHEG, DM, trombofilia, cardiopatias cianóticas, colagenoses, demais anemias)			

Mediante tantos fatores que podem interferir na saúde maternofetal, é essencial a avaliação de parâmetros complementares ao diagnóstico nutricional ou que podem alterar a interpretação deste,[37] com destaque para avaliação clínica, laboratorial, socioeconômica e dietética.

Semiologia Nutricional da Gestante

Avaliação clínica

Para detecção de doenças e/ou complicações clínicas associadas à nutrição, como hipertensão arterial, diabetes, disfagia, distúrbios gastrointestinais, psicológicos e/ou motores que possam afetar a alimentação, intolerância e alergias alimentares, anemia, entre outros. Cabe destacar a necessidade de avaliar se a gestante costuma dormir tempo suficiente para garantir um sono reparador, pratica atividade física, seu estado emocional e se este interfere na relação com a comida, além de tabagismo e alcoolismo.

Observação da presença de edema: o acúmulo de quantidades anormais de líquidos nos espaços intercelulares, causado principalmente pelas alterações hormonais durante a gestação, acarreta em aumento de peso e prejudica o diagnóstico do estado nutricional. E por ser indicativo de complicações, como a pré-eclampsia, ganhos semanais superiores a 0,5 kg necessitam de investigação.[39,40] A avaliação da presença de edema deve proceder como descrito no Quadro 16.3.

Avaliação laboratorial

Para essa avaliação, ressalta-se a necessidade da realização de exames como hemograma completo para detecção de anemia não apenas ferropriva, mas também a megaloblástica (por deficiência de vitaminas B9 e/ou B12); glicemia de jejum para detecção precoce de hiperglicemia, e possível diabetes melito gestacional (DMG); cálcio sérico como parâmetro sensível para detecção de ingestão dietética e aumento da pressão arterial; proteínas séricas, em especial a albumina, proteinúria de 24 horas para detecção de risco de desenvolvimento de edemas, assim como lipidograma. O Quadro 16.4 indica os parâmetros utilizados para detecção de anemias na gestação relacionadas à nutrição.

Quadro 16.3. Avaliação da presença de edema[32]

Achado	Anote	Conduta
Edema ausente	–	Seguir calendário de rotina
Edema de tornozelo, sem hipertensão ou aumento súbito de peso	+	Verificar se o edema está relacionado à postura, ao fim do dia, ao aumento da temperatura ou ao tipo de calçado
Edema limitado aos membros inferiores, porém na presença de hipertensão ou ganho de peso aumentado e/ou de proteinúria	++	Orientar repouso em decúbito lateral esquerdo Verificar a presença de sinais ou sintomas de pré-eclâmpsia grave e interrogar sobre os movimentos fetais O retorno deverá ser em sete dias na ausência de sintomas O acompanhamento pelo médico da unidade será conforme calendário de rotina, que encaminhará a gestante para um serviço de alto risco
Edema generalizado (face, tronco e membros) ou que já se mostra presentequando a gestante acorda, acompanhado ou não de hipertensão ou aumento súbito de peso	+++	Gestante de risco por suspeita de pré-eclâmpsia ou outras intercorrências Necessária avaliação pelo médico da unidade, que a encaminhará para serviço de alto risco
Edema unilateral de MMIIs, com dor e/ou sinais flogísticos		Suspeita de processos trombóticos (tromboflebite, TVP) Necessária avaliação pelo médico da unidade, que a encaminhará para serviço de alto risco

Quadro 16.4. Parâmetros para diagnóstico de anemias nutricionais na gestação[24]

Hemoglobina	≥ 11 g/dL	Normal
	10-10,9 g/dL	Ferropriva leve
	8-9,9 g/dL	Ferropriva moderada
	8 g/dL	Ferropriva grave
VCM	< 85 dL	Microcítica
	85-95 dL	Normocítica
	> 95 dL	Macrocítica

Outros parâmetros específicos deverão ser adotados para proteínas detectadas na urina da gestante, visto que quando em presença de "traços" de proteínas sem sinais clínicos de pré-eclâmpsia (hipertensão, ganho de peso), o exame deverá ser repetido em 15 dias; caso se repita, encaminhar ao pré-natal de alto risco; caso aponte "traços" na presença de hipertensão e/ou edema, indica pré-eclâmpsia leve e a gestante deverá ser encaminhada ao pré-natal de alto risco; já caso resulte em presença "maciça" de proteínas, direcionar a gestante imediatamente ao pré-natal de alto risco.[24]

A dosagem da glicemia de jejum é o primeiro teste para avaliação do estado glicêmico da gestante. Deve ser solicitado a todas as gestantes na primeira consulta do pré-natal para rastreamento para o diabetes melito gestacional, independente da presença de fatores de risco. Este assunto será abordado com mais detalhes posteriormente.

Avaliação socioeconômica

Esta avaliação é fundamental para compreender como é o acesso da gestante aos alimentos e a relação estabelecida com a comida em si, visto as diferenças socioeconômicas e culturais do país. Além disso, a transição no perfil epidemiológico das doenças que acometem os brasileiros, que passaram a ser majoritariamente crônicas em vez de agudas,[76] afirma a relevância de avaliar os fatores determinantes para a saúde e nutrição da gestante.

Dentre os principais fatores socioeconômicos que precisam ser avaliados, além da renda familiar, encontram-se:

- *Renda familiar:* confere possível compreensão geral das possibilidades de aquisição alimentar; entretanto, é sugerido que seja questionada de forma indireta a fim de evitar constrangimentos. Exemplo: perguntar se a gestante e/ou a família está inserido em algum programa de complementação de renda governamental; perguntar a profissão do(a) chefe de família;
- *Profissão e carga de trabalho da gestante (inclusive no seu lar):* permite uma análise geral da renda familiar e compreender melhor toda a atividade que a mesma realiza ao longo do dia, possibilitando um olhar detalhado quanto ao que possa interferir na rotina alimentar;
- *Escolaridade:* possibilita compreender possíveis dificuldades de entendimento de orientações;
- *Número e perfil das pessoas que moram na mesma casa:* possibilita compreender quantas pessoas dependem diretamente da gestante e quantas a auxiliam no coti-

diano, além de complementar a análise da renda familiar e questões relacionadas ao perfil da alimentação familiar;

- *Proximidade ao comércio de alimentos e perfil (mercados, feiras orgânicas ou não, hortifrutis etc):* permite compreender detalhes durante a avaliação dietética e identificar agravantes quanto às condições higiênico-sanitárias dos alimentos;
- *Descrição da moradia e localidade:* possibilita a detecção de possíveis contaminantes alimentares e exposição à agente infecciosos que podem comprometer o estado nutricional e de saúde da gestante, além de outros fatores de risco.

Esses são alguns dos fatores que precisam ser avaliados, de modo que a compreensão ampla do contexto da gestante possibilite a prescrição de um plano alimentar que seja de possível adesão conforme a realidade da mesma.

No que tange às questões culturais envolvidas no modo de se alimentar, é importante se atentar à qual lugar de importância a comida ocupa na vida da gestante. Se dispor a compreender como ocorre a aquisição, consumo e preparo de alimentos conforme tradições familiares é fundamental para se estabelecer elo de confiança no acompanhamento nutricional, possibilitando que a fala do profissional de Nutrição possa receber semelhante valor à fala do contexto familiar e as demais vozes que falam sobre alimentação e saúde nos meios de comunicação, uma vez que atualmente observa-se crescente legitimidade dada às informações de saúde propagadas pelos chamados "gurus da alimentação", sejam eles leigos, influenciadores digitais ou demais celebridades na internet.[77] Dessa forma, tabus e mitos alimentares podem ser identificados e, por meio de diálogo, explicar a importância de se interromper práticas que sejam prejudiciais, e de se aderir às recomendações dos profissionais. Inclusive, cabe ressaltar que o binômio saúde-doença possui definições distintas conforme os indivíduos, já que resultam de experiências de vida e conceitos que vem sendo construídos ao longo dos anos.[78] Portanto, a compreensão da visão da gestante acerca do que seria uma gestação saudável, a partir de um diálogo sobre como foi construído este conhecimento por ela, possibilita uma avaliação nutricional mais completa, contribuindo para maior adesão às prescrições dietéticas ao longo do acompanhamento nutricional pelo fortalecimento do vínculo paciente-profissional.

Além desses, outros fatores poderão ser incorporados à anamnese conforme a sensibilidade do profissional ao longo do acompanhamento nutricional.

Avaliação dietética

Sabe-se que um inadequado aporte energético da gestante pode limitar a disponibilidade dos nutrientes necessários ao adequado crescimento fetal,[41] assim como a deficiência de micronutrientes durante o período gestacional, visto que pode prejudicar a saúde das gestantes e o desenvolvimento fetal.[40,42]

A alimentação durante o período gestacional deve ser bem monitorada, visto que a baixa ingestão calórica pode resultar em lipólise no tecido adiposo materno, conduzindo a cetogênese que pode resultar em uma má-formação neurológica fetal.[41,43] Devido ao envolvimento com o metabolismo de carboidratos, gorduras e proteínas durante a gestação, as necessidades de vitaminas estão aumentadas; entretanto, alguns casos especiais devem ser avaliados mais precisamente para detecção de deficiência por baixo consumo alimentar, como gestações múltiplas, infecção pelo HIV, hipertensão, consumo de álcool e drogas, anemias, entre outros.[44]

Os inquéritos alimentares são instrumentos úteis para auxiliar na avaliação da qualidade da dieta, desde que sejam adaptados aos guias nacionais e à população-alvo do estudo, de modo que as dimensões biológicas, socioeconômicas, culturais e simbólicas sejam contempladas, vista a complexidade do estudo do consumo alimentar humano em geral.[45,46] No caso das gestantes, as alterações do estado fisiológico e psicológico podem influenciar diretamente os resultados da análise do consumo alimentar.[40-43,47,48] Para a determinação do consumo alimentar de gestantes, podem ser utilizados diferentes métodos.[46,49-52]

- *Recordatório de 24 horas (R24h):* obtenção por meio de entrevista para avaliar quantitativamente os alimentos e bebidas consumidos nas 24 horas no dia anterior, da primeira à última refeição do dia, caracterizando o consumo atual.
- *Registro alimentar (RA):* método em que a própria gestante anota as estimativas das porções de alimentos consumidos, seus tipos e preparações por um dia, uma semana ou um período mais longo, caracterizando o consumo atual.
- *Questionário de frequência de consumo alimentar (QFA):* constituído por uma lista dos alimentos mais frequentemente consumidos por determinado grupo socioeconômico, no qual se registra a frequência habitual de consumo (nunca, diária, semanal, mensal).
- *História alimentar (HA):* obtenção de informações sobre o consumo e hábitos alimentares do indivíduo ao longo do seu ciclo de vida, podendo abranger um período de um dia ou um período mais longo, possibilitando a caracterização do consumo habitual.

Os mais utilizados são o R24h e o QFA; entretanto, devem atuar em conjunto, visto que o QFA isolado pode superestimar o real consumo de alimentos e consequentemente mascarar determinadas deficiências nutricionais,[53] enquanto o R24h se limita ao dia anterior, podendo subestimar o consumo alimentar e impedir a detecção de ingestão calórica excessiva durante um período de tempo. Além disso, é recomendado aumentar os dias de registro dietético e considerar os alimentos consumidos fora de casa (restaurantes, lanchonetes, *snacks*, bares, o sal de mesa, temperos prontos e o sódio de alimentos industrializados), para a determinação mais precisa do padrão alimentar.[54,55] Outro modo de contribuir para que a avaliação dietética seja mais fidedigna, é por meio da utilização de álbum fotográfico de porções de alimentos e utensílios de cozinha,[45,55] a fim de coletar informações sobre a quantidade consumida e também sobre o modo de preparo.

Apesar de preconizada a suplementação de ácido fólico e ferro, estudos concluem que é pouco provável que um nutriente sozinho seja capaz de prevenir pré-eclâmpsia, hemorragia, infecções ou parto prematuro.[42,56] Dessa forma, deverá ser avaliado o consumo das vitaminas A, D, E, K, C, B6, B12, niacina e folato, e dos minerais ferro, cálcio, magnésio, zinco, sódio, iodo, manganês e selênio. Além dos micronutrientes, as fibras dietéticas merecem atenção durante a gestação, principalmente nos últimos estágios, em que são frequentes relatos de constipação intestinal.

Picamalácia

Dada a maior vulnerabilidade, modificações fisiológicas e estados emocionais peculiares durante a gestação, pode ser desenvolvido um transtorno alimentar chamado picamalácia, definido pela ingestão de substâncias não comestíveis e/ou combinações não usuais de alimentos,[57] como pagofagia (ingestão excessiva de gelo), geofagia (ingestão de terra/barro), amilofagia (ingestão de goma, principalmente de lavanderia), consumo de miscelâneas (combinações atípicas), frutas verdes, antiácidos, borra de café, bolinhas de naftalina, plástico, tinta, sabonete, giz, toalha de papel e até sujeira.[57-62] É sugerido que tal transtorno seja causado não apenas pela instabilidade emocional, mas também por deficiências

Semiologia Nutricional da Gestante

Quadro 16.5. Entrevista de investigação de picamalácia para gestantes

Sente vontade de ingerir substâncias e combinações de alimentos estranhas?
Se sim:
    Quais substâncias e/ou combinações de alimentos?
    Qual frequência?
    Quando tem vontade, consegue resistir?
      Se sim:
        Prosseguir com a consulta e avaliar pelo inquérito dietético se há presença de deficiência nutricional; porém, nas próximas consultas indagar a evolução do comportamento.
      Se não:
        Em outras ocasiões, já ocorreu tal comportamento?
        Reconhece o motivo?
        Investigar ocorrência de deficiência nutricional clinicamente e, se possível, por meio de exames complementares. Orientar a busca de terapias alternativas com profissionais capacitados para minimizar a ansiedade.
Se não:
    Prosseguir com a consulta normalmente, e nas próximas vezes indagar se a mesma desenvolveu tal comportamento.

nutricionais. Logo, se torna fundamental a investigação de maneira cuidadosa, visto o constrangimento das gestantes em admitir tal prática.[57,63] Como não existe um instrumento padronizado para tal fim, uma proposta de investigação de picamalácia foi apresentada no Quadro 16.5.

Primeira consulta: como proceder?

Será demonstrado abaixo o roteiro para exemplificar como será realizada a avaliação nutricional de uma gestante na prática.

1º passo: calcule a semana gestacional

Caso a gestante desconheça a informação ou não esteja descrita na Caderneta da Gestante, será necessário calcular uma estimativa:

- *Quando a data da última menstruação (DUM) é conhecida e de certeza, no caso de mulheres com ciclos menstruais regulares e sem uso de métodos anticoncepcionais hormonais:* com um calendário, somar o número de dias do intervalo entre a DUM e a data da consulta atual, dividindo o total por sete (resultado em semanas);
- *Quando a DUM é desconhecida, mas se sabe o período do mês em que ela ocorreu:* se o período foi no início, meio ou final do mês, considerar como DUM os dias 5, 15 e 25, respectivamente. Posteriormente, prosseguir com o método acima;
- *Quando a data e o período da última menstruação são desconhecidos:* nesse caso, a idade gestacional e a data provável do parto serão determinadas clinicamente, por meio da medida da altura do fundo do útero, pelo toque vaginal e pela data de início dos movimentos fetais. Entretanto, se não for possível determinar a idade gestacional clinicamente, deverá ser realizado o exame de ultrassonografia obstétrica.

L.T.A., gestante, 25 anos, contadora. Faz uso de anticoncepcionais, porém relata irregularidade de administração do mesmo. Data da consulta: 26/02/16

DUM = início do mês anterior
DUM estimada: 05/01/2016
Somatório dos dias entre a DUM e a consulta atual: 52 dias
52 dias / 7 dias = 7 semanas e 4 dias

Quando necessário, arredonde a semana gestacional da seguinte forma:
1, 2, 3 dias – número de semanas completas
4, 5, 6 dias – considere a semana seguinte.

L.T.A. apresenta 8 semanas de gestação.

2º passo: faça a aferição do peso e estatura
O peso deve ser aferido em todas as consultas de pré-natal, utilizando balança em bom funcionamento e calibrada. Já a estatura da gestante adulta (idade > 19 anos), deve ser aferida apenas na primeira consulta.

L.T.A.: Peso pré-gestacional referido = 60 kg; Peso atual = 65 kg; Estatura = 1,60 m

3º passo: calcule o IMC gestacional (gest)
O cálculo é realizado por meio da fórmula padrão.

$$IMC\ gest = peso\ (kg)\ /\ altura^2\ (m)$$

$$IMC\ gest\ (8^a\ sg)\ _{L.T.A.} = 65\ /\ (1,60)^2 = 25,39\ kg/m^2$$

4º passo: faça o diagnóstico nutricional
Para determinação do estado nutricional da gestante, deverá ser localizada primeiramente a semana gestacional calculada na coluna lateral esquerda da tabela de acompanhamento.[40] Após, localizar nas colunas seguintes em que faixa está situado o IMC atual da gestante. Então, realize o diagnóstico nutricional segundo o IMC por semana gestacional (Tabela 16.3).

Observação: o ideal é que o IMC considerado no diagnóstico inicial da gestante seja o IMC pré-gestacional referido ou o IMC calculado por aferição até a 13ª semana gestacional. Caso não seja possível, a avaliação deverá ser feita com os dados da primeira consulta de pré-natal, mesmo que esta ocorra após a 13ª semana gestacional.

L.T.A.: paciente com sobrepeso (S) para semana gestacional.

Tabela 16.3. Diagnóstico nutricional segundo IMC gestacional da gestante

Semana gestacional	Baixo peso IMC ≤	Peso adequado IMC entre		Sobrepeso IMC entre		Obesidade IMC ≥
6	19,9	20,0	24,9	25,0	30,0	30,1
8	20,1	20,2	25,0	25,1	30,1	30,2
10	20,2	20,3	25,2	25,3	30,2	30,3
11	20,3	20,4	25,3	25,4	30,3	30,4
12	20,4	20,5	25,4	25,5	30,3	30,4

Semiologia Nutricional da Gestante

Nota do autor:
O ganho ponderal proposto pelo peso pré-gestacional eutrófico (0,4 kg/semana), conduziria a gestante a terminar a gestação (40 semanas gestacionais) em sobrepeso, visto que ao acompanhar a mesma nas consultas pré natais de nutrição, a gestante já na oitava semana já havia ganho 5 kg. Daí a proposta de ganho ponderal de 0,3 kg/semana, permitindo que a gestante conclua a gestação em adequação.

5º passo: estime o ganho de peso gestacional
Ganho de peso recomendado para L.T.A.
  7 a 11,5 kg ao total da gestação
  0,3 kg por semana no 2º e 3º trimestres

40 semanas − 8 semanas = 32 semanas restantes até o parto
32 semanas − 5 semanas restantes do 1º trimestre = 27 semanas
27 × 0,3 kg = 8,1 kg

6º passo: registre no gráfico de evolução do estado nutricional
Para evolução do estado nutricional da gestante, deverá ser localizada primeiramente a semana gestacional calculada na parte inferior do gráfico. Após, localizar nas colunas laterais em que direção está situado o IMC atual da gestante. Então, registre o diagnóstico nutricional segundo o IMC por semana gestacional para acompanhamento constante conforme as próximas consultas (Fig. 16.3).

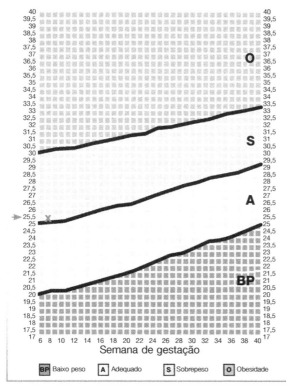

Figura 16.3. Gráfico de evolução do IMC segundo a semana gestacional da gestante.

7º passo: avaliação clínica e laboratorial

Conforme possibilidade, deverá ser realizada aferição da pressão arterial, glicemia de jejum, exame físico e avaliação clínica para verificar se a gestante possui alguma complicação que possa interferir na evolução do estado nutricional e consequentemente na gestação, de modo auxiliar mais precisamente o diagnóstico nutricional.

L.T.A. refere não possuir distúrbios gastrintestinais, psicológicos ou motores que possam afetar a alimentação; nega intolerância e alergias alimentares, assim como disfagia. Ao exame laboratorial, não foi constatada anemia, porém observou-se leve alteração dos níveis de glicemia. No exame clínico não foi constatado edema.

8º passo: avaliação socioeconômica

Deverá ser questionado sobre as condições financeiras da gestante, para estipular o plano alimentar conforme as suas possibilidades. Além disso, perguntar a escolaridade para que o diálogo seja adaptado para melhor compreensão da mesma.

L.T.A. refere que a renda familiar é entre 3 e 4 salários mínimos e sua escolaridade é ensino superior completo.

9º passo: avaliação do consumo alimentar

Exemplo: o recordatório de 24 horas de L.T.A. foi composto da seguinte maneira:

Desjejum (às 07:00):
Pão francês com margarina
Café puro com açúcar

Não realiza colação (que deveria ser entre 09:00 e 10:00)

Almoço (às 12:00):
Arroz branco
Feijão preto com linguiça
Bife de carne vermelha
Purê de batata
Refresco industrializado (em pó) com açúcar
Sobremesa: gelatina com leite condensado

Lanche da tarde (às 16:00):
Pão francês com margarina
Leite batido com banana e açúcar

Jantar (às 20:00):
Macarrão com carne moída
Refresco industrializado (em pó) com açúcar
Sobremesa sorvete

Ceia (às 22:30):
Mingau de maisena com açúcar

Avaliando a ingestão de alimentos da LTA, pode-se observar a baixa ingestão de diversos nutrientes como vitamina C, ácido fólico, vitamina A, cálcio, vitamina D, vitaminas do complexo B, ômega 3, fibras; por outro lado, observa-se a alta ingestão de açúcar refinado, sódio, corantes e de gordura trans. Esse modelo de ingestão pode comprometer a função

Semiologia Nutricional da Gestante

intestinal, a imunidade e o ganho ponderal excessivo. Vale ressaltar que a gestante não relatou quadros de picamalácia.

Conduta: investigue a obesidade pré-gestacional, casos de edema, macrossomia e gravidez múltipla. Dê orientação nutricional à gestante, visando à promoção do peso adequado e de hábitos alimentares saudáveis, ressaltando que, no período gestacional, não se deve perder peso, pois é desejável mantê-lo. Remarque a consulta em intervalo menor do que o fixado no calendário habitual.

Paciente L.T.A. não apresentava sobrepeso ou obesidade anteriormente à gestação, inclusive ao exame físico não foi constatado edema. Entretanto, requer atenção, pois em 8 SG, já ganhou 5 kg, e comprometeu a adequação do IMC gestacional. A mesma foi orientada quanto a hábitos alimentares saudáveis e à manutenção do peso atual. A consulta foi remarcada para uma data mais próxima que o habitual.

$$IMC\ prégest = peso\ (kg)\ /\ altura^2\ (m)$$

$$IMC\ prégest_{L.T.A.} = 60\ /\ (1,60)^2 = 23,43\ kg/m^2 => eutrofia$$

Avaliação nutricional gestação de risco

Síndromes hipertensivas da gravidez (SHG)

Os distúrbios hipertensivos são as complicações de grande relevância durante a gestação. No decorrer da gestação há presença de alterações dos níveis pressóricos, em que a pressão arterial (PA) sistólica apresenta pequenas reduções, o mesmo ocorrendo com a PA diastólica, que diminui em média 10 mmHg em torno da 20ª semana de gestação e volta ao nível basal no terceiro trimestre. A diminuição da PA no início da gestação pode mascarar a presença de hipertensão arterial (HA) crônica prévia. Devido a isso, cerca de um terço das mulheres com HA tornam-se normotensas no segundo trimestre da gravidez, impedindo o diagnóstico desse agravo caso a PA não tenha sido mensurada antes da gestação.[64,65]

Hipertensão crônica

Observada antes da gravidez, ou antes de 20 semanas de gestação, ou diagnosticada pela primeira vez durante a gravidez e não se resolve até 12 semanas após o parto.[28]

Síndromes hipertensivas específicas da gravidez: pré-eclâmpsia e eclâmpsia

Ocorrem após 20 semanas de gestação (ou antes, em casos de doença trofoblástica gestacional ou hidropsia fetal) acompanhada ou não de proteinúria, desaparecendo até 12 semanas após o parto. A eclâmpsia (EC) é determinada quando a síndrome atinge a forma convulsiva ou coma, como consequência da proteinúria, podendo ocorrer na gravidez, no parto e no puerpério imediato.[28,66]

Para a classificação da gravidade da pré-eclâmpsia (PE), deverá ser avaliado o grau de comprometimento. Considera-se grave quando presente um ou mais dos seguintes critérios.[28]

- PA diastólica ≥ 110 mmHg
- Proteinúria ≥ 2,0 g em 24 horas ou 2+ em fita urinária
- Oligúria (< 500 mL/dia ou 25 mL/hora)
- Níveis séricos de creatinina > 1,2 mg/dL
- Sinais de encefalopatia hipertensiva (cefaleia e distúrbios visuais)

- Dor epigástrica ou no hipocôndrio direito
- Evidência clínica e/ou laboratorial de coagulopatia
- Plaquetopenia (< 100.000/mm^3)
- Aumento de enzimas hepáticas (AST, ALT, DHL) e bilirrubinas

Outros sinais que podem sugerir o diagnóstico são: acidente vascular cerebral, sinais de insuficiência cardíaca ou cianose, presença de RCIU (restrição de crescimento intrauterino) e/ou oligohidrâmnio.[28]

Pré-eclâmpsia sobreposta à hipertensão

É a ocorrência de PE em gestantes com HA crônica ou doença renal, agravada e a proteinúria surge ou piora após a 20ª semana da gestação. Pode haver presença de trombocitopenia (plaquetas < 100.000/mm^3) e aumento das enzimas hepáticas.[28]

Hipertensão gestacional sem proteinúria

Vista a possibilidade de aparecimento tardio de proteinúria, o diagnóstico será retrospectivo, sendo necessário afastar a hipótese de PE. Devem-se seguir as condutas clínicas e obstétricas recomendadas para PE. A hipertensão gestacional pode ser classificada em:
- *Hipertensão transitória da gravidez:* a pressão retorna ao normal até 12 semanas após o parto (diagnóstico retrospectivo);
- *Hipertensão crônica:* a elevação da pressão arterial persiste além de 12 semanas após o parto.

O edema ocorre com muita frequência em gestantes e por isso não deve ser usado como discriminador nessa classificação.[28]

Síndrome HELLP

Identifica o agravamento do quadro de pré-eclâmpsia da gestante, caracterizado por hemólise (H = *hemolysis*), elevação de enzimas hepáticas (EL = *elevated liver function tests*) e plaquetopenia (LP = *low platelets count*)". Apresenta-se nas formas:
- *Completa:* < 100.000 plaquetas/mL; DHL ≥ 600 UI/L; AST ≥ 70 UI/L; e/ou bilirrubina > 1,2 mg/dL; e/ou esquizócitos
- *Incompleta:* apenas um ou dois acima presentes.

Entretanto, deve-se atentar às condições que são erroneamente confundidas com síndrome HELLP, como cardiomiopatia, aneurisma dissecante de aorta, intoxicação aguda por cocaína, hipertensão essencial e doença renal, esteatose hepática aguda, doença da vesícula biliar, glomerulonefrite, lúpus eritematoso e doença hepática alcoólica.[28]

Diagnóstico diferencial das SHG[28]

Gestantes de alto risco com PA normal – Verificar: história de aumento da pressão antes da concepção ou em gestação prévia antes de 34 semanas; diabetes, doença do colágeno ou doença renal vascular ou parenquimatosa; gestação múltipla. Avaliar precocemente: hematócrito, hemoglobina, contagem de plaquetas, creatinina, ácido úrico e proteinúria que se apresente 1+ ou mais, em amostra única de urina, deve ser seguida de uma determinação da proteinúria de 24 horas e cálculo do *clearance* de creatinina. Avaliar a idade gestacional exata.

Gestantes que apresentam hipertensão antes de 20 semanas de gestação: verificar se há presença de hipertensão secundária (doença renal, hipertensão renovascular, aldosteronismo primário, síndrome de Cushing e feocromocitoma) em mulheres jovens com hipertensão prévia ou gestacional precoce, de modo a serem realizados os mesmos exames acima descritos.

Semiologia Nutricional da Gestante

Quadro 16.6. Marcadores para diagnóstico de pré-eclâmpsia[28,67,68]

Exames laboratoriais	Apresentação	Hipótese diagnóstica
Hemoglobina e hematócrito	Hemoconcentração ou valores normais acompanhados de hemólise	Pré-eclâmpsia grave
Contagem de plaquetas	Trombocitopenia	Pré-eclâmpsia
Proteinúria	Presente	Pré-eclâmpsia pura ou sobreposta por patologia associada
Creatinina sérica	Elevação com oligúria	Pré-eclâmpsia grave
Ácido úrico sérico	Elevação (correlacionado ou não a RCIU)	Pré-eclâmpsia
Transaminases séricas	Elevação	Pré-eclâmpsia grave com envolvimento hepático
Cálcio urinário de 24 h	Reduzido	Suspeita de pré-eclâmpsia
PCR	Aumentado	Suspeita de pré-eclâmpsia
IMC	Obesidade	Suspeita de pré-eclâmpsia
Níveis séricos de albumina, desidrogenase lática, esfregaço, sanguíneo e perfil de coagulação (TAP, KPTT ou coagulograma)	Com a doença em estado grave, esses exames indicam a extensão da lesão endotelial (hipoalbuminemia), a presença de hemólise e possível coagulopatia, incluindo trombocitopenia	

Gestantes que apresentam hipertensão após a segunda metade da gravidez ou com agravamento de hipertensão prévia: deverão ser realizados exames laboratoriais (Quadro 16.6), a cada 15 dias ou mais frequentemente, para distinguir a pré-eclâmpsia da hipertensão crônica e avaliar o progresso e a gravidade da doença. Em gestantes com pré-eclâmpsia, uma ou mais anormalidades podem estar presentes mesmo com mínima elevação da PA.

Anemias

As principais causas de anemia na gestação são as deficiências de ferro, ácido fólico, vitamina B12, hemoglobinopatias (anemia falciforme, talassemias) e/ou perda sanguínea crônica (sangramentos gastrointestinais ocultos). Sendo a anemia ferropriva a mais frequente na gestação, visto que os depósitos de ferro são reduzidos durante a gravidez devido à maior demanda para suprir o aumento da hemoglobina circulante e o desenvolvimento fetal.[28]

Diabetes

O diabetes melito associado à gravidez pode ser classificado como gestacional, aquele diagnosticado durante a gravidez, e pré-gestacional, diagnosticado previamente à gestação. O rastreamento do diabetes é realizado a partir da primeira consulta pré-natal, utilizando-se a medida da glicose em jejum e com o objetivo de detectar a presença de diabetes preexistente.

Quadro 16.7. Fatores de risco para diabetes gestacional[69]

- Idade de 35 anos ou mais
- Sobrepeso, obesidade ou ganho excessivo de peso na gravidez atual
- Deposição central excessiva de gordura corporal
- História familiar de diabetes em parentes de primeiro grau
- Crescimento fetal excessivo, polidrâmnio, hipertensão ou pré-eclâmpsia na gravidez atual
- Antecedentes obstétricos de abortamentos de repetição, malformações, morte fetal ou neonatal, macrossomia ou DMG
- Síndrome de ovários policísticos
- Baixa estatura (menos de 1,5 m)

Quadro 16.8. Rastreamento da DMG

	Glicemia de jejum		
	BRASIL (2010)	SBD (2016)	Diagnóstico
1ª consulta do pré-natal	≥ 126 mg/dL	≥ 126 mg/dL	Diabetes melito franco diagnosticado na gestação
		≥ 92 mg/dL e < 126 mg/dL	Diabetes melito gestacional
		< 92 mg/dL	Rastreamento negativo, reavaliar no 3º trimestre
Na 20ª semana	≥ 85 mg/dL e presença de qualquer fator de risco para o DG	–	Rastreamento positivo, realizar TOTG para diagnóstico
	< 85 mg/dL e ausência de fatores de risco	–	Rastreamento negativo, reavaliar no 3º trimestre
	≥ 126 mg/dL por duas vezes seguidas	–	Diabetes melito gestacional
Entre a 24ª e a 28ª semana de gestação	Repetir rastreamento, caso aponte positivo, realizar TOTG	Realizar TOTG	–

Todas as gestantes, independentemente de apresentarem fator de risco (Quadro 16.7), devem realizar uma dosagem de glicemia no início da gravidez, antes de 20 semanas ou tão logo seja possível.[28,69]

Inclusive, é recomendada a dosagem de hemoglobina glicada nos casos de diabetes melito gestacional (DMG), devido à sua relação com malformações, quando aumentado.[28] Além disso, o diabetes gestacional é considerado fator de risco para o desenvolvimento do diabetes melito franco após o término da gravidez.[70,71]

Até o momento, não há consenso na literatura sobre o melhor método de rastreamento e diagnóstico do DMG. Os métodos mais utilizados são os considerados pelo Ministério da Saúde desde 2010 e os afirmados pela Sociedade Brasileira de Diabetes (SBD) em 2016,[69] ambos descritos no Quadro 16.8.

Semiologia Nutricional da Gestante

Quadro 16.9. Diagnóstico de DMG com TOTG com ingestão de 75 g de glicose

	BRASIL (2010)[28*]	SBD (2016)[69**]
Jejum	95 mg/dL	92 mg/dL
1 hora	180 mg/dL	180 mg/dL
2 horas	155 mg/dL	153 mg/dL

*Dois valores alterados confirmam o diagnóstico. Se encontrado apenas 1 valor alterado = repetir o TOTG 75 g 2 h na 34ª semana de gestação.
**Um valor alterado já confirma o diagnóstico.

Para realizar o TOTG e posterior diagnóstico, também são descritos diferentes métodos a serem utilizados (Quadro 16.9).

Para a escolha do melhor método, deve-se avaliar a aplicabilidade prática de ambos no local ao qual são realizados, considerando, por exemplo, que os parâmetros utilizados pela Sociedade Brasileira de Diabetes podem conferir aumento do número de indicação de parto cirúrgico e consequente sobrecarga do sistema de saúde; entretanto, tem potencial de prevenir epidemia de obesidade, assim como capacidade de detectar precocemente risco de macrossomia e hiperinsulinemia fetal.[69]

Adolescentes

Ainda não há método específico para avaliação antropométrica de gestantes adolescentes; dessa forma o Ministério da Saúde recomenda uma adaptação mais flexível do método indicado para adultas a ser utilizado com adolescentes que engravidaram menos de dois anos após a menarca (< 15 anos), considerando a especificidade desse grupo.[28]

É provável que muitas sejam classificadas como BP, logo é necessário atentar à evolução da curva de ganho de peso quando for ajustado o ganho de peso para A, para que não haja elevação abrupta, visto que, como nesse método é considerado o IMC de gestantes adultas, a adequação pode levar ao ganho de peso excessivo.[64,72]

A gestante adolescente deverá ter sua altura mensurada em todas as consultas, pois ainda se encontram em fase de crescimento. Além disso, deverá ser categorizada em risco nutricional, sendo necessário reforçar a abordagem nutricional e aumentar o número de consultas do pré-natal.[28]

Devido à imaturidade fisiológica para suportar o estresse da gestação, a maternidade em idade precoce representa risco elevado de resultado obstétrico desfavorável, principalmente de déficit no crescimento fetal, parto prematuro e baixo peso ao nascer.[66,67] Além disso, há a dificuldade de compreensão, adaptação e aceitação das mudanças fisiológicas e psicossociais pela adolescente, podendo agravar os riscos para problemas com a imagem e o desenvolvimento de transtornos alimentares. A omissão e/ou substituição de refeições por lanches não saudáveis, ingestão alta e frequente de alimentos com alta densidade energética, ou seja, a alimentação irregular comum na adolescência,[65,68] também caracterizam risco ao desenvolvimento maternofetal. Portanto, além da avaliação antropométrica, é fundamental avaliar o consumo dietético das gestantes adolescentes em prol da detecção de possíveis hábitos alimentares prejudiciais ao desfecho positivo da gestação, destacando o consumo de ferro, ácido fólico, vitaminas lipossolúveis, vitamina C, magnésio, cálcio, potássio, fósforo e lipídios em geral.[66,71]

Referências bibliográficas

1. Nomura RMY, et al. Influência do estado nutricional materno, ganho de peso e consumo energético sobre o crescimento fetal, em gestações de alto risco. Rio de Janeiro: Rev Bras Ginec Obst. 2012; 34(3):107-12.
2. Gomes RNS, et al. Avaliação do estado nutricional de gestantes atendidas em unidades básicas de saúde de Caxias/Ma. Teresina: Rev Interdisciplinar. 2014; 7(4):81-90.
3. Pereira VR, Wichmann FMAS. Estado nutricional materno e peso ao nascer do bebê no município de Candelária – RS. Santa Cruz do Sul: Cinergis. 2016; 17(1).
4. Vitolo MR. Nutrição da gestação ao envelhecimento. Rio de janeiro: Rubio; 2015.
5. Fazio ES. Consumo dietético de gestantes e ganho ponderal materno após aconselhamento nutricional. Rio de Janeiro: Rev Bras Ginec Obst. 2011; 33(2):87-92.
6. Tourinho AB, Reis MLBS. Peso ao nascer: uma abordagem nutricional. Brasília: Com Ciênc Saúde. 2012; 23(1):19-30.
7. Stotland NE, Hopkins LM, Caughey AB. Gestational weight gain, macrosomia, and risk of cesarean birth in nondiabeticnulliparas. New York: Obst Gynec. 2004; 104(4):671-7.
8. Hedderson MM, et al. Pregnancy weight gain and risk of neonatal complications: macrosomia, hypoglycemia and hyperbilirubinemia. New York: Amer Acad Obst Gynec. 2006; 108(5):1153-61.
9. Stotland NE, et al. Gestational weight gain and adverse neonatal outcome among term infants. New York: Obst Gynec. 2006; 108(3):635-43.
10. Oken E, et al. Maternal gestational weight gain and offspring weight in adolescence. New York: Obst Gynec. 2008; 112(5):999-1006.
11. Ay L, et al. Maternal anthropometrics are associated with fetal size in different periods of pregnancy and at birth. The Generation R Study. London: Brit J Obst Gynaec. 2009; 116(7):953-63.
12. Bodnar LM, et al. Prepregnancy body mass index, gestational weight gain, and the likelihood of major depressive disorder during pregnancy. United States: J Clin Psyc. 2009; 70(9):1290-6.
13. Crane JM, et al. The effect of gestational weight gain by body mass index on maternal and neonatal outcomes. Ontario: J Obst Gynaec Canada. 2009; 31(1):28-35.
14. Fortner RT, et al. Prepregnancy body mass index, gestational weight gain, and risk of hypertensive pregnancy among Latina women. United States: Amer J Obst Gynec. 2009; 200(2):167.
15. Herring SJ, et al. Weight gain in pregnancy and risk of maternal hyperglycemia. Saint Louis: Amer J Obst Gynec. 2009; 201(1):61.
16. Diouf I, et al. Maternal weight change before pregnancy in relation to birthweight and risks of adverse pregnancy outcomes. Netherlands: Eur J Epid. 2011; 26(10):789-96.
17. Niquini RP, et al. Avaliação do processo da assistência nutricional no pré-natal em sete unidades de saúde da família do município do Rio de Janeiro. Rio de Janeiro: Ciência e Saúde Coletiva. 2012 Out.; 17(10): 2805-16.
18. Barreto AS, Santos DB, Demétrio F. Orientação nutricional no pré-natal: estudo com gestantes adultas atendidas em unidades de saúde da família de um município do Recôncavo da Bahia, Nordeste do Brasil. Salvador: Rev Baiana de Saúde Pública. 2013; 37(4):952.
19. Brasil. Ministério da Saúde. Humanização do parto e do nascimento. Cadernos HumanizaSUS. Universidade Estadual do Ceará, Brasília: Ministério da Saúde, v. 4; 2014.
20. Coelho KS, Souza AI, Batista Filho M. Avaliação antropométrica do estado nutricional da gestante: visão retrospectiva e prospectiva. Recife: Rev Bras Saúde Mat Inf. 2002; 2(1):57-61.
21. Atalah E, et al. Propuesta de um nuevoestándar de evaluación nutricional en embarazadas. Santiago: Rev Méd de Chile. 1997; 125(12):1429-36.
22. Barros DC, Saunders C, Leal MC. Associação nutricional antropométrica de gestantes brasileiras: uma revisão sistemática. Recife: Rev Bras Saúde Mat Inf. 2008 Out./Dez.; 8(4):363-76.
23. Grangeiro GR, Diogenes MAR, Moura ERF. Atenção pré-natal no Município de Queixada-CE, segundo indicadores do processo de SISPRENATAL. Quixadá: Rev Esc Enf USP. 2008 mai.; 42(1):105-16.
24. Brasil. Ministério da Saúde. Atenção ao pré-natal de baixo risco. Cadernos de Atenção Básica 32, Brasília: Ministério da Saúde, 2012a.
25. Sato APS, Fujimori E. Estado nutricional e ganho de peso de gestantes. Ribeirão Preto: Rev Latino-Amer Enf. 2012; 20(3):462-8.
26. Sousa DKS, et al. Influência dos desvios nutricionais gestacionais no peso ao nascer de recém-nascidos atendidos pela rede pública de saúde do município de Palmas – Tocantins. Gurupi: Rev Cereus. 2015 jan/abr.; v. 7, n. 1.

Semiologia Nutricional da Gestante

27. Brasil. Ministério da Saúde. Relatório de Pesquisa Nacional de Demografia e Saúde da Criança e da mulher 2006. Brasília: Ministério da Saúde; 2008.
28. Brasil. Ministério da Saúde. Gestação de alto risco: manual técnico. Brasília: Editora do Ministério da Saúde, v. 5, 2012b; 302 p.
29. Mendonça FF, Reticena KO. Perfil alimentar de gestantes atendidas em um hospital da região noroeste do Paraná. UNOPAR Cientifíca. Paraná: Ciênc Biol Saúde. 2012 out.; 14(2):99-104.
30. Jaime PC, et al. Ações de alimentação e nutrição na atenção básica: a experiência de organização no Governo Brasileiro. Campinas: Rev Nutr. 2011; 24(6):809-24.
31. Lopes CHV, et al. Educação nutricional para gestantes na Sala de Espera: prática acadêmica como inserção à metodologia assistencial. In: 11º Congresso Internacional da Rede Unida; 2014.
32. Brasil. Ministério da Saúde. Pré-natal e Puerpério: atenção qualificada e humanizada – manual técnico. Normas e Manuais Técnicos, Brasília: Ministério da Saúde, n. 5, 2005.
33. Niquini RP, et al. Avaliação da estrutura de sete unidades de saúde da família para a oferta da assistência nutricional no pré-natal no município do Rio de Janeiro, Brasil. Recife: Rev Bras Saúde Mat Inf. 2010; 10(1):61-8.
34. Assis AMO, et al. O programa Saúde da Família: contribuições para uma reflexão sobre a inserção do nutricionista na equipe multidisciplinar. Campinas: Rev Nutr. 2002; 15(3):255-66.
35. Geus LMM, et al. A importância na inserção do nutricionista na Estratégia de Saúde da Família. Rio de Janeiro: Rev Ciênc Saúde Col. 2011; 16(suppl. 1):797-804.
36. Institute of Medicine. Weight gain during pregnancy: reexamining the guidelines. Washington, DC: The National Academies Press; 2009.
37. Brasil. Ministério da Saúde. Orientações para a coleta e análise de dados antropométricos em serviços de saúde: Norma Técnica do Sistema de Vigilância Alimentar e Nutricional – SISVAN. Série G. Estatística e Informação em Saúde. Brasília: Ministério da Saúde. 2011; 76 p.
38. World Health Organization. Physical Status: the use and interpretation of anthropometry. WHO Technical Report Series, Geneva: n. 854; 1995.
39. Guirro E, Guirro R. Fisioterapia Dermato-funcional: Fundamentos, Recursos, Patologias. 3 ed. São Paulo: Manole; 2004.
40. Brognoli AF, Neme LCLH, Passoni CMS. Relação da dieta de gestantes com o estado nutricional. Curitiba: Cad Esc Saúde. 2010; 3(1):1-14.
41. Silva LSV, et al. Micronutrientes na Gestação e na Lactação. Recife: Rev Bras Saúde Mat Inf. 2007; v. 7, n. 3.
42. Malta MB. Utilização das recomendações de nutrientes para estimar prevalência de consumo insuficiente das vitaminas C e E em gestantes. São Paulo: Rev Bras Epid. 2008; 11(4):573-83.
43. Nogueira NN, Parente JV, Cozzolino SMF. Mudanças na concentração plasmática de zinco e ácido fólico em adolescentes grávidas submetidas a diferentes esquemas de suplementação. Rio de Janeiro: Cad Saúde Púb. 2003 jan./fev.; v. 19, n. 1.
44. Basile LH. Gestante e necessidade da vitamina D. São Paulo: Int J Nutr. 2014 Jan./Abr.; 7(1):5-13.
45. Bertin RL, et al. Métodos de avaliação do consumo alimentar de gestantes: uma revisão. Recife: Rev Bras Saúde Mat Inf. 2006 Out./Dez.; 6(4):383-90.
46. Melere C, et al. Índice de alimentação saudável para gestantes: adaptação para uso em gestantes brasileiras. Ribeirão Preto: Rev Saúde Púb. 2013; 47(1):20-8.
47. Garcia RWD. Representações sobre consumo alimentar e suas implicações em inquéritos alimentares: estudo qualitativo em sujeitos submetidos à prescrição dietética. Campinas: Rev Nutr. 2004; 17(1):15-28.
48. Saunders C, Neves EQC, Accioly E. Nutrição em obstetrícia e pediatria. 2 ed. Rio de Janeiro: Cultura Médica; 2009.
49. Gibson RS. Principles of nutritional assessment. New York: Oxford University Press; 1990.
50. Willett W. Nutritional epidemiology. 2 ed. New York: Oxford Univ Press; 1998.
51. Gouveia ELC. Nutrição, saúde & comunidade. 2 ed. Rio de Janeiro: Revinter; 1999.
52. Vasconcelos FAG. Avaliação nutricional de coletividades. 3 ed. Florianópolis: Editora da Universidade Federal de Santa Catarina; 2000.
53. Giacomello A, et al. Validação relativa de Questionário de Frequência Alimentar em gestantes usuárias de serviços do Sistema Único de Saúde em dois municípios no Rio Grande do Sul, Brasil. Recife: Rev Bras Saúde Mat Inf. 2008 dez.; 8(4):445-54.
54. Durán EF, et al. Ingesta dietaria de sodio, potasio y calcio en embarazadas normotensas. Santiago: Rev Chilena de Nutr. 2005; 29(1):40-5.
55. Lacerda KSS, et al. Prevalência da inadequação no consumo de nutrientes entre gestantes atendidas em Unidades Básicas de Saúde. Fortaleza: Rev Bras em Promoção da Saúde. 2014 jul./set.; 27(3):357-64.

56. Villar J, et al. Nutritional interventions during pregnancy for the prevention or treatment of maternal morbidity and preterm delivery: an overview of randomized controlled trials. Springfield: J Nutr. 2003; 133(5, suppl. 2):1606S-1625S.
57. Ayeta AC, et al. Fatores nutricionais e psicológicos associados com a ocorrência de picamalácia em gestantes. Rio de Janeiro: Rev Bras Ginec Obst. 2015; 37(12):571-7.
58. Mills ME. Craving more than food: the implications of pica in pregnancy. Texas: Nurs Women's Health. 2007; 11(3):266-73.
59. Nyaruhucha CN. Food cravings, aversions and pica among pregnant women in Dares Salaam, Tanzania. Dar es Salaam: Tanz J Health Res. 2009; 11(1):29-34.
60. Toker H, et al. Dramatic oral findings belonging to a pica patient: a case report. London: Int Dental J. 2009; 59(1)26-30.
61. López LB, et al. Characteristics of pica practice during pregnancy in a sample of Argentine women. Adelaide: J Obst Gynaec. 2012; 32(2):150-3.
62. Phipps A, et al. Lead poisoning due to geophagia: the consumption of miniature pottery. Washington: Open J Ped. 2012; 2(1):60-6.
63. Ezzeddin N, et al. Prevalence and risk factors for pica during pregnancy in Tehran, Iran. Italy: Eat Weight Dis. 2015; 20(4):457-63.
64. Pascoal IF. Hipertensão e gravidez. Rio de Janeiro: Rev Bras Hipert. 2002; 9(3):256-61.
65. Santos ZMSA, et al. Fatores de risco para a síndrome hipertensiva específica da gravidez. Fortaleza: Rev Bras Promoção da Saúde. 2009; 22(1):48-54.
66. Burrow GN. Complicações clínicas na gravidez. 4 ed. São Paulo: Roca. 1996; 597 p.
67. Gasnier R. Calciúria na doença hipertensiva da gestação. Dissertação: Mestrado. Universidade Federal do Rio Grande do Sul. Faculdade de Medicina. Programa de Pós-Graduação em Medicina: Ciências Médicas. Porto Alegre, RS; 2010.
68. Scopel D, et al. Marcadores clínicos e laboratoriais para doença hipertensiva específica da gravidez. Florianópolis: Arq Catarinenses Med. 2012; 41(2):15-9.
69. Sociedade Brasileira de Diabetes. Diretrizes da Sociedade Brasileira de Diabetes (2015-2016) / Adolfo Milech...[et. al.]; organização José Egidio Paulo de Oliveira, Sérgio Vencio. São Paulo: A.C. Farmacêutica; 2016.
70. Nolan CJ. Controversies in gestational diabetes. Best practice & research. Amsterdam: Clin Obst Gynaec. 2011; 25(1):37-49.
71. Ribeiro AMC, et al. Diabetes gestacional: determinação de fatores de risco para diabetes mellitus. Lisboa: Rev Port End, Diab Met. 2015; 10(1)8-13.
72. Santos MMAS, et al. Atenção nutricional e ganho de peso gestacional em adolescentes: uma abordagem quantiqualitativa. Rio de Janeiro: Ciência & Saúde Col. 2013 mar.; 18(3):780-802.
73. Battaglia FC, Lubchenco LO. A practical classification of newborn infants by weight and gestational age. Cincinnati: J Ped. 1967; 71(2):159-63.
74. Barker DJ. Adult consequences of fetal growth restriction. Clin Obst Gynec. 2006; 49(2):270-83.
75. Evagelidou EM, et al. Prothrombotic state, cardiovascular, and metabolic syndrome risk factors in prepubertal children born large for gestational age. Diabetes Care. 2010 Nov.; 33(11).
76. Brasil. Ministério da Saúde. Secretaria de Atenção à Saúde. Departamento de Atenção Básica. Guia alimentar para a população brasileira/Ministério da Saúde, Secretaria de Atenção à Saúde, Departamento de Atenção Básica. 2 ed. 1 reimpr. – Brasília: Ministério da Saúde; 2014b.
77. Jacob H. Alimentação e redes sociais: a saúde nas mediações da linguagem fitness. In: Sacramento I. (org). Mediações Comunicativas da Saúde. Rio de Janeiro: Multifoco; 2017.
78. Czeresnia D, Maciel EMGS, Oviedo RAM. Os sentidos da saúde e da doença. Rio de Janeiro: Fiocruz; 2013.

CAPÍTULO 17

Semiologia Nutricional Oncológica

Sandra Cristina Genaro
Aline Kirjner Poziomyck
Clarissa Hoffman Irala

O termo semiologia vem do grego (*semeîon*, sinal + *lógos*, tratado, estudo).[1]

A semiologia compreende a observação do estado geral do indivíduo a partir de sinais e sintomas que indiquem desnutrição proteicocalórica (DPC) ou deficiência de algum micronutriente.[2]

É um procedimento de fácil execução e baixo custo para avaliação dos compartimentos corporais de um indivíduo e promoção de um vínculo maior entre profissional e paciente.[4]

O exame físico detalhado pode contribuir para detecção e intervenção precoce quando se inicia alterações das reservas muscular, adiposa e desnutrição ou depleção imunológica em pacientes hospitalizados, no qual inicialmente exames laboratoriais não conseguem detectar.[2]

A importância da avaliação nutricional no paciente com câncer

O câncer tem se destacado como importante problema de saúde pública em todo o mundo, especialmente nos países em desenvolvimento, sendo responsável por mais de seis milhões de óbitos a cada ano, representando cerca de 10% de todas as causas de morte no mundo.[5] É uma doença crônica não transmissível (DCNT) caracterizada pelo crescimento celular desordenado, que responde por 20% das mortes por DCNT no Brasil.[6]

Estudos demonstraram que em cerca de 20% dos casos, as causas principais de óbito serão consequências da desnutrição, e não o câncer *per si*.[7] Sabe-se que a desnutrição acompanha processos malignos em aproximadamente 50% dos pacientes, conduzindo-os eventualmente à caquexia grave que, por sua vez, contabiliza aproximadamente 30% das mortes relacionadas ao câncer como um todo. Quando se trata de mortalidade em pacientes com tumores do trato gastrointestinal, essa taxa se eleva para 30 a 50%, e até 80% das mortes nos pacientes com câncer pancreático avançado.[8,9]

Portanto, a avaliação nutricional de pacientes oncológicos, quando utilizada precocemente, atua como medida preventiva, identificando carências nutricionais e fatores relacionados, a fim de melhorar a resposta ao tratamento, evitar/minimizar riscos infecciosos pós-operatórios, reduzir a morbimortalidade e aumentar a qualidade de vida desse paciente[8].

Embora a atenção nutricional, iniciada com a semiologia nutricional, não faça parte do tratamento primário e específico do câncer, é necessária em todos os estágios da doença, além de ser uma estratégia terapêutica. Esta é também capaz de auxiliar no controle dos sintomas relacionados aos tumores.[10]

Desnutrição em oncologia

A desnutrição no câncer é iniciada de forma não intencional com grave perda ponderal e anorexia.[11] Quando isolada, ela é responsável por 1/5 das mortes em pacientes com câncer.[12]

A diminuição da ingestão de alimentos é a causa mais importante da perda ponderal observada nos pacientes oncológicos com tumores do trato gastrointestinal superior, podendo ser secundária à saciedade precoce, dispepsia, perda de apetite, fatores socioeconômicos ou restrição voluntária da ingestão. No entanto, alguns estudos demonstram que há perda acentuada de peso, proteínas e gorduras corporais dos pacientes antes mesmo do ato cirúrgico, e que a desnutrição não é inevitável, contanto que se mantenha ingestão caloricoproteica adequada.[13,14]

As alterações metabólicas relacionadas ao câncer, à localização tumoral e ao tratamento oncológico também podem levar à desnutrição, sendo que a frequência e a gravidade da desnutrição estão relacionadas com o estágio tumoral. O estado nutricional depauperado impacta negativamente sobre a qualidade e o tempo de vida do paciente com câncer, além de diminuir a tolerância ao tratamento oncológico, refletindo na expectativa e na qualidade de vida do paciente. Os objetivos da terapia nutricional (TN) no paciente oncológico incluem: prevenção e tratamento da desnutrição; modulação da resposta orgânica ao tratamento oncológico e controle dos efeitos adversos advindos destes.[15]

O estado nutricional (EN) comprometido afeta o sistema imune e as funções cognitivas, tornando-se fator de risco para infecções, quedas, delírios, reações adversas a medicações, deficiência de cicatrização de feridas, diminuição da síntese de proteínas hepáticas e de produção de suco gástrico.[16]

Os principais motivos da desnutrição em pacientes oncológicos estão relacionados com fatores que se interagem, como o tipo, a localização do tumor e seu efeito sistêmico; anorexia por inapetência devido aos efeitos colaterais ou mudanças na regulação do hipotálamo; aumento do metabolismo energético devido à depleção proteica; medicamentos utilizados; tipo de tratamento em que o paciente é submetido, cujos resultados podem causar alterações no sistema digestório como náuseas, vômitos, enterite, inapetência, perda de peso, anormalidades no paladar, alterações de preferências alimentares, mucosite, disfagia, xerostomia, estomatite, diarreia e constipação, deficiência de ferro e magnésio, síndrome de Cushing, proporcionando redução de a ingestão alimentar e consequentemente depleção do estado nutricional.[12,17-19] Esse conjunto semiológico é considerado o ápice da desnutrição, levando à síndrome da anorexia-caquexia.[17]

Anorexia

Anorexia significa falta de apetite[20] ou aversão a comida e aproximadamente 65% dos pacientes com câncer avançado sofrem desse mal. Mais da metade desses pacientes terá

Semiologia Nutricional Oncológica

perda ponderal não intencional superior a 10% do seu peso corporal pré-morbidade. Tem muitas causas, sendo primariamente causada pelo aumento das citocinas inflamatórias e do lactato. A presença de anorexia associada a perda de peso significante e involuntária prenuncia uma curta sobrevida e uma carga elevada de sintomas.[21]

Sarcopenia

A sarcopenia é um termo derivado do grego que significa a pobreza da carne; é caracterizado pela perda progressiva da musculatura esquelética, da força muscular e da *performance* física, comprometendo a capacidade vital, perda da autonomia e diminuição da tolerância ao tratamento cirúrgico, quimioterápico e radioterápico. A massa muscular representa cerca de 60% da reserva corporal de proteínas[22,23] e a depleção desse tecido pode ser encontrada em todos os tipos de câncer, mesmo nos que não cursam com a desnutrição nos seus estágios iniciais, como o câncer de mama, no qual é comum encontrarmos mulheres com aumento de peso no decorrer do tratamento quimioterápico. Estudos mostram que a combinação da sarcopenia e obesidade resultam em habilidade física comprometida.[24]

A inflamação mediada pelas citocinas liberadas pelos tumores é a principal responsável pelo início desse evento.[25]

A semiologia nutricional é capaz de avaliar diversos sinais desse importante preditor do comprometimento do estado nutricional, conforme serão descritos a seguir.

Síndrome de anorexia e caquexia

Síndrome de anorexia e caquexia (SAC) é considerada uma síndrome paraneoplásica causada por uma complexa interação entre inflamação (citocinas pró-inflamatórias), hipermetabolismo (aumento do gasto energético de repouso, catabolismo de proteínas musculares), fatores lipolíticos e proteolíticos produzidos pelos hospedeiros e alterações neuro-hormonais do tumor.[26] Esses sinais e sintomas levam o paciente a desenvolver anorexia; perda de peso, de massa muscular e gordurosa; e anemia,[27] em que o grau dessa síndrome depende dos sintomas que contribuem para sua ocorrência.[20]

A SAC é muito comum na fase avançada da doença,[28] afetando mais de 80% dos pacientes. É considerada a maior causa de morte em casos de câncer avançado,[29] caracterizada principalmente pela perda progressiva de peso e anorexia,[28] incluindo sintomas que interferem na ingestão de alimentos como disfagia, odinofagia, digeusia ou hipogeusia, estomatite, náuseas, vômitos, dispneia, entre outros;[20,28] que levam à redução do consumo alimentar, já prejudicado anteriormente por problemas específicos da localização tumoral e de seu tratamento.[28]

Com a manifestação da caquexia, clinicamente observamos fraqueza e perda ponderal, resultando em atrofia muscular esquelética, miopatia, perda rápida de tecido gorduroso e atrofia de órgãos viscerais.[27]

Os critérios diagnósticos estabelecidos para a definição de caquexia por alguns autores incluem: perda involuntária de peso superior a 5%, em 1 mês, ou 2% em 1 semana (em indivíduos já abaixo dos valores esperados de peso, segundo o índice de massa corporal – IMC < 20 kg/m²) ou presença de sarcopenia.[30]

Essa complexa patogenicidade demanda uma adaptação no sistema de classificação para melhorar o suporte de pacientes com câncer avançado e perda de peso involuntária[26].

Sua classificação está delimitada em três estágios, de acordo com a gravidade, em pré-caquexia, caquexia e caquexia refratária (Fig. 17.1):[30,31]

- Primeiro estágio: *pré-caquexia* – corresponde ao inicio da enfermidade. O paciente apresenta perda de peso involuntária menor ou igual a 5% do peso corporal durante os últimos seis meses; anorexia ou sintomas relacionados com anorexia, com ingestão alimentar inferior a 70% das recomendações nutricionais, anemia e resposta inflamatória crônica ou sistêmica recorrente. Na pré-caquexia, o risco de progressão é variável e depende de fatores como o tipo de câncer e de seu estágio, a presença de inflamação sistêmica, baixa ingestão alimentar e falta de resposta à terapia anticâncer,[16,30]
- Segundo estágio: *caquexia* – diagnosticada quando há perda de peso superior ou igual a 5%; ou 2% de perda de peso com IMC < 20 kg/m^2; ou sarcopenia acompanhada de perda de peso corporal superior a 2%, com presença de redução da ingestão alimentar e alterações bioquímicas, como hipoalbuminemia (inferior a 3,2 g/dL), anemia (hemoglobina menor que 12 g/dL) e aumento dos marcadores inflamatórios (PCR e IL-6).[16,30]
- Terceiro estágio: *caquexia refratária* – inclui os pacientes com diferentes graus de caquexia. É resultado de um câncer avançado, em que há intenso catabolismo e perda de peso. São pacientes com baixo escore de desempenho e sobrevida esperada inferior a três meses, que não respondem ao tratamento anticâncer. Nesses casos, as intervenções terapêuticas são focadas na atenuação das consequências e complicações da caquexia, por meio do aumento de estímulo do apetite, controle das náuseas e para amenizar os sofrimentos dos pacientes e familiares.[16,30]

Para incluir o paciente em cada estágio, é necessário verificar a concentração da proteína C-Reativa (PC-R) no soro, avaliar a anorexia e fatores relacionados (redução do apetite, alterações na percepção gustativa e olfativa, motilidade gastrointestinal reduzida, constipação, dor, entre outros), metabólitos que indicam catabolismo, massa e força muscular (dinamometria dos membros superiores), bem como manifestações psicossociais. Porém, é importante salientar que podem ocorrer possíveis variações devido à diversidade da população analisada (idade, sexo, etnia).[30]

A classificação da caquexia garante que o paciente possa receber o tratamento mais adequado às suas necessidades (Fig. 17.2).

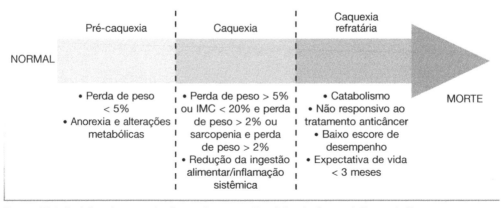

Figura 17.1. Estágios da caquexia. Fonte: Consenso Brasileiro de Caquexia/Anorexia.[30]

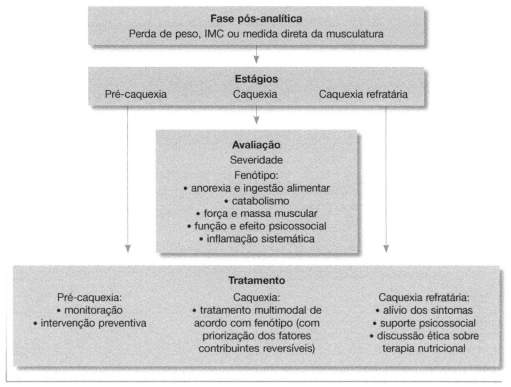

Figura 17.2. Tratamento para caquexia do câncer. Fonte: Consenso Brasileiro de Caquexia/Anorexia.[30]

O desenvolvimento de escalas validadas para medir com precisão o curso da anorexia é importante para a investigação e gestão clínica. Os resultados relatados pelo paciente são importantes para aferir os benefícios para terapia anticâncer e gestão de sintomas.[32]

O FAACT – avaliação funcional da terapia da anorexia/caquexia (ACS-12) é um instrumento validado, sensível a mudanças no apetite ao longo do tempo, que deve seguir um roteiro padronizado para utilização na aplicação do questionário, a fim de reduzir a variabilidade entre os examinadores (Fig. 17.3). Esse questionário pode ser relacionado positivamente ao questionário simplificado de dois itens em um ponto do tempo (Fig. 17.4), o qual não deve ser utilizado como uma ferramenta de triagem por ser abreviado.[32]

Os critérios para inclusão dos pacientes são:[32]
1. Diagnóstico de câncer;
2. Paciente cognitivamente intacto;
3. Idade igual ou acima de 18 anos;
4. Consentimento verbal;
5. Capacidade de falar e compreender.

A modificação no questionário simplificado de anorexia foi seguindo sugestões dos autores do estudo "Validation of a Simplified Anorexia Questionnaire", a fim de ser utilizado em pacientes que não desenvolveram anorexia, com intuito de segui-los longitudinalmente (questão 1) e como melhor preditor de sobrevivência (questão 2).

Durante os últimos sete dias: 0 = Não em tudo 1 = Um pouco 2 = Ligeiramente 3 = Um pouco 4 = Muito	0	1	2	3	4
1. Eu tenho bom apetite					
2. A quantidade que eu como é suficiente para satisfazer as minhas necessidades					
3. Estou preocupado com o meu peso					
4. A maioria dos alimentos tem gosto desagradável para mim					
5. Estou preocupado com a minha aparência magra					
6. Meu interesse em alimentos diminui, logo que eu tento comer					
7. Tenho dificuldade em comer alimentos ricos ou "pesados" ricos					
8. A minha família ou amigos estão me pressionando para comer					
9. Eu tenho vomitado					
10. Quando eu como, eu me sinto satisfeito rapidamente					
11. Eu sinto dor na área do meu estômago					
12. O meu estado geral de saúde está melhorando					

Figura 17.3. FAACT: avaliação funcional da terapia da anorexia/caquexia (ACS-12). Fonte: Validation of a Simplified Anorexia Questionnaire.[32]

Em uma escala de 0 a 10, em que 0 representa a ausência completa de apetite e 10 melhor apetite possível, meu apetite nos últimos sete dias tem sido:
                    1   2   3   4   5   6   7   8   9   10

Nos últimos 7 dias, seu apetite melhorou, está igual ou piorou?

Figura 17.4. Questionário simplificado de anorexia. Fonte: Adaptado de Davis et al., 2009.[32]

Semiologia nutricional

A semiologia nutricional faz parte da avaliação nutricional como um todo. Sua função é auxiliar no diagnóstico junto às demais ferramentas de avaliação, realizando um exame de forma metódica e progressiva, para determinar as condições nutricionais do paciente, como observado na Figura 17.5.[33]

O método do exame físico nutricional exige examinador qualificado, principalmente para avaliações referentes às alterações corporais relacionadas a micronutrientes. Certos sinais físicos relacionados à doença de base ou ao seu tratamento podem confundir a avaliação. Muitos não são específicos para deficiências individuais de nutrientes. Por exemplo, as mudanças na cor dos cabelos podem estar relacionadas à tintura ou descoloração, não às deficiências de vitaminas. A perda de cabelos pode ser devida à quimioterapia, não à

Semiologia Nutricional Oncológica

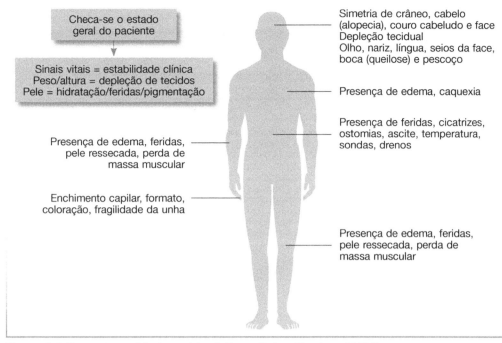

Figura 17.5. Exame de semiologia nutricional. Fonte: Projeto Diretrizes, 2011.[33]

desnutrição. Para descartar sinais não nutricionais, o exame físico deve ser integrado aos demais métodos de avaliação do estado nutricional (Quadro 17.1).[34]

Considerações finais

A prevalência do câncer cresce vertiginosamente em todo o mundo e a avaliação do estado nutricional em pacientes oncológicos é uma ferramenta indispensável para o tratamento, pois o estado nutricional possui estreita relação com o prognóstico do paciente.

Devem ser levados em consideração vários aspectos, como a diferença expressiva e importante entre os diferentes tipos de câncer, bem como as diversas localizações e citologias tumorais e suas respectivas diferenças biológicas, bioquímicas, fisiopatológicas e nutricionais; além do estadiamento tumoral e o intuito terapêutico ou paliativo a partir do tratamento mais indicado para qual momento.

Por isso há a necessidade de uma avaliação e prescrição nutricional individualizada, observando não somente os dados referentes ao estado patológico, mas também aos hábitos pessoais e preferências intrínsecas aos pacientes. Na maioria das vezes, as respostas estão presentes na avaliação realizada com a observação e conversa com o paciente, com o intuito de conhecer seus hábitos anteriores à doença, seus compartimentos de gordura, reserva muscular e estado de hidratação; do que em métodos antropométricos tradicionais como o peso e a altura.

Com uma boa e completa compreensão de todo o processo que acompanha o paciente com câncer, é possível destinar uma atenção especial aos sinais e sintomas vigentes (acompanhada de uma avaliação nutricional específica) capaz de proporcionar o melhor tratamento nutricional.

Semiologia Nutricional Oncológica

Quadro 17.1. Indicadores do exame físico nutricional

Visão geral da saúde (simetria, sensibilidade, coloração, textura, tamanho)
• Visão e audição • Sistema respiratório, hematológico, cardiovascular, gastrointestinal, hepatobiliar, geniturinário, endócrino, neurológico e musculoesquelético

Sinais em tecidos de regeneração rápida	
Cabeça e pescoço	• Características dos cabelos (cor, pigmentação, textura, brilho, quantidade, distribuição); da face; dos olhos: cor e condições da conjuntiva, esclera e córnea (xeroftalmia, manchas de Bitot, oftalmoplegia, fotofobia); do olhar; do nariz (passagens aéreas, formato, simetria, patência, condições das mucosas, existência de sonda); dos ouvidos (dor ou infecção); das glândulas parótidas; das mandíbulas (condição de oclusão, movimentos); da cavidade oral: simetria, cor, condições dos lábios e canto da boca (queilose, queilite angular, estomatite angular), língua (glossite, atrofia, erosão), palato, gengivas (esponjosas, pálidas, sangrantes, mucosas secas), faringe e dentes (presença e condições dos dentes, uso e condições de próteses); do pescoço (aumento da tireoide/bócio; veias: reflexo da condição hídrica)
Pele	• Cor, textura, profundidade, umidade, integridade, temperatura, higiene e condições gerias (palidez, lesões, feridas, úlceras de pressão, dermatite e outras inflamações, cicatrização inadequada, turgor deficiente, descamação, hipopigmentação, eritema, equimoses, petéquias e áreas hemorrágicas ou hiperpigmentadas, hiperceratose folicular, serose) • Edema (pele brilhante, esticada, com palidez localizada, particularmente nos membros inferiores e sacro)
Unhas	• Cor, formato, consistência e vascularização (moles, finas, irregulares, pálidas, manchadas e facilmente dobráveis, com ondas transversas, coiloníquia)
Nervos cranianos	• Força e simetria da boca e língua, fechamento dos dentes, mastigação, deglutição, reflexo de tosse e náusea

Sinais em massa magra e/ou gorda
• Obesidade, sobrepeso, magreza • Perda de peso grave • Alteração nas reservas musculares da face (têmporas e masseter), da região do deltoide (clavícula, ombros e escápula), das costas (intercostais), dorso das mãos (interósseos), pernas (quadríceps, joelho, panturrilha) • Alteração de reservas gordurosas (bochechas, região suborbital, abdome) • Tônus muscular (rigidez ou flacidez), fraqueza, cãibras musculares, paralisia • Atasia (não coordenação dos músculos voluntários) • Força muscular (músculos superiores e inferiores) • Presença de artrite e outras alterações nas articulações, além de deformidades

Sinais neurológicos
• Força e simetria dos movimentos corporais • Coordenação motora • Estado de consciência (alerta, letargia, coma, confusão mental, torpor) • Dormência, formigamento dos membros inferiores, tremores, rigidez, parestesia, agitação, tetania, mania, reflexos hiperativos ou hipoativos • Convulsões • Irritabilidade • Sede, cefaleia, tontura • Capacidade funcional (mobilidade e força) • Náuseas, vômitos

Sinais cardiopulmonares
• Dificuldades respiratórias (dispneia, taquipneia), sons respiratórios • Sons cardíacos, arritmia, taquicardia, hipertensão, hipotensão

Continua

Semiologia Nutricional Oncológica

Quadro 17.1. Indicador do exame físico nutricional *(continuação)*

Sinais abdominais

- Aparência geral, pele, movimentos e contorno
- Sons (ruídos) abdominais: hipoativos, ausentes ou hiperativos
- Cólicas intestinais

Sinais nos ossos

- Raquitismo e má-formação óssea

Sinais urinários

- Volume, cor, odor e turbidez da urina (sinais de desidratação)

Fonte: Sistematização do Cuidado de Nutrição: Manual Orientativo, 2014.[34]

Semiologia Imunológica Nutricional – SIN

Identificação: _____

Hospital: _____

Sexo: ( ) F ( ) M   Idade: _____   Enfermaria: _____   Leito: _____

Data de avaliação: ___/___/___   Data de internação:___/___/___

Diagnóstico: _____
_____

Hipo/anorexia   ( ) Ausente   ( ) Presente
Disfagia/odnofagia   ( ) Ausente   ( ) Presente

Sinais clínicos de perdas de gordura e músculos

Panturrilha
( ) Ausente   ( ) Presente

Tríceps, Bíceps, Tórax
( ) Ausente   ( ) Presente

Abdome
( ) Ausente   ( ) Presente

Umbigo em chapéu/cálice
( ) Ausente   ( ) Presente

Ombro
( ) Ausente   ( ) Presente

Quadríceps
( ) Ausente   ( ) Presente

Músculo geral (paravertebral, intercostal e subcostal)
( ) Ausente   ( ) Presente

Músculo de pinçamento (adultor do polegar)
( ) Ausente   ( ) Presente

Músculo bitemporal
( ) Ausente   ( ) Presente

Bola gordurosa de Bichart
( ) Ausente   ( ) Presente

Continua

Semiologia Nutricional Oncológica

Quadro 17.1. Indicador do exame físico nutricional *(continuação)*

Sinais clínicos de edema
Edema de membros inferiores ( ) Ausente ( ) Presente Ascite ( ) Ausente ( ) Presente Anasarca ( ) Ausente ( ) Presente

Avaliação da expressão facial
( ) Fácies desnutrição aguda (paciente parece exausto, cansado, não consegue manter os olhos abertos por muito tempo) ( ) Fácies desnutrição crônica (paciente parece deprimido, triste, não quer muito diálogo)
Acamado mais de 12 horas ( ) Sim ( ) Não

Propedêutica nutricional
( ) > 3 itens = desnutrição ( ) 1 a 2 itens = risco nutricional ( ) 0 itens = não desnutrido

Fonte: Duarte, 2007.[35]

Parâmetros nutricionais do exame físico		
Região	Manifestação	Possível significado
Fácies aguda	Paciente cansado, não consegue ficar com olhos abertos por muito tempo	Desnutrição aguda
Fácies crônica	Aparência de tristeza, depressão	Desnutrição crônica
Pele em regiões palmoplantares e mucosas, principalmente conjuntival e labial	Palidez	Anemia
Boca	Baixa produção de saliva, baixa umidade na parte inferior da língua	Desidratação
Olhos	Brilho reduzido, tendem a ficar encovados	Desidratação
Pele	Turgor e elasticidades reduzidos	Desidratação
Pele e mucosas	Amareladas	Icterícia
Têmporas	Atrofia bitemporal	Ingestão insuficiente, imunoincompetência
Bola gordurosa de Bichart	Depletada. Associa-se com a atrofia temporal, formando o sinal de "asa quebrada"	Perda proteicocalórica prolongada
Regiões supra e infraclaviculares (pescoço)	Perdas musculares	Depleção crônica
Fúrcula esternal (pescoço)	Perdas musculares	Depleção crônica

Continua

Semiologia Nutricional Oncológica

Quadro 17.1. Indicador do exame físico nutricional *(continuação)*

Região	Manifestação	Possível significado
Musculatura paravertebral	Atrofia. Redução da força de sustentação corporal	Depleção crônica
Membros superiores	Atrofia da musculatura bi e tricipital	Depleção crônica
Membros superiores	Atrofia das musculaturas de pinçamento	Depleção crônica
Abdome	Escavado	Perda da reserva calórica
Abdome	"Umbigo em chapéu"	Privação calórica, sem perda ponderal significativa
Membros inferiores	Atrofia da musculatura das coxas (fossa de quadríceps)	Perda de força muscular
Membros inferiores	Atrofia da musculatura das panturrilhas	Desnutrição proteicocalórica

Fonte: Duarte e Borges, 2007.[36]

Referências bibliográficas

1. Simões RS et al. Etimologia de termos morfológicos. São Paulo: UNIFESP, 2014. Disponível em: <http://www2.unifesp.br/dmorfo/Prof%20Manoel%20Histologia/Dicionario%20etimologico.pdf>
2. Coppini LZ et al. Diagnóstico e necessidades nutricionais no paciente hospitalizado: manual prático. Universidade Federal de Juiz de Fora, Instituto de Ciências Biológicas, Departamento de Nutrição, Juiz de Fora, 2014 fev.; 133p.
3. Coppini LZ et al. Recomendações nutricionais para adultos em terapia nutricional enteral e parenteral. In: Projetos diretrizes. Associação Brasileira de Nutrologia. São Paulo: AMBCM 2011; 25-34.
4. Dias MCG et al. Triagem e avaliação do estado nutricional. In: Projetos diretrizes. Associação Brasileira de Nutrologia. São Paulo: AMBCM 2011; 471-81.
5. Frankenfield DC et al. Analysis of estimation methods for resting metabolic rate in critically Ill adults. J Parenter Enteral. Urbana-Champaign 2009; 33(1):27-36. doi: 10.1177/0148607108322399.
6. BRASIL. Ministério da Saúde. Instituto Nacional de Câncer José Alencar Gomes da Silva (INCA). Incidência de câncer no Brasil. Estimativa 2011. Rio de Janeiro, INCA 2012; 118 p.
7. Campos ACL, Matias JEF. Etiologia da desnutrição no câncer. In: Waitzberg DL (ed.). Dieta, nutrição e câncer. São Paulo: Atheneu 2004; 357.
8. Hortegal EV et al. Estado nutricional de pacientes oncologicos atendidos em um hospital geral em São Luis, MA. São Luis: Rev Hosp Univ/UFMA 2009; 10(1):14-8.
9. Fonseca DA, Garcia RRM, Stracieri APM. Perfil nutricional de pacientes portadores de neoplasias segundo diferentes indicadores. Ipatinga: NUTRIR GERAIS – Rev Digital Nutrição 2009 ago./dez.; 3(5)444-61.
10. Tartari RF, Busnello FM, Nunes CHA. Perfil nutricional de pacientes em tratamento quimioterápico em um ambulatório especializado em quimioterapia. Rio Grande do Sul: Rev Bras Canc 2010; 56(1):43-50.
11. Bozzetti F et al. The nutritional risk in oncology: a study of 1,453 cancer outpatients. Springer: Support Care Cancer 2012; 20(8):1919-1928, ago.doi: 10.1007/s00520-012-1387-x.
12. Pastore CA, Orlandi SP, González MC. Association between an inflammatory-nutritional index and nutritional status in cancer patients. Madrid: Nutr Hosp 2013; 28(1):188-93.
13. BRASIL. Ministério da Saúde. Instituto Nacional de Câncer José Alencar Gomes da Silva (INCA). Consenso nacional de nutrição oncológica. Rio de Janeiro, 2009. Disponível em: <http://bvsms.saude.gov.br/bvs/publicacoes/consenso_nacional_nutricao_oncologico.pdf>
14. Davis M et al. A phase II Dose titration study of thalidomide for cancer-associated anorexia. J Pain Symp Manag 2012; 43(1).

15. Waitzberg DL et al. Síndrome da anorexia e caquexia em câncer: abordagem terapêutica. In: Dieta, nutrição e câncer. Waitzberg DL (ed.). São Paulo: Atheneu 2006; 334-5.
16. Paz RC, Fortes RC, Toscano BAF. Processo de envelhecimento e câncer: métodos subjetivos de avaliação do estado nutricional em idosos oncológicos. Comun Ciênc Saúde 2011; 22(2):149.
17. Silva AC, Alves RC, Pinheiro LS. As implicações da caquexia no câncer. Belo Horizonte: e-Scientia 2012; 5(2):49-56. Disponível em: <www.unibh.br/revistas/escientia/>.
18. Rodriguez AT et al. Caquexia em cáncer. Med Clin 2010; 135(2):570.
19. Consenso Brasileiro de Caquexia/Anorexia. Rev Bras Cuidados Paliativos 2011; 3(3):1. Disponível em: <http://www.nutritotal.com.br/diretrizes/files/217--consensocaquexia.pdf>
20. Davis MP et al. Validation of a Simplified anorexia questionnaire. New York: J Pain Symp Manag 2009; 38(5).
21. Ezeoke J, Morley J. Pathophysiology of anorexia in the câncer cachexia syndrome. Cachexia Sarcopenia Muscle 2015; 6(4):287-302.
22. ASBRAN. Manual orientativo: sistematização do cuidado de nutrição. São Paulo: Associação Brasileira de Nutrição, 2014.
23. Guerra MR, Gallo CVM, Mendonça GAS. Risco de câncer no Brasil: tendências e estudos epidemiológicos mais recentes. Rio de Janeiro: Rev Bras Cancerologia 2005; 51(3):227-34.
24. Nourissat A et al. Estimation of the risk for nutritional state degradation in patients with cancer: development of a screening tool based on results from a cross-sectional survey. Saint Etienne: Annals Oncol 2007 jun.; 18(11):1882-6.
25. Palesty JA, Dudrick SJ. What we have learned about cachexia in gastrointestinal cancer. Dig Dis 2003; 21:198-213.
26. Ollenschlager G et al. Tumor anorexia: causes, assessment, treatment. Köln: Recent Results Cancer Res 1991; 121:249-59.
27. Waitzberg DL, Caiaffa WT, Correia MIT. Inquérito brasileiro de avaliação nutricional hospitalar (IBRANU-TRI). Rev Bras Nutr Clin 1999; 14:123-33.
28. Ravasco P et al. Qualidade de vida em doentes com cancro gastrintestinal, qual o impacto da nutrição? Lisboa: Acta Med Port 2006; 19:189-96.
29. Pinho NB et al. Terapia nutricional na oncologia. In: Projetos diretrizes – Associação Brasileira de Nutrologia. São Paulo: AMBCM 2011; 127-54.
30. Waitzberg DL et al. Alterações metabólicas no câncer. In: Dieta, nutrição e câncer. Waitzberg DL (ed.). São Paulo: Atheneu 2006; 277-88.
31. Caro M et al. Nutritional intervention and quality of life in adult oncology patients. Espen: Clin Nutr 2007; 26:289-301.
32. Barret M, Berthaud C, Taïeb J. La sarcopénie: un concept d'importance croissant e dans la priseen charge du cancer colorectal. Le press Medicale. 2014; 4:86.
33. Parsons HA et al. Body composition in advanced cancer. California: PLoS ONE 2012; 7:1.
34. ThoresenL et al. Nutritional status, cachexia and survival in patients with advanced colorectal carcinoma. Different assessment criteria for nutritional status provideunequal results. Bethesda: Clin Nutr 2013; 32:65-72.
35. Collins J et al. The assessment and impact of sarcopenia in lung cancer: a systematic literature review. BMJ Open 2014; 4:e003697. doi:10.1136/bmjopen-2013-003697.
36. Duarte ACG, Borges VLS. Semiologia nutricional. In: Duarte ACG. Avaliação nutricional: aspectos clínicos e laboratoriais. São Paulo: Atheneu 2007; 4:21-8.
37. BRASIL. Ministério da Saúde. Instituto Nacional de Câncer José Alencar Gomes da Silva (INCA). Incidência de câncer no Brasil. Estimativa 2016. [citado em outubro de 2015]. Disponível em http://www.inca.gov.br/estimativa/2016/estimativa-2016-v11.pdfhttp://www.inca.gov.br/estimativa/2016/estimativa-2016-v11.pdf
38. Warnock C et al. A pilot study examining nutritional and cancer patientes: factors influencing oncology patients receiving nutrition in an acute center unit. Clin Effect Nurs 2005; 9:197-201.

CAPÍTULO

18

Semiologia da Análise Física e do Treinamento na Avaliação Nutricional

Alex Garcia dos Santos

Este capítulo será na forma de vinte perguntas e respostas ao especialista em educação física que integram a semiologia da análise física e do treinamento para auxiliar a avaliação da conduta nutricional. Vamos às perguntas:

1. **Quais os tipos de fibras musculares, funções, substratos e vias metabólicas?**
   Fibras:
   - *Tipo I:* a função dessa fibra é contração lenta, seu substrato energético é gordura, e sua via metabólica é aeróbica.
   - *Tipo II A:* a função dessa fibra é contração rápida (força dinâmica), seu substrato energético é carboidrato e sua via metabólica é anaeróbica lática.
   - *Tipo II B:* a função dessa fibra é contração rápida e curta (muito rápida, força pura), seu substrato energético é creatinoquinase e sua via metabólica é anaeróbica alática.

2. **O que caracateriza um exercício ser aeróbio, aneróbio lático e alático?**
   Pois bem, estamos falando das definições de vias metabólicas, que podem ser aeróbica, anaeróbica lática e anaeróbica alática; então, dependeremos de uma combinação de variáveis: volume, intensidade, sobrecarga, intervalo, tempo de estímulo (contração), em que, a partir da análise dessas variáveis, saberemos qual foi a fibra predominante, o substrato predominante e por consequência qual via metabólica foi solicitada.

3. **O que é atividade física, exercício físico e esforço físico?**
   São 3 situações bem diferentes!
   - *Atividade física:* o fato de andar, subir escada, carregar uma mochila ou uma bolsa com peso moderado ou leve, lavar um carro, sexo sem ficar ofegante, ou seja,

situações do dia a dia, nas quais nos movimentamos utilizando valências físicas sem planejamento algum; simplesmente nos mexemos!

- *Esforço físico:* subir escadas correndo, carregar bolsa ou mochila pesadas, treinos longos e pesados para pessoas para pessoas que ainda não estão preparadas para esse estímulo, sexo de forma que a pessoa fique ofegante e isso tudo pode ser medido em mmol de esforço, ou seja, situações nas quais a força é predominante para realizar tal objetivo, gerando riscos!
- *Exercício físico:* é algo científico, programado e controlado, de forma que os princípios da educação física sejam respeitados.

Princípios: individualidade biológica, continuidade, especificidade, sobrecarga (volume/intensidade/frequência) e reversibilidade. Assim, produzem por meio dos exercícios reações benéficas ao corpo como um todo!

4. O que valorizar na avaliação física, para iniciar o preparo físico?

Atestado médico (apesar de não ser obrigatório), exames clínicos, teste de esforço, anamnese, analisar tipo físico, percentual de gordura, nível de aptidão física, relação necessidade/gosto do aluno/disponibilidade.

5. O que significa VO$_2$ máximo?

O volume de oxigênio obtido! "É a maior taxa de consumo de oxigênio possível de ser atingida durante o exercício máximo ou exaustivo". Porém, podemos pensar da seguinte forma: VO$_2$ é a capacidade de captar o oxigênio, fixar o oxigênio nos alvéolos pulmonares, transportar e utilizar esse oxigênio!

6. Qual a diferença metabólica muscular para uma pessoa não treinada andar com seu próprio peso, andar um pouco mais rápido, trotar, correr ou dar um pique de 100 metros no plano?

A diferença é total, pois serão estímulos bem distintos. Dessa forma, solicitam vias metabólicas diferentes, podendo ser aeróbica, anaeróbica lática e anaeróbica alática. Estímulos diferentes farão alterações na taxa metabólica de repouso, e por consequência em seu dispêndio energético.

7. Qual o tempo ideal de ingestão nutricional antes de um treino leve, moderado e intenso?

O ideal seria algo em torno de 40 minutos antes de qualquer nível de treino.

8. O que deve ser priorizado na ingestão?

Alimentos de índice glicêmico (IG) moderado ou rápido. Essa diferença de IG estará relacionada ao tempo de absorção do alimento e seus devidos estoques de glicogênio muscular e hepático.

- *Treino leve:* alimentos de IG moderado;
- *Treino moderado:* alimentos de IG alto;
- *Treino pesado:* alimentos de IG alto e possivelmente com algum suplemento de carbidrato, orientado pelo(a) nutricionista!

9. Qual o tempo ideal de ingestão nutricional após um treino leve, moderado e intenso?

O ideal será imediatamente após a sessão de treino, seja qual for o nível de estímulo.

10. O que deve ser priorizado na ingestão?

Carboidratos, proteínas, eletrólitos e água, dessa forma prevenindo catabolismo proteico e desidratação em treinos nos quais o objetivo é o ganho acentuado de massa muscular, otimizando a secreção de insulina com grandes aportes de carboidrato após o treino e em sessões em que a sudorese seja acentuada, repondo os eletrólitos.

11. O que é treino em zona regenerativa, lipolítica, glicolítica e proteolítica?

São denominações de treinos que dependerão de análise de FC de treino, tipo de fibra muscular em predominância, via metabólica e por consequência o substrato energético solicitado, assim determinando a maioria dos nomes desses treinos!

- *Regenerativo:* treino recuperativo, entre 28% a 42% da FC de reserva ou 50% a 60% da FC máxima.
- *Lipolítico:* treino em que o principal substrato energético utilizado durante a sessão é a gordura, entre 43% a 56% da FC de reserva ou 61% a 70% da FC máxima.
- *Glicolítico:* treino em que o principal substrato energético utilizado durante a sessão é o carboidrato, entre 57% a 70% da FC de reserva ou 71% a 80% da Fc máxima.
- *Proteolítico:* treino de intensidade de moderada a alta ou alta, de forma que em um determinado momento, para continuar a realizar a sessão, o corpo começar a fazer neoglicogênese, para compensar os baixos níveis de carboidrato, assim quebrado massa muscular e convertendo em carboidrato, ou seja, catabolismo proteico, algo destrutivo!

12. O que é treino intervalado, intermitente ou outro tipo?

São variações de treinamento aeróbico, que atendem a muitos objetivos: desde uma iniciação a corrida, como é o *fartlek*.

Há o treino intervalado, que dependendo das variações de FC e tempo de recuperação, pode solicitar substratos totalmente diferentes.

Já os intermitentes são treinos intensos para pessoas com nível mais avançado de condicionamento, em que apesar de um estímulo utilizar carboidrato (e em algumas situações até mesmo proteína) como fonte de energia, o nível de treinamento dessas pessoas é tão avançado quanto a boa porcentagem de gordura, massa magra e quociente respiratório que possuem; e assim conseguem em treinos pesados estimular a lipólise pós-treino.

13. O que significa metabolicamente o número das séries e o das repetições?

Significa um dos princípios da educação física, que é a interdependência volume/intensidade. Nesse caso citado, o volume!

Hoje em dia, o volume alto de trabalho, controlado com outras variáveis, estará relacionado ao sucesso em um programa, objetivando uma possível hipertrofia.

O volume de trabalho: série de repetições, juntamente com o tempo de execução de cada repetição nos exercícios (fase concêntrica, excêntrica ou isométrica) serão os responsáveis pelo tempo de estímulo determinado para cada grupo muscular, assim definindo qual fibra, via metabólica e substrato energético serão solicitados, afinal o músculo não sabe contar: 3 × 6, 3 × 8, 3 × 10, 3 × 12 e o mágico 3 × 15.[13,14]

14. O que é micro, meso e macrociclo?

Isso tudo faz parte do planejamento do trabalho, o qual muitos podem achar utópico. Porém, nossa formação nos dá o título de professores, então temos que fazer um plano de curso/aula!

É treinamento desportivo puro:

- *Macro:* é o planejamento todo, normalmente 3 meses;
- *Meso:* são os meses, divididos em conjuntos de 4 semanas ou 6 semanas;
- *Micro:* são as semanas.

15. Quais as diferenças metabólicas e físicas entre os somatótipos?

Temos basicamente 3 tipos:

- *Ectomórficos:* predominância de fibras do tipo 1, longilíneo, perde peso e massa muscular com facilidade, tem uma dificuldade enorme de ganhar massa muscular;
- *Endomórficos:* traços arredondados, ganham peso de gordura com uma facilidade enorme, conseguem ganhar massa muscular, porém a dificuldade em perder gordura é muito grande;
- *Mesomórficos:* otimizam bastante o ganho de massa muscular; fibra do tipo 2 A, sua característica fica realmente no meio termo das 2 anteriores; não são alongados e também não são arredondados; quando condicionados perdem massa gorda com facilidade.

A idade e disfunções endócrinas podem fazer alterações desses quadros.

16. Quanto tempo é o ideal de treinamento inicial para perder peso e ganhar massa magra?

Depende!

Serão muitas as variáveis que podem influenciar e muitas para controlar, porém podemos afirmar que se a maioria dessas variáveis estiverem em controle em torno de 6 semanas a 12 semanas, os resultados começam a surgir, e esse é o tempo de adaptação neural e morfológica.

17. Como calcular a zona de treinamento sem o teste de esforço máximo?

Existe o questionário de DUKE, que é validado pelo Colégio Americano de Medicina Esportiva; assim, obtemos uma estimativa de VO_2 máximo.

Temos equações com cálculos simples, como: 220 – idade = X

Com esse valor de X, calculamos qual % da FC máxima queremos estimular, objetivando as vias metabólicas, substratos energéticos etc.

18. Qual a importância metabólica do descanso?

O descanso faz parte do planejamento de um treino sério; é nele em que mais anabolizamos, e com o descanso recuperamos a fadiga muscular dos treinos. Anabolizamos e recuperamos fadiga também com um bom planejamento alimentar, elaborado pelo nutricionista. O descanso está dentro dos microciclos de treino quando diminuímos volume e intensidade, e aumentamos a pausa. A falta de descanso pode levar ao *overtraining*, que é o excesso de estímulos, que levam a falta de rendimento, diminuindo sistema imune, levando a leões, a não perda de gordura corporal, dificuldade em ganhar massa magra etc.

Lembre-se que mesmo atletas de alto rendimento, em qualquer modalidade esportiva amadora ou profissional, têm de guardar o descanso adequado a cada atividade, durante o treinamento e principalmente após a competição; do contrário será impossível alcançar os resultados planejados. Mesmo que façam uma alimentação adequada e correta, o descanso deve ser prioritário.

Semiologia da Análise Física e do Treinamento na Avaliação Nutricional

19. O que é descanso físico?

O descanso físico é o controle dos estímulos das fibras musculares, respeitando seu devido tempo de intervalo, preservando assim a integridade física do aluno ou atleta. Para que isso ocorra é importante saber que descanso não é igual a ficar sem treinar, pois você pode se desgastar fisicamente muito mais em um dia sem treino. Um dos grandes aliados para verificar essa fadiga física é a dosagem sanguínea da enzima creatinoquinase. Caso seus níveis estejam muito elevados no pós-treino ou mesmo pós-competição e assim se mantiverem nos intervalos dos treinos e da competição, esse aluno ou atleta não realizou o descanso adequado para sua individualidade.

20. Quais os sinais e sintomas de teino errado?

Insônia, irritabilidade, falta de rendimento, lesões em partes posteriores do corpo, sudorese acentuada.

Se algum ou mais de um ou todos os seguintes sinais semiológicos de exaustão, fadiga e catabolismo muscular acontecerem após seu treino ou competição, tenha atenção! o treino está errado e você também!

Sinais semiológicos da fadiga pós-treino imediato ou pós-competição:

- Muita sede com desejo de beber algo bem gelado!
- Suor excessivo, principalmente na região frontal (testa) que rapidamente retorna após enxugarmos;
- Dificuldade em falar seu nome completo, mesmo que seja curto, de forma lenta e ininterrupta sem faltar o ar;
- Fome para comer algo doce, mesmo não querendo. Não adianta enganar usando produtos ou suplementos dietéticos pouco calóricos, pois o que importa é a sensação de fome e não o que se vai comer;
- Dores musculares generalizadas que tornam difícil o sentar, trocar de roupa, desamarrar o tênis, tomar o banho e que perduram por mais de 24 horas. Dor localizada de alta intensidade revela lesão!

Como está sua semiologia da exaustão?

Bibliografia

1. Mcardle WD. Katch FI, Katch VL. Fisiologia do exercício, energia, nutrição e desempenho humano. Guanabara Koogan, 1992.
2. Fleck SJ, Kraemer WJ. Fundamentos do treinamento de força muscular. 4 ed. Artme; 2017.
3. Tudor OB. Periodização no treinamento esportivo. Manole; 2001.
4. Macardle WD. Fisiologia do exercício – Energia, nutrição e desempenho humano. 5 ed. Guanabara Koogan; 2003.
5. Weineck J. Treinamento ideal. Manole; 2003.
6. Wilmore JH, Costill DL. Fisiologia do esporte e do exercício. 2 ed. Manole; 2001.
7. Karvonen FC, et al. Efeitos do treinamento sobre a frequência cardíaca – um estudo longitudinal; 1957.
8. Dantas E. Alongamento e flexionamento. 5 ed. Shape; 2005.
9. Guedes DP. Avaliação física para treinamento personalizado, academias e esportes. Uma abordagem didática, prática e atual. Phorte, 2013.
10. Guedes DP, Fernandes JF. Cálculo da frequência cardíaca máxima; 1995/1999.
11. Franklin BA. Diretrizes ACSM – Para prescrição de exercícios. 6 ed. Associate Editor Fitness; 2000.
12. Coyle EF. Integration of the physiological factors determining endurance performance ability. Exerc Sport Sci Rev; 1995.

CAPÍTULO 19

Semiologia Nutricional de Vegetarianos

Eric Slywitch

Introdução

Antes de conversarmos sobre a avaliação nutricional de indivíduos vegetarianos, vamos esclarecer algumas questões sobre esse assunto.

O que é ser vegetariano?

Vegetariano é o indivíduo que não consome nenhum tipo de carne.

Por que uma pessoa se torna vegetariana?

Existem três princípios básicos:
1. Por razão ética: por considerarem que os animais têm o mesmo direito à vida e preservação contra o sofrimento que os seres humanos.
2. Por razão de saúde: por considerarem que a alimentação sem carne traz benefícios à saúde, o que é endossado por várias publicações científicas.
3. Por razão ambiental: pela consciência do que a criação industrial de animais traz de impacto ambiental.

Existem tipos diferentes de dietas vegetarianas?

Sim, existem.

Como vimos anteriormente, basta retirar as carnes do cardápio para se tornar vegetariano. Mas alguns adeptos não param por aí.

Considerando a utilização ou exclusão dos alimentos derivados de animais (ovos e laticínios), classificamos a dieta vegetariana com outros nomes (Tabela 19.1).

Tabela 19.1. Classificação dos tipos de dietas vegetarianas considerando a utilização ou exclusão dos alimentos derivados de animais

Tipos de dietas	Alimentos utilizados									
	Carnes	Ovos	Laticínios	Cereais	Leguminosas	Oleaginosas	Tubérculos	Frutas	Legumes	Verduras
Ovolactovegetariano	Não	Sim	Sim	Sim	Sim	Sim	Sim	Sim	Sim	Sim
Lactovegetariano	Não	Não	Sim	Sim	Sim	Sim	Sim	Sim	Sim	Sim
Ovovegetariano	Não	Sim	Não	Sim	Sim	Sim	Sim	Sim	Sim	Sim
Vegano	Não	Não	Não	Sim	Sim	Sim	Sim	Sim	Sim	Sim
Semivegetariano	Sim	Sim	Sim	Sim	Sim	Sim	Sim	Sim	Sim	Sim
Onívoro	Sim	Sim	Sim	Sim	Sim	Sim	Sim	Sim	Sim	Sim

O que é importante saber sobre essa classificação?

Para que você possa entender os pacientes vegetarianos e os artigos científicos publicados, é necessário saber que:

- *Ovolactovegetarianos:* apenas não utilizam carnes. Esse grupo aceita o consumo de ovos e laticínios e é a modalidade mais praticada;
- *Lactovegetarianos:* excluem as carnes e também os ovos. Utilizam laticínios, como o nome sugere;
- *Vegetariano estrito:* recusa todos os alimentos derivados de animais: ovos, laticínios, mel etc.

Apesar de classificarmos esse grupo de vegetarianos apenas pela alimentação, existe uma diferença entre o vegano e o vegetariano estrito. Geralmente o vegano também não utiliza produtos não alimentícios provenientes de animais, como lã, couro, seda e pele.

Neste capítulo, assim como nos artigos de publicação científica, chamarei de veganos (*vegans*) os indivíduos que não se alimentam de nenhum derivado animal (não considerarei a opção pelo uso de produtos animais não alimentícios).

Dentre os veganos existem os que chamamos de crudivoristas, que comem todos os alimentos crus. A primeira ideia que nos vem à mente é que eles só comem frutas e verduras, mas isso não é verdade. Eles também utilizam todos os grãos. Isso é possível, pois as sementes são colocadas para germinar, se tornando crocantes;

- *Semivegetariano:* é o indivíduo que utiliza carne (geralmente branca) em menos de três refeições por semana. Esse grupo não é vegetariano, mas como o termo é utilizado em publicações científicas, é importante que você o conheça;
- *Onívoro:* é o indivíduo que, teoricamente, aceita qualquer tipo de alimento.

A maior parte dos estudos científicos compara dados sobre onívoros, semivegetarianos, ovolactovegetarianos e veganos.

Semiologia Nutricional de Vegetarianos

Optei por utilizar quatro denominações no texto e nas tabelas deste capítulo:
1. Onívoro;
2. Semivegetariano;
3. Vegetariano (considerei nesse conjunto os ovolactovegetarianos e os lactovegetarianos);
4. Veganos.

Memorize essa classificação, pois conversaremos bastante sobre dados pertinentes a esses grupos específicos quando analisarmos os exames laboratoriais.

A dieta vegetariana é adequada nutricionalmente?

Como qualquer dieta, a adequação dependerá da escolha dos alimentos.

Não há mais dúvidas de que a dieta vegetariana, inclusive vegana, bem planejada é adequada.

A posição da American Dietetic Association (ADA) é que dietas vegetarianas apropriadamente planejadas são saudáveis, adequadas em termos nutricionais e apresentam benefícios para a saúde na prevenção e no tratamento de determinadas doenças.

A ADA também considera que "dietas veganas e ovolactovegetarianas bem planejadas são adequadas a todos os estágios do ciclo vital, inclusive durante a gravidez e a lactação. Dietas veganas e ovolactovegetarianas adequadamente planejadas satisfazem as necessidades nutricionais de bebês, crianças e adolescentes e promovem o crescimento normal".

Em 2003, a ADA, em conjunto com nutricionistas do Canadá, publicou um parecer em que as afirmações do parágrafo anterior são mantidas. Nesse novo parecer está incluída a seguinte orientação: "Os profissionais da nutrição têm a responsabilidade de apoiar e encorajar os que demonstram interesse pelo consumo de uma dieta vegetariana."

O vegetarianismo também é incentivado pela American Heart Association (AHA), Food and Drug Administration (FDA), Departamento de Agricultura dos Estados Unidos (USDA), Kids Health (Nemours Foundation) e College of Family and Consumer Sciences (University of Georgia), entre outros.

Os alimentos utilizados para a obtenção dos nutrientes em uma dieta vegana são muito mais diversificados que os utilizados por onívoros.[1] Isso demonstra que a dieta vegana (estrita) não é restrita.

Existem cuidados especiais ao se adotar a dieta vegetariana?

Na dieta ovolactovegetariana e na lactovegetariana, todos os nutrientes podem ser obtidos adequadamente sem suplementação alguma.

Devemos estar atentos principalmente à vitamina B12 no caso dos veganos e dos outros tipos de dietas vegetarianas que utilizam os derivados animais (ovos e laticínios) com pouca frequência. Esse é o único nutriente que pode estar inadequado mesmo com uma alimentação bem planejada. Apesar dessa orientação nutricional ser observada na prescrição de B12 para vegetarianos, cerca de 40% da população onívora latinoamericana apresenta deficiência da vitamina. Com isso, a avaliação rotineira deve ser feita para qualquer indivíduo, sendo ou não vegetariano.

Quanto aos demais nutrientes, não há necessidade de suplementação. Recomenda-se enfatizar o uso de alimentos ricos em ferro, zinco, cálcio e ômega-3. Caso a exposição solar não seja constante e suficiente, deve ser providenciada uma fonte segura de vitamina D.

Um dos maiores estudos realizados para avaliar a ingestão de nutrientes em onívoros e vegetarianos foi realizado no Reino Unido.[2] A Tabela 19.2 mostra o perfil de ingestão de nutrientes nas diversas práticas alimentares desse estudo.

Tabela 19.2. Perfil de ingestão de nutrientes nas diversas práticas alimentares do EPIC-Oxford Study (European Prospective Investigation into Cancer and Nutrition)

Homens	Comedores de carne Onívoros n = 6.951	Comedores de peixe Semivegetarianos n = 1.500	Vegetarianos n = 3.748	Veganos n = 770
Energia ingerida (kcal)	2.196	2.129	2.100	1.916
% como carboidrato	46,9	49,8	51,2	54,9
% como proteína	16	13,9	13,1	12,9
% como lipídeos	31,9	31,1	31,1	28,2
% com gordura saturada	10,7	9,36	9,37	4,99
% como gordura poli-insaturada	5,21	5,64	5,67	7,53
Fibras (g)	18,7	22,1	22,7	27,7
Retinol (mcg)	740	337	306	74,2
Vitamina B1 (mg)	1,69	1,8	1,9	2,29
Vitamina B2 (mg)	2,3	2,2	2,23	2,26
Vitamina B3 (mg)	24,7	21,7	20,8	23,9
Vitamina B6 (mg)	2,26	2,07	2,03	2,23
Vitamina B12 (mcg)	7,25	5,01	2,57	0,41
Folato (mcg)	329	358	367	431
Vitamina C (mg)	119	130	123	155
Vitamina D (mcg)	3,39	2,9	1,56	0,88
Vitamina E (mg)	11,8	13	13,7	16,1
Cálcio (mg)	1.057	1.081	1.087	610
Magnésio (mg)	366	396	396	440
Potássio (mg)	3.965	3.940	3.867	4.029
Ferro (mg)	13,4	14	13,9	15,3
Zinco (mg)	9,78	8,59	8,44	7,99

Continua

Semiologia Nutricional de Vegetarianos

Tabela 19.2. Perfil de ingestão de nutrientes nas diversas práticas alimentares do EPIC-Oxford Study (European Prospective Investigation into Cancer and Nutrition) *(continuação)*

Mulheres	Comedoras de carne Onívoras n = 22.962	Comedoras de peixe Semivegetarianas n = 6.931	Vegetarianas n = 12.347	Veganas n = 1.342
Energia ingerida (kcal)	1.918	1.854	1.818	1.667
% como carboidrato	48,3	51,2	52,9	56,1
% como proteína	17,3	14,9	13,8	13,5
% como lipídeos	31,5	30,7	30,4	27,8
% com gordura saturada	10,4	9,33	9,33	5,11
% como gordura poli-insaturada	5,19	5,43	5,29	7,2
Fibras (g)	18,9	21,6	21,8	26,4
Retinol (mcg)	654	308	277	76,6
Vitamina B1 (mg)	1,62	1,72	1,77	2,14
Vitamina B2 (mg)	2,19	2,11	2,1	2,13
Vitamina B3 (mg)	23,2	19,5	18,3	21,1
Vitamina B6 (mg)	2,17	1,99	1,91	2,08
Vitamina B12 (mcg)	6,98	4,93	2,51	0,49
Folato (mcg)	321	346	350	412
Vitamina C (mg)	138	147	147	169
Vitamina D (mcg)	3,32	2,78	1,51	0,88
Vitamina E (mg)	10,7	11,4	11,6	14
Cálcio (mg)	989	1.021	1.012	582
Magnésio (mg)	341	358	352	391
Potássio (mg)	3.839	3.759	3.656	3.817
Ferro (mg)	12,6	12,8	12,6	14,1
Zinco (mg)	9,16	7,94	7,67	7,22

EPIC-Oxford Study
Local do estudo: Reino Unido.
Idade dos participantes: 20 a 97 anos.
Método de coleta das informações: recordatório alimentar de 7 dias.
Dados expostos sem somar o uso de suplementos.
A tabela apresenta os valores médios (omitido os desvios padrões).
Adaptada de Gwyneth e cols., 2003.[2]

No decorrer deste capítulo conversaremos mais sobre os nutrientes na medida em que explorarmos os exames laboratoriais.

Antioxidantes, inflamação e vegetarianismo

Estamos quase chegando à avaliação nutricional, mas antes devemos parar um pouco para conversarmos sobre o estado antioxidante e inflamatório dos vegetarianos, pois encontraremos alterações laboratoriais que dependem desse conhecimento para serem interpretadas.

O sistema antioxidante

O sistema de defesa antioxidante do nosso organismo depende de componentes endógenos e exógenos para cumprir a sua função.

Qual é essa função?

Proteger as membranas celulares, as lipoproteínas e o DNA dos efeitos devastadores dos radicais livres.

Os antioxidantes da dieta podem ser divididos em 3 grupos baseados nos seus mecanismos de ação:[3]

1. Vitaminas e pró-vitaminas (p. ex., vitamina C, E, betacaroteno). Essas vitaminas podem reagir diretamente com os radicais livres;
2. Vitaminas que são coenzimas das enzimas antioxidantes (p. ex., vitamina B1, B2, B3, B6 e B12);
3. Minerais que fazem parte das enzimas antioxidantes:
   - Cobre e zinco – superóxido dismutase (SOD) do citosol;
   - Manganês – SOD da mitocôndria;
   - Selênio – glutationa peroxidase.

Além desses compostos há outros que podem ter ações antioxidantes, como os polifenóis, glucosinolatos e indóis.

Atenção com alguns compostos potencialmente oxidantes

Homocisteína

Níveis elevados de homocisteína incrementam a formação de radicais livres.[4-5]

Deficiência de vitaminas B2, B6, B12 e folato pode acarretar níveis elevados de homocisteína.

Sendo a vitamina B12 a maior preocupação nutricional da dieta vegetariana (vegana principalmente), ela deve ser monitorizada.

Ferro

O ferro induz a peroxidação lipídica devido à reação de Fenton and Haber-Weiss.

Importante:

Como as células do sistema imunológico estão expostas a radicais livres na execução das suas funções, elas devem conter níveis adequados de antioxidantes para se protegerem.

O consumo de frutas, vegetais e cereais integrais chega a ser até quatro vezes maior em vegetarianos do que em onívoros. Esse dado auxilia na compreensão dos valores laboratoriais encontrados em vegetarianos que veremos agora.

Estudos publicados: vegetarianismo, inflamação e antioxidantes:

Mezzano e cols. (1999)[7] analisaram a atividade anti-inflamatória de vegetarianos. Apesar dos níveis encontrados demonstrarem menor atividade inflamatória em vegetarianos e veganos, a análise dos dados não demonstrou diferenças estatisticamente relevantes na atividade inflamatória desses indivíduos quando comparado com onívoros.

Rauma e Mykkänen (2000),[8] revisando nove estudos sobre antioxidantes e vegetarianismo (indivíduos sem uso de suplementos), demonstraram as seguintes condições nos vegetarianos:

- *Vitamina C:* a ingestão oral estava entre 198% a 973% da RDA. Em todos os estudos, os níveis plasmáticos de vitamina C eram maiores nos vegetarianos que nos onívoros.
- *Vitamina E (tocoferol):* a ingestão oral estava entre 138% a 313% acima da RDA. A relação de vitamina E com as gorduras poli-insaturadas (lembre-se que a vitamina E protege a membrana dos radicais livres) apresentava-se mais favorável nas dietas vegetarianas que nas onívoras. A maioria dos estudos demonstrou níveis séricos mais altos de vitamina E plasmáticas em vegetarianos que em onívoros, especialmente quando esses valores estavam correlacionados com o colesterol sérico (relação tocoferol/colesterol). Isso demonstra maior atividade protetora para lipoproteínas (especialmente LDL) contra oxidação em vegetarianos.
- *Carotenoides:* vegetarianos, especialmente veganos têm maior ingestão de betacaroteno do que onívoros. A comparação sérica dosada em sete estudos demonstrou níveis significativamente mais altos em vegetarianos (níveis entre 0,46 a 2,94 mcmol/L em vegetarianos e 0,23 a 1,12 mcmol/L em onívoros).
- *Zinco e cobre:* a ingestão de ambos os minerais variou muito de estudo para estudo, de acordo com os alimentos escolhidos. A presença de ácido fítico nos alimentos vegetais pode piorar a absorção do zinco. A forma de preparo do alimento (deixar sementes de molho, germiná-las e a fermentação do pão) pode reduzir o teor de fitato.

  Geralmente os veganos apresentam menor ingestão de zinco e com menor biodisponibilidade do que os ovolactovegetarianos e onívoros. A exclusão dos alimentos de origem animal costuma prejudicar a absorção de zinco e aumentar a de cobre. Por outro lado, alta ingestão de vitamina C (como ocorre em vegetarianos) prejudica a absorção de cobre.

  Apenas um estudo demonstrou níveis séricos menores de zinco em vegetarianos. Devido ao fato do zinco apresentar maiores concentrações intracelulares, a mensuração sérica para estabelecer deficiência não é confiável.

  Estudo realizado por Rauma e cols. (1995)[9] demonstrou atividade de SOD significativamente mais alta em veganos (14.327 *versus* 12.413 U/mmol Hb), sugerindo um bom estado de cobre e zinco.
- *Selênio:* a ingestão de selênio pareceu ser muito variada entre os vegetarianos (entre 7 mcg a 113 mcg). Curiosamente, apesar de haver diferenças às vezes significativas entre a ingestão em vegetarianos e onívoros, a atividade de glutationa peroxidase em veganos não se mostrou diferente da dos onívoros estudados na Finlândia e no Canadá. No entanto, na Eslováquia, onde o solo é pobre em selênio, os vegetarianos apresentaram menores níveis plasmáticos de selênio, assim como menor atividade de glutationa peroxidase plasmática e eritrocitária. Os autores recomendam suplementação de selênio nos locais onde o solo é pobre do referido mineral.

Krajcovicová e cols. (2000)[10] demonstraram que mesmo com níveis significativamente mais elevados de homocisteína sérica (p < 0,001), os ovolactovegetarianos e os veganos apresentavam índices de aterogenicidade significativamente menores (p < 0,001). No referido estudo, comparando onívoros com vegetarianos (ovolacto) e veganos, os índices de aterogenicidade encontrados foram 4,22 (± 0,04), 3,27 (± 0,03) e 2,96 (± 0,04), respectivamente.

Esses dados sugerem que o estado antioxidante é dependente de múltiplos fatores.

Manjari e cols. (2001)[11] demonstraram um melhor estado antioxidante em 30 vegetarianos estudados contra 45 onívoros. Foram encontrados níveis significativamente maiores (p < 0,05) de enzimas antioxidantes (catalase e SOD), assim como níveis significativamente menores (p < 0,05) de peróxidos e lipídios em vegetarianos quando comparado com não vegetarianos.

Kazimírivá e cols. (2004)[12] avaliaram 24 vegetarianos e 24 onívoros com hábitos similares com o objetivo de quantificar a injúria de DNA e aberrações cromossômicas produzidas por radicais livres. Foi encontrado menor nível de injúria em DNA de linfócitos de vegetarianos (p = 0,0017), sugerindo que esse tipo de dieta proporciona proteção contra estresse oxidativo.

Szeto e cols. (2004)[13] avaliaram 30 vegetarianos e 30 onívoros para comparar o estado antioxidante, estresse oxidativo, inflamação e risco para doenças cardiovasculares. Os vegetarianos estudados apresentavam melhor estado antioxidante (p < 0,0001 para ácido ascórbico e p < 0,01 para os demais dados) e atividade reduzida de indicadores de atividade inflamatória (p < 0,01) do que os onívoros.

Krajcovicová e cols. (2004)[14] demonstraram um melhor estado antioxidante em 24 vegetarianos (29% apresentavam hiperomocisteinemia) quando comparados com 24 onívoros (4% apresentavam hiperomocisteinemia).

Apesar de hiperomocisteinemia ser considerado um fator predisponente para a peroxidação lipídica, a dieta onívora mostrou os maiores níveis de peroxidação.

Parte da explicação pode ser devida a diversos achados séricos em onívoros: nível sérico de lipídios mais elevado, pior relação protetora entre vitamina E/colesterol, vitamina E/triglicérides e vitamina C/vitamina E, assim como níveis mais altos de ferro.

Níveis elevados de ferro foram encontrados em 4% dos vegetarianos contra 17% dos onívoros, o que teoricamente favoreceria a produção de radicais livres em onívoros.

O risco de peroxidação lipídica encontrado por esse autor foi de 8% para os vegetarianos contra 42% para os onívoros.

Resumindo

A atividade antioxidante depende de múltiplos fatores. Isso pode ser exemplificado pelo fato de que mesmo com níveis mais elevados de homocisteína os vegetarianos apresentam melhor estado antioxidante.

Os vegetarianos costumam apresentar melhor estado antioxidante que os onívoros. Isso contribui para a manutenção da integridade de membranas celulares (inclusive das lipoproteínas), estabilidade do DNA e proteção das células do sistema imunológico.

Menor atividade inflamatória também foi demonstrada em alguns, mas não em todos, trabalhos.

Nenhum estudo demonstrou pior estado antioxidante e nem pior resposta inflamatória em vegetarianos.

Semiologia Nutricional de Vegetarianos

Semiologia nutricional de vegetarianos

Os vegetarianos apresentam alguns dados laboratoriais diferentes dos onívoros.

Via de regra, os exames de onívoros, quando comparados com de vegetarianos (ovolactovegetarianos e lactovegetarianos), apresentam algumas diferenças. Mas são nos exames dos veganos que as diferenças se tornam mais pronunciadas quando comparadas com todos os demais grupos.

Antropometria

Diversos estudos avaliaram o índice de massa corporal (IMC) de vegetarianos e onívoros.

Via de regra, os maiores valores encontrados pertencem aos onívoros e os menores aos veganos.

No entanto, como as escolhas alimentares influenciam o peso corporal, podemos encontrar vegetarianos (ovolactovegetarianos) e inclusive veganos obesos.

A Tabela 19.3 exemplifica esses achados.

Aqui, creio que vale a pena um comentário: o mundo está caminhando para a obesidade. Mais de 50% dos brasileiros estão acima do peso. Costumo dizer que há tantas pessoas acima do peso adequado que quando encontramos alguém com peso normal achamos que essa pessoa está magra.

Tabela 19.3. Índice de massa corporal em diferentes tipos de dietas vegetarianas

	n	IMC (kg/m²)	Prevalênica de sobrepeso (IMC > 25)	Estudo
Homens				
Onívoros	6.951	24,9		Gwyneth K, Davey e cols., 2003[15]
Semivegetarianos	1.500	23,6		
Vegetarianos	3.748	23,5		
Veganos	770	22,5		
Mulheres				
Onívoros	22.962	24,3		Gwyneth K, Davey e cols., 2003[15]
Semivegetarianos	6.931	22,9		
Vegetarianos	12.347	22,7		
Veganos	1.342	21,9		
Homens e mulheres				
Onívoros	54.257	27,7	40%	Newby e cols., 2005[16]
Semivegetarianos	960	23,6	29%	
Vegetarianos	159	23,4	25%	
Veganos	83	23,3	29%	

Avalie o seu paciente pelo IMC e não por comparação com outras pessoas. Essa é uma questão que alguns veganos trazem para o consultório.

Ferro e série vermelha

A pesquisa de deficiência de ferro deve sempre ser realizada, justificada pelo fato de que cerca de 1/3 da população mundial apresenta carência desse mineral.

Vegetarianos apresentam prevalência de anemia ferropriva semelhante a onívoros.[17,18]

Dado que chama a atenção na avaliação bioquímica do ferro são os menores níveis de ferritina nos indivíduos vegetarianos (Tabela 19.4).

Para exemplificar, na avaliação de exames laboratoriais de 25 veganos e 20 onívoros foram encontrados níveis de ferritina significativamente mais baixos (p < 0,05) nos veganos. No entanto, o estado de ferro não foi diferente entre os grupos.[21]

Sendo a ferritina uma proteína que se eleva em situações de inflamação e considerando que os vegetarianos tendem a ser menos "inflamados" e com melhor estado antioxidante, isso pode ser justificado. Estudos que avaliam o estado nutricional de ferro devem trazer parâmetros de avaliação inflamatória para que possamos chegar às conclusões corretas.

Leucograma

A análise do leucograma é motivo de encaminhamento de muitos pacientes vegetarianos, especialmente veganos, ao especialista em nutrição.

Via de regra, o que verificamos é uma redução do número de leucócitos, muitas vezes com nenhum bastonete presente.

Esses pacientes são encaminhados por profissionais com diagnóstico de deficiência imunológica devido à falta de carne. O que ocorre é justamente o contrário.

A leucopenia muitas vezes apresentada não possuí valor clínico, pois ao estudarmos o número absoluto de neutrófilos (segmentados e bastões) e dos linfócitos, estes estarão dentro de limites clínicos que não caracterizam deficiência imunológica, seja de resistência (neutropenia) ou mesmo imunológica (linfopenia). Assim, é importante o constante monitoramento do número de leucócitos, pois o uso de certos medicamentos pode induzir a leucopenia mais intensa ou mesmo diante de um quadro infeccioso agudo não ocorrer leucocitose importante.

Pongstaporn e cols. (1999),[22] analisando 179 vegetarianos e 58 onívoros, demonstrou níveis plasmáticos significativamente menores (p < 0,05) de leucócitos em vegetarianos.

Haddad e cols. (1999)[21] avaliaram exames laboratoriais de 25 veganos e 20 onívoros. Foram encontrados níveis significativamente menores (p < 0,05) de leucócitos, linfócitos e plaquetas nos veganos.

A análise funcional da imunocompetência dos veganos (verificada pela estimulação mitótica e atividade citotóxica das células *natural killer*) se mostrou preservada, demonstrando não haver deficiência imunológica nos veganos.

Os dados sugerem que a redução de leucócitos ocorre por estado adrenérgico reduzido e/ou por maior sensibilidade à insulina (Tabela 19.5).

Tabela 19.4. Ferro e série vermelha

	n	Ferro sérico (mcg/dL)	Transferrina (g/L)	Saturação da transferrina (%)	Ferritina (mcg/L)	Hemoglobina (g/dL)	VCM (fL)	Estudo
Onívoros								Obeid e cols., 2002[19]
Semivegetarianos	20	93	2,3	29	20 (fem.), 76 (masc.)	13,2	90	
Vegetarianos	64	91	2,4	28	30 (fem.), 36 (masc.)	13,5	89	
Veganos	29	80	2,3	26	21 (fem.), 30 (masc.)	13,9	92	
Onívoros								Bissoli e cols., 2002[20]
Semivegetarianos								
Vegetarianos	14					13,6	93,4	
Veganos	31					13,5	94,4	
Onívoros	20				141(masc.); 22 (fem.)	15,6 (masc.); 13,3 (fem.)	88,2 (masc.); 90,1 (fem.)	Haddad e cols., 1999[21]
Semivegetarianos								
Vegetarianos								
Veganos	25				72 (masc.); 27 (fem.)	15,4 (masc.); 13,2 (fem.)	91,5 (masc.); 90,7 (fem.)	
Onívoros	68				77,08 (35 homens, 33 mulheres)	14	92,25	Pongstaporn e cols., 1999[22]
Semivegetarianos								
Vegetarianos	179				24,3 (62 homens, 117 mulheres)	12,7	92,3	
Veganos								
Onívoros	24				45,5			Ball e Bartlett, 1999[18]
Semivegetarianos								
Vegetarianos	50				25			
Veganos								

Tabela 19.5. Análise funcional da imunocompetência dos veganos

	n	Leucócitos contX10(9)/L	Linfócitos contX10(9)/L	Neutrófilos contX10(9)/L	Monócitos contX10(9)/L	Eosinófilos contX10(9)/L	Basófilos contX10(9)/L	Estudo
Onívoros								Obeid e cols., 2002[19]
Semivegetarianos	20		1,72					
Vegetarianos	64		1,83					
Veganos	29		1,51					
Onívoros (uso de carne > 285 g/d)	18	6,66						Li e cols., 1999[23]
Onívoros (uso de carne < 285 g/d)	60	6,07						
Semivegetarianos								
Vegetarianos	43	6,36						
Veganos	18	5,96						
Onívoros	20	5,83	1,9	3,47	0,24	0,17	0,05	Haddad e cols., 1999[21]
Semivegetarianos								
Vegetarianos								
Veganos	25	4,96	1,56	3,04	0,19	0,14	0,04	
Onívoros	58	7,41	27,8	58,2				Pongstaporn e cols., 1999[22]
Semivegetarianos								
Vegetarianos	179	5,57	33,8	53,4				
Veganos								

Plaquetas e hemostasia

A agregação plaquetária é um evento que ocorre no desenvolvimento da trombose. É iniciada pela produção de tromboxano A2 (produzido pelo ácido araquidônico e ômega-6 (ω-6)) na membrana da plaqueta. A carne é a principal fonte de ácido araquidônico na dieta moderna.

Contrariamente, os derivados do ácido linolênico (ômega-3 (ω-3)) produzem EPA e DHA que têm efeito contrário ao ômega-6, sendo protetores contra a formação de trombos.

Os vegetarianos podem apresentar níveis mais elevados de ω-6 e mais baixos de ω-3.

Haddad e cols. (1999)[21] avaliaram exames laboratoriais de 25 veganos e 20 onívoros, demonstrando que os veganos apresentam contagem de plaquetas significativamente mais baixa (p < 0,05) do que os onívoros. Isso pode ser explicado pelo mesmo motivo da hemácia: carência de vitamina B 12.

Mezzano e cols. (1999)[24] avaliaram 23 vegetarianos e 3 veganos. Foi encontrada maior contagem de plaquetas e menor tempo de sangramento nos vegetarianos. Isso pode ser explicado pelos menores níveis plasmáticos de EPA (ácido eicosapentaenoico) e DHA (ácido docosa-hexaenoico) encontrado nos vegetarianos do referido estudo.

Assim, os vegetarianos apresentam proteção contra trombose se analisarmos a maioria dos estudos relacionando a contagem de plaquetas (menor em vegetarianos) (Tabela 19.6). Por outro lado, os maiores níveis de ômega-6 favorecem um estado pró-coagulante.

Não há estudos sobre a incidência de trombose em vegetarianos.

Pacientes em condições clínicas de maior risco para trombose podem se beneficiar pela maior ingestão de ômega-3 e menor de ômega-6.

Proteína

A dieta vegetariana não traz problema algum em relação à proteína. A dificuldade de obtenção proteica é um mito em que muitas pessoas ainda acreditam.

Todos os estudos demonstram que atingindo o valor energético diário apropriado com uma alimentação baseada em grãos (como é a vegetariana), todos os aminoácidos essenciais ultrapassam a recomendação diária. A porcentagem proteica ingerida por vegetarianos (inclusive veganos) na maioria dos estudos está em torno de 13% do volume calórico total diário. Verifique a Tabela 19.2 novamente.

Rand e cols. (2003)[25] realizaram uma metanálise demonstrando que não há diferença na incorporação de nitrogênio em humanos quando a proteína da dieta é oriunda de alimentos de origem animal ou vegetal.

Só encontramos deficiência proteica em vegetarianos quando a dieta é demasiadamente limitada em variedade e quantidade, não atingindo as necessidades energéticas diárias. *Esse problema se chama falta de alimentação e não vegetarianismo.*

Os vegetarianos, especialmente os veganos, em alguns casos apresentam proteínas totais em valor menor que os onívoros. No entanto, os níveis de albumina são maiores nos veganos que nos outros grupos. Sendo as globulinas marcadores de inflamação, a sua redução frente às proteínas totais não é fator de preocupação, muito pelo contrário (Tabela 19.7).

Os valores de linfócitos costumam se apresentar normais. Verifique a Tabela 19.5 novamente.

Os níveis de ureia sérica costumam se apresentar menores que nos onívoros. Nesse caso, não estamos avaliando a ureia como indicador de função renal e nem de hidratação, mas sim como um sinalizador de menor proteólise, já que a ingestão proteica de vegetarianos não é excessiva (Tabela 19.8).

Tabela 19.6. Plaquetas e hemostasia

	n	Plaquetas contagem X 10(9)/L	Volume plaquetário (fl)	Fator VII (%)	Fibrinogênio (mg/dL)	INR	Estudo
Onívoros	20	242					Obeid e cols., 2002[19]
Semivegetarianos	64	241					
Vegetarianos	29	228					
Veganos							
Onívoros (uso de carne > 285 g/d)	18	200,5	8,33	98,8	331	0,98	Li e cols., 1999[23]
Onívoros (uso de carne < 285 g/d)	60	214,3	8,53	102,8	346	0,97	
Semivegetarianos							
Vegetarianos	43	223,4	8,6	96,2	345	1,01	
Veganos	18	192,5	9,53	89	326	0,99	
Onívoros	20	270					Haddad e cols., 1999[21]
Semivegetarianos							
Vegetarianos							
Veganos	25	235					
Onívoros	26	242			273		Mezzano e cols., 1999[24]
Semivegetarianos							
Vegetarianos	26	211			233		
Veganos							
Onívoros	58	245					Pongstaporn e cols., 1999[22]
Semivegetarianos							
Vegetarianos	179	251					
Veganos							

Semiologia Nutricional de Vegetarianos

Tabela 19.7. Proteínas totais e frações

	n	Proteína total (g/dL)	Albumina (g/dL)	Estudo
Onívoros	45	7,6		Hung e cols., 2002[26]
Semivegetarianos				
Vegetarianos	45	7,4		
Veganos				
Onívoros	19	7,675		Sebeková e cols., 2001[27]
Semivegetarianos	14	7,061		
Vegetarianos	19	6,924		
Veganos	9	7,11		
Onívoros	20		4,69	Haddad e cols., 1999[21]
Semivegetarianos				
Vegetarianos				
Veganos	25		4,93	

Haddad e cols. (1999)[21] demonstraram bem esses dados, avaliando exames laboratoriais de 25 veganos e 20 onívoros. Foram encontrados níveis séricos de ureia significativamente menores (p < 0,05) nos veganos, assim como níveis significativamente mais elevados (p < 0,05) de albumina sérica nesse mesmo grupo.

Vitamina B12 (cobalamina)

Esse é o nutriente que sempre deve ser muito bem avaliado, já que pode haver deficiência em muitos vegetarianos e onívoros.

Sobre a fisiologia, deve-se lembrar que:

- A vitamina B12 pode ser estocada no fígado (principalmente) e nos rins. Esse estoque pode ser suficiente para assegurar a função normal no organismo decorrente da ação da vitamina por cerca de seis meses a cinco anos a partir do momento que não haja menor ingestão.
- A vitamina B12 ingerida é liberada no estômago e quando está no intestino (pH alcalino) se liga ao fator intrínseco (FI), composto produzido no estômago. Essa ligação (B12/FI) é fundamental para a absorção da B12 no íleo terminal. Memorize essa informação!

Sobre a via bioquímica da B12, deve-se lembrar que: quando há deficiência de B12, a homocisteína se eleva. Mas se deve lembrar que outras deficiências (ácido fólico e vitamina B6) também causam elevação da homocisteína. Portanto, apesar da homocisteína ser um bom indicador de deficiência de B12, ela não é específica.

Na falta da B12, com a homocisteína elevada, a via é desviada para a formação do ácido metilmalônico. A deficiência de ácido fólico não influencia nos níveis do ácido metilmalônico; portanto, ele é um melhor indicador que a homocisteína para diagnosticar a deficiência de B12. O ácido metilmalônico apresenta outro aspecto interessante quando comparado com a homocisteína. Observe na Tabela 19.9 que o intervalo de variação

Tabela 19.8. Função renal

	n	Creatinina (mg/dL)	Ureia (mg/dL)	Taxa de filtração glomerular (mL/min/1,73 m²)	Estudo
Onívoros	79	0,8			Herrmann e cols., 2003[28]
Semivegetarianos					
Vegetarianos	53	0,8			
Veganos	12	0,8			
Onívoros	20	0,8			Obeid e cols., 2002[19]
Semivegetarianos	64	0,8			
Vegetarianos	29	0,8			
Veganos					
Onívoros	45	0,67			Hung e cols., 2002[26]
Semivegetarianos					
Vegetarianos	45	0,7			
Veganos					
Onívoros	19	0,81		103,2	Sebeková e cols., 2001[27]
Semivegetarianos	14	0,9		102,9	
Vegetarianos	19	0,86		104,9	
Veganos	9	0,85		99,3	
Onívoros	20		28,7		Haddad e cols., 1999[21]
Semivegetarianos					
Vegetarianos					
Veganos	25		24,2		

Semiologia Nutricional de Vegetarianos

Tabela 19.9. Estado de vitamina B12 em vegetarianos

	n	Vitamina B12 sérica (pmol/L)	Folato sérico (nmol/L)	B6 (nmol/L)	Homocisteína (mcmol/L)	Ácidometilmalônico (nmol/L)	Holotranscobalamina (pmol/L)	Hemoglobina (g/dL)	VCM (fL)	Estudo
Onívoros	79	287	21,8	12,9	8,8	161	54			Hermann e cols., 2003[28]
Semivegetarianos										
Vegetarianos	53	179	27,7	12,3	10,9	368	23			
Veganos	12	126	34,3	12,2	14,3	779	4			
Onívoros	32	310,9	19,6		9,8					Huang e cols., 2003[29]
Semivegetarianos										
Vegetarianos	37	191,8	28,5		13,2					
Veganos										
Onívoros										Bissoli e cols., 2002[20]
Semivegetarianos										
Vegetarianos	14	163,8	12,6	2,5	17,4				93,4	
Veganos	31	155	15,6	4,1	26,9				94,4	
Onívoros										Obeid e cols., 2002[19]
Semivegetarianos	20	218	32		8,7	206		13,2	90	
Vegetarianos	64	192	28,8		10,5	355		13,5	89	
Veganos	29	148	31,8		12,8	708		13,9	92	
Onívoros	45	403,5	11,98		8,64					Hung e cols., 2002[26]
Semivegetarianos										
Vegetarianos	45	207,7	14,79		11,2					
Veganos										
Onívoros	59	344,7	16,39		10,19					Krajcovicová e cols., 2000[10]
Semivegetarianos										
Vegetarianos	62	214,8	18,9		13,18					
Veganos	32	140,1	20,19		16,79					

Indivíduos adultos saudáveis sem utilização de suplementos; Vegetarianos – tempo superior a 1 ano de vegetarianismo.

sérica é muito maior que a da homocisteína, o que facilita a nossa avaliação diagnóstica. O problema da dosagem de ácido metilmalônico é o custo. A maioria dos convênios ainda não cobre esse exame.

O holotranscobalamina II é o transportador sanguíneo da B12. Na deficiência da vitamina os valores séricos também diminuem. Verifique a Tabela 19.9 novamente. Esse exame também mostra um intervalo de variação sérica importante, facilitando o diagnóstico. O maior problema desse exame também é o custo. A maioria dos convênios não cobre o exame e quase não existem laboratórios no Brasil que o realizam.

Em breve a dosagem da holotranscobalamina II substituirá a dosagem da B12 sérica. A B12 é transportada por 3 transportadores diferentes (holotranscobalamina I, II e III). As formas I e III transportam formas análogas de B12, mas a forma II transporta apenas B12 verdadeira.

Ao dosar a vitamina B12 sérica, é realizada a mensuração da hototranscobalamina I, II e III.

O estado de B12 costuma ser decrescente em onívoros, semivegetarianos, vegetarianos e veganos.

O hemograma não é o melhor método para diagnóstico.

Diversos pacientes apresentam deficiência de B12 sem redução da hemoglobina e sem alteração do VCM (volume corpuscular médio).

Na deficiência grave de B12 ocorre neutropenia e trombocitopenia no hemograma.

Como a vitamina B12 e o ácido fólico são fundamentais para a duplicação do DNA, quando um dos dois (ou os dois) está deficiente, a célula aumenta de tamanho; portanto, o VCM aumenta. A anemia é chamada megaloblástica.

Como a dieta vegetariana é rica em ácido fólico (verifique a Tabela 19.2 novamente), o VCM pode não se alterar tanto quanto esperaríamos pela deficiência de B12.

Se somado à deficiência de B12 o indivíduo também apresentar deficiência de ferro (que causa redução do VCM – microcitose), o VCM final estará dentro da faixa da normalidade.

Portanto, o VCM não é o melhor indicador para detectar deficiência de B12.

Os reticulócitos ficam reduzidos na deficiência da vitamina B12.

Os melhores exames para serem utilizados seriam o conjunto: vitamina B12 sérica, homocisteína, ácido metilmalônico e holotranscobalamina II. Na prática optamos por utilizar a B12 sérica e a homocisteína, apenas pela viabilidade econômica.

Resumidamente, na deficiência de cobalamina (verifique a Tabela 19.9 novamente), os níveis séricos de:

1. Vitamina B12: se reduzem;
2. Homocisteína: se elevam;
3. Ácido metilmalônico: se elevam;
4. Holotranscobalamina II: se reduzem;
5. VCM: se elevam;
6. Neutrófilos e plaquetas: se reduzem em quantidade na deficiência grave;
7. Reticulócitos: se reduzem em quantidade.

Encontrando um paciente com anemia megaloblástica por deficiência de B12 não responsivo à suplementação de B12 por via oral, devemos pensar na existência de anemia perniciosa.

Anemia megaloblástica e perniciosa são coisas diferentes!

Semiologia Nutricional de Vegetarianos

Na megaloblástica a célula fica "mega" (grande) por deficiência de B12 ou ácido fólico (se pensarmos apenas em termos nutricionais).

Na anemia perniciosa, a célula também fica "mega" (grande). A anemia também é megaloblástica e especificamente por falta de B12. Mas nesse caso o problema não se deve à falta de ingestão de B12 e sim à falta do fator intrínseco.

A existência de autoanticorpos elimina a produção do fator intrínseco. Nesse caso, dosamos a presença de anticorpos anticélula parietal e solicitamos a realização de endoscopia digestiva alta para visualizar o estado da mucosa do fundo gástrico.

Zinco

A avaliação laboratorial de zinco sérico não é confiável.

A dificuldade de obtenção de marcadores sensíveis e específicos que demonstrem o estado real do mineral torna a sua avaliação complexa. Os exames não refletem acuradamente os tamanhos do *pool* de zinco nutricionalmente disponível.

O zinco sérico (assim como o cálcio) mantém-se em valores constantes, a não ser que a deficiência seja tão intensa que a homeostasia não seja mais possível de ser mantida. O *pool* de zinco sérico representa apenas 2% do zinco corporal.

Diversas condições influenciam os valores séricos desse mineral, como: jejum prolongado, estado hormonal, ingestão de alimentos, trauma e infecção.

A metalotioneína eritrocitária poderia ser utilizada como um marcador mais confiável, mas as dificuldades de análise dificultam a sua utilização corriqueira, além do fato da deficiência de ferro proporcionar o aumento intraeritrocitário de zinco, o que atrapalha o correto diagnóstico do seu estado nutricional.

Análise de zinco no cabelo também não é uma boa opção, pois na deficiência do mineral os pelos apresentam taxa de crescimento reduzida.

Deve-se estar atento aos sinais clínicos de deficiência.

No entanto, indivíduos com deficiência subclínica podem permanecer sem diagnóstico, pois as manifestações clínicas nesse caso são pouco conhecidas.

Os estudos realizados com vegetarianos não acusaram deficiência clínica de zinco.

Cálcio

Como avaliar o estado nutricional de cálcio?

Essa resposta não é simples de ser respondida.

O organismo providencia a manutenção dos níveis de cálcio sérico sempre dentro da faixa da normalidade. Esse ajuste é realizado principalmente por meio da ação da vitamina D, calcitonina e paratormônio (PTH).

O osso é o principal depósito de cálcio corporal. Na deficiência de cálcio plasmático ocorre retirada de cálcio do osso para manter a homeostase.

Portanto, não é conveniente utilizar o cálcio sérico para avaliar o estado nutricional desse mineral, já que ele sempre se apresentará dentro dos limites da normalidade (salvo em situações patológicas).

A avaliação da densidade mineral óssea é um indicador precário da ingestão de cálcio ao longo da vida, pois a deposição de cálcio no osso não depende apenas da ingestão do mineral.

Muitas dúvidas ainda existem com relação ao cálcio e a saúde óssea.

Um estudo de revisão sobre o efeito da dieta vegetariana e a integridade óssea foi publicado em 2004.[30] Os resultados demonstraram que:

1. Não há diferença entre a massa óssea de vegetarianos e onívoros;
2. O impacto do vegetarianismo sobre a saúde óssea é muito difícil de ser avaliado. Não podemos considerar apenas a quantidade de cálcio ingerida. Há diversos fatores da dieta que podem interferir no metabolismo ósseo, como teor de cálcio, proteína, cinzas alcalinizantes, vitamina K e fitoestrógenos. Outros fatores como atividade física e uso de medicações também podem interferir.

Os veganos costumam apresentar menor ingestão de cálcio que os outros grupos. No entanto, mantém a mesma massa óssea em diversos estudos. Isso pode ser devido aos fatores listados acima, que favorecem o metabolismo ósseo desses indivíduos.

Por precaução, é recomendado manter a ingestão de cálcio dentro dos valores sugeridos para esses indivíduos nas suas respectivas faixas etárias (DRI's). A orientação nutricional adequada promove esse ajuste mesmo sem o uso de laticínios.

No contexto da avaliação nutricional, a deficiência de cálcio dietético será vista quando houver as seguintes condições laboratoriais:

1. Cálcio total ou ionizado sérico normal;
2. PTH elevado ou no limite superior da normalidade;
3. Cálcio urinário baixo ou no limite inferior da normalidade.

A vitamina D não entra no critério de diagnóstico da deficiência de cálcio. Sua dosagem pode ser importante para estabelecer os fatores de correção, tendo em vista que a deficiência pode ocorrer por má-absorção (carência de vitamina D, se nutricionalmente falando), mas também por baixa ingestão de cálcio, além dos fatores de perda (intestinais disabsortivas ou urinárias).

Perfil lipídico

Os estudos comparativos demonstram menores valores séricos de colesterol em vegetarianos quando comparados com onívoros ou semivegetarianos. Os veganos apresentam os menores níveis de todos os grupos.

Os níveis de colesterol se mantêm menores em vegetarianos mesmo quando o IMC é similar aos não vegetarianos.[31]

A relação colesterol total/HDL e LDL/HDL também é mais favorável nos vegetarianos (Tabela 19.10).

Estudos que compararam proteção antioxidante de vegetarianos e onívoros (vide o tópico sobre antioxidantes) demonstraram que os vegetarianos também têm uma melhor relação vitamina E/colesterol, vitamina E/triglicérides e vitamina E/vitamina C.

Krajcovicová e cols., 2000 analisando o perfil lipídico de onívoros, vegetarianos e veganos demonstrou que:

- Dentre os 59 onívoros estudados, 51% tinham hipercolesterolemia, 5% tinham HDL abaixo do recomendado e 39% tinham triglicérides acima do recomendado;
- Dentre os 54 vegetarianos estudados, nenhum deles (0%) apresentava hipercolesterolemia ou HDL reduzido. Apenas 2% apresentavam triglicérides elevado.
- Dentre os 32 veganos estudados nenhum deles apresentava as variáveis citadas acima alteradas.

Como as frações do colesterol estão relacionadas com o valor do colesterol total, é possível encontrar níveis mais baixos de HDL em vegetarianos. Isso não é necessariamente um problema. Avalie a relação colesterol/HDL e LDL/HDL.

Tabela 19.10. Perfil lipídico de vegetarianos

	n	Colesterol total (mg/dL)	HDL (mg/dL)	LDL	CT/ HDL	LDL/ HDL	Triglicérides (mg/dL)	IMC (kg/m²)	PCR (mg/L)	Estudo
Onívoros	30	189					52,1		1,3	Szeto e cols., 2004[32]
Semivegetarianos										
Vegetarianos	30	4,8 mM					40,97		0,77	
Veganos										
Onívoros	10	222,5	56,27		3,95		170,64	23,36		Siani e cols., 2003[33]
Semivegetarianos										
Vegetarianos	20	181,04	62,17		2,91		92,91	22,41		
Veganos										
Onívoros										Bissoli e cols., 2002[20]
Semivegetarianos										
Vegetarianos	14	193,1	47,3		4,08		103			
Veganos	31	165,9	44,3		3,74		90,5			
Onívoros	45	170					42,9			Hung e cols., 2002[26]
Semivegetarianos										
Vegetarianos	45	150					28,6			
Veganos										

Continua

Tabela 19.10. Perfil lipídico de vegetarianos *(continuação)*

	n	Colesterol total (mg/dL)	HDL (mg/dL)	LDL	CT/ HDL	LDL/ HDL	Triglicérides (mg/dL)	IMC (kg/m²)	PCR (mg/L)	Estudo
Onívoros	59	219	50,64	139,56	4,32	2,75	64,17	24,2		Krajcovicová e cols., 2000[10]
Semivegetarianos										
Vegetarianos	54	179	54,89	103,99	3,27	1,8	46,77	22,8		
Veganos	32	169	57,21	89,69	2,95	1,56	50,25	21,4		
Onívoros	113	187	51	115,98	3,66	2,46	40,59			Lee e cols., 2000[34]
Semivegetarianos										
Vegetarianos	60	174	46,3	108,24	3,75	2,44	43,68			
Veganos										
Onívoros (uso de carne > 285 g/d)	18	177	41,75	113,66	4,46	2,89	57,6	27		Li e cols., 1999[23]
Onívoros (uso de carne < 285 g/d)	60	173,9	42,13	113,27	4,34	2,86	49,09	26,4		
Semivegetarianos										
Vegetarianos	43	139	39,8	81,57	3,66	2,19	46,39	23,6		
Veganos	18	137	37,11	82,73	3,69	2,25	41,75	23,3		
Onívoros	1198	205	57,6	122,55	3,56	2,12				Appleby P e cols., 1999[35]
Semivegetarianos	415	193,6	60,3	111,34	3,21	1,84				
Vegetarianos	1550	188,6	57,99	105,92	3,25	1,82				
Veganos	114	165,8	57,6	88,14	2,87	1,53				

Semiologia Nutricional de Vegetarianos

Resumo

A interpretação de exames laboratoriais de vegetarianos depende de alguns conhecimentos específicos.

São dados fisiológicos:

- Leucograma com menor contagem de leucócitos e nenhum bastonete.
- Plaquetas dentro do valor de contagem normal, mas próximo ao limite inferior.
- Ureia dentro dos limites da normalidade, mas com valor menor que a de onívoros.
- Proteína total em valor menor que onívoros e às vezes no limite inferior ou abaixo dele, decorrente da redução de globulinas.
- Albumina sérica mais elevada que em onívoros, mas dentro do limite de normalidade.
- Ferritina mais baixa que em onívoros, mas dentro da normalidade.
- Lipoproteínas mais baixas que em onívoros, com boa relação colesterol/HDL e LDL/HDL.

São mais comuns em vegetarianos, mas não são fisiológicos:

- Níveis séricos reduzidos de vitamina B12;
- Níveis elevados de homocisteína;
- Níveis elevados de ácido metilmalônico;
- Níveis reduzidos de transcobalamina.

Preste sempre atenção ao estado de B12 e recomende suplementação se necessário.

Referências bibliográficas

1. Christel L et al. Young Swedish vegans have different sources of nutrients than young omnivores. J Am Diet Assoc 2005;105(9):1438-41.
2. Gwyneth KD et al. EPIC-Oxford: lifestyle characteristics and nutrient intakes in a cohort of 33 883 meat-eaters and 31 546 non meat-eaters in the UK. Public Health Nutrition. 6(3):259-69, May, 2003.
3. Steinmetz KA, et al. Vegetables, fruit and cancer. II. Mechanisms. Cancer Causes Control 1991; 2:427.
4. Andersson A et al. Effect of thiol oxidation and thiol export from erythrocytes on determination of redox status of homocysteine and other thiols in plasma from healthy subjects and patients with cerebral infarction. Clin Chem 1995; 41:361-6.
5. Lentz SR. Homocysteine and vascular dysfunction. Life Sci 1997; 61:1205-15.
6. Welch GN, Loscalzo J. Homocysteine and atherothrombosis. N Engl J Med 1998; 338:1042-50.
7. Mezzano D, et al. Vegetarians and cardiovascular risk factors: hemostasis, inflammatory markers and plasma homocysteine. Thrombosis & Haemostasis 1999 Jun; 81(6):913-7.
8. Rauma AL, Mykkänen H. Antioxidant status in vegetarians versus omnivores. Nutrition 2000 Feb; 16(2): 111-9. Review.
9. Rauma AL, et al. Antioxidant status in long-term adherents to a strict uncooked vegan diet. Am J Clin Nutr 1995; 62:1221.
10. Krajcovicová M, et al. Traditional and alternative nutrition – levels of homocysteine and lipid parameters in adults. Scand J Clin & Lab Inv 2000 Dec; 60(8):657-64.
11. Manjari V, et al. Oxidant stress, antioxidants and essential fatty acids in South Indian vegetarians and non-vegetarians. Prostaglandins Leukotrienes & Essential Fatty Acids 2001 Jan; 64(1):53-9.
12. Kazimírivá A et al. Does a vegetarian diet influence genomic stability? Eur J Nutr 2004; 43(1):32-8.
13. Szeto YT et al. Effects of a long-term vegetarian diet on biomarkers of antioxidant status and cardiovascular disease risk. Nutrition 2004; 20(10):863-6.
14. KRAJCOVICOVÁ e col. Lipid peroxidation and nutrition. Physiological Research. 53(2): 219-24, 2004.
15. Gwyneth K, Davey et al. EPIC-Oxford: lifestyle characteristics and nutrient intakes in a cohort of 33.883 meat-eaters and 31.546 non meat-eaters in the UK. Public Health Nutrition 2003 May; 6(3):259-69.
16. Newby PK et al. Risk of overweight and obesity among semivegetarian, lactovegetarian, and vegan women. Am J Clin Nutr 2005 Jun; 81(6):1267-74.

17. Larsson CL, Johansson G. Dietary intake and nutritional status of young vegans and omnivores in Sweden. Am J Clin Nutr 2002; 76(1):100-6.
18. Ball MJ, Bartlett MA. Dietary intake and iron status of Australian vegetarian women. Am J Clin Nutr 1999; 70(3):353-8.
19. Obeid R, et al. The impact of vegetarianism on some haematological parameters. Eur J Haematol 2002; 69:275-9.
20. Bissoli L et al. Effect of vegetarian diet on homocysteine levels. Ann Nutr Met 2002; 46(2):73-9.
21. Haddad EH et al. Dietary intake and biochemical, hematologic, and immune status of vegans compared with nonvegetarians. Am J Clin Nutr 1999; 70(3 Suppl):586S-593S.
22. Pongstaporn W, et al. Hematological parameters, ferritin and vitamin B12 in vegetarians. J Med Assoc Thailand 1999 Mar; 82(3):304-11.
23. Li D, et al. The association of diet and thrombotic risk factors in healthy male vegetarians and meat-eaters. Eur J Clin Nutr 1999 Aug; 53(8):612-9.
24. Mezzano D, et al. Vegetarians and cardiovascular risk factors: hemostasis, inflammatory markers and plasma homocysteine. Thrombosis & Haemostasis 1999 Jun; 81(6):913-7.
25. Rand WM et al. Meta-analysis of nitrogen balance studies for estimating protein requirements in healthy adults. Am J Clin Nutr 2003; 77(1):109-27.
26. Hung CJ et al. Plasma homocysteine levels in Taiwanese vegetarians are higher than those of omnivores. J Nutr 2002; 132(2):152-8.
27. Herrmann W et al. Vitamin B-12 status, particularly holotranscobalamin II and methylmalonic acid concentrations, and hyperhomocysteinemia in vegetarians. Am J Clin Nutr 2003; 78(1):131-6.
28. Huang YC et al. The status of plasma homocysteine and related B-vitamins in healthy young vegetarians and nonvegetarians. Eur J Nutr 2003; 42(2):84-90.
29. New SA. Do vegetarians have a normal bone mass? Osteo Intern 2004; 15(9):679-88.
30. Sacks FM, et al. Plasma lipids and lipoproteins in vegetarians and controls. N Engl J Med 1975; 292: 1148-51.
31. Szeto YT et al. Effects of a long-term vegetarian diet on biomarkers of antioxidant status and cardiovascular disease risk. Nutrition 2004; 20(10):863-6.
32. Siani V et al. Body composition analysis for healthy Italian vegetarians. Acta Diabetologica. 2003; 40(Suppl 1):S297-8.
33. Lee HY, et al. Serum fatty acid, lipid profile and dietary intake of Hong Kong Chinese omnivores and vegetarians. Eur J Clin Nutr 2000 Oct; 54(10):768-73.
34. Appleby P et al. The Oxford Vegetarian Study: an overview. Am J Clin Nutr 1999; 70(3 Suppl): 525S-531S.

CAPÍTULO

20

Atlas Semiológico Nutricional Comentado

Antonio Cláudio Goulart Duarte
Fabrizzio Reis Castellani
Rosângela Lopes Outeiral

Fácies

Aguda

Expressão de cansaço, sono, sedação. As pálpebras se encontram fechadas e flácidas, assim como a musculatura de sustentação da cabeça. Os pacientes precisam muitas vezes de auxílio nutricional e ventilatório.

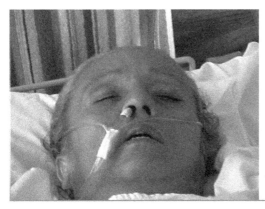

Figura 20.1. Expressão de fadiga. Pálpebras fechadas.
Necessidade de auxílio nutricional.

Observação: todas as imagens agora mostradas foram autorizadas e cedidas pelos pacientes ou seus familiares para uso exclusivo em publicação científica neste livro.

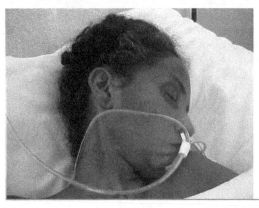

Figura 20.2. Expressão de fadiga. Pálpebras fechadas.
Pescoço sem sustentação.
Necessidade de auxílio nutricional.

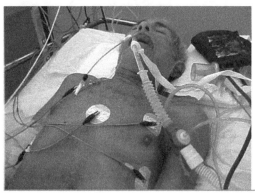

Figura 20.3. Expressão de fadiga.
Pálpebras fechadas.
Necessidade de ventilação mecânica e de auxílio nutricional.

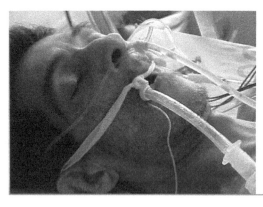

Figura 20.4. Expressão de fadiga.
Pálpebras fechadas.
Olhos encovados
Necessidade de ventilação mecânica e de auxílio nutricional.

Crônica

Expressão de fraqueza e tristeza. As pálpebras se encontram abertas e a musculatura de sustentação da cabeça está competente. Os pacientes precisam podem se alimentar de forma espontânea, mas algumas vezes necessitam de auxílio nutricional. Podem ser de *forma crônica adaptada*, mostrando já um pouco de sorriso e independência, ou de *forma não adaptada*, ainda com dependência e tristeza.

Forma adaptada

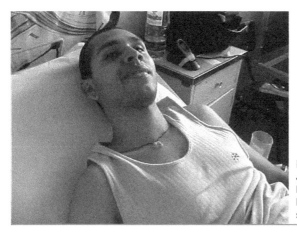

Figura 20.5. Expressão de pouca tristeza.
Já esboça um sorriso
Pálpebras abertas.
Necessita de auxílio nutricional suplementar.

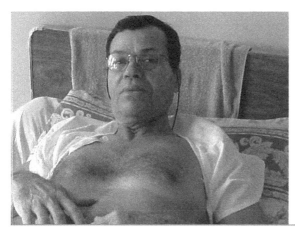

Figura 20.6. Expressão de pouca tristeza.
Sustenta a cabeça sem auxílio.
Pálpebras abertas.
Usou óculos para sair melhor na foto!
Mais participativo com o meio.

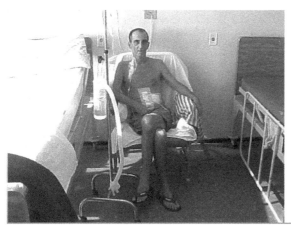

Figura 20.7. Expressão de pouca tristeza.
Sustenta a cabeça e o corpo sem auxílio.
Pálpebras abertas.
Mais participativo com o meio.
Senta cruzando as pernas para ficar melhor na foto.

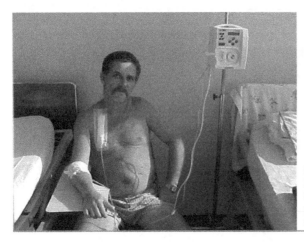

Figura 20.8. Expressão de pouca tristeza.
Mais participativo com o meio.
Senta de forma mais descontraída procurando melhor conforto, mesmo recebendo terapia nutricional parenteral.

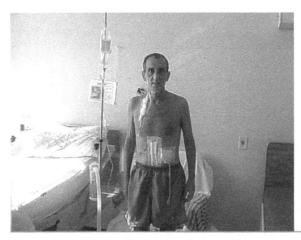

Figura 20.9. Expressão de pouca tristeza.
Mais participativo com o meio.
Fica de pé por si próprio, mesmo recebendo terapia nutricional enteral por jejunostomia e cheio de curativos.

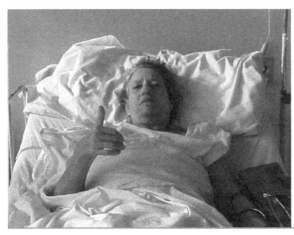

Figura 20.10. Expressão de pouca tristeza.
Mais participativo com o meio.
Mesmo acamada faz, de forma espontânea, o *sinal de positivo*!

Atlas Semiológico Nutricional Comentado

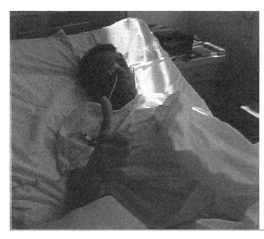

Figura 20.11. Acamado e com cateter nasal para nutrição enteral, mesmo assim faz de forma espontânea, o *sinal de positivo*!

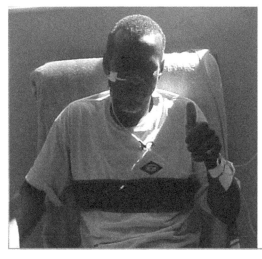

Figura 20.12. Mesmo com cateter para nutrição enteral e contido para conseguir ficar sentado, faz de forma espontânea, o *sinal de positivo*!

Forma não adaptada

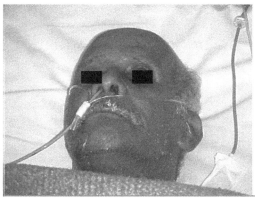

Figura 20.13. Expressão de sedação.
Sem participação com o meio.
Acamado, necessita de auxílio nutricional e de cuidados gerais.

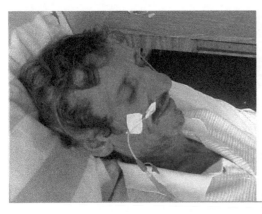

Figura 20.14. Expressão de cronicidade.
Magreza importante.
Pouca participação com o meio.
Acamado, necessita de auxílio nutricional.

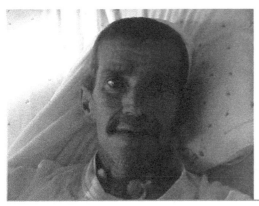

Figura 20.15. Expressão de tristeza no olhar.
Magreza importante.
Participação com o meio de forma rápida, pois logo se cansa.

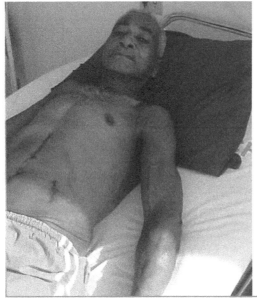

Figura 20.16. Expressão de tristeza no olhar.
Permanece mais tempo ao leito.
Participação com o meio de forma rápida, pois logo se cansa.
Aceita pouco a dieta. Necessita de vigilância nutricional.

Atlas Semiológico Nutricional Comentado

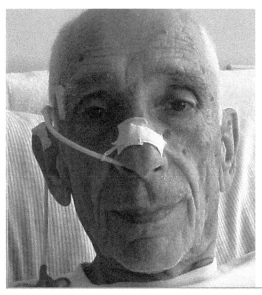

Figura 20.17. Expressão de tristeza no olhar. Necessita de vigilância e terapia nutricional e emocional.

Anemia

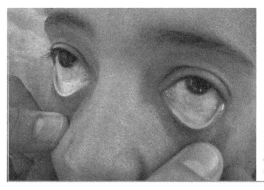

Figura 20.18. Pesquisa da palidez nas mucosas conjuntivais.
Comparar a áreas examinadas.

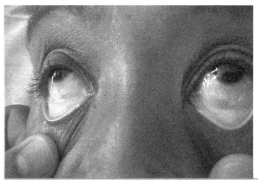

Figura 20.19. Pesquisa da palidez nas mucosas conjuntivais.
Comparar a áreas examinadas.
Pedir ao paciente que olhe para cima, sempre auxilia.

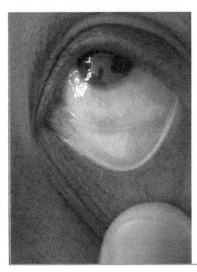

Figura 20.20. Pesquisa da palidez na mucosa conjuntival.
Pedir ao paciente que olhe para cima, sempre auxilia.
Veja que a conjuntiva está mais clara, de tom róseo ao invés de vermelho.

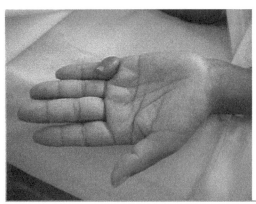

Figura 20.21. Pesquisa da palidez na região palmar.
Comparar a áreas examinadas.
Pedir ao paciente que vire a mão com a região palmar para cima.

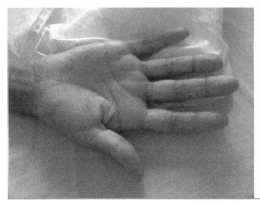

Figura 20.22. Pesquisa da palidez na região palmar.
Região palmar mais pálida que o normal.

Atlas Semiológico Nutricional Comentado

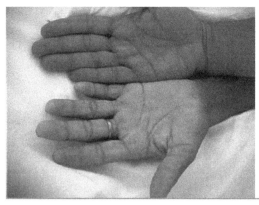

Figura 20.23. Pesquisa da palidez na região palmar.
Comparar a áreas examinadas do paciente com as do examinador (atribuindo que este não seja anêmico!).

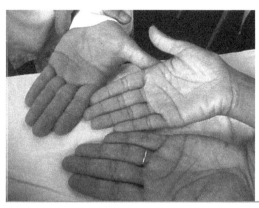

Figura 20.24. Pesquisa da palidez na região palmar.
Comparar a áreas examinadas do paciente com as dos examinadores (atribuindo que estes não sejam também anêmicos!).

Icterícia

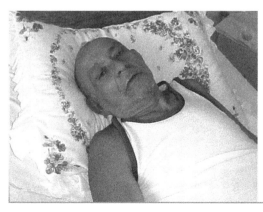

Figura 20.25. Pesquisa de icterícia.
Observar a coloração amarelada da pele e das mucosas.
Pode ser acompanhada de colúria.

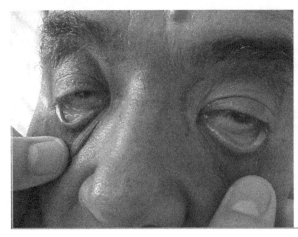

Figura 20.26. Pesquisa de icterícia. Observar a coloração amarelada das mucosas conjuntivais.
Pode ser acompanhada de prurido, colúria e acolia fecal, nos casos de colestase.

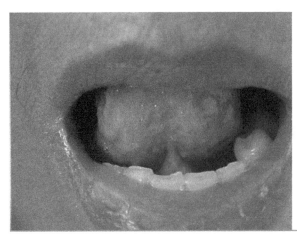

Figura 20.27. Pesquisa de icterícia. Observar a coloração amarelada na mucosa sublingual na região do frênulo ou freio lingual. Pode ser acompanhada de prurido, colúria e acolia fecal, nos casos de colestase.

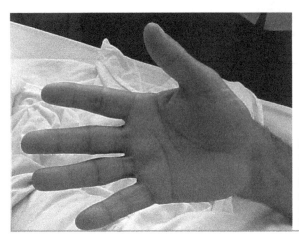

Figura 20.28. Pesquisa de icterícia. Observar a coloração amarelada na região palmar.
Não confundir com a coloração amarelada da hipercarotenemia, pois nesta não há coloração amarelada nas mucosas.

Língua e dentes

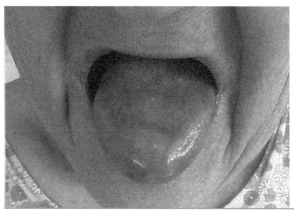

Figura 20.29. Língua com atrofia das papilas gustativas, de coloração rósea, brilhante e com leve grau de saburra no dorso (glossite).
Hipovitaminose e má-alimentação.

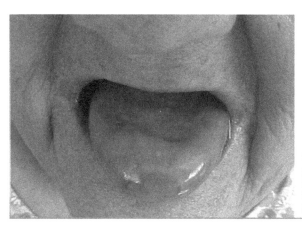

Figura 20.30. Língua com atrofia das papilas gustativas.
Observem as alterações no "canto da boca", isso é a queilite angular.
Hipovitaminose e má-alimentação.

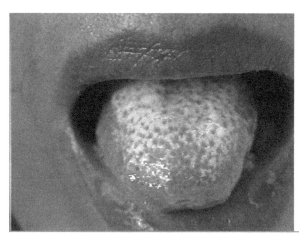

Figura 20.31. Língua saburrosa.
Falta de mastigação e não escovação da língua.
Pode haver candidíase (moniliíase) associada.

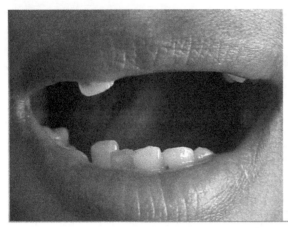

Figura 20.32. Dentição defeituosa.
Falta dentária comprometendo a mastigação.
Pode haver infecção periodontal associada.

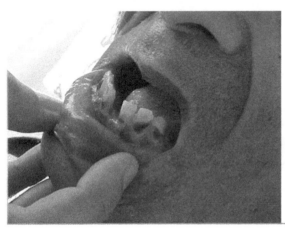

Figura 20.33. Dentição defeituosa.
Dentes em péssimo estado de conservação.
Infecção periodontal.
Foco de provável pneumonia de broncoaspiração.

Pele

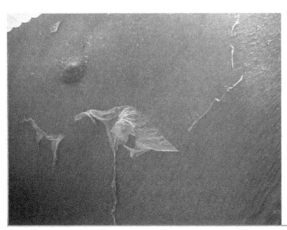

Figura 20.34. Pele descamada.
Porta de entrada para infecções.
Ferida com "alma ferida".

Atlas Semiológico Nutricional Comentado

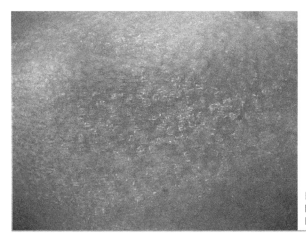

Figura 20.35. Pele ressecada.
Porta de entrada para infecções.
Ferida com "alma secamente ferida".

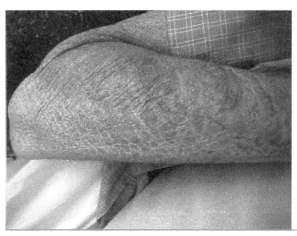

Figura 20.36. Pele muito ressecada.
Porta de entrada para infecções.
Ferida com "alma asperamente ferida".

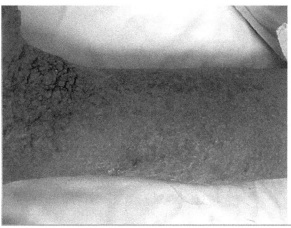

Figura 20.37. Pele muito ressecada.
Porta de entrada para infecções.
Ferida com "alma crostosamente ferida".

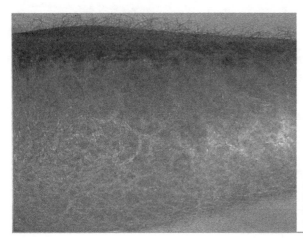

Figura 20.38. Pele ressecada.
Porta de entrada para infecções.
Ferida com "alma descamativamente ferida".

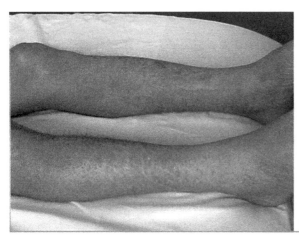

Figura 20.39. Pernas ressecadas.
Porta de entrada para infecções.
Ferida com "alma duplamente ferida".

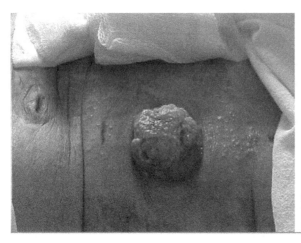

Figura 20.40. Pele com lesão infiltrativa maligna (metástase).
Porta de entrada para infecções.
Ferida com "alma muito ferida".

Atlas Semiológico Nutricional Comentado

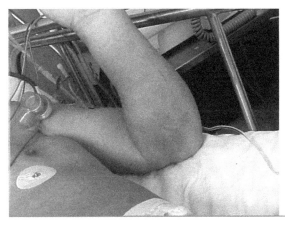

Figura 20.41. Pele com lesão hiperemiada no antebraço direito (flebite).
Porta de entrada para infecções.
Ferida com "alma dolorosamente ferida".

Mãos e pés

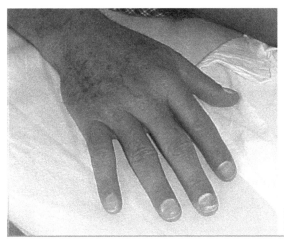

Figura 20.42. Mão com lesões nas unhas. Porta de entrada para infecções.

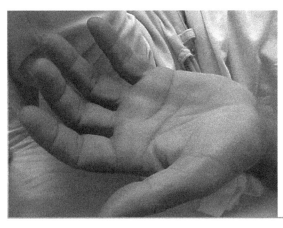

Figura 20.43. Mão com lesões descamativas na região palmar.

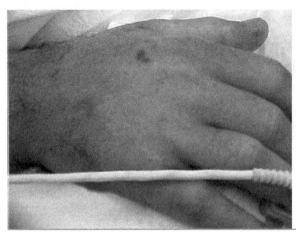

Figura 20.44. Mão com lesão equimótica na região dorsal.
Porta de entrada para infecções.

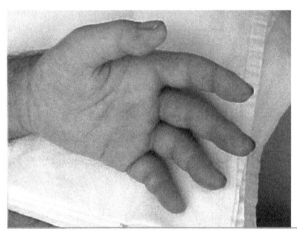

Figura 20.45. Mão com edema na região palmar.

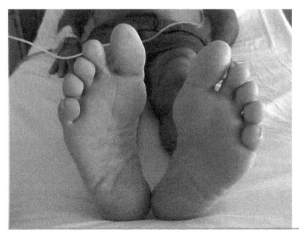

Figura 20.46. Pés com descamações em regiões plantares por desnutrição e desidratação.

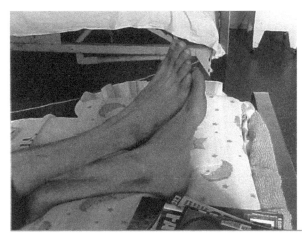

Figura 20.47. Pés sem edema e com atrofia muscular interóssea e nas panturrilhas.

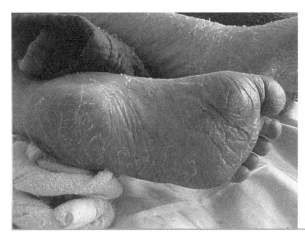

Figura 20.48. Pé com intensa descamação servindo de porta de entrada para infecções, por exemplo, erisipela.

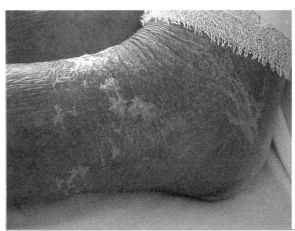

Figura 20.49. Pé descamado, podendo cursar com prurido e servindo de porta de entrada para infecções.

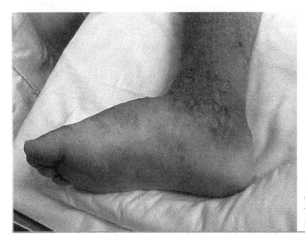

Figura 20.50. Pé descamado e edemaciado, podendo cursar com trombose venosa profunda e servindo de porta de entrada para infecções.

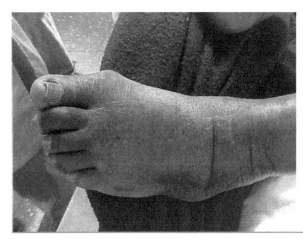

Figura 20.51. Pé descamado e edemaciado, podendo ser consequência de deficiência crônica de ácidos graxos essenciais, além de servir de porta de entrada para infecções interdigitais (micoses – "frieiras").

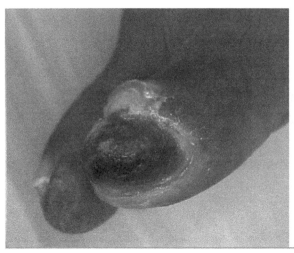

Figura 20.52. Pé com hálux (dedo maior) contendo lesão grave e necrótica. Porta de entrada de infecções.

Atlas Semiológico Nutricional Comentado

Atrofias

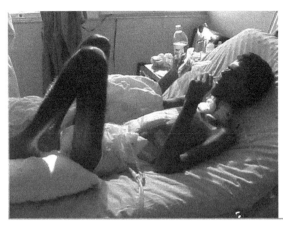

Figura 20.53. Atrofia muscular generalizada, mas o paciente consegue manter suas pernas fletidas e, acima de tudo, consegue comer por conta própria.
Isso é que é prova de força de viver!

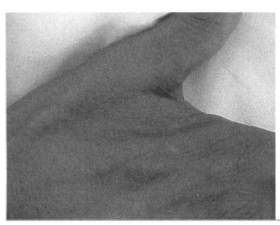

Figura 20.54. Atrofia muscular do adutor do polegar resultando em menor força de apreensão dos objetos, inclusive dos talheres, o que reduzirá sua ingestão de alimentos sólidos, contribuindo para maior desnutrição.

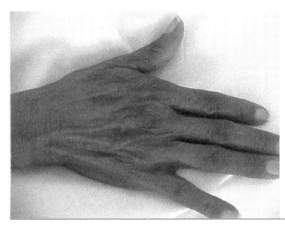

Figura 20.55. Atrofia muscular do adutor do polegar e dos interósseos da mão, resultando em menor força de apreensão dos objetos, o que reduzirá sua ingestão de alimentos sólidos contribuindo para maior desnutrição.

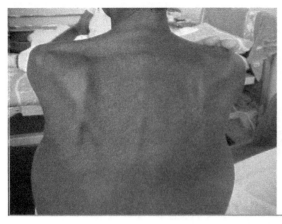

Figura 20.56. Atrofia muscular paravertebral ocasionando postura cifótica ("fica mais corcunda"), dificultando a permanência sentada ou de pé e favorecendo o decúbito dorsal e consequente risco maior de pneumonia.

Abdome

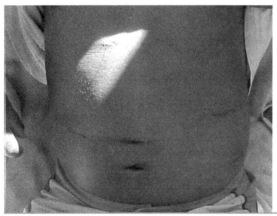

Figura 20.57. Abdome distendido e com várias cicatrizes, o que poderá atrapalhar a nutrição.

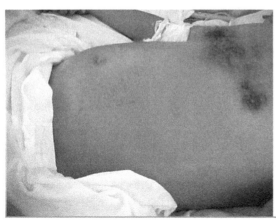

Figura 20.58. Abdome distendido. Observem que a cicatriz umbilical não está protusa, logo não há ascite importante, provavelmente há distensão gasosa.

Atlas Semiológico Nutricional Comentado

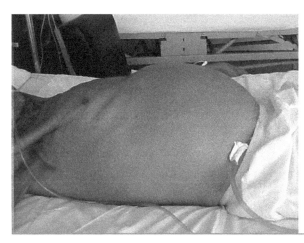

Figura 20.59. Abdome distendido. Observem que o abdome está mais alto que o tórax, assim temos: *"Paciente sobre um colchão: onde o 'barrigão' está mais alto que o pulmão há grande risco de broncoaspiração!"*

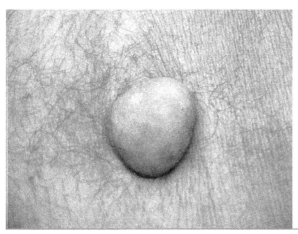

Figura 20.60. Abdome distendido. Observem que o umbigo está ocupado por uma protusão herniária que poderá interferir na nutrição.

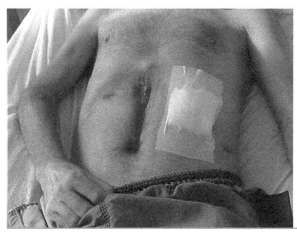

Figura 20.61. Abdome escavado. Observem a deiscência na ferida cirúrgica com provável fístula digestiva e alteração na nutrição.

Edemas

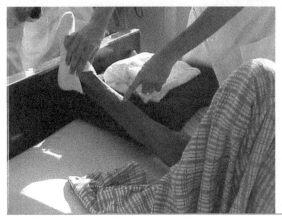

Figura 20.62. Pesquisa de edema em membro inferior por meio da busca do sinal de cacifo ou de Godet.

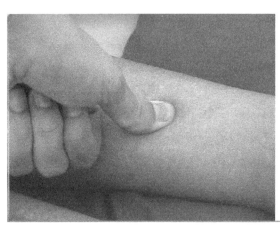

Figura 20.63. Fazer uma digitopressão com a polpa digital do polegar, de modo que fique uma leve faixa clara na ponta do dedo do examinador e deixar por pelo menos 1 a 2 segundos.

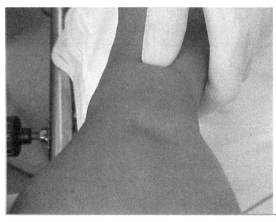

Figura 20.64. Não precisa apertar com força, nem colocar o dedo e retirar de forma rápida ("doente não dá choque!"). Observar a depressão na pele – sinal de cacifo.

Atlas Semiológico Nutricional Comentado

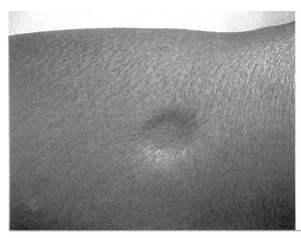

Figura 20.65. Eis o famoso sinal de cacifo ou de Godet.

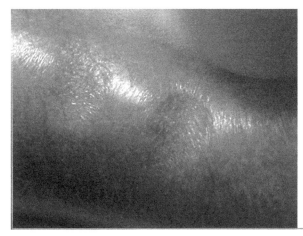

Figura 20.66. Olha eu aqui de novo! O famoso sinal de cacifo ou de Godet.

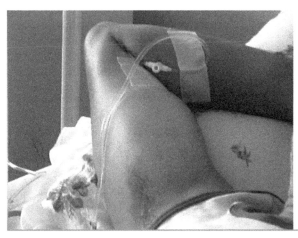

Figura 20.67. Nesse braço temos o edema por extravasamento de soro, o que será porta de entrada para inflamação e infecção.
Imaginem se fosse nutrição parenteral periférica!

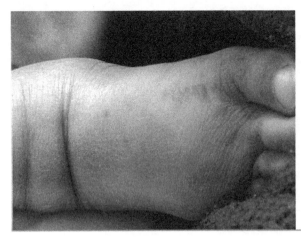

Figura 20.68. Nesse pé temos o edema já com sinais de enrugamento da pele demonstrando que está sendo reabsorvido.

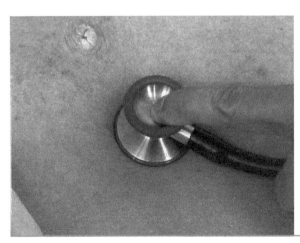

Figura 20.69. Neste momento, com o estetoscópio fazendo o papel da polpa digital do polegar, pesquisamos o edema intersticial na parede abdominal ou torácica, que nada mais é que o sinal de cacifo com o estetoscópio.

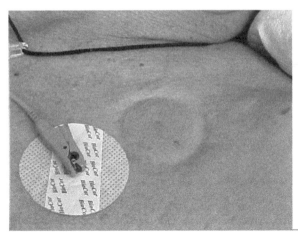

Figura 20.70. O edema na parede abdominal ou torácica é de forma semelhante ao que está ocorrendo no interstício pulmonar e gastrintestinal.

Atlas Semiológico Nutricional Comentado

Portas de entrada

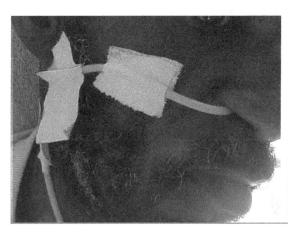

Figura 20.71. Traumatismo em asa do nariz por fixação incorreta do cateter nasoentérico.
Porta de entrada para infecção.
Ferida! Ferida! Ferida!

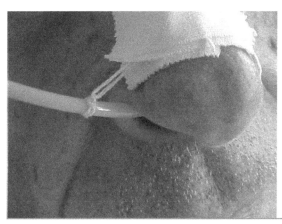

Figura 20.72. Traumatismo em asa do nariz por fixação tensa do cateter nasoentérico.
Porta de entrada para infecção.
Ferida! Ferida! Ferida!

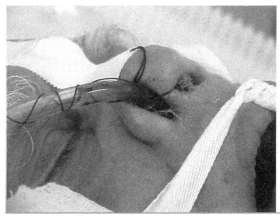

Figura 20.73. Ferida! Ferida! Ferida! Ferida!

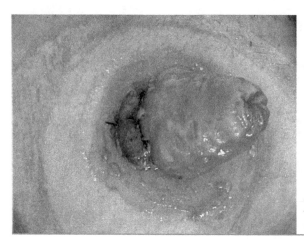

Figura 20.74. Evisceração de colostomia. O que seria para benefício, às vezes se torna o oposto!
Ferida! Ferida! Ferida!

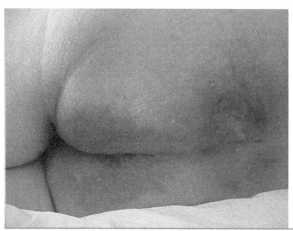

Figura 20.75. Úlceras de pressão.
Ferida! Ferida! Ferida!

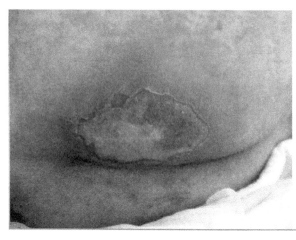

Figura 20.76. Úlcera de pressão.
Ferida! Ferida! Ferida!

Atlas Semiológico Nutricional Comentado

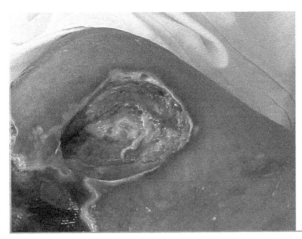

Figura 20.77. Úlcera de pressão.
Ferida! Ferida! Ferida!

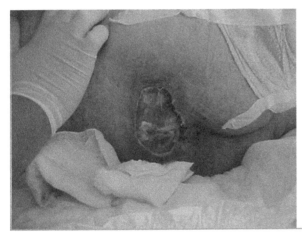

Figura 20.78. Úlcera de pressão.
Ferida! Ferida! Ferida!

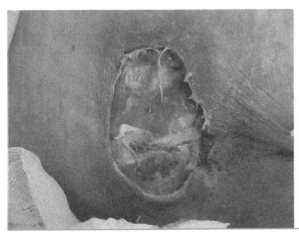

Figura 20.79. Úlcera de pressão.
Ferida! Ferida! Ferida!

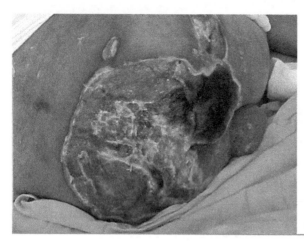

Figura 20.80. Úlceras de pressão. Ferida! Ferida! Ferida!

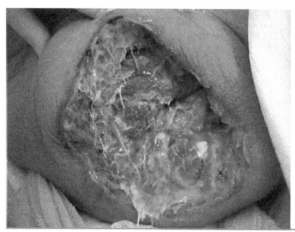

Figura 20.81. Úlcera de pressão. Ferida! Ferida! Ferida!

CHEGA DE COISA FEIIIIIIIIIIIIIIIIIAAAAAAAAAAA!

Conclusão

Desnutrição é síndrome de imunodeficiência adquirida inflamatória e como tal deve ser examinada, interpretada e tratada; por isso a semiologia nutricional é a evidência daquilo que o doente e a doença nos tornam evidentes.

CAPÍTULO
21

Semiologia na Avaliação da Dor Abdominal por Termografia Infravermelha

Antonio Cláudio Goulart Duarte

Resumo

Dor abdominal é uma condição clinicocirúrgica frequente em atendimentos médicos eletivos, de urgência e de emergência. A semiologia diagnóstica por meio de anamnese, exame físico e do uso de avaliações complementares laboratoriais e de imagens são, em alguns casos, inconclusivas, principalmente na presença de dor abdominal de característica funcional. A termografia cutânea por emissão de infravermelho é uma poderosa técnica de propedêutica diagnóstica armada, não invasiva, que detecta alterações fisiopatológicas da temperatura cutânea, ainda não totalmente explorada nessa situação dolorosa. É um método de registro da temperatura ou da distribuição térmica, obtido pela radiação emitida pela superfície do corpo entre 0,8 µm e 1 mm por meio da formação de uma imagem conhecida como termograma. No presente trabalho desenvolve-se um manual com protocolo de avaliação termográfica cutânea por emissão de infravermelho em laboratório para que um pesquisador ou examinador possa segui-lo passo a passo, mesmo sem experiência no assunto, na avaliação do diagnóstico clinicocirúrgico da dor abdominal. Atenção com os equipamentos como: temperatura e estrutura física da sala; especificação técnica dos termovisores (câmeras termográficas); sistema computacional e programas específicos para laudo; preparo do paciente antes e durante o exame; análise e interpretação das imagens termográficas obtidas são apresentadas e discutidas. Tipos de assimetria termográfica com

---

Este capítulo é um resumo da monografia: Duarte, ACG. Avaliação da dor abdominal por termografia infravermelha: protocolo da Faculdade de Medicina da Universidade de São Paulo: Monografia apresentada à Faculdade de Medicina da Universidade de São Paulo (FMUSP) para obtenção do título de Especialista em Termologia Médica. Orientadores: Prof. Dr. Marcos Leal Brioschi e Prof. Dr. Manoel Jacobsen Teixeira. Junho de 2013.

hiper ou hiporradiação e suas projeções anatômicas no abdome, associadas com história clínica são interpretados. A termografia cutânea por infravermelho é um método semiológico diagnóstico de grande importância, em associação aos demais elementos do exame clínico e laboratorial na avaliação da dor abdominal.

Introdução

Dor abdominal é uma condição clinicocirúrgica frequente em atendimentos médicos eletivos, de urgência e de emergência.

A semiologia diagnóstica por meio de anamnese, exame físico e do uso de avaliações complementares laboratoriais e de imagens são, em alguns casos, inconclusivas, principalmente na presença de dor abdominal de característica funcional.

A termografia cutânea por emissão de infravermelho é uma poderosa técnica de propedêutica diagnóstica armada, não invasiva, que detecta alterações fisiopatológicas da temperatura cutânea, ainda não totalmente explorada nessa situação dolorosa.

É um método de registro da temperatura ou da distribuição térmica, obtido pela radiação emitida pela superfície do corpo entre 0,8 μm e 1 mm, por meio da formação de uma imagem conhecida como termograma.

Os mecanismos de transferência de calor são: condução (por meio de contato direto, como nos sólidos); convecção (através de um meio, como líquido e gás) e radiação (por meio do espectro eletromagnético).

A troca de calor pelo corpo humano, através da pele, em condições de repouso em um ambiente com temperatura entre 22 e 24 °C é feita na forma de evaporação (22%); condução por contato a outros corpos ou objetos (3%); convecção (15%) e principalmente por radiação (60%).

A distribuição de temperatura da superfície corporal é a melhor e mais importante informação a ser analisada e interpretada pela termografia cutânea na semiologia da dor abdominal.

O uso diagnóstico da termografia cutânea deve considerar, cuidadosamente, as propriedades físicas e fisiológicas da temperatura cutânea humana e os diversos fatores externos que a influenciam; assim, todos estes devem ser padronizados antes de iniciar a quantificação e interpretação clinicocirúrgica.

A temperatura cutânea é resultado da transferência de calor interna do corpo (*body core*), pois a produção de calor da própria pele é desprezível. Fatores hormonais e nervosos influenciam a temperatura e o fluxo sanguíneo cutâneo, afetando a distribuição de temperatura cutânea axial.

Se a temperatura corporal ultrapassar 37 °C há produção de calor com consequente vasodilatação cutânea; outrossim, se decai desse valor há menor produção de calor com vasoconstrição periférica.

O fluxo sanguíneo cutâneo necessário para nutrição capilar é muito pequeno, em torno de 40 mililitros por minuto (40 mL/min).

Na regulação da temperatura corporal normal, esse fluxo atinge cerca de 400 mililitros por minuto (400 mL/min), contudo, no frio pode alcançar valores menores que 40 mililitros por minuto (40 mL/min) por vasoconstrição, enquanto no calor cerca de 2,8 litros por minuto (2,8 L/min) por vasodilatação.

Há que destacar que o processo inflamatório envolvido na etiopatogenia e fisiopatologia da dor abdominal tem importante participação na distribuição termográfica cutânea.

Semiologia na Avaliação da Dor Abdominal por Termografia Infravermelha 325

Esse gradiente de distribuição também é influenciado pelas condições ambientais: quanto mais frio o ambiente, maior esse gradiente; quanto mais quente o ambiente, mais homogêneo é esse gradiente; portanto, nos casos eletivos a captação de imagens deverá ser realizada em ambiente controlado.

As alterações térmicas encontradas nas imagens termográficas (termogramas) podem revelar assimetrias com áreas de hiperradiação (por aumento da temperatura) como nas inflamações agudas, hiperemias reativas, tumores e exercícios musculares e outras com hiporradiação (por redução da temperatura) como no aumento da atividade simpática (vasoconstricção), isquemias, inflamações crônicas, perda de contração muscular, linfedema, cistos e panículo adiposo.

Em locais inapropriados, como nas atuações de urgência ou emergência, deve-se ter grande habilidade e experiência na obtenção da imagem e interpretação diagnóstica. Por esse motivo o exame deve ser realizado em laboratório apropriado.

Não há protocolo universal que contemple o uso da termografia cutânea médica na investigação da dor abdominal, seja em laboratório ou mesmo em ambiente hospitalar.

O desenvolvimento desse protocolo de avaliação termográfica cutânea por emissão de infravermelho na propedêutica da dor abdominal é uma aplicação diagnóstica fundamental na arte médica do diagnosticar.

Introdução

Anamnese dirigida ao paciente (ficha de pré-avaliação)

A ficha de pré-avaliação deve incluir as seguintes informações:

- Identificação: nome, idade, sexo, naturalidade, nacionalidade, profissão atual e anterior, identidade, CPF, plano de saúde (convênio), endereço completo, inclusive eletrônico (*e-mail*), número de registro no laboratório. Deve ter também o nome do médico assistente ou que solicitou o exame com *e-mail* e telefones para contato.
- Queixa principal: dor abdominal ou deixar espaço para paciente escrever com suas próprias palavras.
- História da doença atual (HDA): deve contemplar as seguintes informações :
  - Quando começou?
  - Onde é a dor?
  - Qual sua característica? É em cólica, pontada, fisgada, aperto, ou outra característica?
  - Tem irradiação? Para que parte do corpo?
  - Qual a intensidade? Colocar numa escala de zero a dez (0-10), sendo zero (0) a pior dor sentida e dez (10) ausência de dor.
  - Relatar fatores que melhoram e que pioram a dor.
  - Selecionar sinais e sintomas associados à dor abdominal como: febre, perda ou ganho de peso, dor a mastigação, dores articulares e vertebral, perda ou aumento no apetite, alterações no sono e no humor, distensão abdominal, icterícia, diarreia, constipação, flatulência, eructação ("arroto"), pirose (azia), náuseas, vômitos, intolerância ou alergia alimentar principalmente a lactose e glúten.
  - Marcar no diagrama onde é a dor (Fig. 21.1 A-C).

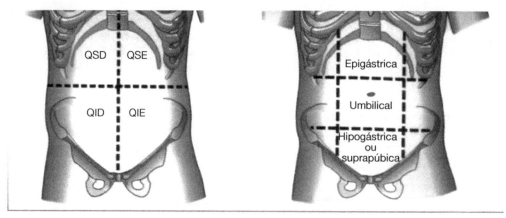

Figura 21.1A. Imagens do abdome com as divisões por regiões (áreas). Fonte: Linn S. Bickley, Bates Propedêutica Médica, 8 ed, 2005; 308.

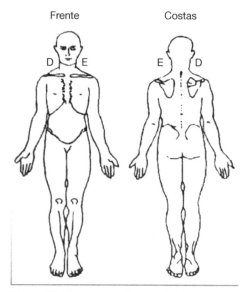

Figura 21.1B. Imagens do corpo inteiro para marcar o local da dor abdominal de frente e de costas. Fonte: Material didático do Curso de Especialização em Termologia Clínica e Termografia da Faculdade de Medicina da Universidade de São Paulo (FMUSP), ano 2011-2013.

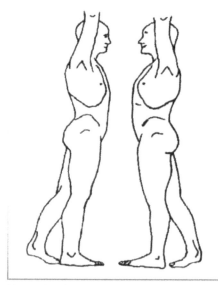

Figura 21.1C. Imagens do corpo inteiro para marcar o local da dor abdominal em perfil direito e esquerdo. Fonte: Material didático do Curso de Especialização em Termologia Clínica e Termografia da Faculdade de Medicina da Universidade de São Paulo (FMUSP), ano 2011-2013.

- História patológica pregressa (HPP): destacar as doenças preexistentes e as atuais como: diabetes melito, hipertensão arterial sistêmica, asma, doença inflamatória intestinal, síndrome do intestino irritável, alergias, cirurgias, uso de álcool e tabaco, doença cardiovascular periférica e central, etc.
- Medicações em uso: nome e dose e tempo de uso
- Exames já realizados: trazer no dia do exame ou cópia dos laudos.

Semiologia na Avaliação da Dor Abdominal por Termografia Infravermelha

Termo legal de autorização para o exame

O termo legal de autorização para realização do exame deve obedecer aos critérios éticos legais do local ou instituição responsável pelo exame.

No final deste capítulo há um modelo de autorização legal para realização da termografia cutânea por infravermelho (Anexo 1).

Preparo do paciente

- Uma semana antes do exame:
  - Não tomar sol ou fazer uso de qualquer equipamento para bronzeamento;
  - Não ter sido submetido a bloqueio de gânglio estrelado, bloqueio simpático lombar ou peridural. Informar se estiver programado para realizar qualquer desses procedimentos;
  - Não ter feito exames para avaliação do sistema nervoso autônomo.
- Vinte e quatro (24) horas antes do exame *NÃO USAR*:
  - Almofadas ou cobertores para aquecimento;
  - Hidromassagem, saunas, *jacuzzis*;
  - Banho excessivamente quente;
  - Tratamentos de calor profundo;
  - Compressas de gelo;
  - Bebidas alcoólicas;
  - Testes para eletrodiagnóstico, como eletroneuromiografia e outros;
  - Equipamentos para estimulação elétrica nervosa transcutânea ou dispositivo similar;
  - Fisioterapia com ultrassom, estimulação muscular elétrica, massagem terapêutica, manipulação, acupuntura, etc.
- Noite anterior e na manhã do exame:
  - Jejum entre 10 e 12 horas;
  - Não fumar, usar bebidas alcoólicas ou tomar café, chá e mate nesse período;
  - Não usar munhequeiras, cotoveleiras, joelheira, tornozeleira, suportes, faixas elásticas e suspensórios;
  - Vir sem roupas apertadas, meia-elástica ou meia-calça, revestimentos de neoprene, anéis, jóias e outros adereços;
  - Tomar banho ou ducha antes do exame, evitando uso de água quente 2 horas antes;
  - Não depilar as pernas nos casos em que o exame inclua a avaliação de extremidades inferiores como: articulação coxofemoral, pernas, joelhos tornozelos e pés;
  - Não usar qualquer produto sobre a pele: loções, cremes, pastas, desodorantes, perfumes, pó ou maquiagens, em especial na face, braços, mãos pernas e pés, medicações adesivas, etc;
  - Manter padrão alimentar usual no dia anterior ao exame;
  - Não ficar sem ingerir carboidratos por mais de 48 horas antes do exame;
  - Não fumar ou usar qualquer produto que contenha nicotina na noite anterior, como: goma ou adesivo de nicotina, tabaco de mascar, cachimbo, charuto, etc;
  - Na manhã do exame pode beber suco, leite, água;
  - Não usar café, chá, mate ou refrigerantes, mesmo *diet* ou *light*;
  - Pode fazer um pequeno lanche;
  - Não usar chocolates e derivados, mesmo *light*, *diet*, amargos, etc.;
  - Se tiver cabelos compridos, favor prendê-los;

Semiologia na Avaliação da Dor Abdominal por Termografia Infravermelha

- Se usar estimulador da coluna dorsal da medula espinhal, poderá ter de desligá-lo até quatro (4) horas antes do exame;
- Manter as medicações vitais e informá-las, mas se possível não usar, por 8 a 16 horas antes, esteroides, bloqueadores simpáticos, vasodilatadores, opioides e medicações transdérmicas. Traga os medicamentos para o laboratório para que possa usá-los após o exame;
- Não suspenda qualquer medicação sem orientação e autorização de seu médico assistente;
- Evitar exercício físico intenso nas 24 horas que antecedem o exame;
- Em caso de febre ou infecção nos últimos 2 dias, caso tenha sofrido grande estresse emocional no dia anterior, tenha sofrido hipoglicemia no período de jejum necessário ao exame ou não tenha seguido todas as orientações anteriores, o exame será adiado;
- Evitar manipulações esqueléticas como acupuntura, fisioterapia ou métodos eletrodiagnósticos 12 horas antes do exame.
- Notificar cancelamento do exame, se possível, com pelo menos 72 horas de antecedência da data marcada;
- Chegar ao laboratório, no dia marcado para o exame, com pelo menos 15 minutos de antecedência;
- Qualquer dúvida quanto ao preparo, entre em contato com o laboratório para os devidos esclarecimentos.

Exame

Passo a passo para realizar o exame

- Esse é o passo a passo para realização do exame:
- Paciente com solicitação médica para realizar exame de termografia cutânea por infravermelho com indicação clínica de dor abdominal;
- Agenda local, data e hora do exame;
- Recebe instruções sobre o preparo do exame;
- No dia do exame preenche, no laboratório, todos os documentos necessários (autorização do convênio, efetua pagamento, faz registro no local);
- Recebe questionário de pré-avaliação contendo as informações relevantes para laudo;
- Dirige-se a sala de exame por profissional treinado;
- Explica-se, com clareza todos os procedimentos, que serão realizados, elucidando dúvidas;
- No banheiro ou vestiário, troca de roupa, ficando despido, apenas usando avental apropriado;
- Vai para sala de exame e aguarda, de pé ou sentado, estabilização térmica por pelo menos 20 minutos em ambiente com temperatura controlada em 23 °C e umidade do ar de 45%;
- Câmera termográfica posicionada e preparada para aquisição das imagens;
- Solicita-se ao paciente a retirada do avental para aquisição das imagens;
- Inicia-se o exame;
- Colhem-se várias imagens, sendo propostas as seguintes posições:
  - *Corpo inteiro, ortostática, anterior ou frontal*: procurar de forma geral assimetria termográfica (Fig. 21.2);

- *Corpo inteiro, ortostática, posterior ou dorsal*: procurar de forma geral assimetria termográfica (Fig. 21.3);
- *Face (rosto) anterior*: procurar de forma geral assimetria termográfica que indique alteração na distribuição do fluxo arterial central (canto medial), imagens periorbitárias (alterações no sono); alterações em região nasal e perioral sugestivas de alergia (rinite, alergia alimentar), avaliação da projeção das glândulas salivares (submandibular, parótida) (Figs. 21.4 A-B);
- *Face (rosto) lateral, direita e esquerda*: procurar de forma geral assimetria termográfica que indique alteração na articulação temporomandibular e parótida (Figs. 21.5 A-B);
- *Pescoço*: procurar, de forma geral, assimetria termográfica que indique alteração em projeção de tireoide (Fig. 21.6);
- *Mãos e punhos*: procurar de forma geral assimetria termográfica que indique alterações neurológicas ou reumatológicas, como artrites e neurites (Figs. 21.7 A-B);
- *Coluna cervical, dorsal, lombar e sacroilíaca*: procurar de forma geral assimetria termográfica que indique alterações neurológicas ou reumatológicas como artrites, dores miofascias, neurites, radiculites (Figs. 21.8 A-D);

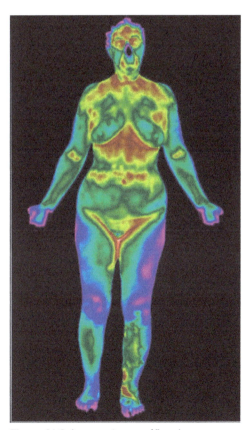

Figura 21.2. Imagem termográfica de corpo inteiro, ortostática, anterior ou frontal. Fonte: Material didático do Curso de Especialização em Termologia Clínica e Termografia da Faculdade de Medicina da Universidade de São Paulo (FMUSP), ano 2011-2013.

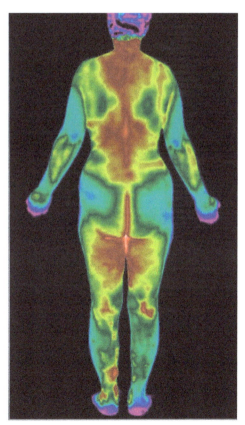

Figura 21.3. Imagem termográfica de corpo inteiro ortostática, posterior ou dorsal. Fonte: Material didático do Curso de Especialização em Termologia Clínica e Termografia da Faculdade de Medicina da Universidade de São Paulo (FMUSP), ano 2011-2013.

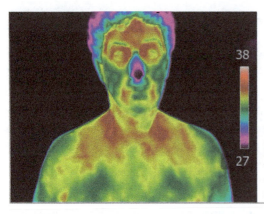

Figura 21.4A. Imagem termográfica de face (rosto) anterior. Fonte: Material didático do Curso de Especialização em Termologia Clínica e Termografia da Faculdade de Medicina da Universidade de São Paulo (FMUSP), ano 2011-2013.

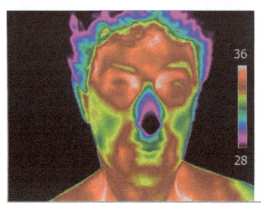

Figura 21.4B. Imagem termográfica de face (rosto) anterior. Fonte: Material didático do Curso de Especialização em Termologia Clínica e Termografia da Faculdade de Medicina da Universidade de São Paulo (FMUSP), ano 2011-2013.

- *Região coxofemoral*: procurar de forma geral assimetria termográfica que indique alterações reumatológicas (Figs. 21.9 A-C);
- *Abdome ortostático anterior* (Fig. 21.10);
- *Abdome ortostático, perfil direito e esquerdo*;
- *Abdome oblíquo anterior, direito e esquerdo*;
- *Opcionais*: abdome após resfriamento direto por ventilação por 1 minuto; deitado com visão anterior e lateral direita e esquerda.
- Salvam-se e guardam-se as imagens, para posterior análise, em arquivo próprio para cada paciente com cópia reserva;
- Libera-se o paciente, informando data e hora para recebimento do laudo definitivo;
- Imagens são analisadas por profissional médico especializado em termografia médica, usando *software* apropriado para a marca de câmera usada na coleta das imagens;
- Em geral, são usados quatro tipos de paletas (*palettes: rain, iron, contour* 10 e 12) para análise das imagens;
- Seguem-se os estudos de cada imagem, procurando assimetrias termográficas, localização, intensidade, regularidade, contorno, padrão, etc.
- Prepara-se laudo descritivo definitivo com correlação aos dados obtidos na ficha pré-avaliação;

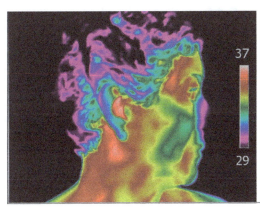

Figura 21.5A. Imagem termográfica de face (rosto) lateral direita. Fonte: Material didático do Curso de Especialização em Termologia Clínica e Termografia da Faculdade de Medicina da Universidade de São Paulo (FMUSP), ano 2011-2013.

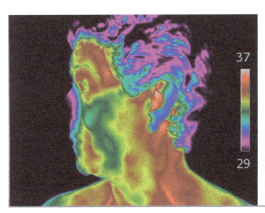

Figura 21.5B. Imagem termográfica de face (rosto) lateral esquerda. Fonte: Material didático do Curso de Especialização em Termologia Clínica e Termografia da Faculdade de Medicina da Universidade de São Paulo (FMUSP), ano 2011-2013.

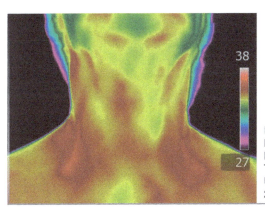

Figura 21.6. Imagem termográfica de pescoço. Fonte: Material didático do Curso de Especialização em Termologia Clínica e Termografia da Faculdade de Medicina da Universidade de São Paulo (FMUSP), ano 2011-2013.

- Em alguns casos o profissional médico que realiza o exame pode solicitar ao paciente autorização para realizar exame médico clínico do abdome para obter mais informações para o laudo definitivo;
- Conclui-se o laudo com o diagnóstico termográfico da dor abdominal e libera-se para o paciente.

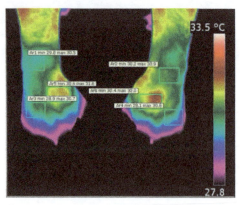

Figura 21.7A. Imagem termográfica de mãos e punhos. Fonte: Material didático do Curso de Especialização em Termologia Clínica e Termografia da Faculdade de Medicina da Universidade de São Paulo (FMUSP), ano 2011-2013.

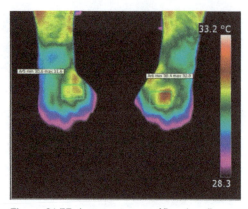

Figura 21.7B. Imagem termográfica de mãos e punhos. Fonte: Material didático do Curso de Especialização em Termologia Clínica e Termografia da Faculdade de Medicina da Universidade de São Paulo (FMUSP), ano 2011-2013.

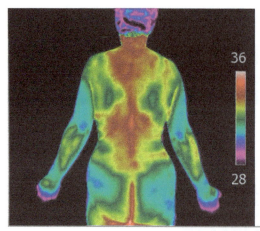

Figura 21.8A. Imagem termográfica de coluna cervical, dorsal, lombar e sacroilíaca. Fonte: Material didático do Curso de Especialização em Termologia Clínica e Termografia da Faculdade de Medicina da Universidade de São Paulo (FMUSP), ano 2011-2013.

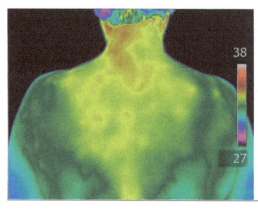

Figura 21.8B. Imagem termográfica de coluna cervical e dorsal. Fonte: Material didático do Curso de Especialização em Termologia Clínica e Termografia da Faculdade de Medicina da Universidade de São Paulo (FMUSP), ano 2011-2013.

Semiologia na Avaliação da Dor Abdominal por Termografia Infravermelha 333

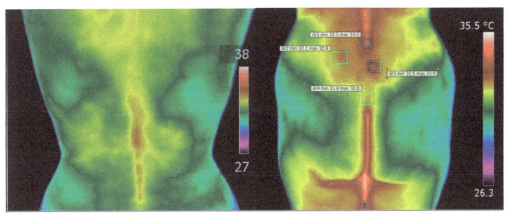

Figura 21.8C-D. Imagens termográficas de coluna lombar e sacroilíaca. Fonte: Material didático do Curso de Especialização em Termologia Clínica e Termografia da Faculdade de Medicina da Universidade de São Paulo (FMUSP), ano 2011-2013.

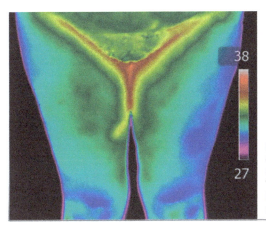

Figura 21.9A. Imagens termográficas da região coxofemoral anterior. Fonte: Material didático do Curso de Especialização em Termologia Clínica e Termografia da Faculdade de Medicina da Universidade de São Paulo (FMUSP), ano 2011-2013.

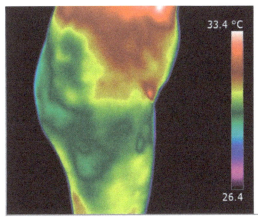

Figura 21.9B. Imagens termográficas da região coxofemoral lateral direita. Fonte: Material didático do Curso de Especialização em Termologia Clínica e Termografia da Faculdade de Medicina da Universidade de São Paulo (FMUSP), ano 2011-2013.

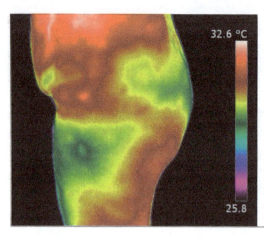

Figura 21.9C. Imagens termográficas da região coxofemoral lateral esquerda. Fonte: Material didático do Curso de Especialização em Termologia Clínica e Termografia da Faculdade de Medicina da Universidade de São Paulo (FMUSP), ano 2011-2013.

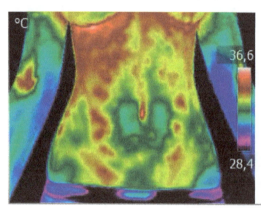

Figura 21.10. Imagem termográfica do abdome, ortostática anterior. Fonte: Material didático do Curso de Especialização em Termologia Clínica e Termografia da Faculdade de Medicina da Universidade de São Paulo (FMUSP), ano 2011-2013.

Interpretação dos resultados

Os resultados serão interpretados em relação aos dados da história clínica obtidos com a ficha preenchida antes do exame, os demais exames complementares trazidos pelo cliente (paciente) e pela descrição termográfica da imagem que incluirá:
- Similaridade: simetria ou assimetria termográfica;
- Extensão (tamanho): focal, difuso, regional;
- Forma (morfologia): *hot spot*, *flame*, espiculada, estrelada, etc.;
- Limites: bem (regular) ou mal (irregular) definidos;
- Radiogenicidade: normo, hiper ou hiporradiação ou radiante;
- Textura térmica (distribuição): homogênea ou heterogênea;
- Projeção anatômica: referências anatômicas;
- Contorno (deformidade): bem ou mal definidos;
- Característica: miofascial, neuropática, radicular, visceral, tumoral, inflamatória, articular, vascular, etc.

Algumas informações termográficas devem ser lembradas na interpretação dos resultados:
- Normalidade é a estrutura que melhor desempenha sua função. Variações são pequenas alterações da normalidade sem comprometimento da função e influenciadas

por: sexo, raça, idade, biótipo (tipo constitucional), evolução e meio ambiente. Alterações são grandes variações da normalidade que apresentam comprometimento da função.

- No corpo humano as dobras e orifícios perdem menos calor, portanto estão mais próximos das regiões geradoras de calor, sendo assim hiperradiantes (quentes).
- Músculos e vasos são estruturas hiperradiantes (quentes).
- Superfícies flexoras são normalmente mais hiperradiantes (quentes).
- Pontos quentes (hiperradiantes fisiológicos): fossa; pequena depressão óssea; cavidade; grande depressão óssea; sulco; depressão óssea estreita e alongada; meato; canal ósseo; fissura; abertura óssea em forma de fenda; forame; abertura óssea arredondada.
- Gordura e ossos são estruturas hiporradiantes (frias).
- Superfícies extensoras são normalmente mais hiporradiantes (frias).
- Pontos frios (hiporradiantes fisiológicos): crista, margem óssea proeminente; tubérculo; pequena saliência arredondada; tuberosidade; média saliência arredondada; trocanter; grande saliência arredondada; maléolo; saliência óssea semelhante à cabeça de um martelo; espinha; projeção óssea afilada; processo; projeção óssea; côndilo; proeminência elíptica que se articula com outro osso; epicôndilo; pequena proeminência óssea situada acima do côndilo; cabeça; extremidade arredondada de um osso longo.
- Nas regiões mais centrais do corpo humano não há alteração termográfica para um Delta T até 0,2 °C; nas intermediárias até 0,3 °C e nas distais até 0,4 °C.
- A média e desvio-padrão (DP) para Delta T são assim aplicados:
  - Média 0,2 = normal;
  - Média 0,3 com 1 DP = alteração leve;
  - Média 0,4 com 2 DP = alteração moderada;
  - Média maior que 0,4 com mais de 2 DP = alteração grave.
- Essas relações são diferentes para o estudo das mamas, no qual em toda mama o Delta T é até 1,5 °C, na aréola até 1,0 °C e no mamilo até 0,5 °C.
- Podem-se usar tabelas específicas como a coreana e a de Uetmasu para comparação das diferenças térmicas obtidas com padrões preestabelecidos.
- Levar em consideração na avaliação o tipo de abdome a ser estudado, pois naqueles com predomínio muscular (abdome atlético) há muita hiperradiação na superfície, enquanto nos de predomínio adiposo (abdome obeso, em avental) há muita hiporradiação.
- A região abdominal corresponde aos dermátomos da medula torácica (T) a lombar (L) T4 a L1, sendo que a área umbilical está na altura de T10 (Fig. 21.11).
- Os viscerátomos são projeções cutâneas das vísceras, sendo que as de interesse no estudo da dor abdominal são (Fig. 21.12):
  - Esôfago: T4, T5;
  - Estômago: T8;
  - Fígado e vesicular biliar: T8, T11;
  - Intestino delgado: T10;
  - Intestino grosso: T11;
  - Rim e testículo: T10, L1;
  - Bexiga urinária: T11, L1.
- Há que lembrar que o diafragma está relacionado com a medula espinhal cervical (C) C4; o coração com T3 e T4 e o umbigo com T10.

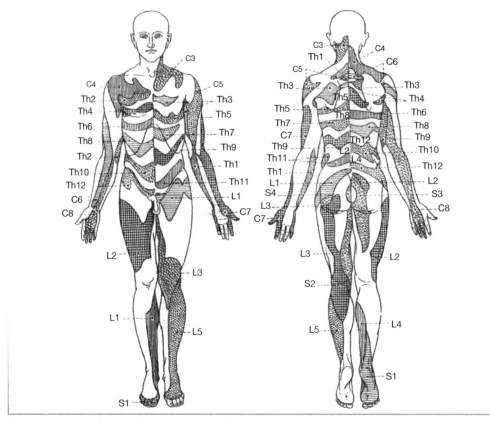

Figura 21.11. Territórios cutâneos de distribuição dos nervos espinhais (raquídeos).
Fonte: W. Spalteholz, Atlas de Anatomia Humana, vol 3 pg 850, Editora Labor, 1974.

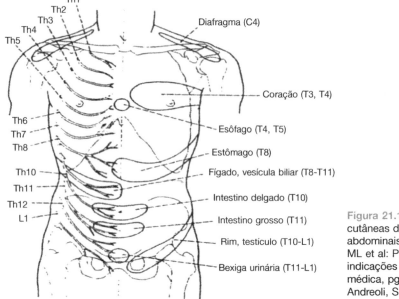

Figura 21.12. Projeções cutâneas dos viscerátomos abdominais. Fonte: Brioschi ML et al: Princípios e indicações da termografia médica, pg 23, Editora Andreoli, SP, 2010.

Discussão

A procura das particularidades propedêuticas da dor abdominal fascina o estudo da semiologia médica, principalmente se aliada à análise especializada da termografia cutânea por infravermelho.

Na análise de um protocolo de termografia cutânea por infravermelho na dor abdominal há que se valorizar, antes da interpretação das imagens propriamente dita, os métodos utilizados.

Quanto à sala de exames, o padrão escolhido é para se assemelhar a um estúdio fotográfico com ambiente termicamente controlado, para que outras variáveis térmicas não influenciem na captação das imagens.[1,2]

Deve-se manter uma temperatura de 22 °C na sala de exame e impedir perdas térmicas por convecção forçada de ar diretamente sobre os pacientes. A velocidade do ar incidente, se houver, não deverá ultrapassar 0,2 metros por segundo (m/s).[3]

O posicionamento e a distância do paciente em relação ao termovisor, além do foco da câmera, devem seguir o protocolo proposto para adequada captação dos termogramas, apesar de em condições de emergência muitas vezes não ser possível o controle do posicionamento e da distância, mas sempre tem de haver correto foco.

Mesmo com adequado e potente material de captação e interpretação de imagens, se houver termogramas sem foco, toda interpretação será prejudicada.

Procura-se identificar a superfície cutânea de uma parte do corpo que contenha pelos, como: cabeça, braços, e algumas vezes no peito para se ajustar o foco manual antes da captura das imagens.

As câmeras evoluíram em capacidade e sensibilidade desde as de contato com cristal líquido até as mais recentes com os atuais sensores infravermelhos de alta sensibilidade. O fator decisivo foi uma sensibilidade de até 0,02 °C e a detecção na faixa de ondas longas do espectro infravermelho (7,5 a 13 μm), obtida por supersensores conhecidos como FPA (*focal plane array*).[1,3-5]

As três questões semiológicas essenciais no exame da dor abdominal são:[6]

1. Trata-se realmente de uma dor abdominal?
2. Essa dor é da parede abdominal?
3. É dor referida ao abdome de origem extra-abdominal?

Essas mesmas questões são formuladas ao estudo termográfico cutâneo e para serem adequadamente respondidas, segue-se rigorosamente o passo-a-passo dessa técnica diagnóstica.

A dor abdominal, como qualquer outra, é um sintoma subjetivo que não pode ser medido, nem avaliado objetivamente por qualquer método propedêutico laboratorial, radiológico, de imagem ou funcional.[1,3,6] Nesse momento a termografia cutânea por infravermelho merece destaque, pois consegue avaliar e interpretar as respostas fisiopatológicas neurovasculares da dor abdominal na pele humana.[7]

Na investigação semiológica, iniciada pela anamnese, deve-se inquirir:[6]

- Quando começou (data do início dos sinais ou sintomas);
- Localização;
- Tipo, caráter, intensidade;
- Irradiação;
- Ritmo, periodicidade;
- Como começou;

- Fatores agravantes e atenuantes;
- Evolução;
- Sinais e sintomas associados.

Quatro aspectos inquiridos na anamnese devem ser destacados para estudo da termografia cutânea por infravermelho, são eles:
- Quando começou (data do início dos sinais ou sintomas);
- Localização;
- Tipo;
- Irradiação.

A cronologia dos sinais e sintomas na dor abdominal é fundamental na montagem de uma história clínica, pois posiciona o investigador em relação ao espaço temporal para melhor esclarecimento diagnóstico.

Em muitos casos na fase aguda da doença fica mais clara a aquisição dessas informações; contudo nos quadros mais crônicos ou recorrentes perde-se a precisão histórica.

Toda a função metabólica normal ou patológica, não só da pele, mas dos músculos, órgãos internos, incluindo ossos, redunda na produção normal ou anormal de calor que irá se transformar na irradiação de infravermelho através da pele.[4]

Mecanismos fisiopatológicos agudos e recentes com maior resposta inflamatória podem ser evidenciados no termograma como imagens assimétricas de hiperradiação, enquanto as de maior temporalidade ou de inflamação mais prolongada com assimetria de predomínio hiporradiante.

Dor abdominal de início recente pode evidenciar imagens assimétricas hiperradiantes no abdome e as de longa duração, hiporradiantes.

Na Figura 21.13 observam-se áreas de hiperradiação no quadrante superior esquerdo (QSE) e hiporradiante no quadrante inferior esquerdo (QIE).

A resposta termográfica depende da intensidade da reação inflamatória do paciente, pois quanto mais intensa for a resposta inflamatória maior será a expressão cutânea da imagem termográfica.[8]

A dissipação do calor (energia térmica) corporal, em grande parte, faz-se por radiação infravermelha dependente do fluxo e volume sanguíneo circulatório subcutâneo. Esse calor vem, principalmente, da atividade metabólica muscular e, dependendo da fase alimentar em que a pessoa se encontra, pode ser, em menor parcela, da atividade metabólica visceral. Mais de 90% do suprimento sanguíneo da pele passa por arteríolas com diâmetro < 0,3 mm,

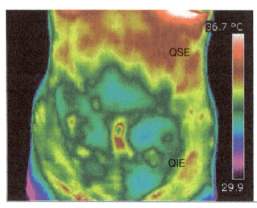

Figura 21.13. Termograma do abdome ortostático frontal com área de hiper-radiação em quadrante superior esquerdo (QSE) e hiporradiante em quadrante inferior esquerdo (QIE). Fonte: Material didático do Curso de Especialização em Termologia Clínica e Termografia da Faculdade de Medicina da Universidade de São Paulo (FMUSP), ano 2011-2013.

diretamente ligadas ao plexo venoso (*shunts*), para regular a temperatura corporal e apenas 10% é para o sistema capilar que nutre a pele.[1,9]

Essas pontes venosas (*shunts*) subcutâneas estão ligadas ao tecido muscular e terão maior ou menor comprimento, dependendo da espessura do tecido adiposo, e fazem um fluxo de contracorrente com o sistema arteriolar, que por sua vez serve para dar maior equilíbrio térmico ao sangue, devido à troca térmica existente entre vênulas e arteríolas.[1,10]

Ao redor de 3% a 4% do débito cardíaco normalmente é para o fluxo cutâneo e, em condições de estresse pelo calor, o fluxo pode ser aumentado em até dez vezes e o fluxo sanguíneo na rede de capilares da nutrição cutânea pode ter apenas 1%.[1]

O fluxo sanguíneo da rede arteriolar e venular subcutânea é controlado pelo sistema nervoso simpático (noradrenalina), diminuindo-o e consequentemente decrescendo a emissividade do infravermelho.

Qualquer doença que afete direta ou indiretamente o sistema nervoso simpático provocará diminuição da emissividade do infravermelho (hipotermia = hiporradiação) e em caso de falência deste ocorrerá aumento do fluxo sanguíneo e consequente aumento da emissividade (hipertermia = hiper-radiação).

Nos casos de doenças dolorosas de origem inflamatória neurogênica, infecciosas ou não, ocorrerá ao nível das terminações nervosas do tipo C a liberação de substância P (SP), ou no endotélio capilar ou dos macrófagos, a produção com ou sem liberação do óxido nítrico, produzindo intensa vasodilatação e consequente aumento significativo da emissividade do infravermelho (hipertermia).[11]

Nas doenças inflamatórias por trauma, reumáticas ou infecciosas, há produção e liberação das prostaciclinas e bradicinina, potentes vasodilatadores, que por sua vez liberarão SP e óxido nítrico.

Alterações hipertérmicas ou hipotérmicas em doenças específicas que atinjam direta ou indiretamente o sistema venoso, arterial ou microvascular podem ocorrer.

Na dor abdominal, o processo inflamatório envolvido na fisiopatologia provocará estímulo neurológico autonômico simpático com projeção dolorosa na superfície cutânea referente ao dermátomo, ou melhor ao viscerátomo correspondente.

Na Figura 21.14, o termograma do abdome em ortostatismo e frontal mostra as projeções neurais dos principais sítios de dor abdominal.

Na Figura 21.15, termograma do abdome em ortostatismo frontal, há projeção esquemática das estruturas viscerais abdominais que podem ser origem da dor abdominal.

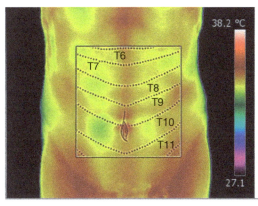

Figura 21.14. Termograma do abdome em ortostatismo frontal com projeções neurais dos principais sítios de dor abdominal. Fonte: Material didático do Curso de Especialização em Termologia Clínica e Termografia da Faculdade de Medicina da Universidade de São Paulo (FMUSP), ano 2011-2013.

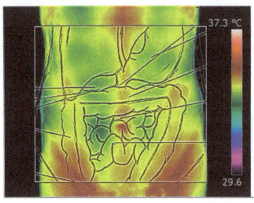

Figura 21.15. Termograma do abdome em ortostatismo frontal com projeções esquemáticas das estruturas viscerais abdominais que podem ser origem da dor abdominal. Fonte: Material didático do Curso de Especialização em Termologia Clínica e Termografia da Faculdade de Medicina da Universidade de São Paulo (FMUSP), ano 2011-2013.

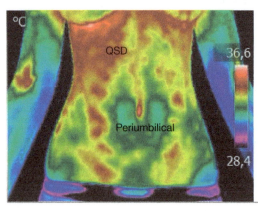

Figura 21.16. Termograma do abdome em ortostatismo frontal com imagem de hiperradiação em quadrante superior direito (QSD) e hiporradiante periumbilical. Fonte: Material didático do Curso de Especialização em Termologia Clínica e Termografia da Faculdade de Medicina da Universidade de São Paulo (FMUSP), ano 2011-2013.

Quanto ao início dos sintomas, faz-se a interpretação de que se for recente ou aguda, há resposta inflamatória mais intensa com imagem termográfica mais intensa (hiperradiante), por provável inibição do simpático lombar e consequente vasodilatação cutânea superficial.

Se for antiga ou crônica, há menor resposta inflamatória com imagem termográfica menos intensa (hiporradiante), por provável excitação do simpático lombar e consequente vasoconstrição cutânea superficial.

Na Figura 21.16, há área de hiperradiação em quadrante superior direito (QSD) que pode corresponder a dor abdominal de início recente, enquanto se a dor abdominal for de início tardio pode ser representada pela imagem de hiporradiação periumbilical.

A velocidade do início dos sintomas também é importante na análise semiológica da dor abdominal; assim, se for rápida, será maior a produção de calor por proteólise com grande resistência periférica à ação da insulina (RPI) por ação dos mediadores humorais inflamatórios e consequente inibição simpática, e com isso formar-se-á imagem termográfica mais intensa (hiperradiante).

Se for de início lento, será maior a produção de calor por lipólise com baixa resistência periférica à ação da insulina (RPI) por menor ação dos mediadores humorais inflamatórios e consequente estímulo simpático, e com isso formar-se-á imagem termográfica menos intensa (hiporradiante).

Semiologia na Avaliação da Dor Abdominal por Termografia Infravermelha 341

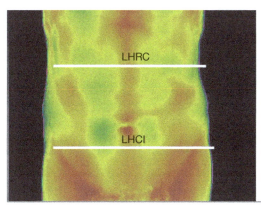

Figura 21.17. Termograma do abdome em ortostatismo frontal com linha horizontal sobre projeção dos rebordos costais e cristas ilíacas. Fonte: Material didático do Curso de Especialização em Termologia Clínica e Termografia da Faculdade de Medicina da Universidade de São Paulo (FMUSP), ano 2011-2013.

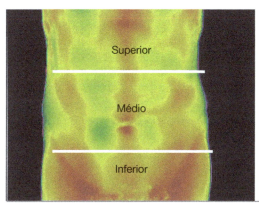

Figura 21.18. Termograma do abdome em ortostatismo frontal com três regiões: superior, média e inferior. Fonte: Material didático do Curso de Especialização em Termologia Clínica e Termografia da Faculdade de Medicina da Universidade de São Paulo (FMUSP), ano 2011-2013.

A localização da dor abdominal muitas vezes não é precisa, bem como suas características, a não ser em casos agudos, recentes e bem específicos.

Na avaliação semiológica termoguiada divide-se o abdome com duas linhas horizontais (Fig. 21.17):
1. Linha horizontal sobre a projeção dos rebordos costais (LHRC);
2. Linha horizontal sobre a projeção das cristas ilíacas (LHCI).

Revelam-se então três regiões termográficas (Fig. 21.18), assim:
1. Superior;
2. Média;
3. Inferior.

A dor abdominal pode ser de três tipos: visceral, parietal e referida.

As reações à dor também variam de acordo com a idade.

A criança responde às doenças com repercussões em todos os aparelhos; ao passo que os idosos, pela diminuição da percepção, terão, para um mesmo estímulo, dor menos exuberante e limitada às estruturas afetadas.

Dor visceral

As vísceras abdominais e o peritônio visceral (que recebem neurônios viscerais aferentes – autônomos – responsáveis por uma sensação dolorosa lenta e de difícil localização) são insensíveis aos estímulos mecânicos (corte, esmagamento, queimaduras, dilaceração, etc.).[12,13]

As vísceras respondem à dor em consequência de: isquemia, contração excessiva, estiramento e distensão.

Há diminuição da sensibilidade aos estímulos à medida que aumenta a distância de um determinado segmento abdominal com os orifícios externos, de modo que o íleo é pouco sensível quando comparado ao estômago ou reto.

A intensidade da dor visceral está na dependência do fator gerador, isto é, quanto mais rápida ou aguda for uma distensão, maior será a intensidade dolorosa e termograficamente obter-se-á imagens de hiperradiação.

Uma distensão muito lenta, gradual, poderá não gerar dor e com isso formar imagem termográfica de hiporradiação.

A dor visceral tem localização epigástrica ou periumbilical, isto é, localiza-se geralmente entre o apêndice xifoide e a cicatriz umbilical, portanto nas regiões termográficas, superior e média (Fig. 21.19).

É de difícil caracterização, sendo em geral mal localizada (o paciente refere com a mão espalmada no abdome sem localizar um ponto definido).

A dor visceral é sentida na linha média, porque os órgãos abdominais recebem sensórios aferentes a partir de ambos os lados da medula.[6,13]

O local corresponde grosseiramente ao dermátomo a partir do qual o órgão recebe sua inervação.

A dor mal localizada e difusa deve-se à sobreposição multissegmentar da inervação da maior parte das vísceras, agregada da pobreza da inervação terminal comparada com a pele.

O caráter pode ser em cólica, queimação, porém mais frequentemente é indefinido.

A dor esofagiana apresenta imagem de hiporradiação em região superior do abdome (epigástrica), caracterizando, em relação à queixa de pirose, doença do refluxo gastroesofágico.[14]

Hiperradiação ou hiporradiação localizadas em projeção epigástrica ou paramediana alta à direita indicam a dor de origem gástrica ou duodenal.[15,16]

A dor de origem no intestino delgado é geralmente em cólica na região periumbilical desencadeada, na maioria das vezes, pela refeição e aliviada pela evacuação ou jejum. A imagem termográfica registra hiporradiação periumbilical que ajuda na localização e origem da dor.[13]

Estudo realizado por Andreichin e cols. (1989),[17] em pacientes com intoxicação alimentar, encontrou hiperradiação epigástrica e em outras regiões abdominais em 91,4% dos

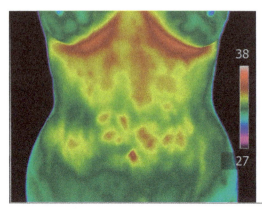

Figura 21.19. Termograma do abdome em ortostatismo frontal com área de hiperradiação em região superior e média, sugerindo dor abdominal visceral. Fonte: Material didático do Curso de Especialização em Termologia Clínica e Termografia da Faculdade de Medicina da Universidade de São Paulo (FMUSP), ano 2011-2013.

casos. A gravidade da intoxicação guardou relação com o gradiente térmico, sendo de 0,6 ± 0,11 °C na doença leve e 1,15 ± 0,09 °C na doença moderada a grave, demonstrando a importância da termografia cutânea por infravermelho na dor abdominal.

Sinais e sintomas associados como palidez, sudorese, náuseas, vômitos, frequentemente acompanham a dor visceral.

As lesões de vários órgãos abdominais podem simular outras por causa da interconexão dos deferentes viscerais dos dois lados do corpo.

A dor visceral não se acompanha de contratura muscular ou defesa.

A contratura é um ato involuntário e a defesa voluntário. A defesa desaparece com a manobra de Yodice e a primeira não. Essa manobra é a palpação abdominal associada ao toque retal.

A dor abdominal oriunda de uma víscera sólida resulta da rápida distensão de sua cápsula ou de uma periviscerite, sendo semelhante à produzida pela distensão de uma víscera oca e proporcionando imagem termográfica hiperradiante.

O mesentério é sensível à distensão e ao estiramento (tração).

O cólon esquerdo é menos sensível à distensão devido ao fato de estar condicionado a esse estímulo; portanto, as obstruções a esse nível são menos dolorosas que as do intestino delgado, gerando imagens termográficas hiporradiantes (Fig. 21.20).

Colecistite aguda, apendicite aguda e gravidez tubária têm mecanismos geradores da dor comum, obstrução do seu lúmen, produzindo distensão das respectivas luzes viscerais.

Distensão é fator gerador de dor visceral, sendo referida, inicialmente, no epigástrio ou na região umbilical.

Angina abdominal manifesta-se como dor surda periumbilical ou epigástrica logo após refeição, pois o suprimento arterial não é suficiente para atender às demandas da digestão e da absorção, assim a imagem termográfica pode auxiliar, se associada a outras alterações termográficas isquêmicas, como no canto medial dos olhos o que foi demonstrado em 430 pacientes por Nikulin e Savel'ev (1987).[18]

Com a imagem infravermelha e a ultrassonografia Doppler houve 100% de sensibilidade para necrose intestinal, e a imagem infravermelha superestimou necrose em maior extensão que o Doppler.[19]

Análise da redistribuição de calor com agentes inalatórios em ratos submetidos a laparotomia e pneumoperitônio, realizada por Colman e cols. (2002),[20] observou que o aumento da pressão intra-abdominal (PIA) pode ser responsável por diminuição do fluxo arterial

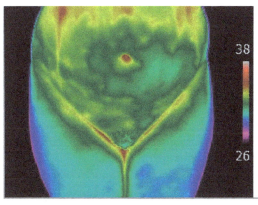

Figura 21.20. Termograma do abdome em ortostatismo frontal com área de hiporradiação em região média e inferior, sugerindo dor abdominal visceral colônica. Fonte: Material didático do Curso de Especialização em Termologia Clínica e Termografia da Faculdade de Medicina da Universidade de São Paulo (FMUSP), ano 2011-2013.

pela compressão de estruturas vasculares que, juntamente com a vasoconstrição desencadeada pelas catecolaminas em resposta metabólica ao trauma, resfriam os membros inferiores dos ratos. Isso resulta de um menor aporte de sangue aquecido das regiões centrais do corpo para os membros, além de alterações hemodinâmicas nos músculos, que são também responsáveis pela termogênese. A compressão venosa, principalmente de veia cava inferior, leva a uma estase venosa e vasodilatação e consequente perda de calor em membros inferiores. Tal modelamento foi comprovado pela imagem termográfica, em que se observa perda de calor mais intensa da região abdominal em sentido caudal após a instalação do pneumoperitônio.

Esses achados podem ter correlação com o ser humano, por isso é necessária atenção a aumentos de pressão intra-abdominal como causa de dor abdominal e modificação na expressão cutânea termográfica.

Ao evoluir da afecção, há exsudação inflamatória perivesicular, periapendicular e sangue na gravidez tubária, com a consequente irritação do peritônio parietal. Agora, a dor passa a se localizar sobre o órgão sede da doença e com contratura muscular reflexa. Essa é a dor parietal.

Dor parietal

O peritônio recebe neurônios mielinizados do sistema somático, cerebroespinhal e, portanto, transmitem sensação dolorosa rápida e nitidamente circunscrita.

É devida à irritação das fibras espinhais aferentes do peritônio ou da raiz do mesentério.

Os irritantes podem ser: conteúdo gástrico e intestinal, urina, bile (coleperitônio), sangue (hemoperitônio) ou pus.

Dor constante, fixa, bem localizada e mais relacionada com a posição do doente. Aumenta com os movimentos de tosse, deambulação ou qualquer situação que aumente a pressão intra-abdominal.

Os pacientes costumam ficar imóveis no leito, diferentemente da dor visceral, em que se apresentam inquietos.

A dor é localizada pelo paciente com a ponta do dedo.

Há contratura muscular reflexa.

Pode haver hiperestesia cutânea que em quadro abdominal agudo orienta para procedimento terapêutico cirúrgico.

Sinais de irritação peritoneal: Blumberg localizado e Guéneau de Mussy difuso.[6]

Na Figura 21.21, observa-se, no termograma em ortostatismo frontal, imagem de hiperradiação em região inferior, na projeção do quadrante inferior direito compatível com espasmo muscular de defesa na dor parietal.

Dor referida

Localiza-se em áreas distintas supridas pelo mesmo neurossegmento do órgão doente.

Hiperestesia da pele e hiperalgesia dos músculos podem ocorrer pela infiltração dos nervos espinhais e com isso podem abolir ou reduzir a intensidade da dor referida.

A imagem termográfica tem facilidade na avaliação dos pontos-gatilho miofasciais e nas contraturas musculares que podem ser causa de dor abdominal referida.[21]

Um exemplo de dor referida é a localizada na região infraescapular direita ou no ombro direito, que pode ocorrer na colecistite aguda.

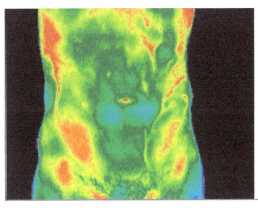

Figura 21.21. Termograma em ortostatismo frontal com imagem de hiperradiação em região inferior, na projeção do quadrante inferior direito compatível com espasmo muscular de defesa na dor parietal. Fonte: Material didático do Curso de Especialização em Termologia Clínica e Termografia da Faculdade de Medicina da Universidade de São Paulo (FMUSP), ano 2011-2013.

Doenças extra-abdominais podem causar dor referida no abdome como: doenças da coluna vertebral, do aparelho respiratório, neurológicas, cardiovasculares (aneurisma de aorta, pericardite aguda, infarto do miocárdio), doença de Addison, hiperparatireoidismo, crises hemolíticas (anemia falciforme), cetoacidose diabética, púrpuras.

As pequenas hérnias, particularmente supraumbilical (epigástricas), costumam ser muito sintomáticas, podendo manter relação com a alimentação, devido ao aumento da pressão intra-abdominal.

A associação da dor abdominal com outros sintomas ou sinais, tais como: febre; alteração do apetite; mudança de peso, sono e humor; menor vigor físico e mental; náuseas, vômitos, distensão abdominal, diarreia, icterícia, e outros auxiliam a interpretação termográfica das imagens obtidas.

A termografia cutânea por infravermelho, em associação aos demais elementos do exame clínico e laboratorial, tem importância na avaliação da dor abdominal.

Conclusão

A termografia cutânea por infravermelho é um método semiológico diagnóstico de grande importância, em associação aos demais elementos do exame clínico e laboratorial na avaliação da dor abdominal.

Referências bibliográficas

1. Brioschi ML et al. Princípios e indicações da termografia médica. São Paulo: Livraria e Editora Andreoli, 2010.
2. International Consensus and Guidelines on Medical Thermology (ICGMT). Fortaleza, Brazil, October 7-8, Thermology International 2010; 20(4):127-42.
3. Brioschi ML, Macedo JF, Macedo RAC. Termometria cutânea: novos conceitos. Rio de Janeiro: J Vasc Br 2003; 2(2):151-60.
4. Andrade Filho ACC, Nunes LAO. Desenvolvimento de uma câmara de termografia nacional para detecção da emissão do infravermelho do corpo humano e suas alterações para auxílio do diagnóstico médico. São Paulo: Rev Dor 2005; 6(2):543-51.
5. Ring EFJ. Infrared imaging, the history of thermal imaging. Thermologie Österreich Heft, Wien 1994; 4:159-60.
6. Souto SP. Dor abdominal. In: Temas de Semiologia e Clínica Gastroenterológica. Souto SP (ed.). São Paulo: Fundo Editorial Byk 1998; 40-9.
7. Brioschi ML, Colman D. Estudo da dor por Imagem Infravermelha. São Paulo: Rev Dor 2005; 6(3):589-99.

8. Brioschi ML, Brioschi EFC. Diagnóstico dos distúrbios inflamatórios sistêmicos por imagem infravermelha. São Paulo: Rev Oxidol 2009; 2:42-5.
9. Jequier E. Thermogenic responses induced by nutrients in man: their importance in energy balance regulation. Experientia Suppl, Basel 1983; 44:26-44.
10. Ammer K, Ring EFJ. The thermal image in medicine and biology. Wien: Uhlen Verlag, 1995.
11. Rodenberg DA, et al. Nitric Oxide: An overview. New York: Am J Surg 1995; 170:292-303.
12. Andrews PLR. Vagal afferent innervation of the gastrointestinal tract. In: Cervero F, Morrison JEH (eds.). Visceral sensation. Amsterdam: Elsevier 1986; 65-86.
13. Brioschi ML et al. Imaginologia infravermelha no estudo avançado da dor de origem visceral. São Paulo: Rev Dor 2006; 7(4):862-74.
14. Park HJ et al. Digital infrared thermographic imaging in patients with gastroesophageal reflux disease. Seoul: J Korean Med Sci 1998; 13(3):291-4.
15. Chuzhina ES, Svetlichnyi VL. Liquid-crystal thermography in the diagnosis of peptic ulcer. Kyiv: Lik Sprava 1992; 2:81-4.
16. Mel'nikova VP. Experience in using thermography in the complex diagnosis of stomach diseases and an assessment of the effectiveness of their treatment. Vestn Khir Im I I, Grek 1982; 129(10):28-33.
17. Andreichin MA et al. Thermographic semeiotics of food poisoning and its differential diagnosis. Klin Med Mosk 1989; 67(4):64-7.
18. Nikulin MA, Savel'ev LUS. Diagnostic value of thermography in diseases of the vessels of the lower extremities. Vestn Khir Im I I, Grek 1987; 138(6):43-6.
19. Aoki SMS. Contribuição da imagem infravermelha para detecção da isquemia intestinal na cicatrização das feridas. Curitiba: 2007; 78f. Dissertação de Mestrado em Cirurgia. Curso de Pós-graduação em Princípios da Cirurgia. Faculdade Evangélica do Paraná, 2007.
20. Colman D et al. Análise da redistribuição de calor com agentes inalatórios, em ratos submetidos a laparotomia e pneumoperitônio, através da termografia infravermelha. Rio de Janeiro: Rev Bras Anestesiol 2002; 52(3):307-15.
21. Balbinot LF, Vieira LR. Avaliação objetiva da síndrome dolorosa miofascial: uso da termografia antes e após tratamento associando mesoterapia a bloqueio anestésico. São Paulo: Acta Fisiatr 2005; 12(3):115-7.

Semiologia na Avaliação da Dor Abdominal por Termografia Infravermelha

Anexo 1. Autorização para realização de exame de termografia cutânea por infravermelho

Nome: Idade:

Registro:

Endereço:

Telefone: *e-mail*:

Responsável:

Médico assistente:

Tel: *e-mail*:

Termografia cutânea por infravermelho é um exame fisológico, seguro, indolor (não causa dor), não invasivo, isto é, não há contato físico direto entre o examinador e o cliente (paciente) durante o exame, que capta, por meio de câmera especializada termográfica com lente de infravermelho, a radiação infravermelha emitida pela pele humana e a transforma em imagem termográfica (termograma) para análise diagnóstica dos componentes específicos do sistema nervoso, destacando o sistema nervoso autonômico e preparo de laudo médico definitivo.

O exame não expõe o cliente (paciente) a qualquer tipo de irradiação patológica, isto é, que cause doença.

O tempo médio para realização do exame é de sessenta a noventa minutos.

No dia da marcação do exame serão entregues as orientações de preparo pré-exame, bem como a autorização para realização do mesmo.

No dia do exame, seguidas todas as orientações, o cliente (paciente) será conduzido ao vestiário para troca de roupa, devendo permanecer despido, usando apenas um avental apropriado fornecido pelo laboratório. Em seguida será encaminhado à sala de exame, onde permanecerá, de preferência de pé (em alguns casos poderá ficar sentado) por pelo menos 20 minutos em ambiente com temperatura de 23 °C (podendo variar entre 20 e 24 °C) e umidade relativa do ar em torno de 45% para estabilização térmica.

Serão captadas imagens a uma distância entre 1 a 3 metros com o cliente (paciente) em posição de pé nas posturas de frente, costas, lateral direita e esquerda, oblíqua anterior direita e esquerda e sentado para aquisição das imagens dos punhos e mãos.

Toda e qualquer dúvida sobre o exame deverá ser retirada diretamente antes ou no início do procedimento com profissional especializado do laboratório ou por telefone ou correio eletrônico (*e-mail*).

Após coleta das imagens, o cliente (paciente) será encaminhado ao vestiário para troca de roupas e depois ser orientado sobre quando o exame estará pronto com laudo definitivo para entrega.

Li, entendi e fui esclarecido quanto à realização do exame de termografia cutânea por infravermelho.

Autorizo a realização da termografia cutânea por infravermelho

Data: _____ /_____ /_____

_____
Nome legível completo do cliente (paciente) ou responsável

_____
Assinatura do cliente (paciente) ou responsável

_____
Documento de identidade do cliente (paciente) ou responsável.

_____
Nome legível completo do responsável pela coleta da autorização

_____
Assinatura do responsável pela coleta da autorização

_____
Documento de identidade do responsável pela coleta da autorização.

Bibliografia

1. Aasen G, Fagertun H, Halse J. Effect of regional fat loss assessed by DXA on insulin resistance and dyslipidaemia in obese women. Scandinavian Journal of Clinical and Laboratory Investigation. 2010/07/01;70(4):229-36. doi:10.3109/00365511003628328, 2010.
2. Abdullah MS, Wild G, Jacob V, et al. Cytocines and the malnutrition of chronic renal failure. Miner Electrolyte Metab 1997; 23:237-42.
3. Abitbol CL, Warady BA, Massie MD, et al. Linear growth and anthropometric and nutritional measurements in children with mild to moderate renal insufficiency: a report of the Growth Failure in Children with Renal Diseases Study. J Pediatr 1990; 116:S46-54.
4. Accioly E. Semiologia nutricional em pediatria. In: Duarte ACG, Castellani FR. Semiologia Nutricional. Rio de Janeiro: Axel Books 2002; p. 101.
5. Acunã K, Cruz T. Avaliação do Estado Nutricional de adultos e idosos e situação nutricional da população brasileira. Arq Bras Endocrinol Metab 2004; 48(3):345-61.
6. ADA. Position of the American Dietetic Association and Dietitians of Canada: Vegetarian diets. Journal of the American Dietetic Association 2003 Jun; 103(6):748-65.
7. ADA's definition for nutrition screening and assessment. J Am Diet Assoc 1994; 94:838-9.
8. Agarval N, et al. Predictive ability of various nutritional variables for mortality in elderly people. Am J Clin Nutr 1988; 48(5):1173-8.
9. Aguilar-da Silva RH, Scapin LT, Batista NA. Avaliação da formação interprofissional no ensino superior em saúde: aspectos da colaboração e do trabalho em equipe. Avaliação 2011; 16(1):167-84.
10. Akerman PA, Jenkins RL, Bistrian BR. Pre-operative nutrition assessment in liver transplantation. Nutrition 1993; 9:350-6.
11. Alagard P, Suetta C, Caserotti SP, Magnusson SP, Kjaer M. Role of the nervous system in sarcopenia and muscle atrophy with aging: strength training as a countermeasure. Scand J Med Sci Sport 2010; 20(1):49-64.
12. ALAN. Archivos Latino Americano de Nutrición. Júnior Freitas IF, de Paiva SAR, Godoy I,, et al. Análise comparativa de métodos de avaliação da composição corporal em homens sadios e em pacientes com doença pulmonar obstrutiva crônica: antropometria, impedância bioelétrica e absortiometria de raios-X de dupla energia. 2005; 55(2). Disponível em: http://www.alanrevista.com/ediciones/2005.
13. Alarcón T, Barcena A, González-Montalvo Ji, Peñalosa C. Factors predictive of outcome on admission to an acute geriatric ward. Age and Ageing 1999; 28:429-32.
14. Albanese CV, Diessel E, Genant HK. Clinical Applications of Body Composition Measurements Using DXA. Journal of Clinical Densitometry. 2003; 6(2):75-85. doi:http://dx.doi.org/10.1385/JCD:6:2:75, 2003.
15. Al-Jaouni R, et al. Effects of steroids on energy expenditure and substrate oxidation in women with Crohn's disease. Am J Gastroenterol 2002; 97(11):2843-9.
16. Almeida Filho N. O que é saúde? Rio de Janeiro: Editora Fiocruz; 2011.
17. Almeida MF. Nutrição e câncer. In: Schwartsmann G. Oncologia clínica: princípios e práticas. Porto Alegre: Artes Médicas 1991; 506-12.
18. American Academy of Family Physicians. The American Dietetic Association. National Council on the Aging Inc. Incorporating Nutrition Screening and Interventions into Medical Practice: A monograph for physicians; 1997.
19. American Society for Parenteral and Enteral Nutrition (ASPEN). Guidelines for the use of parenteral and enteral nutrition in adult and pediatric patients. J Ent Par Nutr 2002 ; 26(1)S:63SA-65SA.
20. Ananias M, et al. II Curso básico de monitorização hemodinâmica em terapia intensiva – CRITIMED. Rio de Janeiro: CTI Casa de Saúde São José. 2000; 51p.

21. Anchieta LM, Xavier CC, Colosimo EA. Crescimento de recém-nascidos pré-termo nas primeiras doze semanas de vida. J Pediatr 2004; 80:267-76.
22. Anderson CF, Macburney MM. Application of ASPEN clinical guidelines: Parenteral nutrition use at a univercity hospital and development of a practice guideline algorithm. Nutr Clin Pract 1996; 11(2):53-8, 750-2.
23. Andersson A, et al. Effect of thiol oxidation and thiol export from erythrocytes on determination of redox status of homocysteine and other thiols in plasma from healthy subjects and patients with cerebral infarction. Clin Chem 1995; 41:361-6.
24. Andrade JG, Pereira LI. Manual Prático de Doenças Transmissíveis. 6 ed. Goiânia: IPTSP – UFG 2003; p. 296 :il.
25. Angelis EC, et al. Avaliação e tratamento das disfagias após o tratamento do câncer de cabeça e pescoço. In: A Atuação da Fonoaudiologia no Câncer de Cabeça e Pescoço. São Paulo. Ed Lovise; 2000.
26. Anjos LA. Índice de Massa Corporal (kg/m²) como indicador do estado nutricional de adultos: uma revisão da literatura. Revista saúde Pública, 1992; 26:431-6.
27. Annemie MW, et al. Plasma leptin is related to proinflammatory status and dietary intake in patients with chronic obstructive pulmonary disease. Am J Respir Crit Care Med 1999; 160:1220-6.
28. Antunes MC, Silva MA, Lima MBC. Determinantes do estado nutricional em pacientes com Aids. J Bras Med 1994 out; 67(4):209-22.
29. Appleby P, et al. The Oxford Vegetarian Study: an overview. American Journal of Clinical Nutrition. 1999 sep; 70(3 Suppl):525S-531S.
30. Araújo LS. Avaliação nutricional do paciente DPOC. Ars Cvrandi 2000; 3:43-56.
31. Aspen Board of Directors. Guidelines for the use of total parenteral nutrition in the hospitalized adult patient. J Parenter Enteral Nutr 1986; 10:441-5, 750-3.
32. ASPEN. Guidelines for the use of parenteral and enteral nutrition in adult and pediatric patients. JPEN 2002; 31:6SA-93SA.
33. Atalah E, et al. Propuesta de un nuevo estándar de evaluación nutricional en embarazadas. Revista Médica de Chile 1997; 125(12):1429-36.
34. Atalah E, et al. Validation of a new chart for assessing the nutritional status during pregnancy. [First draft], 1999.
35. Augusto ALP. Terapia nutricional. São Paulo: Atheneu; 1995.
36. Augusto ALP, Alves DC, Mannarino, IC, Gerude M. Terapia Nutricional. 2 ed. São Paulo: Atheneu 1999; 28-37.
37. Augusto ALP, Zuccaro AM. Síndrome da Imunodeficiência Adquirida. In: Augusto ALP, Alves DC, Mannarino IC, Gerude M. Terapia Nutricional. Rio de Janeiro: Atheneu 1993; 283-9.
38. Augusto ALP. Recém-Nato de Baixo Peso e Prematuridade. In: Accioly E, Saunders C, Lacerda EA. Nutrição em obstetrícia e pediatria. Rio de Janeiro: Cultura Médica 2002; 353-67.
39. Augusto ALP, Alves DC, Mannarino IC, Gerude M. Terapia Nutricional. Rio de Janeiro: Editora Atheneu; 1993.
40. Avaliação nutricional de indivíduos internados em um hospital geral. Disponível em: http://www.saocamilo-sp.br/pdf/mundo_saude/155566/A08.pdf.
41. Ayoub AC, et al. Bases da Enfermagem em Quimioterapia. São Paulo: Lemar; 2000.
42. Baker JP, Detsky AS, Wesson DE, Wolman SL, Stewart S, Whitewell J, Langer B, Jeejeebhoy KN. Nutritional assessment: A comparison of clinical judgment and objective measurements. N Engl J Med 1982; 306:967-72.
43. Ball MJ, Bartlett MA. Dietary intake and iron status of Australian vegetarian women. American Journal of Clinical Nutrition 1999 sep; 70(3):353-8.
44. Barbosa RMR, Fornés NS. Avaliação nutricional em pacientes infectados pelo vírus da imunodeficiência adquirida. Campinas: Revista de Nutrição 2003 out/dez; 16(4):461-70.
45. Barbosa-Silva MCG. Validação da versão em português da avaliação subjetiva global produzida pelo paciente. Rev Bras Nutr Clin 2010; 25(2):102-8.
46. Barbosa-Silva MCG, Barros AJD. Avaliação nutricional subjetiva: parte 1: revisão de sua validade após duas décadas de uso. São Paulo: Arq Gastroenterol 2002 jul; 39(3):181-7.
47. Barbosa-Silva MCG, Barros AJD. Avaliação nutricional subjetiva: Parte 2 – Revisão de suas adaptações e utilizações nas diversas especialidades clínicas. São Paulo: Arq Gastroenterol 2002 oct; 39(4):248-52.
48. Barbosa-Silva MCG, Barros AJD, Post CLA, Waitzberg DL, Heymsfield SB. Can bioelectrical impedance analysis identify malnutrition in preoperative nutrition assessment? Nutrition 2003; 19:422-6.
49. Barretto MGP, Martins MCV, Júnior EML. A criança queimada. É possível tratá-la sem albumina? São Paulo: Revista Brasileira de Queimaduras 2003; 3(1):38-45.
50. Barretto MR. Estudo epidemiológico de 4907 casos de queimaduras Internados no CTQ do Hospital da Restauração – Recife-PE – Campanha de Prevenção. São Paulo: Revista Brasileira de Queimaduras 2003; 3(1):26-31.

Bibliografia 351

51. Bates R. Propedêutica Médica. 5 ed. Rio de Janeiro: Guanabara Koogan; 2005.
52. Batsis J, Buscemi S. Sarcopenia, Sarcopenic Obesity and Insulin Resistance. In: Croniger C (Org.). Medical Complications of Type 2 Diabetes; 2011.
53. Baumgartner RN, Koehler KM, Gallagher D, Romero L, Heymsfield SB, Ross RR, et al. Epidemiology of Sarcopenia among the Elderly in New Mexico. American Journal of Epidemiology. 1998 April; 147(8):755-63.
54. Baumgartner RN, Heymsfield SB, Lichtman S, Wang J, Pierson RN. Body composition in elderly people: Effect on criterion estimates on predictive equations. American Journal of Clinical Nutrition 1991; 53:1-9.
55. Beal FLR. Deficiência de vitamina A leva ao aumento de transcritos de hepcidina no fígado e ao acúmulo de ferro no baço em ratos machos recém-desmamados. Tese de Doutorado em Ciências da Saúde, Faculdade de Ciências da Saúde, UnB, Brasília, D.F. 2012.
56. Beal FLR. Efeitos da suplementação de arginina no tumor sólido de Walker 256. Dissertação de Mestrado em Nutrição Humana, Faculdade de Nutrição, UnB, Brasília, D.F. 2005.
57. Beck AM, Ovesen L, Osler M. The mini nutritional assessment (MNA) and the "determine your nutritional health" checklist (NSI checklist) as a predictor of morbidity and mortality in an elderly Danish population. Br J Nutr 1999; 81:31-6.
58. Beck AM, Ovesen L. At which body mass index and degree of weight loss should hospitalized elderly patients be considered at nutritional risk? Clinical Nutrition 1998; 17(5):195-8.
59. Benício MHDA, et al. A eficiência de indicadores antropométricos maternos na predição de produtos da gestação. Projeto de pesquisa para um estudo multicêntrico. São Paulo: USP; 2001.
60. Bernard MA, Jacobs DO, Rombeau JL. Suporte Nutricional e Metabólico de Pacientes Hospitalizados. Rio de Janeiro: Guanabara Koogan 1986; 24-42, 181-91.
61. Bezerra JD, et al. Aplicação de instrumentos de triagem nutricional. Porto Alegre: Revista Ciência & Saúde 2012 jan/jun; 5(1):9-15.
62. Bezerra PC, Sugai A. Tratamento nutricional em doenças neurológicas. In: Vaz EM, Fidelix MSP, Nascimento VMB, editors. Associação Brasileira de Nutrição PRONUTRI Programa de Atualização em Nutrição Clínica. Ciclo 3. Porto Alegre: Artmed Panamericana 2014; 39-89.
63. Bi X, Seabolt L, Shibao C, Buchowski M, Kang H, Keil C.D, et al. DXA-measured visceral adipose tissue predicts impaired glucose tolerance and metabolic syndrome in obese Caucasian and African-American women. Eur J Clin Nutr 2015; 69(3):329-36. doi:10.1038/ejcn.2014.227.
64. Biangulo BF, Fortes RC. Métodos subjetivos e objetivos de avaliação do estado nutricional de pacientes oncológicos. Com Ciências Saúde 2013; 24(2):131-44.
65. Billings JA. Recents Advances in Palliative Care. BMJ 2003; 321:555-8.
66. Bingham SA, Day NE. Using biochemical markers to assess the validity of prospective dietary assessment methods and the effect of energy adjustment. Am J Clin Nutr 1997; 65(suppl):1130S.
67. Bishop CW, et al. Norms for nutritional assessment of American adults by upper arm anthropometry. Am J Clin Nutr 1981; 34:2530-9.
68. Bissoli L, et al. Effect of vegetarian diet on homocysteine levels. Annals of Nutrition & Metabolism 2002; 46(2):73-9.
69. Bistrian BR, et al. The therapeutic index of nutritional depletion in hospitalized patients. Surg Ginecol Obstet 1975; 14:512-6.
70. Bistrian BR, Blackburn GL, Hallowell E, Heddle R. Protein status of general surgical patients. JAMA 1974; 230(6):858-60.
71. Bittencourt S, Barros DC, Monteiro KA, Zaborowski, EL. Pesando e medindo em uma unidade de saúde. Centro de Referência de Alimentação e Nutrição. Região Sudeste – CRAN-Sudeste 1997; 40p.
72. Blackburn GL, Thornton PA. Nutritional assessment of the hospitalized patients. Med Clin North Am 1979; 63:1103-15.
73. Blackburn GL, Bistrian BR. Nutritional and metabolic assessment of the hospitalized patient. J Parent Enteral Nutr 1977; 1(1):11-22.
74. Bonnefoy M, et al. Hipocholesterolemia in hospitalized eldery: relations with inflammatory and nutritional status. Rev Med Interne 2002; 23(12):991-8.
75. Bonnefoy M, jauffret M, Kostka T, Jusot JF. Usefulness of calf measurement in assessing the nutritional state of hospitalized elderly people. Gerontology 2002; 48(3):162-9.
76. Book C, Reddick J. Tast alterations in boné marrow transplant patients. J Am Diet Assoc 1991; 91:1121-2.
77. Borim FSA, et al. Dimensões da autoavaliação de saúde em idosos. Rev Saúde Pública 2014; 48(5):714-22.
78. Bortolini GA, Vitollo MR. Impacto de orientação dietética sistemática no primeiro ano de vida nas prevalências de anemia e deficiência de ferro aos 12-16 meses. J Pediatr 2012; 88(1).
79. Bottoni A, Oliveira GPC, Ferrini MT, Waitzberg DL. Avaliação nutricional: exames laboratoriais. In: Waitzberg DL. Nutrição Oral, Enteral e Parenteral. 3 ed. São Paulo: Atheneu; 2002.

80. Bottoni A, et al. Porque se preocupar com a desnutrição hospitalar? Revisão de literatura. J Health Sci Inst 2014; 32(3):314-7.
81. Bouchard C, Després JP, Mauriége P. Genetic and nongenetic determinants of regional fat distribution. Endocrine Reviews 1993; 14(1):72-92.
82. Boulanger BR, et al. What are the clinical determinants of early energy expenditure in critically injured adults? Journal of Trauma 1994; 37(6):969-74.
83. Bowers JM, Dols CL. Subjective global assessment in HIV infected patients. J Assoc Nurses AIDS Care 1996; 7:83-9.
84. Bozetti F. Nutritional assessment from the perspective of a clinician. JPEN J Parenter Enteral Nutr 1987; 11:115S-21S.
85. Bozzetti F. Effects of artificial nutrition on the nutritional status of cancer patients. J Parenter Enteral Nutr 1989; 13:406-20.
86. Bozzetti F. Nutritional assessment from the perspective of a clinician. J Parent Enteral Nutr 1987; 11:115S-121S.
87. Bradfield RH, et al. Skin fold changes with weight loss. Am J Clin Nutr 1979; 32:1756.
88. Braguinsky J, et al. Obesidad, patogenia, clínica y tratamiento. 2 ed. Buenos Aires: El Ateneo 1996; 394 p.
89. Brandão LG, Ferraz AR. Cirurgia de Cabeça e pescoço. São Paulo: Editora Roca; 1989.
90. Brandi LS, et al. Energy expenditure and severity of injury and illness indices in multiple trauma patients. Crit Care Med 1999; 27(12):2684-9.
91. BRASIL. Ministério da Saúde. Assistência pré-natal. Manual Técnico. Brasília, 2000.
92. BRASIL. Ministério da Saúde. Instituto Nacional de Câncer José Alencar Gomes da Silva (INCA) Inquérito Brasileiro de Nutrição Oncológica. Disponível em: http://www.cfn.org.br/eficiente/repositorio/documentos%20novos/736.pdf.
93. BRASIL. Instituto Brasileiro de Geografia e Estatística. Censo 2010. Brasil, 2010.
94. BRASIL. Ministério da Saúde. Média e alta complexidade: portarias de terapia nutricional. Disponível em: http://portal.saude.gov.br/portal/sas/mac/visualizar_texto.cfm?idtxt=23187
95. BRASIL. Ministério da Saúde. Política Nacional de Alimentação e Nutrição. Brasília: Ministério da Saúde. (Série B. Textos Básicos de Saúde), 2012.
96. BRASIL. Portaria nº 4.279, de 30 de dezembro de 2010. Estabelece diretrizes para a organização da Rede de Atenção à Saúde no âmbito do Sistema Único de Saúde, 2010.
97. BRASIL. Proposta de diagnóstico e acompanhamento nutricional de gestantes a ser adotada pelo Ministério da Saúde [Nota Técnica de fevereiro de 2004 da Coordenação da Saúde da Mulher / Coordenação Geral da Política de Alimentação e Nutrição (CGPAN)], 2004.
98. Braunshweig CA. Creating a clinical nutrition registry: prospects, problems and preliminary results. J Am Diet Assoc 1999; 99:476-80.
99. Bray GA, et al. Use of anthropometrics measures to assess weight loss. Am J Clin Nutr 1978; 31:769-73.
100. Bray GA. Classification and evaluation of the obesities. Med Clin North Am 1989; 73(1):161-84. PubMed PMID: 2643002. Eng, 1989.
101. Bringer J, et al. Évaluation de l état nutritionel protéique: son importance pratique. Nutr et Diét 1985; 35(3):17-22.
102. Brownbill R, Ilich J. Measuring body composition in overweight individuals by dual energy x-ray absorptiometry. BMC Medical Imaging. 2005; 5(1):1. PubMed PMID: doi:10.1186/1471-2342-5-1, 2005.
103. Bruera ED, Strasser F. Update on Anorexia and Cachexia. Hematology/ Oncology Clinics of North America 2002; 16:589-617.
104. Bruera ED. ABC of Palliative Care: Anorexia, Cachexia and Nutrition. BMJ 1997 nov; 315:1219-222.
105. Bulterworth RF. Pathogenesis and treatament of porta-systemic encefalopathy. Dig Disc Sic 1992; 37:321.
106. Burgess L. Nutritional Needs and Support of Patients With Head and Neck Cancer. 22 ESPEN Congress, September. Madrid, Spain; 2000.
107. Burr ML, Phillips KM. Anthropometric norms in the elderly. Br J Nutr 1984; 51:165-9.
108. Butters M, Straub M, Kraft K, Bittner R. Studies on nutritional status in general surgery patients by clinical, anthropometric, and laboratory parameters. Nutrition 1996; 12:405-10.
109. Buzby G, Mullen J, Mattheus DC, et al. Prognostic nutritional index in gastrointestinal surgery. Am Surg 1980; 139:160-7.
110. Cabral MD, Sacramento AL, Serra MC, et al. Alterações metabólicas e suporte nutricional. In: Gomes DR, Serra MC, Pellon MA. Queimaduras. Rio de Janeiro: Revinter 1995; 7:67-76.
111. Cabre E, et al. Reliability of bioelectric impedance analysis as a method of nutritional monitoring in cirrhosis with ascites. Gastroenterol Hepatol 1995 Aug-Sep; 18(7):359-65.
112. Caglar K, et al. Inflammatory signals associated with hemodialysis. Kidney Int 2002; 62:1408-16.

Bibliografia

113. Calamita Z, Burini RC. Fatores reguladores dos níveis plasmáticos de transtirretina e proteína fixadora de retinol. Rev Bras Pat Clin 1993; 29:148-53.
114. Calle EE, Thun MJ, Petrelli JM, Rodriguez C, Heath CW. Body-mass index and mortality in a prospective cohort of U.S. adults. New England Journal of Medicine 1999; 341(15):1097-105.
115. Caly WR, et al. Different degrees of malnutrition and immunological alterations according to the aetiology of cirrhosis: a prospective and sequential study; 2003. Disponível em: http:// www.nutritionj.com/content/2/1/10.
116. Camerero GE, et al. Protein-energy malnutrition: its effects on 4 metabolic parameters. Nutr Hosp 1995; 10(3):158-60.
117. Cameron JL. Nutritional determinants of puberty. Nutr Rev 1996; 54:S17-22.
118. Campillo B, et al. Influence of liver failure, ascites, and energy expenditure on the response to oral nutrition in alcoholic liver cirrhosis. Nutrition 1997 jul-aug; 13(7-8):613-21.
119. Campillo B, et al. Influence of liver failure, ascites, and energy expenditure on the response to oral nutrition in alcoholic liver cirrhosis. Nutr Rev 2000 aug; 58(8):242-7.
120. Campillo B, Bories DN, Leluen M, et al. Short term changes in energy metabolism after 1 month of a regular oral diet in severally malnourished cirrhotic patients. Metabolism 1995; 44:765-70.
121. Campion EW, Delabry LO, Glynn RJ. Journal of Gerontology 1988; 43:M18-M20.
122. Candela CG, Erdozain JC, Lobo RM, Blanco AC. Nutrición e hígado – transplante hepático. Rev Bras Nutr Clin 2002; 17(suppl 1):64-71.
123. Candelária PAP. Terapia Nutricional no Trauma. In: Campos ACL. (Org.). Nutrição em Cirurgia. São Paulo: Atheneu 2001; 1(7):93-126.
124. Cano NJM, Roth H, Court-Fortune I, et al. Nutritional depletion in patients on long-term oxygen therapy and/or home mechanical ventilation. Eur Respir J 2002; 20:30-7.
125. Canturk NZ, et al. Risk of nosocomial infections and effects os total cholesterol, HDL cholesterol in surgical patients. Clinical Nutrition 2002; 21(5):431-6.
126. Capra S, et al. Nutritional therapy for cancer – induced weight loss. Nutrition in Clinic Practice 2002; 17:210-3.
127. Capra S, Ferguson M, Ried K. Cancer: Impact of Nutrition Intervention Outcome- Nutrition Issues for Patients. Nutrition 2001; 17:769-72.
128. Carrara-de-Angelis E, et al. Avaliação e tratamento das disfagias após o tratamento do câncer de cabeça e pescoço. In: A Atuação da Fonoaudiologia no Câncer de Cabeça e Pescoço. São Paulo: Ed Lovise; 2000.
129. Carrillo FJO. Apoyo nutricional en el paciente com câncer de cabeza e cuello. In: Gris JR, Carrilo FJO. Apoyo nutricional en cancer. México: Interamericana; 1995.
130. Carullo MAG. Qualidade de Vida em Cuidados Paliativos. 2ª Jornada de Cuidados Paliativos e Dor CSTO/INCA.RJ, Anais eletrônicos, 25/10/2001, CD.
131. Carvalho EB, Sales TRA. Avaliação Nutricional: a base da escolha terapêutica. In: Carvalho EB. Manual de Suporte Nutricional. Rio de Janeiro: Medsi 1992; 21-39.
132. Carvalho EB, Corrêa MM, Tôrres HOG. Câncer. In: Riella MC. Suporte Nutricional Parenteral e Enteral. 2 ed. Rio de Janeiro: Guanabara Koogan 1993; 221-32.
133. Carvalho Filho ET. Geriatria e rejuvenescimento. São Paulo: Boletim ICAPS, 1993; p.6.
134. Cataluna JJS, Sanchez LS, Garcia MAM, et al. Mid-arm muscle area is a better predictor of mortality than body mass index in COPD. Disponível em: http://www.findarticles.com/p/articles/mi_m0984/is_4_128/ai_n15780869/print 2005.
135. Cecconello I, Waitzberg DL. Indicação, formulação e monitorização em nutrição parenteral total central e periférica. In: Waitzberg DL. Nutrição oral, enteral e parenteral na prática clínica. 3 ed. São Paulo: Atheneu 2002; 1(46):735-52.
136. Centers for Disease Control and Prevention and National Center for Health Statistics. Use and interpretation of the CDC Growth Charts, 2000. Disponível em: www.cdc.gov/ GIBSON, R. The Principles of Nutritional Assessment. Oxford. Oxford University Press; 1990.
137. Centers for Disease Control and Prevention and National Center for Health Statistics. CDC Growth Charts 2000. Disponível em: www.cdc.gov/growthcharts Lohman TG. Advances in Body Composition. Human Kinetics, Champaign, Illinois; 1992.
138. Centers for Disease Control and Prevention. National health and examination survey III. National Center for Health and Statistics. Maryland USA; 1994.
139. Chailleux L, et al. Prognostic value of nutritional depletion in patients with COPD treated by long-term oxygen therapy (data from the ANTADIR observatory). Chest 2003; 123(5).
140. Cheng CH, et al. Measured versus estimated energy expenditure in mechanically ventilated critically ill patients. Clin Nutr 2002; 21(2):165-72.

141. Chernoff R. Normal aging, nutrition assessment, and clinical practice. Nutrition in Clinical Practice 2003; 18:12-20.
142. Chiarelli A, et al. Very Early Enteral Nutrition in Burned Patient. American Journal Clinical Nutrition 1990; 51:1035-39.
143. Choban PS, Heckler R, Burge JC, Flancbaum L. Increased incidence of nosocomial infections in obese surgical patients. Am Surg 1995; 61:1001-5.
144. Christel L, et al. Young Swedish vegans have different sources of nutrients than young omnivores. J Am Diet Assoc. 2005 Sep; 105(9):1438-41.
145. Chumlea WC, et al. Equations for predicting stature in white and black elderly individuals. Journal of Gerontology 1992; 47:197-203.
146. Chumlea WC, Baumgartner RN. Status of anthropometry and body composition data in elderly subjects. Am J Clin Nutr 1989; 50(5 Suppl):1158-66.
147. Chumlea WC, Roche AF, Steinbaugh ML. Estimating stature from knee height for persons 60 to 90 years of age. Journal of American Geriatric Society 1985; 33:116-20.
148. Chumlea WC. Nutritional assessment of the elderly through anthropometry. Ohio: Ross Laboratories; 1987.
149. Cintra IP, et al. Métodos de Inquéritos Dietéticos. Cadernos de Nutrição. Sociedade Brasileira de Alimentação e Nutrição 1997; 13:11-23.
150. Clark MA, Hentzen BT, Plank LD, Hill GI. Sequential changes in insulin-like growth factor 1, plasma proteins and total body protein in severe sepsis and multiple injury. JPEN 1996; 20:363-70.
151. Clark PG. What would a theory of interprofessional education look like? Some suggestions for developing a theoretical framework for teamwork training. Journal of Interprofessional Care 2006; 20:577-89.
152. Clinical Guidelines on the Identification, Evaluation, and Treatment of Overweight and Obesity in Adults – The Evidence Report. Obesity Research 1998; 6(suppl. 2):102-9.
153. CNEN-NE – 3.01. Diretrizes Básicas de Radioproteção. 1988 [cited 2015 08.22.2015]. Disponível em: http://www.lpr-den.com.br/ne301.pdf.
154. Coelho CSP, Ramalho RA, Accioly E. Vitamina A: Inquérito dietético na avaliação do estado nutricional em gestantes. Ars Cvrandi Clin Med 1995; 6(28):44-60.
155. Coltrera M. Nutritional Management in Head and Neck Câncer In: Eisele DW, Complications in head and neck surgery. St. Louis: Ed. Mosby – Year Book; 1993.
156. Coppini LZ, Ferrini MT. Síndrome da Imunodeficiência Adquirida (AIDS). In: Cuppari L. Guia de Nutrição: Nutrição Clínica no Adulto. São Paulo: Manole, 2002; 235-47.
157. Coppini LZ, Waitzberg DL, Ferrini MT, Silva MLT, Gama-Rodrigues J, Ciosak SI. Comparação da avaliação nutricional subjetiva global x avaliação nutricional objetiva. Rev Ass Med Brasil 1995; 41(1):6-10.
158. Coppini LZ. Estado nutricional: Métodos de avaliação, diagnóstico e significado clínico. In Magnoni D, Cukier C. Perguntas e respostas em nutrição clínica. São Paulo: Editora Roca 2001; 11-19.
159. Corney DE, Meguid MM. Current concepts in nutritional assessment. Arch Surg 2002; 137:42-45.
160. Corrêa CR, Burini RC. Proteínas plasmáticas positivas a fase aguda. J Bras Patol 2000; 36(4) 48-56.
161. Correia MITD. Avaliação nutricional de pacientes cirúrgicos. IN: Campos ACL. Nutrição em cirurgia. São Paulo: Atheneu 2001; 1:1-13.
162. Correia MITD. Avaliação nutricional subjetiva. Rev Bras Clin 1998; 13:68-73.
163. Cortezab ACL, CARVALHO MC. Martins indicadores antropométricos do estado nutricional em idosos: uma revisão sistemática. UNOPAR Cient. Ciênc Biol Saúde 2012; 14(4):271-7.
164. Costa DM, Abrantes MM, Lamounier JA, et al. Estudo descritivo de queimaduras em crianças e adolescentes. Rio de Janeiro: Jornal de Pediatria 1999; 75(3):181-6.
165. Costa L, Santos D, Néspoli C, Centoducatte F, Souza e Lima E, Faintuch J. Padrões de normalidade para medidas antropométricas. Estudo sistemático em uma população adulta brasileira. Revista Hosp Clin Fac Med São Paulo 1987; 42(2):49-54.
166. Covinsky KE, et al. The relationship between clinical assessments of nutritional status and adverse outcomes in older hospitalized medical patients. J Am Geriatr Soc 1999; 47:532-8.
167. Covinsky KE, Martin GE, Beyth RJ, Justice AC, Sehgal AR, Landefeld CS. The relationship between clinical assessments of nutritional status and adverse outcomes in older hospitalized medical patients. J Am Geriatr Soc 1999; 47:532-8.
168. Creutzberg EC, et al. Characterization of nonresponse to high caloric oral nutritional therapy in depleted patients with chronic obstructive pulmonary disease. Am J Respir Crit Care Med 2000; 161:745-52.
169. Cruz J. Neurointensivismo. Clínicas Brasileiras de Medicina Intensiva. Volume 12. São Paulo: Editora Atheneu; 2002.
170. Cruz-Jentoft AJ, Landi F, Schneider SM, Zúñiga C, Arai H, Boirie Y, et al. Prevalence of and interventions for sarcopenia in ageing adults: a systematic review. Report of the International Sarcopenia Initiative

Bibliografia 355

(EWGSOP and IWGS). Age and Ageing. 2014; 43(6):748-59. PubMed PMID: PMC4204661. doi:10.1093/ageing/afu115.

171. Cukier A, Franco CAB, Barbas CSV, Kirchenchtejn C, et al. Projeto Diretrizes. Sociedade Brasileira de Pneumologia e Tisiologia; 2001.

172. Cunha L, et al. Effects of prolonged oral nutritional support in malnourished cirrhotic patients: results of a pilot study Gastroenterol Clin Biol 2004; 28:36-9.

173. Cunha NT, Gomes DR, Serra MCVF. Tratamento Inicial do Grande Queimado – Reposição Volêmica. In: Maciel E, Serra MC. Tratamento de Queimaduras. São Paulo: Atheneu 2004; 9:55-63.

174. Cuppari L. Nutrição Clínica no Adulto. São Paulo: Editora Manole 2002; 71-98.

175. Curiati JAE, Alencar YKG. Nutrição e Envelhecimento. In: Filho ETC; Netto MP. Geriatria: Fundamentos, Clínica e Prática. São Paulo: Atheneu; 2000.

176. Curreri PW, Baxter CR, Marvin J, et al. Dietary requirements of patients with major burns. J Am Diet Assoc 1974; 65:415-17.

177. Czajka-Narins DM. The assessment of nutritional status. In Krause S. Food, Nutrition & Diet Therapy. 8 ed. Philadelphia: W.B. Saunders Comp; 1992.

178. D'amour D, Ferrada-Videla M, Rodriguez LSM, Beaulieu M. The conceptual basis for interprofessional collaboration: Core concepts and theoretical frameworks. Journal of Interprofessional Care 2005; 1(Suppl I):116-31.

179. Dahele M, Fearon KC. Research methodology: cancer cachexia syndrome. Palliat Med 2004; 18(5):409-17.

180. Daley BJ; Bistrian BR. Nutritional Assessment. In: Zaloga GP. Nutrition in Critical Care. Missouri: Mosby 1994; 9-33.

181. Damilakis J, Adams JE, Guglielmi G, Link TM. Radiation exposure in X-ray-based imaging techniques used in osteoporosis. European Radiology. 2010; 20(11):2707-14. PubMed PMID: PMC2948153. doi:10.1007/s00330-010-1845-0.

182. Damilakis J, Solomou G, Manios GE, Karantanas A. Pediatric radiation dose and risk from bone density measurements using a GE Lunar Prodigy scanner. Osteoporos Int. 2013/07/01; 2013; 24(7):2025-31. English. doi:10.1007/s00198-012-2261-x.

183. Delgado AF, et al. Nutritional follow-up of critically ill infants receiving short term parenteral nutrition. Rev Hosp Clin Fac Med S Paulo 2000; 55(1):3-8.

184. Delgado AF. Avaliação Nutricional e Metabólica da Criança. In: Manual Básico de apoio nutricional em pediatria. Departamento de suporte nutricional da Sociedade de Pediatria de São Paulo. São Paulo: Atheneu; 1999.

185. Deman P, Barden H, Ergun D. Advances in Body Composition Measurement Using DXA. J Clin Densitom: Assesment of Skeletal Health 2009; 12(1):128.

186. Detsky AG. Nutritional statement: does it improve diagnostic or prognostic information? Nutrition 1991; 7:37-8.

187. Detsky AS, Baker JP, Mendelson RA, Wolman SL, Wesson DE, Jeejeebhoy KN. Evaluating the accuracy of nutritional assessment techniques applied to hospitalized patients: methodology and comparisons. JPEN J Parenter Enteral Nutr 1984; 8:153-9.

188. Detsky AS, Baker JP, O'Rourke K, et al. Predicting nutrition-associated complications for patients undergoing gastrointestinal surgery. JPEN J Parenter Enteral Nutr 1987; 11:440-6.

189. Detsky AS, Mclaughlin JR, Baker JP, et al. What is subjective global assessment of nutritional status? JPEN J Parenter Enteral Nutr 1987; 11:8-13.

190. Detsky AS, Mendelsn RA, Baker JP, Jeejeebhoy KN. The choice to treat all, some, or no patients undergoing gastrointestinal surgery with nutritional support: a decision analysis approach. JPEN J Parenter Enteral Nutr 1984; 8:245-53.

191. Detsky AS, Smalley PS, Chang J. Is this patient malnourished? JAMA 1994; 271:54-8.

192. Detsky AS, et al. What is subjective global assessment of nutrition status? JPEN J Parenter Enteral Nutr 1987; 11(1):8-13.

193. Dewys WD, Begg D, Lavin PT. Prognostic effect of weight loss prior to chemotherapy in cancer patients. American Journal of Medicine 1980; 69:491-9.

194. Dhanraj P, Chacko A, Mammen M, et al. Hospital-made diet versus commercial supplement in postburn nutritional support. Burns 1997; 23(6):512-4.

195. Di Francia M, Barbier D, Merge J, Orehek J. Tumor necrosis factor-alpha and weight loss in chronic obstructive pulmonary disease. Am J Respir Crit Care Med 1994; 150:1453-5.

196. Dias MCG. Câncer. In: Lílian Cuppari. Nutrição Clínica no Adulto. São Paulo: Manole; 2002.

197. Dias MCG. Terapia nutricional domiciliar em doentes com câncer de cabeça e pescoço em radioterapia: avaliação de diferentes intervenções nutricionais. Dissertação para obtenção do grau de Mestre, São Paulo, FCF – FEA – FSP/USP; 2000.

198. Dias MCG, et al. Triagem e Avaliação do Estado Nutricional. In: Projetos diretrizes: Associação Brasileira de Nutrologia. São Paulo: AMBCM 2011; 471-81.
199. Dichi J, Burini, RC. Metabolismo do cobre e da anemia. Rev Bras Nutr Clin 1994; 6:13-21.
200. Dichi J, Papini SJ, Dichi JB, Desende TA, Burini RC. Estado Nutricional de pacientes portadores de cirrose hepática. Relação entre gravidade doença com piora nutricional avaliada por indicadores antropométricos e bioquímicos. RevBras Nut Clin 1991; 6:29-33.
201. Dichi JB, Burini RC. Fundamentos do metabolismo e dietoterapia de pacientes cirróticos com encefalopatia aguda ou crônica. Rev Metab Nutr 1994; 1:15-20.
202. Dindo D, Muller MK, Weber M, Clavien P. Obesity in general elective surgery. Lancet 2003; 361:2032-5.
203. Diretrizes Clínicas Protocolos Clínicos. Triagem nutricional em paciente adulto. Santa Efigênia: FHEMIG, 15 jul 2014. Disponível em www.fheming.mg.gov.br.
204. Douglas WW. Pathophysiology of the hypermetabolic response to burn injury. Washington: Journal of Trauma 1990; 30(12):4-9.
205. Duarte ACG, Borges VLS, Nóbrega MTC. Propedêutica Nutricional. In: Duarte ACG, Castellani FR. Semiologia Nutricional. Rio de Janeiro: Axel Books 2002; 1-15.
206. Duarte ACG, Duarte AM. Imunidade x imunodeficiência. In: Duarte ACG. Semiologia Imunológica Nutricional. Rio de Janeiro: Axcel Books do Brasil 2003; 63-87.
207. Duarte ACG, Santos FM, Miranda C, et al. Semiologia Imunológica Nutricional. In: Duarte ACG. Semiologia Imunológica Nutricional. Rio de Janeiro: Axcel Books do Brasil Editora 2003; 89-106.
208. Duarte ACG. Análise seriada da albuminemia e da hemoglobinemia em pacientes hospitalizados com Síndrome de Imunodeficiência Adquirida: Correlação com a sobrevida. Tese de Livre-Docência em Clínica Médica, Faculdade de Medicina da Universidade Gama Filho, UGF, Rio de Janeiro, RJ, novembro de 1992.
209. Duarte ACG. Avaliação nutricional protéico-calórica em pacientes com Síndrome de Imunodeficiência Adquirida hospitalizados: correlação com a sobrevida. Dissertação de Mestrado em Clínica Médica, Faculdade de Medicina da Universidade Federal do Rio de Janeiro, UFRJ, Rio de Janeiro, RJ, março de1992.
210. Duarte ACG. Estudo da reserva supra-renal de cortisol e do estado nutricional protéico-calórico no pré-operatório do câncer gástrico. Tese de Doutorado em Endocrinologia, Faculdade de Medicina da Universidade Federal do Rio de Janeiro, UFRJ, Rio de Janeiro, RJ, julho de 1997.
211. Duarte ACG. Recomendações gerais para a abordagem clínica do paciente cirúrgico. In: Butler ACS, Costa CA, Cardoso CRL, Leite NC. Risco cirúrgico: Rotinas de avaliação. Rio de Janeiro: Guanabara Koogan 2005; 135-43.
212. Duarte ACG, Castellani FR. Semiologia Nutricional. Rio de Janeiro: Axel Books; 2002.
213. Duarte ACG. Avaliação Nutricional: aspectos clínicos e laboratoriais. São Paulo: Editora Atheneu; 2007.
214. Duarte ACG. Semiologia Imunológica e Nutricional. Rio de Janeiro: Editora Axcel Books; 2003.
215. Duarte ACG, Castellani FR. Semiologia Nutricional. Rio de Janeiro: Editora Axcel Books; 2002.
216. Duarte ACG, Caldas A, Miranda F. Dieta. Série Curso Básico & Rápido. Rio de Janeiro: Axcel Books do Brasil Editora 2001; 1-8.
217. Durnin JVGA, Womwesley J. Body fat assessed from total body density and its estimation from skinfold thickness: measurements on 481 men and women aged from 16 to 72 years. Br J Nutr 1974; 32:77-97.
218. Edington J, Kon P, Martyn C. Prevalence of malnutrition in patients in general practice. Clin Nutr 1996; 15:60-3.
219. Egger NG, Carlson GL, Shaffer JL. Nutritional status and assessment of patients on home parenteral nutrition: anthropometry, bioelectrical impedance or clinical judgment? Nutrition 1999; 15:1-6.
220. Eis SR. Densitometria mais que óssea. Informativo Oficial da Sociedade Brasileira de Densitometria Clínica 2009; 21.
221. Eisenmann JC, et al. Comparative analysis of theCosmed Quark b2 and K4b (2) gas analysis systems during submaximal exercise. J Sports Med Phys Fitness 2003; 43(2):150-5.
222. Eisenstein E, Ceccon C. Saúde, Vida, Alegria: Manual de Educação em Saúde com Crianças e Adolescentes. Rio de Janeiro: CECIP/CEIIAS/AERTMED; 2000.
223. Eisenstein E. Atraso Puberal e Desnutrição Crônica Primária, São Paulo. [Tese de doutorado – Escola Paulista de Medicina da Universidade federal de São Paulo]; 1999.
224. Eisenstein E. Nutrition y salud en la adolescência. In: Maddaleno M, Munist M, Silber TJ, Ojeda E, Yunes J (eds). La salud del adolescente y del joven. Publicación científica 552. Washingon: Organización Panamericana de la Salud. 1995; 144-154.
225. Ek AC, Unosson M, Larssn J, Ganowiak W, Bjurulf P. Interrater variability and validity in subjective nutritional assessment of elderly patients. Scand J Caring Sci 1996; 10:163-8.
226. Engstrom EM. O Diagnóstico Nutricional – SISVAN: Instrumento para o Combate aos Distúrbios Nutricionais em Serviços de Saúde. 2 ed. Rio de Janeiro: Fiocruz; 2002.

Bibliografia

227. Enia G, Sicuso C, Alati G, Zoccali C. Subjective global assessment of nutrition in dialysis patients. Nephrol Dial Transplant 1993; 8:1094-8.
228. Enzi G, Chiarelli A, Enzi G, Casadei A, et al. Very early supplementation in burned patient. The American Journal of Clinical Nutrition 1990; 51(6):1035-39.
229. Escott-Stump S. Nutrição relacionada ao diagnóstico e ao tratamento. 4 ed. São Paulo: Editora Manole; 1999.
230. Ezzell L, Jensen GL. Malnutrition in chronic obstructive pulmonary disease. Am J Clin Nutr 2000; 72:1415-6.
231. Faintuch J, et al. The prognostic value of cholesterol levels in malnourished patients with esophageal carcinoma. Nutr Hosp 1993; 8(6):352-7.
232. Famodu AA, et al. Blood pressure and blood lipid levels among vegetarian, semi-vegetarian, and non-vegetarian native Africans. Clinical Biochemistry 1998 Oct; 31(7):545-9.
233. Favier JC, Ripert JI, Toque C, Feinberg M. Repertório geral dos alimentos. Tabela de composição. Editora Roca 1999; 895p.
234. Feijó FCS. Anestesia no Paciente Queimado. In: Maciel E, Serra MC. Tratamento de Queimaduras. São Paulo: Atheneu 2004; 19:123-9.
235. Ferreira ABH. Novo Aurélio Século XXI: o dicionário da língua portuguesa. 3 ed. Rio de Janeiro: Nova Fronteira; 1999.
236. Ferreira PR, et al. Protective effect of alpha-tocopherol in head and neck câncer radiation-induced mucosites: a doubled-blinded randomized trial. Head and Neck; april, 2004.
237. Festa A, D'Agostino J, Willians K, Karter AJ, Davis-Mayer EJ, Tracy RP, Haffner SM. The relation of body fat mass and distribution to markers of chronic inflammation. Int J Obes Relat Metab Disord 2001; 25:1407-15.
238. Fettes SB, Davidson HIM, Richardson RA, Pennington CR. Nutritional status of elective gastrointestinal surgery patients pre-and-pos-operatively. Clinical Nutrition 2002; 21:249-54.
239. Fiaccadori E, Lombardi M, Leonardi S, Rotelli CF, Tortorella G, Borghetti A. Prevalence and clinical outcome associated with preexisting malnutrition in acute renal failure: a prospective cohort study. J Am Soc Nephrol 1999; 10:581-93.
240. Flancbaum l, Choban PS, Sambucco S, et al. Comparison of indirect calorimetry, the Fick method, and prediction equations in estimating the energy requirements of critically ill patients. American Journal of Clinical Nutrition 1999; 69:461-6.
241. Fogt EJ, Bell SJ, Blackburn G. Nutrition assessment of the elderly. In: Morley JE, Glick Z, Rubenstein LZ. Geriatric Nutrition. 2 ed. New York: Raven Press 1995; 51-62.
242. Fontaine P. Méthodes d appréciation de l état nutritionel. NPN Médicine 1985; 5(92):741-4.
243. Fontanive RS, De Paula TP, Peres WAF. Medidas antropométricas. In: Duarte AC; Castellani FR. Semiologia nutricional. Rio de Janeiro: Axcel Books do Brasil Editora 2002; 33-57.
244. Foster BJ, Leonard MB. Measuring nutritional status in children with chronic kidney disease. American Journal of Clinical Nutrition 2004; 80(4):801-14.
245. Freitas P, Santos AC, Carvalho D, Pereira J, Marques R, Martinez E, et al. Fat Mass Ratio: An Objective Tool to Define Lipodystrophy in HIV-Infected Patients Under Antiretroviral Therapy. Journal of Clinical Densitometry. 2010; 13(2):197-203. doi:10.1016/j.jocd.2010.01.005.
246. Frenk J, Chen L, Bhutta ZA, et al. Health professionals for a new century: transforming education to strengthen health systems in an interdependent world. Lancet 2011; 376:1923-58.
247. Friguglietti C. Complicações em Cabeça e Pescoço. In: Filho VJFA, Brandão LG, Ferraz AR. Manual do Residente de Cirurgia de Cabeça e Pescoço. São Paulo: Keyla & Rosenfeld, 1999; 169.
248. Frisancho AR. New norms of upper limb fat and muscle areas for assessment of nutritional status. Am J Clin Nutr 1981; 34(11):2540-5.
249. Frisancho AR. New norms of upper limb fat and muscle areas for assessment of nutritional status. Am J Clin Nutr 1981; 34(11):2540-5.
250. Garavel M, Hagaman A, Morelli D, Rosenstock BD, Zagaja J. Determining nutritional risk: assessment, implementation and evaluation. Nutrition Support Services 1988; 18:19.
251. Garcia ANM. Indicadores antropométricos na avaliação nutricional de idosos institucionalizados. Dissertação (Mestrado). Departamento de Nutrição do Centro de Ciências da Saúde da UFPE, Recife; 2000.
252. Garrow JS. Three limitations of body mass index. Am J Clin Nutr 1988; 47:553.
253. GE Medical Systems Lunar. Manual de especificações técnicas e de segurança – Lunar Densitômetro ósseo com raio x baseado em enCORE. 4 ed; 2010.
254. Genest L, et al. L évaluation nutritionelle. L' Union Médicale du Canada, 1980; 109:522-8.
255. Giacosa A, et al. Food intake and body composition in cancer cachexia. Nutrition 1996; 12:S20-S23.
256. Gibson R. Principles of nutritional assessment. Oxford: Oxford University Press; 1990.

257. Gibson RS. Principles of nutritional assessment. New York: Oxford University Press; 1990.
258. Glicksman AS, Rawson RW. Diabetes and altered carbohydrate metabolism in patients with cancer. Cancer 1956; 9:1127-34.
259. Godinho MSL, Ascher I. Avaliação da área queimada. In: Serra MC, Gomes DR. A criança queimada. Teresópolis: Eventos 1999; 3:43-8,.
260. Gokhale R, Kirschner BS. Assessment of growth and nutrition. Best Practice & Research Clinical Gastro-enterology 2003; 17(2):153-62.
261. Goldstein DJ. Assessment of nutritional status in renal diseases. In: Mitch WE, Klahr S. Handbook of Nutrition and the Kidney. 4 ed. Lippincott-Raven 2002; 50p.
262. Gomes DR, Serra MC, Sacramento AL, et al. Alterações metabólicas e suporte nutricional. In: Gomes DR, Serra MC, Pellon MA. Queimaduras. Rio de Janeiro: Revinter 1995; 7:67-77.
263. Gomes DR, Serra MC. Conhecendo do paciente queimado. In: Gomes DR, Serra MC, Macieira LGJ. Condutas atuais em queimaduras. Rio de Janeiro: Revinter 2001; 2:5-9.
264. Gomes DR. Fisiologia e Fisiopatologia. In: Gomes DR, Serra MC, Pellon MA. Queimaduras. Rio de Janeiro: Revinter 1995; 3:10-28.
265. Gomes DR. Ressuscitação hemodinâmica. In: Gomes DR, Serra MC, Pellon MA. Queimaduras. Rio de Janeiro: Revinter 1995; 4:29-36.
266. Gómez-Candela C, et al. Valoración global subjetiva em el paciente neoplásico. Nutr Hosp 2003; 18:353-7.
267. Gong EJ, Heald FP. Diet, Nutrition and Adolescence. In: Shils ME, Olson JA, Shike M. Modern Nutrition in Health and Disease. 8 ed. Philadelphia: Lea and Febiger; 1994.
268. Goodship THJ, Louden JD. Nutritional Requirements of Hemodialysis Patients. In: Mitch WE, Klahr S. Handbook of Nutrition and the Kidney. 4 ed. Lippincott-Raven 2002; 118p.
269. Gosker HR, et al. Skeletal muscle dysfunction in chronic obstructive pulmonary disease and chronic heart failure: underlying mechanisms and therapy perspectives. Am J Clin Nutr 2000; 71:1033-47.
270. Grant JP, Custer PB, Thurlow J. Current techniques of nutritional assessment. Surg Clin North Am 1981; 61:437-63.
271. Grant JP. Avaliação Nutricional pela Análise dos Compartimentos Corporais. In: Grant JP. Nutrição Paren-teral. 2 ed. Rio de Janeiro: Revinter 1996; 15-48.
272. Gray DS, Bray GA, Gemayel N, Kaplan K. Effect of obesity on iolectrical impedance. American Journal of Clinical Nutrition 1989; 50:255-60.
273. Grotta JC. Management of the acutely neurological patient. Houston: Churchill Livingstone; 1993.
274. Guedes ACB, Gam CR, Tiussi ACR. Avaliação nutricional subjetiva do idoso: avaliação subjetiva global (ASG) versus mini avaliação nutricional (MAN®). Com Ciências Saúde 2008; 19(4):377-84.
275. Guedes DP, Guedes JERP. Controle de peso corporal. Composição Corporal atividade física e nutrição. Londrina: Editora Midiograf; 1998.
276. Guigoz Y, Vellas J, Garry P. Mini nutritional assessment: a practical assessment tool for grading the nutri-tional state of elderly patients. Facts Res Gerontol 1994; 4(supp. 2):15-59.
277. Gupta R, Ihmaidat H. Nutritional effects of oesophageal, gastric and pancreatic carcinoma. European Journal of Surgical Oncology 2003; 29:634-43.
278. Guyton AC, Hall JE. Os compartimento líquidos do corpo: líquidos extracelular e intracelular; líquido intercial e edema. In: _____. Tratado de fisiologia médica. 9 ed. Rio de Janeiro: Guanabara Koogan 1997; 275-90.
279. Guyton AC. Formação de urina pelos rins: I. Fluxo sangüíneo renal, filtração glomerular e seu controle. In: Guyton AC.Tratado de fisiologia médica. 8 ed. Rio de Janeiro: Guanabara Koogan 1992; 250-9.
280. Gwyneth KD, et al. EPIC-Oxford: lifestyle characteristics and nutrient intakes in a cohort of 33 883 meat-eaters and 31 546 non meat-eaters in the UK. Public Health Nutrition 2003 May; 6(3):259-69.
281. Haddad EH, et al. Dietary intake and biochemical, hematologic, and immune status of vegans compared with nonvegetarians. American Journal of Clinical Nutrition 1999 Sep; 70(3 Suppl):586S-593S.
282. Hahnemann S. Doenças Crônicas. São Paulo: Aude Sapere; 1999.
283. Hahnemann S. Organon da Arte de Curar. São Paulo: Robe; 1996.
284. Haider M, Haider SQ. Assessment of protein-calorie malnutrition. Clin Chem 1984; 30:1286.
285. Hakim RM, Levin N. Malnutrition in Hemodialysis Patients. Am J Kidney Dis 1993; 21(2):125-37.
286. Hakim RM. Nutrition in end-stage renal disease, Kidney International 1996; 50:343-57.
287. Hall EJ. Radiobiology for the Radiologist. 4 ed. Philadelphia: J.B. Lippincott Company; 1994.
288. Hall P. Interprofessional teamwork: professional cultures as barriers. Journal of Interprofessional Care 2005; 19(Suppl 1):188-96.
289. Hangartner TN, Warner S, Braillon P, Jankowski L, Shepherd J. The Official Positions of the International Society for Clinical Densitometry: Acquisition of Dual-Energy X-Ray Absorptiometry Body Composition

Bibliografia

and Considerations Regarding Analysis and Repeatability of Measures. Journal of Clinical Densitometry. 2013; 16(4):520-36. doi:10.1016/j.jocd.2013.08.007.

290. Harris JA, Benedict FG. A Biometric study of the Basal Metabolism in Man. Washington, DC: Carnegie Institution of Washington. Publication n° 279; 1919.

291. Hasse J, Strong S, Gorman MA, Liepa G. Subjective global assessment: alternative nutrition-assessment technique for liver-transplant candidates. Nutrition 1993; 9:339-43.

292. Hellin JL, Fustegueros JAB, Hiera SS, Acumí EG. Usefulness of short-lived proteins as nutritional incicators surgical patients. Clinical Nutrition 2002; 21:119-25.

293. Helton WS. Nutritional issues in hepatobiliary surgery. Sem Liver Dis: 1994; 14:140-57.

294. Herrmann W, et al. Vitamin B-12 status, particularly holotranscobalamin II and methylmalonic acid concentrations, and hyperhomocysteinemia in vegetarians. American Journal of Clinical Nutrition 2003 Jul; 78(1):131-6.

295. Heymsfield SB, Asteagre MC, Mansus C, Smith J. Measurement of muscle mass in humans: validity of 24-hour urinary creatinine method. Am J Clin Nut 1983; 37:478-94.

296. Heyward VH, Stolarczy K. Avaliação da Composição Corporal aplicada. São Paulo: Editora Manole 2000; 23-59.

297. Hill D, Hart K. A Practical Approach to Nutritional Support for Patients with Avanced Cancer. International Journal of Palliative Nursing 2001; 7:317-21.

298. Hill GL. Body composition research: implications for the practice of clinical nutrition. JPEN 1992; 197-218.

299. Hill GL. The role of nutrition in the outcome of surgical patients. Brazilian Journal of Clinical Nutrition 1995; 10(3):98-100.

300. Hirsch S, et al. Nutritional Support in Alcoholic Cirrhotic Patients Improves Host Defenses. J Am Coll Nutr 1999; 18(5):434-41.

301. Hirsch S, De Obaldia N, Petermann M, et al. Subjective global assessment of nutritional status: further validation. Nutrition 1991; 7:35-8.

302. Holroyde CP, Gabuzda TG, Putnam RC, Paul P, Reichard GA. Altered glucose metabolism in metastatic carcinoma. Cancer Research 1975; 35:3710-4.

303. Huang YC, et al. The status of plasma homocysteine and related B-vitamins in healthy young vegetarians and nonvegetarians. European Journal of Nutrition 2003 Apr; 42(2):84-90.

304. Huffman GB. Evaluating and treating unintentional weight loss in the elderly. American Family Physician 2002; 65(4):640-50.

305. Hung CJ, et al. Plasma homocysteine levels in Taiwanese vegetarians are higher than those of omnivores. Journal of Nutrition 2002 Feb; 132(2):152-8.

306. Hussey HJ, Tisdale MJ. Effects of polyunsaturated fatty acids on the growth of murine colon adenocarcinomas in vitro and in vivo. Br J Cancer 1994; 70:6-10.

307. Igaua S, et al. Examination of the reliability of the portable calorimeter. Clin Exp Pharmacol Physiol 2002; 29(Suppl):S13-15.

308. Ikemori EHA, et al. Nutrição em Oncologia. São Paulo: Tecmed. 2003; 471p.

309. Institute of Medicine. Nutrition during pregnancy. Washington DC. National Academy Press; 1990.

310. Instituto Nacional de Câncer (BRASIL). ABC câncer: abordagens básicas para o controle do câncer; 2011.

311. International Working Group on S. Sarcopenia: An Undiagnosed Condition in Older Adults. Current Consensus Definition: Prevalence, Etiology, and Consequences. Journal of the American Medical Directors Association. 2011; 12(4):249-56. PubMed PMID: PMC3377163. doi: 10.1016/j.jamda.2011.01.003.

312. Inui A. Cancer anorexia-cachexia syndrome: current issues in research and management. CA Cancer Journal Clinical 2002; 52:72-91.

313. Ireton-Jones CS, Turner WW, Liepa GU, et al. Equations for the estimation of nergy expenditures in patients with burns with special reference to ventilatory status. Journal of Burn Care Rehabilitation 1992; 13:330-3.

314. Irving GF, Olsson BA, Cederholm T. Nutritional and cognitive status in elderly subjects living in service flats, and the effect of nutrition education on personnel. Gerontology 1999; 45:187-94.

315. Ismail S, Manandhar M. Better nutrition for older people: Assessment and Action. London School of Hygiene and Tropical Medicine 1999; p. 80.

316. Iversen J, Vilstup H, Tystup N. Insulin sensitive in alcoholic cirrhosis Scand. J Clin Lab Invest 1983; 43:565-73.

317. Izikler TA, et al. Association of morbidity with markers of nutrition and inflammation in chronic hemodialysis patients: A prospective study. Kidney Int 1999; 55:1945-51.

318. Jackson AS, Pollock ML. Generalized equations for predicting body density of men. Br J Nutr 1978; 40:497-504.

319. Jackson AS, Pollock ML, Ward A. Generalized equations for predicting body density of women. Med Sci Sports and Exercise 1980; 12:175-82.
320. James R. Nutritional support in alcoholic liver disease: a review. J Human Nutr 1989; 2:315-23.
321. Jeejeebhoy KN, Detsky AS, Baker JP. Assessment of nutritional status. JPEN J Parenter Enteral Nutr 1990; 14:193S-196S.
322. Jeejeebhoy KN. Nutritional assessment. Clin Nutr 1998; 27(2):347-69.
323. Jelliffe DB. The assessment of nutritional status of community. Geneve: World Health Organization, Monograph 53; 1966.
324. Jelliffe DB, Jelliffe EFP. Community Nutritional Assessment. United States: Oxford Medical Publications 1989; 56-126.
325. Jensen GL, Friedmann JM, Coleman CD, Smiciklas-Wright H. Screening for hospitalization and nutritional risks among community-dwelling older persons. Am J Clin Nutr 2001; 74:201-5.
326. Jesus RP, Pereira CCA, Waitzberg DL. Doenças hepáticas. In: Cuppari L. Nutrição Clínica no Adulto. São Paulo: Manole 2002; 27-45.
327. Johnson MM, Chin R, Haponik EF. Nutrição, função respiratória e doença. In: Shils ME, Olson JA, Shike M. Tratado de Nutrição Moderna na Saúde e na Doença. 3 ed. São Paulo: Manole 2003; 1579-97.
328. Jones CH, Newstead CG, Wil EJ, Smye SW, Davison AM. Assessment of nutritional status in CAPD patients: serum albumin is not a useful measure. Nephrol Dial Transplant 1997; 12:1406-13.
329. Jones CH, Wells L, Stoves J, Farquhar F, Woodrow G. Can a reduction in extracellular fluid volume result in increased serum albumin in peritoneal dialysis patients? Am of Kidney Dis 2002; 39:872-5.
330. Junqueira JCS, Soares EC, Filho HRC, et al. Nutritional risk factors for postoperative complications in brazilian elderly patients undergoing major elective surgery. Nutrition 2003; 19:321-6.
331. K/DOQI Clinical Practice Guidelines for Nutrition in Chronic Renal Failure. American Journal of Kidney Diseases 2000 jun; 35(6, suppl 2).
332. Kahn HS, Austin H, Williamson DF, Arensberg D. Simple anthropometric indices associated with ischemic heart disease. J Clin Epidemiol 1996; 49(9):1017-24.
333. Kalantar-Zadeh K, Ikizler A, Block G. Malnutrition-Inflammation Complex Syndrome in Dialysis Patients: Causes and Consequences. American Journal of Kidney Diseases 2003; 42(5):864-881.
334. Kalantar-Zadeh K, Kleiner M, Dunne E, et al. Total iron binding capacity-estimated transferrin correlates with the nutritional subjective global assessment in hemodialysis patients. Am J Kidney Dis 1998; 31:263-72.
335. Kalantar-Zadeh K, Kopple J, Deepak S. Food intake characteristics of hemodialysis patients as obtained by food frequency questionnaire. Journal of Renal Nutrition 2002; 12:17-31.
336. Kalantar-Zadeh K, Kopple JD. Relative contributions of nutrition and inflammation to clinical outcome in dialysis patients. Am J Kidney Dis 2001; 38(6):1343-50.
337. Kalantar-Zadeh K, Supasyndh O, Lehn RS, et al. Normalized Protein Nitrogen Appearance Is Correlated With Hospitalization and Mortality in Hemodialysis Patients With Kt/V Greater Than 1.2. Journal of Renal Nutrition 2003; 13(1):15-25.
338. Kalman DR, Satzman JR. Nutrition status predicts survival in cirrhosis. Nut Rev 1996; 54:217.
339. Kamimura MA, Baxmann A, Sampaio LR, et al. Avaliação do estado nutricional. In: Cuppari L. Guias de medicina ambulatorial e hospitalar: nutrição clínica no adulto. Barueri: Manole 2002; 5:71-110.
340. Sebeková K, et al. Plasma levels of advanced glycation end products in healthy, long-term vegetarians and subjects on a western mixed diet. European Journal of Nutrition. 2001 Dec; 40(6):275-81.
341. Katch FI, McArdle WD. Nutrição, exercício e saúde. 4 ed. Medsi; 1996.
342. Kato M, et al. Validation of a portable indirect calorimeter (Metavine) for measuring energy expenditure in an elderly population. Clin Exp Pharmacol Physiol 2002; 29(Suppl):S9-12.
343. Kaysen GA, et al. Relationships among inflammation nutrition and physiologic mechanisms establishing albumin levels in hemodialysis patients. Kidney Int, 2002; 61:2240-9.
344. Kazimírivá A, et al. Does a vegetarian diet influence genomic stability? European Journal of Nutrition 2004 Feb; 43(1):32-8.
345. Kelly TL, Wilson KE, Heymsfield SB. Dual Energy X-Ray Absorptiometry Body Composition Reference Values from NHANES. PLoS ONE. 2009; 4(9):e7038.
346. Kent JT. Filosofia Homeopática. Madrid: Bailly-Bailliere; 1926.
347. Klein S, Kinney J, Jeejeebhoy K, Alpers D, Hellerstein, Murray M, Twomey P. Nutrition Support in clinical Practice: Review of published data and recommendations for future research directions. JPEN 1997; 21(3):133-45.
348. Kligerman J, Dias FL. Tumores Malignos da Boca. In: Mauro Barbosa. Diagnóstico e Tratamento dos Tumores de Cabeça e Pescoço. Rio de Janeiro: Atheneu 2001; p. 10.

Bibliografia 361

349. Knox LS, Crosby LO, Feurer ID, Buzby GP, MILLER CL, MULLEN JL. Energy expenditure in malnourished cancer patients. Ann Surg, 197:152-62, 1983.
350. Kondrup J, Allison Sp, Elia M, Vellas B Plauth M. ESPEN Guidelines for nutrition screening 2002. Clinical Nutrition 2003; 22(4):415-21.
351. Kopple JD, Greene T, Chumlea WC, et al. Relationship between nutritional status and the glomerular filtration rate: Results from the MDRD study. Kidney Int 2000; 57:1688-703.
352. Kopple JD. Pathophysiology of Protein-Energy Wasting in Chronic Renal Failure. Journal of Nutrition 1999; 129(1):247S-251S.
353. Krajcovicová M, et al. Lipid peroxidation and nutrition. Physiological Research 2004; 53(2):219-24.
354. Krajcovicová M, et al. Traditional and alternative nutrition – levels of homocysteine and lipid parameters in adults. Scandinavian Journal of Clinical & Laboratory Investigation 2000 Dec; 60(8):657-64.
355. Krause MLK; Escott-Stump. Alimentos, Nutrição & Dietoterapia. 10 ed. Rio de Janeiro: Editora Atheneu; 2002.
356. Kromhout D. Essential micronutrients in relation to carcinogenesis. Am J Clin Nutr 1987; 45(suppl.5):1361.
357. Kuczmarski RJ. Need for body composition information in elderly subjects. Am J Clin Nutr 1989; 50:1150-7.
358. Kudsk KA. Avaliação Nutricional. In: Fischer JE (ed.). Nutrição em Cirurgia. Rio de Janeiro: Medsi 1985; 355-365.
359. Laghi F, Tobim MJ. Disorders of the respiratory muscles. Am J Resp Crit Care Med 2003; 168:10-48.
360. Lameu EB, Rosenfeld RS, Rocha EEM. Imunonutrição. In: Ferro HC, Azevedo JR, Loss SH. Nutrição parenteral e enteral em UTI. São Paulo: Atheneu 2001; 11(3):45-72.
361. Landbo C, et al. Prognostic Value of Nutritional Status in Chronic Obstructive Pulmonary Disease. Am J Respir Crit Care Med 1999; 160:1856-61.
362. Lang T, Streeper T, Cawthon P, Baldwin K, Taaffe DR, Harris TB. Sarcopenia: etiology, clinical consequences, intervention, and assessment. Osteoporos Int. 2010; 21(4):543-59. PubMed PMID: PMC2832869. doi:10.1007/s00198-009-1059-y.
363. Langstein HN, Norton JA. Mechanisms of cancer cachexia. Hematology/Oncology Clinics of North America 1991 Feb; 5(1):103-23.
364. Lapkin S, Levett-Jones T, Gilligan C. A systematic review of the effectiveness of interprofessional education in health professional programs. Nurse Education Today 2013; 33(2):90-102.
365. Larsson CL, Johansson GK. Dietary intake and nutritional status of young vegans and omnivores in Sweden. American Journal of Clinical Nutrition 2002 July; 76(1):100-6.
366. Latham MC. Malnutrición proteico-enegética. In: OPS/ILSI. Conocimientos actuales sobre nutrición. Washington: International Life Sciences Institute Press. 6 ed. 1991; 47-55.
367. Lautz HV, Selberg O, Korber J, Burger M, Muller MJ. Protein calorie malnutrition in liver cirrhosis. Clin Invest 1992; 70:478-86.
368. Laviano A, Meguid MM. Nutritional issues in cancer management. Nutrition 1996; 12:358-71.
369. Lean MEJ, Han TS, Morrison CE. Waist circumference as a measure for indicating need for weight management. BMJ 1995; 311:158-61.
370. Leavey SF, Strawderman RL, Jones CA, Port FK, Held PJ. Simple nutritional indicators as independent predictors of mortality in hemodialysis patients. Am J Clin Nutr 1998; 31:997-1006.
371. Lee HY, et al. Serum fatty acid, lipid profile and dietary intake of Hong Kong Chinese omnivores and vegetarians. European Journal of Clinical Nutrition 2000 Oct; 54(10):768-73.
372. Leite JFMS, Antunes CF, Monteiro JCMP, et al. Value of nutritional parameters in the prediction of postoperative complications in elective gastrointestinal surgery. Br J Surg 1987; 74:426-9.
373. Lelli G, Montanari M, Gilli G, Scapoli D, Antonietti C, Scapoli D. Treatment of the cancer anorexia-cachexia syndrome: a critical reappraisal. Journal of Chemotherapy 2003; 15(3): 220-25.
374. Lentz SS. Homocysteine and vascular dysfunction. Life Sci 1997; 61:1205-15.
375. Leonard M, Graham S, Bonacum D. The human factor: the critical importance of effective teamwork and communication in providing safe care. Quality and Safety in Health Care 2004; 13(Suppl 1):i85-90.
376. Lessa I. Obesidade. In: O adulto brasileiro e as doenças da modernidade. Epidemiologia das doenças crônicas não transmissíveis. Editora Hucitec- Abrasco 1998; 139-151.
377. Levels JHM, et al. Distribution and kinetics of lipoprotein-bound endotoxin. Infection and Immunity 2001; 69:2821-8.
378. Lew EA, Garfinkel L. Variations in mortality by weight among 750,000 men and women. J Chronic Dis 1979; 32(8):563-76.
379. Li D, et al. The association of diet and thrombotic risk factors in healthy male vegetarians and meat-eaters. European Journal of Clinical Nutrition 1999 Aug; 53(8):612-9.

380. Liggett SB, et al. Determination of Resting Energy Expenditure utilizing the thermo dilution pulmonary artery catheter. Chest 1987; 91(4):562-6.
381. Lindhout AH, Wouters CW, Noyez L. Influence of obesity on in-hospital and early mortality and morbidity after myocardial revascularization. Eur J Cardiothorac Surg 2004; 26:535-1.
382. Lindmark L, Bennegard K, Eden E, Ekman L, Schersten T, Svaninger G, et al. Resting energy expenditure in malnourished patients with and without cancer. Gastroenterology 1984; 87:402-8.
383. Littlewood RA, et al. Comparison of the Cosmed K4b(2) and the Deltatrac II metabolic cart in measuring resting energy expenditure in adults. Clin Nutr 2002; 21(6):491-7.
384. Loguercio C, et al. Can dietary intake influence plasma levels of amino acids in liver cirrhosis? Dig Liver Dis 2000 Oct; 32(7):611-6.
385. Loguercio C, et al. Trace elements and chronic liver diseases. J Trace Elem Med Biol 1997 Nov; 11(3):158-6.
386. Lohman TG, Roche AF, Martorell ER. Anthropometric standardization reference manual. Champaign: IL Human Kinetics; 1988.
387. Lohman TG. Advances in body composition assessment. Current issues in exercise science series. Monograph. Champaign: IL Human Kinetics 3; 1992.
388. Lopes MA, Martins MO. Perímetros. In: Petroski EL (Org.) Antropometria: técnicas e padronizações. Porto Alegre: Pallotti 1999; 69-86.
389. Lopez FA, Sigulem DM. Fundamentos da terapia nutricional em pediatria. Editora Sarvier; 2002.
390. López M, Laurentys J. Semiologia Médica – as bases do diagnóstico clínico. 2 ed. Atheneu cap. 2; 1988.
391. Loprinzi CL. Management of Cancer Anorexia/Cachexia. Support Care Cancer 1995; 3:122-9.
392. Lowrie EG, Lew NL. Death risk in hemodialysis patients: the predictive value of commonly measured variables and an evaluation of death rate differences between facilities. Am J Kidney Dis 1990; 15:458-82.
393. Macedo MP. Envelhecimento e parâmetros hematológicos. In: Freitas EV, Py L, Neri AL, Cançado FAX, Gorzoni ML, Rocha SM. Tratado de Geriatria e Gerontologia. Rio de Janeiro: Guanabara Koogan; 2002.
394. Macfarlane H, et al. Biochemical assessment of protein – calorie malnutrition. Lancet 1969; 392-4.
395. Macieira LGJ, Gomes DR, Serra MC. Condutas na internação. In: Gomes DR, Serra MC, Macieira LGJ. Condutas atuais em queimaduras. Rio de Janeiro: Revinter 2001; 4:19-33.
396. Madden AM, Morgan MY. Resting energy expenditure should be measured in patients with cirrhosis, not predicted. Hepatology 1999 Sep; 30(3):655-64.
397. Madill J, Gutierrez C, Grossman J, Allard J, Chan C, Hutchcon M, Keshavjee SH. Nutritional assessment of the lung transplant patient: body mass index as a predictor of 90-day mortality following transplantation. J Heart Lung Transplant 2001; 20:288-96.
398. Mador MJ, Bozkanat E. Skeletal muscle dysfunction in chronic obstructive pulmonary disease. Respir Res 2001; 2:216-24. Disponível em: http://respiratory research.com/content/2/4/216.
399. Magnoni D, Cukier C. Perguntas e respostas em nutrição clínica. São Paulo: Editora Roca; 2001.
400. Mahan KL, Escott-Stump S. Avaliação do estado nutricional. In: Mahan KL, et al. Alimentos, nutrição e dietoterapia. 9 ed. São Paulo: Roca 1998; p. 372.
401. Mahan LK, Arlin MT. Alimentos Nutrição e Dietoterapia. 8 ed. São Paulo: Editora Roca 1995; 309-28.
402. Maiorca R, Brunori G, Zubani R, et al. Predictive value of dialysis adequacy and nutritional indices for mortality and morbidity in CAPD and HD patients. A longitudinal study. Nephrol Dial Transplant 1995; 10:2295-305.
403. Maiorca R, Cancarini GC, Brunori G, et al. Comparison of long-term survival between hemodialysis and peritoneal dialysis. Adv Perit Dial 1996; 12:79-88.
404. Manelli JC, Badetti C, Botti G, et al. Reference standard for plasma protein is required for nutritional assessment of adult burn patients. Burns 1998; 24(4):337-45.
405. Manjari V, et al. Oxidant stress, anti-oxidants and essential fatty acids in South Indian vegetarians and non-vegetarians. Prostaglandins Leukotrienes & Essential Fatty Acids 2001 Jan; 64(1):53-9.
406. Manning EMC, Shenkin A. Avaliação nutricional no paciente criticamente enfermo. In: Lang CH, Abumrad NN. Nutrição no paciente criticamente enfermo. Série Clínicas de Terapia Intensiva. Rio de Janeiro: Interlivros 1995; 599-630.
407. Mario R, Dichi JB, Burini RC. Conseqüência Nutricional das alterações no metabolismo dos macronutrientes na doença hepática crônica. Arq Gast 2000; 37(1):52-7.
408. Marquis K, Debigaré R, Lucasse Y, et al. Midthigh muscle cross-section area is a better predictor of mortality than body mass index in patients with chronic obstructive pulmonary disease. American Journal of Respiratory and Critical Care Medicine 2002; 166:809-13.
409. Martin HP. Nutrition: its relationship to children's physical, mental, and emotional development. Am J Clin Nutr 1973; 26:766-75.

Bibliografia
363

410. Martins C, Cardoso SP. Terapia Nutricional Enteral e Parenteral. Paraná: Nutroclínica; 2000.
411. Matarese LE. Indirect calorimetry: technical aspects. J Am Diet Assoc 1997; 10(suppl 2):S154-S160.
412. Materese LE. Nutrition support handbook. Cleveland: The Cleveland Clinic Foundation 1997; 45-62.
413. Mayes T, Gottschlich MM. Burns. In: Matarese LE, Gottschlich MM. Contemporary Nutrition Support Practice. Saunders 1998; 590-607.
414. McClave SA, et al. Achievement of steady state optimizes results when performing indirect calorimetry. JPEN 2003; 27(1):16-20.
415. McClave SA, Snider HL, Spain DA. Preoperative issues in clinical nutrition. Chest 1999; 115:564-705.
416. McCulloug AJ, Mullen D, Smanik EJ, et al. Nutritional therapy and liver disease. Gastro Clin North Am 1989; 18:619-43.
417. McCullough AJ, Tarill AS. Disordered energy ans protein metabolism in liver disease. Semin Liver Dis 1991; 11:265-273.
418. Mclean RR, Shardell MD, Alley DE, Cawthon PM, Fragala MS, Harris TB, et al. Criteria for Clinically Relevant Weakness and Low Lean Mass and Their Longitudinal Association With Incident Mobility Impairment and Mortality: The Foundation for the National Institutes of Health (FNIH) Sarcopenia Project. The Journals of Gerontology Series A: Biological Sciences and Medical Sciences 2014; 69(5):576-83. PubMed PMID: PMC3991140. doi:10.1093/gerona/glu012.
419. McLellan S, et al. Comparison between the Datex-Ohmeda M-COVX metabolic monitor and the Deltatrac II in mechanically ventilated patients. Intensive Care Med 2002; 28(7):870-6.
420. McNair RP. The case for educating health care students in professionalism as the core content of interprofessional education. Medical Education 2005; 39:456-64.
421. McNamara MJ, Alexander R, Norton JA. Cytokines and their role in the pathophysiology of cancer cachexia. Journal of Parenteral and Enteral Nutrition 1992 Nov-Dec; 16(Suppl 6):50-5.
422. McPherson K, Headrick L, Moss F. Working and learning together: good quality care depends on it, but how can we achieve it? Quality in Health Care 2001; 10 (Suppl II):46-53.
423. Méier-Kriesche HU, Arndorfer JA, Kaplan B. The impact of body mass index on renal transplant outcomes: a significant independent risk factor for graft failure and patient death. Transplantation 2002; 15:70-4.
424. Mendenhall CL, Anderson S, Weesner DE, Goldber SJ. Protein-calorie malnutrition associated with alcoholic hepatitis. AM J Med 1984; 76:211-22.
425. Mendenhall CL, Moritz TE, Roselle GA, et al. A study of oral nutritional support with oxandrolone in malnourished patients with alcoholic hepatitis: results of a department of veterans' affairs cooperative study. Hepatology 1993; 17:564-76.
426. Mendonça LMC. Composição corporal x DXA: possibilidades do método e a importância do seu desenvolvimento para a medicina. Informativo Oficial da Sociedade Brasileira de Densitometria Clínica 2009; 21.
427. Merli M, Riggio O, Dally L. What is the impact of mal nutrition on survival in liver cirrhosis? Hepatology 1996; 23:1041-6.
428. Mezzano D, et al. Vegetarians and cardiovascular risk factors: hemostasis, inflammatory markers and plasma homocysteine. Thrombosis & Haemostasis 1999 Jun; 81(6):913-7.
429. Mías C, Jurschik P, Massoni T, Sadurní M, Aguilà Jj, Solá R, Nuin C, Torres J. Evaluación del estado nutricional de los pacientes mayores atendidos en una unidad de hospitalización a domicilio. Nutr Hosp XVIII 2003; 1:6-14.
430. Mickan SM. Evaluating the effectiveness of health care teams. Australian Health Review 2005; 29(2):211-7.
431. Miller O. O laboratório e as técnicas de imagem no diagnóstico clínico. São Paulo: Atheneu 2002; 560 p.
432. Ministério da Saúde. Controle do câncer; uma proposta de integração de ensino-serviço. 3 ed. Rio de Janeiro: INCA; 1999.
433. Ministério da Saúde. Estimativa 2005 de Câncer no Brasil – Instituto Nacional de Câncer; 2005.
434. Ministério da Saúde. Saúde da Criança – Acompanhamento do crescimento e desenvolvimento infantil. Cadernos de Atenção Básica nº 11, Brasília-DF, 2002.
435. Mitrache C, Passweg JR, Libura J, Petrikkos L, Seiler WO, Gratwohl A, Stahelin HB, Tichelli A. Anemia: an indicator for malnutrition in the elderly. Ann Hematol 2001; 80:295-8.
436. Monarque-Favard C, et al. Malnourished elderly people and lipid status. J Nutr Health Aging 2002; 6(6):370-4.
437. Moore MA, Park CB, Tsuda H. Implications of the hyperinsulinaemia-diabetes-cancer link for preventive efforts. Eur J Câncer Prev 1998; 7(2):89-107.
438. Moore MC. Evaluación nutricional. In: _____ Guia clinica de enfermeria – nutrición y dietética. 2 ed. España: Mosby; 1994.
439. Morgan DB, Hill GL, Berkinshow L, Band PR, Bertino JR. The assessment of weight loss from a single measurement of body weight: the problems and limitations. Am J Clin Nutr 1980; 33:2101-5.

440. Moriwaki H, et al. Branched-chain amino acids as a protein – and energy – source in liver cirrhosis. Biochem Biophys Res Commun. 2004 Jan; 313(2):405-9.
441. Morley JE, Abbatecola AM, Argiles JM, Baracos V, Bauer J, Bhasin S, et al. Sarcopenia With Limited Mobility: An International Consensus. Journal of the American Medical Directors Association 2011; 12(6):403-9. doi:10.1016/j.jamda.2011.04.014.
442. Mourão F, Amado D, Ravasco P, Marqués Vidal P, Camilo ME. Nutritional risk and status assessment in surgical patients: a challenge amidst plenty. Nutr Hosp 2004; 19:83-88.
443. Mueller DH. Terapia Nutricional para doença pulmonar. In: Mahan LK, Stump SE. Alimentos, Nutrição & Dietoterapia. 11 ed. São Paulo: 2005; Roca 895-917.
444. Muller HJ, Lautz HV, Plogmann B, Burger M, Korber J, Schmidt FW. Energy expenditure and substrate oxidation in patients with cirrhosis: the impact of cause, clinical staging and nutritional state. Hepatology 1992; 15:782-94.
445. Muller MJ, Perlich M, Blaks HJ, Selberg O. Impaired glucose tolerance in liver cirrhosis: the role of hepatic factors. Eur J Clin Chem Clin Biochem 1994; 32:749-56.
446. Muller MJ. Malnutrition in cirrhosis. J Hepatology 1995; 23(suppl):31-5.
447. Muraguchi EMO, Ramos Jr. O, Campos ACL. Situação das equipes multiprofissionais de terapia nutricional no Estado do Paraná. Rev Bras Nutr Clin 2002; 17(4):111-6.
448. Murphy S, Cherot EK, Clement L, West KP. Measurement of knee height in frail, elderly nursing home residents. American Journal of Clinical Nutrition 1991; 54(3):611-2.
449. Mutoy YT, Yamatoh M. Clinical assessment of nutritional status in patients with liver cirrhosis with special reference to plasma amino acid imbalance. J Clin Biochem Nutr 1986; 1:89-95.
450. Naber THJ, Schermer T, De Bree A, et al. Prevalence of malnutrition in no surgical hospitalized patients and its association with disease complications. Am J Clin Nutr 1997; 66:1232-9.
451. Najas M, Yamatto TH. Avaliação do Estado Nutricional de Idosos – algumas considerações para a desnutrição. Educação continuada – Nutrição na maturidade. UFJF.BR; 2008.
452. Najas MS, Sachs A. Avaliação Nutricional do Idoso. In: Papaleo Netto M. Gerontologia. São Paulo: Atheneu 1996; 242-47.
453. Nakamura K, Moriyama Y, Kariyazono H, et al. Influence of preoperative nutritional state on inflammatory response after surgery. Nutrition 1999; 15:834-41.
454. National Center for Health Statistics, NCHS Growth Curves for Children, Birth to 18 Years. Publication (PHS) 78-1650. Hyattsville: U.S. Department of Health, Education, and Welfare; 1978.
455. National Cholesterol Education Program (NCEP). Detecção, avaliação e tratamento de hipercolesterolemia no sangue em adultos (ATP III), 2002.
456. Nelson M, Bingham SA. Assessment of food consumption and nutrient intake. In: Margetts BM, Nelson M (eds.). Design concepts in nutritional epidemiology. 2 ed. New York: Oxford University Press 1997; 123-69.
457. Nelson R, Fox P, Marks J. Salivation. In: Rehabilitation in head and neck cancer patients : consensus on recommendations from the international conference on rehabilitation of the head and neck cancer patient. Head an Neck January/February; 1991.
458. New SA. Do vegetarians have a normal bone mass? Osteoporosis International 2004 Sep; 15(9):679-88.
459. Newby PK, et al. Risk of overweight and obesity among semivegetarian, lactovegetarian, and vegan women. Am J Clin Nutr 2005 Jun; 81(6):1267-74.
460. NHANES III. The Third National Health and Nutrition Examination Survey (NHANES III); 1988-94.
461. Nielsen K, Kondup J, Martinsen L, et al. Long-term oral reflecting of patients with cirrhosis of the liver. Br J Nut 1995; 74:557-67.
462. Nielsen K, Kondup J, Martinsen L, Stilling B, Wikman B. Nutritional assessment and adequacy of dietary intake in hospitalized patients with alcoholic liver disease. Br J Nut 1993; 69:665-79.
463. Nieman DC, et al. A new hand held device for measuring resting metabolic rate and oxygen consumption. Am Diet Assoc 2003; 103(5):588-92.
464. Ninnemann IL, Warden GD. Plasma Exchange Therapy in Patients Failing to Ressuscitade from Burn Chock. Washington: Journal of Trauma 1983; 23(10):945-51.
465. Nitenberg G, Raynad B. Nutritional Support of Cancer Patient: Issues and Dilemmas. Clinical Reviews in Oncology/ Hematology 2000; 34:137-68.
466. Nixon DW, Kutner M, Heymsfield S, Foltz AT, Carty C, Setz S, et al. Resting energy expenditure in lung and colon cancer. Metabolism 1988; 37:1059-64.
467. Nompleggi DJ, Bonkovsky HZ. Nutritional supplementation in chronic liver disease: an analytical review. Hepatology 1994; 19:518-33.
468. Noppa H, Anderson M, Bengtsson C, et al. Body composition in middle-aged women with special reference to the correlation between body fat mass and anthropometric data. Am J Clin Nutr 1979; 32:1388.

Bibliografia 365

469. Novaes Peres. Radioterapia em neoplasia de cabeça e pescoço. In: Angelis EC, et al. A Atuação da Fonoaudiologia no Câncer de Cabeça e Pescoço. São Paulo: Lovise; 2000.
470. Nozoe T, Kimura Y, Ishida M, Saeki H, Korenaga D, Sugimachi K. Correlation of pre-operative nutritional condition with post-operative complications in surgical treatment for oesophageal carcinoma. EJSO 2002; 28:396-400.
471. O'keefe SJ, Dicker J. Is plasma albumin concentration useful in the assessment of nutritional status of hospital patients? Eur J Nutr 1988; 42:41-5.
472. O'mara BA, Byers T, Schoenfeld E. Diabetes Mellitus and câncer risck: a multisite case-control study. J Chronics Dis 1985; 389(5):435-41.
473. Ogawa AM, et al. The thermodilution technique for measuring resting energy expenditure does not agree with indirect calorimetry for the critically ill patient. JPEN 1998; 22(6):347-51.
474. Ogawa AM. ASPEN. 22ª Clinical Congress. Orlando, FL; 1998.
475. Okorodudu DO, Jumean MF, Montori VM, Romero-Corral A, Somers VK, Erwin PJ, et al. Diagnostic performance of body mass index to identify obesity as defined by body adiposity: a systematic review and meta-analysis. Int J Obes 2010; 34(5):791-9.
476. Oliveira T, Carrara-de-Angelis E. Terapia Nutricional e Reabilitação do Paciente com Câncer de Cabeça e Pescoço. In: Nutrição em Oncologia. São Paulo: Lemar; 2003.
477. Omran ML, Morley MB. Assessment of protein energy malnutrition in older persons, part I: history, examination, body composition and screening tools. Nutrition 2000; 16:50-63.
478. OMS – Organização Mundial da Saúde. Iron Deficiency Anaemia: assessment, prevention and control. A guide for programme managers. Genebra; 2001.
479. OMS – Organização Mundial da Saúde. Obesity – Presenting and managing the global epidemic. Report of a WHO consultation on obesity. Genebra; 1998.
480. OMS – Organização Mundial da Saúde. Physical Status: The use and interpretation of anthropometry. Genebra: Organização Mundial da Saúde 1995; 375-407.
481. OMS, UNICEF. Progresso on Drinking Water and Sanitation – 2014 update. Geneva, 2014.
482. Onder G, et al. Serum cholesterol levels and In-Hospital mortality in the eldery. Am J Med 2003; 115:265-71.
483. Orejas G, Santos F, Malaga S, Rey C, Cobo A, Simarro M. Nutritional status of children with moderate chronic renal failure. Pediatr Nephrol 1995; 9:52-6.
484. Organização Panamericana de Saúde/OMS. Ministério da Saúde. Envelhecimento ativo: uma política de saúde. World Health Organization; 2002.
485. Osterkamp LK. Current perspective on assessment of human body proportions of relevance to amputees. J Am Diet Assoc 1995; 95:215-8.
486. Otero UB, Rosenfeld S, Gadelha AJ, Carvalho NS. Mortalidade por desnutrição em idosos, Região Sudeste do Brasil, 1980-1997. Rev Saúde Pública 2002; 36:141-8.
487. Ottery FD, Walsh D, Strawford A. Pharmacological management of anorexia/caquexia. Semin Oncol 1998; 25(Supl 6):35-44.
488. Ottery FD. Definition of standardized nutritional assessment and interventional pathways in oncology. Nutr Suppl 1996; 12:S15-19.
489. Ottery FD. Nutritional oncology: a proactive, integrated approach to the cancer patient. In Shikora AS, Blackburn GL (ed.). Nutrition support: theory and therapeutics. New York: Chapman & Hall 1997; 395-409.
490. Ottery FD. Supportive Nutrition to Prevent Cachexia and Improve Quality of Life. Seminars in Oncology 1995; 22:98-111.
491. Oxford University. Oxford Textbook of Palliative Medicine. 2 ed. New York: Oxford Medical Publication; 1998.
492. Paiva FJP. Diagnóstico Clínico em Cabeça e Pescoço. In: Mauro Barbosa. Diagnóstico e Tratamento dos Tumores de Cabeça e Pescoço. Rio de Janeiro: Atheneu, cap 2; 2001.
493. Palmer M, Schanffner F, Thung SN. Excessive weight gain after liver transplantation. Transplantaion 1991; 51:797-800.
494. Parken JD, Adams B. Prenatal weight gain advice: an examination of the recent prenatal recommendations of the Institute of Medicine. Obstet Gynecol 1992; 79:664.
495. Patel R, Blake GM, Batchelor S, Fogelman I. Occupational dose to the radiographer in dual X-ray absorptiometry: a comparison of pencil-beam and fan-beam systems. British Journal of Radiology 1996; 69(1): 539-43.
496. Pedroso CGT, Sousa AA, Salles RK. Cuidado nutricional hospitalar: percepção de nutricionistas para atendimento humanizado. Rio de Janeiro: Ciênc Saúde Coletiva 2011; 16(supl. 1):1155-62.
497. Peiffer SC, et al. Nutritional Assessment of the spinal cord injured patient. New Jersey: Journal of the American Dietic Association 1991 may; 78:501-5.

498. Peiris NA, Sothmann MS, Aiman EJ, et al. The relationship of insulin to sex hormone-binding globulin: role of adiposity. Fert Steril 1989; 52(1):69-72.
499. Penchaszadeh VB, beiguelman B. Serviços de genética médica na América Latina: estado atual e perspectivas – Introdução. Braz J Genet 1997; 20(suppl):3.
500. Pereira PCM, Burini RC. Reação metabólica a infecção no hospedeiro. Rev Hosp Clin Fac Med S Paulo 1992; 47:111-5.
501. Pereira PCM. Avaliação nutricional. JBM 1995 mai; 68(5):85-9.
502. Pereira RA, Sichieri R, Martins VME. Razão cintura/quadril como preditor de hipertensão arterial. Cadernos de Saúde Pública 1999 abr-jun; 15(2).
503. Persson C, Sjodén PO, Glimelius B. The Swedish version of the patient-generated subjective global assessment of nutritional status; gastrointestinal vs urological cancers. Clin Nutr 1999; 18:71-7.
504. Pettigrew RA. Identification and assessment of the malnourished patient. Baillieres Clin Gastroenterol 1988; 2:729-49.
505. Pietrobelli A, Formica C, Wang Z, Heymsfield SB. Dual-energy X-ray absorptiometry body composition model: review of physical concepts 1996-12-01 00:00:00. 1996; E941-E951.
506. Pietrobelli A, Formica C, Wang Z, Heymsfield SB. Dual-energy X-ray absorptiometry body composition model: review of physical concepts. American Journal of Physiology – Endocrinology and Metabolism. 1996; 271(6):E941-E951.
507. Pikarsky AJ, Saida Y, Yamaguchi T, et al. Is obesity a high-risk for laparoscopic colorectal surgery? Surg Endosc 2002; 16:855-8.
508. Pikul J, Shape MD, Lowndes K, Ghent CN. Degree of preoperative malnutrition is predictive of postoperative morbidity and mortality in liver transplant recipients. Transplantation 1994; 57:469-72.
509. Pinheiro ABV, lacerda EMA, Benzecry EH, et al. Tabelas para Avaliação de Consumo Alimentar em Medidas Caseiras. 4 ed. Rio de Janeiro: Produção Independente; 1998.
510. Pinho N, Pacheco S, Baluz K, Oliveira A. Diagnóstico e avaliação nutricional de pacientes oncológicos pediátricos. In:_____. Manual de nutrição oncológica: bases clínicas. São Paulo: Atheneu 2004; 49-109.
511. Pinto DCS, Marques AD. Antimicrobianos Tópicos. In: Maciel E, Serra MC. Tratado de Queimaduras. São Paulo: Atheneu 2004; 65:445-49.
512. Pisters PW, Pearlstone DB. Protein and amino acid metabolism in cancer cachexia: investigative techniques and therapeutic interventions. Critical Reviews in Clinical Laboratory Sciences 1993; 30(3):223-72.
513. Plauth MM, Kondup MJ, Weimann A, Ferenc P, Muller MJ. ESPEN Guidelines for Nutrition in liver disease and transplantation. Clinical Nutrition 1997; 16:43-55.
514. Plopper C, et al. Câncer de Cabeça e pescoço In: Waitzberg D. Dieta, Nutrição e Câncer. São Paulo: Atheneu 2002; cap 23.
515. Podbregar M, et al. Effect of selective and nonselective beta-blockers on resting energy production rate and total body substrate utilization in chronic heart failure. J Card Fail 2002; 8(6):379-80.
516. Pollock ML, Schmidt DH, Jackson AS. Measurement of cardiorespiratory fitness and body composition in the clinical setting. Compr Ther v. 6, 1980.
517. Pongstaporn W, et al. Hematological parameters, ferritin and vitamin B12 in vegetarians. Journal of the Medical Association of Thailand 1999 Mar; 82(3):304-11.
518. Poon RT, et al. Long-term oral branched chain amino acids in patients undergoing chemoembolization for hepatocellular carcinoma: a randomized trial. Aliment Pharmacol Ther. 2004 Apr; 19(7):779-88.
519. Porto CC. Exame clínico: Bases para a prática médica. 4 ed. Rio de Janeiro: Editora Guanabara Koogan; 2000.
520. Porto MA. Crescimento de crianças de risco. In: Sociedade Brasileira de Pediatria. Série Educação médica continuada. Manual de follow up Disponível em: www. sbp.org.br.
521. Pouliot MC, Despres JP, Lemieux S, Moorjan S, Bourchard C, Tremblay A, Nadeu A, Lupien PJ. Waist circumference and abdominal saggital diameter: best simple anthropometric indexes of abdominal visceral adipose tissue accumulation and related cardiovascular risk in men and women. Am J Clin Cardiol 1994; 73:460-8.
522. Power J. Nutritional Issues in Advanced Cancer. European Journal of Palliative Care 1999; 6(2).
523. Priori SE. Composição corporal e hábitos alimentares de Adolescentes: uma contribuição à interpretação de indicadores do estado nutricional, São Paulo. [Tese de doutorado-Escola Paulista de Medicina da Universidade federal de São Paulo], 1998.
524. Pronovost PJ. Enhancing physicians use of clinical guidelines. Journal of American Medical Association 2013; 310(23):2501-2.
525. Prothro JW, Rosenbloom CA. Physical measurements in a elderly black population: knee height as a dominant indicator of stature. J Gerontol 1993; 48(1):15-8.

Bibliografia

526. Queiroz E. Trabalho em equipe no contexto hospitalar: Uma investigação sobre os aspectos comunicacionais envolvidos na tomada de decisão clínica em instituição de reabilitação. Tese de Doutorado, Universidade de Brasília, Brasília, 2003.

527. Qureshi AR, Alvestrand A, Divino-Filho JC, et al. Inflammation, malnutrition, and cardiac disease as predictors of mortality in hemodialysis patients. J Am Soc Nephrol 2002; 13(suppl 1):S28-36.

528. Rand WM. Meta-analysis of nitrogen balance studies for estimating protein requirements in healthy adults. American Journal of Clinical Nutrition 2003 Jan; 77(1):109-127.

529. Ranvskov U. High cholesterol may protect against infections and atherosclerosis. Q J Med 2003; 96(12):927-34.

530. Rauma AL, et al. Antioxidant status in long-term adherents to a strict uncooked vegan diet. Am J Clin Nutr 1995; 62:1221.

531. Rauma AL, Mykkänen H. Antioxidant status in vegetarians versus omnivores. Nutrition 2000 Feb; 16(2):111-9. Review.

532. Reed RK, Onarheim H. Pathogenesis of edema of severely burned children. World journal of surgery 1992; 16(7):2-9.

533. Reinhardt GF, Myscofski JN, Wilkens DB, Dobrin PB, Mangan JEJR, Stannard RT. Incidence and mortality of hipoalbuminemic patients in hospitalized veterans. J Parent Enteral Nutr 1980; 4(4):357-9.

534. Resende EM, et al. Mortalidade de idosos com desnutrição em Belo Horizonte, Minas Gerais, Brasil: uma análise multidimensional sob o enfoque de causas múltiplas de morte. Rio de Janeiro: Cad Saúde Pública 2010; 26(6):1109-21.

535. Rezende J, Montenegro CAB. A assistência pré-natal. In: Obstetrícia Fundamental. Rio de Janeiro: Guanabara Koogan 1999; 142-51.

536. Rhoads JE, Alexander CE. Nutritional problems of surgical patients. Ann N Y Acad Sci 1995; 63(2):268-75.

537. Ribeiro BG, Frank AA. Nutrição aplicada à dietética – Bases para um planejamento alimentar. Rio de Janeiro: CC&P Editores; 1998.

538. Ribeiro Filho A. Repertório Homeopático Digital II. São Paulo: Organon; 2002.

539. Richelsen B, Pedersen SB. Associations between anthrpometric measures of fatness and metabolic risks parameters in non obese, healthy middle-aged men. Int J Obes Relat Metabol Disord 1995; 19:169-74.

540. Riella MC, Martins C. Nutrição e o Rim. Rio de Janeiro: Guanabara Koogan; 2001.

541. Riella MC. Avaliação Nutricional e Metabólica. In: Riella MC. Suporte Nutricional Parenteral e Enteral. Rio de Janeiro: Guanabara Koogan 1985; 16-25.

542. Riella MC. Avaliação Nutricional e Metabólica. In: Riella MC. Suporte Nutricional Enteral e Parenteral. 2 ed. Rio de Janeiro: Guanabara Koogan; 1993.

543. RIMA O, et al. The impact of vegetarianism on some haematological parameters. Eur J Haematol 2002; 69:275-9.

544. Rocha EM, et al. Comparing indirect respiratory (IRC) and indirect circulatory (ICC) calorimetry in critically ill patients. Crit Care Med 1999; 27(1 suppl):A116.

545. Rocha EM. A determinação do gasto energético em pacientes críticos. In: Sacramento AL, et al. (cols.) Nutrição parenteral e enteral em UTI. Série CBMI. Rio de Janeiro: Atheneu, 2001; 6(11):1-23.

546. Rohdenburg GL, Bernhard A, Krehbeil O. Sugar tolerance in cancer. JAMA 1919; 72:1528-34.

547. Rombeau JL, Caldwell MD, Forlaw L, et al. Atlas of Nutritional Support Tecniques. Boston: Little Brown; 1989.

548. Romero Mestas AA, Romero Sanchez CRE, Fuster Espin M. Evaluación y repercusión del estado nutricional de pacientes geriátricos operados electivamente durante un bienio. AMC, Camagüey 2013 feb; 17(1).

549. Romieu I, et al. Antioxidant Supplementation and Lung Functions among Children with Asthma Exposed to High Levels of Air Pollutants. Am J Respir Crit Care Med 2002; 166:703-9.

550. Rosa CM. Antibioticoterapia. In: Maciel E, Serra MC. Tratamento de Queimaduras. São Paulo: Atheneu 2004; 28:185-97.

551. Rosenfeld RS. Terapia nutricional na sepse. In: Campos ACL. Nutrição em Cirurgia. Rio de Janeiro: Atheneu 2001; 1(15):257-81.

552. Rosenfeld RS. Avaliação nutricional no paciente crítico. In: Ferro HC, Azevedo JRA, Loss SH. Nutrição Parenteral e Enteral em UTI. Série Clínicas Brasileiras de Medicina Intensiva. São Paulo: Editora Atheneu; 2001.

553. Rossi LA, Ferreira E, Costa ECFB, et al. Prevenção de queimaduras: percepção de pacientes e de seus familiares. Ribeirão Preto: Revista Latino-Americana de Enfermagem 2003; 11(1).

554. Rossi-Fanelli F, Laviano A. Role of brain tryptophan and serotinin in secondary anorexia. Adv Exp Med Biol 2003; 527:225-32.

555. Roubenoff R, Wilson PWF. Advantage of knee height over height as an index of stature in expression of body composition in adults. American Journal of Clinical Nutrition 1993; 57:609-13.
556. Roza AM, Tuitt D, Shizgal HM. Transferrin – a poor measure of nutritional status. J Parent Enteral Nutr 1984; 8:523.
557. Sachs A, Lerario MC. Doenças Pulmonares. In: Cuppari L. Nutrição Clínica no Adulto. São Paulo: Manole 2002; 249-62.
558. Sacks FM, et al. Plasma lipids and lipoproteins in vegetarians and controls. N Engl J Med 1975; 292:1148-51.
559. Sacramento ADL, Serra MCVF, Gomes DR, Lima MAMA, Fortunato MC. Terapia Nutricional no Paciente Queimado. In: Maciel E, Serra, MC. Tratado de Queimaduras. São Paulo: Atheneu 2004; 38:267-74.
560. Sacramento AL, Gomes DR. A terapia nutricional na queimadura. In: Ferro H C, Azevedo JRA, Loss SH. Nutrição Parenteral e Enteral em UTI. São Paulo: Atheneu 2001; 11(4):77-92.
561. Sacramento AL, Serra MC. Terapia Nutricional / Nutrição Enteral No Adulto Na Criança. In: Gomes DR, Serra MC, Macieira LGJ. Condutas Atuais em queimaduras. Rio de Janeiro: Revinter 2001; 2:5-10.
562. Sacramento AL. Terapia nutricional na criança queimada. In: Serra MC, Gomes DR. A criança queimada. Teresópolis: Eventos 1999; 10:99-108.
563. Sahyoun NR, Jacques PF, Dallal G, Russell RM. Use of albumin as a predictor of mortality in community-dwelling and institutionalized elderly populations. J Clin Epidemiol 1996; 49(9):981-8.
564. Sandstedt S, et al. Influence of total parenteral nutrition on plasma fibronectin malnourished subjects with or without inflamatory response. JPEN 1984; 8(5):493-6.
565. Santos A. Avaliação do Estado Nutricional em Pacientes Portadores de Câncer de Cabeça e Pescoço: estudo comparativo. Monografia apresentada ao INCA para obtenção do título de Nutricionista Especialista em Nutrição Oncológica; 1999.
566. Santos RA. Anestesia e o controle da dor. In: Gomes DR, Serra, MC, Macieira LGJ. Condutas atuais em queimaduras. Rio de Janeiro: Revinter 2001; 2:5-9.
567. Sarhill N, et al. Assessment of Nutritional Status and Fluid Deficits in Advanced Cancer. American Journal of Hospice & Palliative Care 2003; 20(6):465-73.
568. Sarin SK, Dhingra N, Bansal A, Malhotra SG. Dietary with nutritional abnormalities in alcoholic liver disease: a comparison with chronic alcoholics without liver disease. Am J Gastroenterol 1997; 92:777-83.
569. Saunders CA, et al. A assistência nutricional pré-natal. In: Accioly E, Lacerda EM, Saunders C. Nutrição Materno-Infantil. Rio de Janeiro: Cultura Médica 2001; 119-144.
570. Schilsky RL. Biochemical pharmacology of chemotherapeutic drugs used as radiation enhances. Sem Oncol 1992; 19(suppl.):2-7.
571. Schmidt P. El Arte de Interrogar. Noida: B Jain; 1997.
572. Schoenfeld PY, et al. Assessment of nutritional state of the National Cooperative Dialysis Study population. Kidney International 1983; 23(suppl 13):S80-88.
573. Schols AM, Soeters PB, Dingemans AMC, Mostert R, Frantzen PJ, Wouters EFM. Prevalence and characteristics of nutritional depletion in patients with stable COPD eligible for pulmonary rehabilitation. Am Rev Respir Dis 1993; 147:1151-6.
574. Schols AM, Wouters EF. Nutritional abnormalities and supplementation in chronic obstructive pulmonary disease. Clin Chest Med 2000; 21:753-62.
575. Schols AM. Nutritional modulation as part of the integrated management of chronic obstructive pulmonar disease. Proc Nutr Soc 2003; 62:783-91.
576. Schueren MAEB, et al. Assessment of malnutrition parameters in head and neck cancer and their relation to postoperative complications. Head and neck 1997 aug; 419-25.
577. Schumacher LK, et al. Selenium and immunocompetence in patients with head and neck câncer. Biological Traces Element Research v. 73, 2000.
578. Schutz Y, Kyle UUG, Pichard C. Fat-free mass index and fat mass index percentiles in Caucasians aged 18-98 y. International Journal of Obesity 2002; 26(7):953-60.
579. Schwenk A, et al. Indirect calorimetry in patients with active respiratory infections – prevention of cross-infection. Clin Nutr 2002; 21(5):385-8.
580. Seeds JW, Peng T. Impaired Growth and risk of fetal death. Is the tenth percentile the appropriate standard? Am J Obstet Gynecol 1998; 178:658.
581. Sefton EJ, Boulton-Jones, Anderton K, et al. Enteral feeding in patients with major burn injury: the use of nasojejunal feeding after the failure of nasogastric feeding. Burns 2002; 28(4):386-90.
582. Seidel HM, et al. Mosby's Guide to Physical Examination. 2 ed. Mosby-Year Book; 1991.
583. Selberg O, Sel S. The adjunctive value of routine biochemistry in nutritional assessment of hospitalized patients. Clinical Nutrition 2001; 20(6):477-85.

Bibliografia

584. Sena FG, Taddeo EF, Andrade Neto ER, et al. Estado nutricional de pacientes internados em enfermaria de gastroenterologia. Campinas: Rev Nutr 1999; 12(3):233-9.
585. Serra MC. Alterações metabólicas. In: Serra MC, Gomes DR. A criança queimada. Teresópolis: Eventos 1999; 9:89-98.
586. Sharma AM. Obesity and cardiovascular risks. Growth Hormone and IGF Res 2003; 13:S10-S17.
587. Shenkin A. Assessment of nutritional status. The biochemical approach and its problems in liver disease. J Hum Nut 1979; 33:341-9.
588. Shils ME, Olson JA, Shike M, Ross AC. Modern Nutrition in Health and Disease. 9 ed. Williams & Wilkins Company 1999; 903-60.
589. Shizgal HM. The effect of malnutrition on body composition. Surg Ginecol Obstet 1981; 152:22.
590. Siani V, et al. Body composition analysis for healthy Italian vegetarians. Acta Diabetologica 2003 Oct; 40(Suppl 1):S297-8.
591. Sichieri R, et al. Estudo de validação do questionário de frequência de consumo de alimentos. In: Sichieri R, et al. Epidemiologia da Obesidade, Universidade Federal do Rio de Janeiro. Rio de Janeiro 1998; 25-34.
592. Sichieri R, Allam VLC. Avaliação do estudo nutricional de adolescentes brasileiros através do índice de massa corporal. J Pediatria 1996; 72(2):80-4.
593. Silva AL. Nutrição Enteral e Parenteral. In: Filho VJFA, Brandão LG, Ferraz AR. Manual do Residente de Cirurgia de Cabeça e Pescoço. São Paulo: Keyla & Rosenfeld 1999; 21.
594. Silva MCGB. Avaliação subjetiva global. In: Waitzberg DL. (ed.). Nutrição oral, enteral e parenteral na prática clínica. São Paulo: Atheneu 2000; 241-53.
595. Silva MKS, Félix DS, Tanure CMC. Doente neurológico. In: Neto FT (Org.). Nutrição clínica. Rio de Janeiro: Guanabara Koogan 2003; 383-93.
596. Silva MCGB. Avaliação subjetiva global e bioimpedância elétrica na avaliação nutricional pré-operatória: métodos comparáveis ou complementares? Dissertação de Mestrado, Faculdade de Medicina da Universidade Federal de Pelotas/RS, 1999.
597. Silva SMCS, Mura JAP. Tratado de alimentação, nutrição e dietoterapia. São Paulo: Roca 2013; 1:150.
598. Silva SM. Risco Cirúrgico e Pós-operatório em Cabeça e Pescoço. In: Mauro Barbosa. Diagnóstico e Tratamento dos Tumores de Cabeça e Pescoço. Rio de Janeiro: Atheneu, cap 3, 2001.
599. Smith MK; Lowry SF. O estado hipercatabólico. In: Shils ME, Olson JA, Shike M, Ross AC. Tratado de nutrição moderna na saúde e na doença. 9 ed. São Paulo: Manole 2003; 1665-79.
600. Soares NT. Um novo referencial antropométrico de crescimento: significados e implicações. Rev Nutr 2003 Jan/Mar; 16(1):93-104.
601. Sobhonslidsuk A, et al. Impact of liver cirrhosis on nutritional and immunological status. Med Assoc Thai 2001 Jul; 84(7):982-8.
602. Sociedade Brasileira de Densitometria Clínica. The International Society For Clinical Densitometry.Curso de Certificação para Operadores. São Paulo: Sociedade Brasileira de Densitometria Clínica; 2008.
603. Sociedade Brasileira de Pediatria. Avaliação nutricional da criança e do adolescente – Manual de orientação/ Sociedade Brasileira de Pediatria. São Paulo: Departamento de Nutrologia 2009; 112p.
604. Soler JJ, Sanchez L, Román P, et al. Prevalence of malnutrition in outpatients with stable chronic obstructive pulmonary disease. Arch Bronconeumol 2004; 40(6):250-8.
605. Souba WW, Wilmore D. Dieta e nutrição no tratamento do paciente de cirurgia, trauma e sepse. In: Shils ME, Olson JA, Shike M, Ross C. Tratado de nutrição moderna na saúde e na doença. 9 ed. São Paulo: Manole 2003; 98:1703-34.
606. Souba WW. Nutritional support. N Engl J Med 1997; 36:41-48.
607. Stávale HA. Bases da terapia neurológica. São Paulo: Editora Santos; 1996.
608. Steen B. Body composition and aging. Nutrition Reviews 1994; 46:45-51.
609. Steinmetz KA, et al. Vegetables, fruit and cancer.II. Mechanisms. Cancer Causes Control 1991; 2:427.
610. Stenvinkel O, Alvestrand A. Inflammation in End-stage Renal Disease: Sources, Consequences, and Therapy. Seminars in Dialysis 2002; 15(5):329-37.
611. Strasser F, Bruera ED. Update on anorexia and cachexia. Hematology Oncology Clinical of North America 2002; 16:589-617.
612. Studley HO. Percentage of weight loss: a basic indicator of surgical risk in patients with chronic peptic ulcer. JAMA 1936; 106:458-60.
613. Sullivan DH, Patch GA, Baden AI, et al. An approach to assessing the reliability of anthropometrics in elderly patients. Am J Geriatr Soc 1989; 37:607.
614. Sungurtkin H, et al. Comparison of two Nutrition Assessment techniques in hospital patients. Nutrition 2004; 20(5):428-32.

615. Sungwetekin H, Sungwetekin U, Balci C, et al. The influence of nutritional status on complications after intrabdominal surgery. J Am Coll Nutr 2004; 23:227-32.

616. Szeto YT. Effects of a long-term vegetarian diet on biomarkers of antioxidant status and cardiovascular disease risk. Nutrition 2004 Oct; 20(10):863-6.

617. Tamura T, et al. Development an evaluation of a simple calorimeter for the measurement of resting metabolism. Clin Exp Pharmacol Physiol 2002; 29(Suppl):S2-S6.

618. Tang NLS, Chung ML, Elia M, et al. Total daily energy expenditure in wasted chronic obstructive pulmonary disease patients. European Journal of Clinical Nutrition 2002; 56(4):282-7.

619. Tavares MP. Tratamento clínico do traumatismo crânio-encefálico. Medstudent's Homepage; 2004.

620. Tayek JA. A review of cancer cachexia and abnormal glucose metabolism in humans with cancer. Journal of the American College of Nutrition 1992; 11(4):445-56.

621. Tchekmedyian NS, et al. Nutrition in Advanced Cancer: anorexia as an Outcome Variable and Target of Therapy. Journal of Parenteral and Enteral Nutrition 1992; 16:88-92.

622. Teixeira GA. Cuidados pré-operatórios In: Brandão LG, Ferraz AR. Cirurgia de Cabeça e Pescoço. São Paulo: Roca; 1989.

623. Terra RM, Plopper C, Waitzberg DL. Resposta sistêmica ao trauma. In: Waitzberg DL. Nutrição oral, enteral e parenteral na prática clínica. 3 ed. São Paulo: Editora Atheneu 2002; 201-10.

624. The International Society for Clinical Densitometry – ISCD. The International Society for Clinical Densitometry Middletown. [12/09/2015]. Disponível em: http://www.iscd.org/.

625. The Veterans Affairs Total Parenteral Nutrition Cooperative Group. Perioperative total parenteral nutrition in surgical patients. N Engl J Med 1991; 32:525-32.

626. Thistlethwaite J. Interprofessional education: a review of context, learning and the research agenda. Medical Education 2012; 46(1):58-70.

627. Thoresen L, Fjeldstad I, Krogstad K, Kaasa S, Falkmer UG. Nutritional status of patients with advanced cancer: the value of using the subjective global assessment of nutritional status as a screening tool. Palliative Medicine 2002; 16:33-42.

628. Thorsdottir I, Gunnarsdottir I. Energy intake must be increased among recently hospitalized patients with chronic obstructive pulmonary disease to improve nutritional status. J Am Diet Assoc 2002; 102(2):247-9.

629. Tisdale MJ. Biology of cachexia. Journal of the National Cancer Institute 1997dec; 89(23):1763-73.

630. Tisdale MJ. The cancer cachectic factor. Support Care Cancer 2003; 11:73-8.

631. Tisdale MJ. Wasting in cancer. The Journal of Nutrition 1999 Jan; 129(Suppl):243-46.

632. Toombs RJ, Ducher G, Shepherd JA, De Souza MJ. The impact of recente technology advances on the trueness and precision of DXA to assess body composition. Obesity 2012; 20:30-9.

633. Toso S, et al. Bioimpedance vetorpattern in cancer patients without disease versus locally advanced or disseminated disease. Nutrition 2003; 19:510-4.

634. Tözün N. Influence of the metabolic complications of liver cirrhosis on dietary intake. Med Sci Monit 2000; 6(6):1223-6.

635. Unterberger HS, Martin JG, Donald KG. Impact of Nutritional Support on Functional Status During an Acute Exacerbation of Chronic Obstructive Pulmonary Disease. Am J Respir Crit Care Med 1997; 156(3): 794-9.

636. Urdezo C, Rovelli A, Bonomi M, et al. Nutritional status in untreated children with acute leukemia as compared with children without malignancy. J Pediatr Gastroenterol Nutr 1996; 23(1):34-7.

637. Uribarri J. Association of Acidosis and Nutritional Parameters in Hemodialysis Patients. Am J Kidney Dis 1999; 34(3):493-9.

638. Valsamakis G, Chetty R, Anwart A, Banerjee Ak, Barnett A, Kumar S. Association of simple anthropometric measures of obesity with visceral fat and the metabolic syndrome in male caucasian and Indo-asian subjects. Diab Med 2004; 21:1339-45.

639. Van Staveren WA, De Groot LC, Blauw YH, et al. Assessing diets of elderly people: problems and approaches. Am J Clin Nutr 1994; 59(suppl):221S.

640. Van Way CW. Perioperative nutrition support as an adjunct to surgical therapy for cancer. Nutrition in Clinical Practice 2002; 17:214-217.

641. Vazques PE. Comment évaluer l'état nutritionnel d'un malade au cabinet médical? Med et Hyg 1981; 39:293-5.

642. Vazques PE. La masse musculare son rôle dans l'évaluation de l'état nutritionnel. Gaz Med de France 1982; 89(22):2629-36.

643. Vermeeren MAP, et al. Effects of an acute exacerbation on nutritional and metabolic profile of patients with COPD. Eur Respir J 1997; 10:2264-9.

644. Vermeeren MAP, et al. Acute effects of different nutritional supplements on symptoms and functional capacity in patients with chronic obstructive pulmonary disease. Am J Clin Nutr 2001; 73:295-301.

Bibliografia

645. Vermillion ST, et al. Wound infection after cesarean: effect of subcutaneous tissue thickness. Obstet. Gynecol 2000; 95:923.
646. Vianna R, Lameu E, Maia F. Manual de Suporte Nutricional Parenteral e Enteral. Rio de Janeiro: Editora Cultura Médica 1985; 1-85.
647. Vianna R, Maia F, Waitzberg DL. Insuficiência respiratória. In: Waitzberg DL. Nutrição oral, Enteral e Parenteral na Prática Clínica. 3 ed. São Paulo: Atheneu 2001; 1199-208.
648. Vilela R. Introdução ao Diagnóstico Nutricional. São Paulo: Editora Atheneu 1997; 23-30.
649. Volpato S, Romagnoni F, Soattin L, Blé A, Leoci V, Bollini C, Fellin R, Zuliani G. Body mass index, body cell mass, and 4-year all-cause mortality risk in older nursing residents. Journal of the American Geriatrics Society 2004; 52:886-91.
650. Waddington WA, Marsden PJ. Whole body radiation dose to the operator in bone mineral densitometry. The British Journal of Radiology. 2001; 74(888):1161-2. doi:10.1259/bjr.74.888.741161.
651. Wadi MT, Fonseca PTR, Leão LSCS, Santos RO. Bioquímica da Obesidade. In: Duarte ACG, Failace GBD, Wadi MT, Pinheiro RL, editors. Síndrome Metabólica: semiologia, bioquímica e prescrição nutricional. Rio de Janeiro: Axcel Book 2005; 35-91.
652. Waitzberg DL, et al. Inquérito brasileiro de avaliação nutricional hospitalar (Ibranutri). Rev Bras Nutr Clin 1999; 14:123-33.
653. Waitzberg DL. Dieta, nutrição e câncer. Atheneu [s.n.]; 2006.
654. Waitzberg DL, Correa MITD, Caiassa WT. Inquérito Brasileiro de Avaliação Nutricional Hospitalar (IBRA-NUTRI). Rev Bras Nutr Clin 1999; 14:123-33.
655. Waitzberg DL, Terra RM, Plopper C. Reação sistêmica ao trauma. In: Campos ACL. Nutrição em cirurgia. São Paulo: Atheneu 2001; 2:15-24.
656. Waitzberg DL. Câncer. In: Riella MC. Suporte Nutricional Parenteral e Enteral. 2 ed. Rio de Janeiro: Guanabara Koogan 1993; 253-67.
657. Waitzberg DL. Dieta, Nutrição e Câncer. São Paulo: Atheneu; 2004.
658. Waitzberg DL. Nutrição Oral, Enteral e Parenteral na Prática Clínica. 3 ed. São Paulo: Atheneu 2002; 1:225-375.
659. Waitzberg DL. Queimaduras. In: _____. Nutrição oral, enteral e parenteral na prática clínica. 3 ed. São Paulo: Atheneu 2002; 1395-404.
660. Waitzberg DL, Ferrini MT. Exame físico e antropometria. In: Waitzberg DL. Nutrição oral, enteral e parenteral na prática clínica. 3 ed. São Paulo: Editora Atheneu 2002; 255-278.
661. Walder F. Preparo pré-operatório e suporte trans-operatório e pós-operatório para a cirurgia do paciente diabético: o que o cirurgião deve saber. In: Carvalho B. Tratado de Cirurgia de Cabeça e Pescoço e Otorrinolaringologia. São Paulo: Atheneu 2001; 1:54.
662. Walser M. Creatinine excretion as a measure of protein nutrition in adults of varying age JPEN J Parenter Enteral Nutr 1987 Sep-Oct; 11(5 Suppl):73S-78S.
663. Walter RE, et al. Association between glycemic state and lung function – the Framingham heart study. Am J Respir Crit Care Med 2003; 167:911-6.
664. Watson L, et al. The association between diet and chronic obstructive pulmonary disease in subjects selected from general practice. Eur Respir J 2002; 20:313-8.
665. Waymack JP. Antibiotics and the Postburn Hypermetabolic Response. Washington: Journal of Trauma 1990; 30(12):30-3.
666. Weidner MD, Gavigan KE, Tydall GL, Hickey MS, Mccammon MR, Houmard JA. Which anthropometric indices of regional adiposity are related to the insulin resistance of aging? International Journal of Obesity 1995; 19:325-30.
667. Weinsier RL, Heimburger DC. Distinguishing malnutrition from disease: the search goes on. Am J Clin Nutr 1997; 66:1063.
668. Weir JBDV. New methods for calculating metabolic rate with special reference to protein metabolism. J Physiol 1949; 109:1-9.
669. Welch GN, Loscalzo J. Homocysteine and atherothrombosis. N Engl J Med 1998; 338:1042-50.
670. Whitehead RG, et al. Value of serum – albumin measurements in nutritional surveys. Lancet 1971; 287-9.
671. WHO. Report of the Expert Committe on Physical Status: the use and interpretation of antropometry. Chapter 3: Pregnant and lactation women. Geneve, 1995.
672. WHO. Maternal anthropometry and pregnancy outcomes. A WHO Collaborative Study. WHO Bul 1995; 73(Suppl.):1-98.
673. Wicha MS, Liotta LA, Kidwell WR. Effects of free fatty acids on the growth of normal and neoplastic rat mammary epithelial cells. Cancer Research 1979; 39:426-35.
674. Willett W. Nutrition epidemiology. New York: Oxford 1990; 217-44.

675. Williams RR, Fuenning CR. Circulatory indirect calorimetry in the critically ill. JPEN 1991; 15(5):509-12.
676. Wilson DO, Rogers RM, Wright EC, Anthonisen NR. Body weight in chronic obstructive pulmonary disease. The National Institutes of Health Intermittent Positive-Pressure Breathing Trial. Am Rev Respir Dis 1989; 139(6):1435-8.
677. Wolansky N. Genetic and ecological factors in human growth. Hum Biol 1970; 42:349.
678. Wolfe BM. Perioperative Nutrition Support. In: The A.S.P.E.N. nutrition support practice manual. Capítulo 17 American society for Parenteral and Enteral Nutrition 1998; 17:1-8.
679. Womersley J, Durnin JVGA. A comparison of skinfold method with extent of overweight and various weight-height relationships. Br J Nutr 1977; 38:271.
680. Wong CS, Hingorani S, Gillen DL, et al. Hypoalbuminemia and risk of death in pediatric patients with end-stage renal disease. Kidney Int 2002; 61:630-7.
681. World Health Association. Facts About Injouries – burns. www.who.int/mipfiles/2014/Burns1.pdf.
682. World Health Organization. The Use and Interpretation of Anthropometry Physical Status: report of a WHO expert committee. WHO Technical Report Series, n. 731; Geneva: WHO; 1995.
683. World Health Organization (WHO). Adolescents. In: Physical status: the use and interpretation of anthropometry. WHO technical report series, n. 854. Geneva: WHO; 1995.
684. World Health Organization. Framework for action on interprofessional education & collaborative practice. Geneva: WHO; 2010.
685. World Health Organization. Global report on falls prevention in older age. Geneva: WHO; 2007.
686. World Health Organization. Management of severe malnutrition: a manual for physicians and other senior health workers. Geneva: WHO; 1999.
687. World Health Organization. Physical status: the use and interpretation of anthropometry. Report of a WHO Expert Comitte. Who Technical Report Series 854. Geneva: WHO; 1995.
688. Yamamoto S, Hanley E, Hanh AB, et al. The impact of obesity in renal transplantation: an analysis of paired cadaver kidneys. Clinical Transplantation 2002; 16:252-6.
689. Yan D, Bem-Hur H, Fink A, Dagani R, Shani A, Eliraz A, et al. Insulin and glucose status, tissue and plasma lipids in patients with tumours of the ovary or endometrium: possible dietary implications. Br J Cancer 1994; 70:1186-7.
690. Zabotto CB, Vianna RPT, Gil MF. Registro fotográfico para inquérito dietético: utensílios e porções, Campinas: Unicamp; Goiânia: UFG 1996; 74p.
691. Zamboni M, Mazzali G, Fantin F, Rossi A, Di Francesco V. Sarcopenic obesity: A new category of obesity in the elderly. Nutrition, Metabolism and Cardiovascular Diseases 2007; 18(5):388-95. doi:10.1016/j. numecd. 2007.10.002.
692. Zemel M, Maves M, et al. Nutrition in head and neck cancer. In: Rehabilitation in head and neck cancer patients: consensus on recommendations from the international conference on rehabilitation of the head and neck cancer patient. Head an Neck, January/February 1991.
693. Zivicnjak M, Franke D, Ehrich Jh, Filler G. Does growth hormone therapy harmonize distorted morphology and body composition in chronic renal failure? Pediatr Nephrol 2000; 15:229-35.
694. Zuntz N, Schumberg NAEF. Studien zu einer Physiologie des Marches. Berlim, Germany: A. Hirschwald; 1901.

Índice

A

Atlas semiológico nutricional comentado, 295
abdome, 314
anemia, 301
atrofias, 313
edemas, 316
fácies, 295
aguda, 295
crônica, 296
forma adaptada, 297
forma não adaptada, 299
icterícia, 303
língua e dentes, 305
mãos e pés, 309
pele, 306
portas de entrada, 319
Avaliação da composição corporal de adultos, 45
absortometria radiológica de dupla energia (DEXA), 75
avaliação da espessura da musculatura adutora do polegar, 72
bioimpedância elétrica, 74
ângulo de fase, 74
dobras cutâneas, 67
dobra cutânea
abdominal (DCA), 71
biciptal (DCB), 69
da coxa (DCC), 69
do tórax ou peitoral (DCP), 70
subescapular (DCSE), 71
suprailíaca (DCSI), 72
triciptal (DCT), 68
técnicas para aferição de dobras cutâneas, 67
equações de predição de gordura corporal, 52
força do aperto de mão ou força de preensão palmar, 73

medidas antropométricas, 45
estatura, 49
índice de massa corporal, 50
outros métodos para avaliação da composição corporal, 51
densitometria, 51
peso corporal, 45
método de predição de gordura por perímetros, 59
perímetros, 59
índice de adiposidade corporal, 66
índice de forma corporal, 66
perímetros, 60-65
da cintura, do quadril, relação cintura-quadril e diâmetro sagital abdominal, 63
do braço (PB), 60
do pescoço, 65
área adiposa do braço (AAB), 62
área muscular do braço (AMB), 60
circunferência muscular do braço (CMB), 60
razão cintura-estatura (RCEst), 65
relação cintura-quadril, 65
Avaliação nutricional subjetiva global, 25
avaliação nutricional
subjetiva global (ANSG), 27
subjetiva global adaptada para pacientes nefropatas, 36
avaliação subjetiva
global em pediatria, 30
global produzida pelo próprio paciente (ASG-PPP), 36
nutricional do idoso, 33
importância da avaliação nutricional hospitalar, 26
situações especiais no uso da avaliação nutricional subjetiva global, 29
cardiopatias, 29
hepatopatias crônicas, 30

C

Classificação do estado nutricional segundo o percentual de mudança de peso, 48

Contribuição percentual do segmento corporal amputado, 48

D

Distinção de diferentes formas de apresentação do trabalho em equipe, 3

E

Estado nutricional ótimo como um equilíbrio entre a ingestão e a necessidade de nutrientes, 25

Estatura estimada, 33

F

Fórmula para estimativa da estatura a partir da altura do joelho, 50

Formulário para recordatório de 24 horas, registro e história alimentar, 86

I

Inquéritos dietéticos, 81
    introdução, 81
    métodos qualitativos de avaliação de consumo alimentar, 83
        anamnese ou história alimentar, 83
        questionário de frequência de consumo alimentar (QFCA), 83
    métodos quantitativos de avaliação de consumo alimentar, 82
        recordatório de 24 horas, 82
        registro alimentar, 82
    programas computacionais de nutrição clínica para cálculo do consumo alimentar, 84

M

Medidas bioquímicas da avaliação do estado nutricional, 89
    avaliação para planejamento e monitorização dietética, 97
        carboidratos, 101
        lipídeos, 98
            colesterol sérico (CT), 98
            triglicerídeos, 98
        minerais, 114
            ferro, 114
        proteínas, 97
            balanço nitrogenado, 97

vitaminas (*vital amines*), 104
    A, 104
    B1 (tiamina), 108
    B12 (cobalamina), 112
    B2 (riboflavina), 108
    B3 (niacina), 111
    B5 (ácido pantotênico), 111
    B6 (piridoxina, piridoxal, piridoxamina), 112
    B7 (biotina), 112
    B9 (ácido fólico), 113
    C (ácido ascórbico), 114
    D, 106
    E, 106
    K, 107
        limitações do RNIAVK, 107
biomarcadores de macronutrientes, 91
    fibronectina, 95
    hemoglobina e hematócrito, 94
    proteína de massa visceral, 91
        albumina, 92
        pré-albumina, 93
        proteína transportadora de retinol, 94
        transferrina, 92
    proteínas de fase aguda, 94
    somatomedina C, 95
biomarcadores, 90
índices prognósticos, 96
medidas bioquímicas, 89
solicitação de exames, 89
Monitorização piramidal da avaliação nutricional: PIVANUT e pirâmide da relação nutrição-inflamação: PRENUTI, 141
    monitorização piramidal da avaliação nutricional: PIVANUT, 141
    pirâmide da relação nutrição-inflamação: PRENUTI, 145

P

Principais alterações encontradas em algumas deficiências nutricionais, 23

Q

Questionário de frequência de consumo alimentar, 87

R

Representação esquemática do fluxograma da amostra clínica, 91

Roteiro para participação nas reuniões de discussão de casos, 7

S

Semiologia da análise física e do treinamento na avaliação nutricional, 265
Semiologia dermatológica nutricional, 195
deficiência de ácidos graxos essenciais, 213
dermatoses nutricionais, 195
introdução e definições, 195
que é a pele?, O, 196
desvitaminodermias, 198
dislipidoses, 210
xantomas, 210
xantogranuloma juvenil (xantoma neviforme), 213
xantoma eruptivo, 212
xantomas
intertriginosos, 212
planos, 210
tendinosos, 212
tuberosos, 211
Kwashiorkor, 196
marasmo, 198
minerais, 207
cobre, 210
ferro, 209
hemocromatose, 209
selênio, 210
zinco (Zn), 207
outras alterações nutricionais, 214
obesidade, 214
alterações
atróficas, 214
hiperceratósicas, 214
hiperpigmentares, 214
inflamatórias e infecciosas, 214
vitamina A, 199
carotenodermia, 200
deficiência da vitamina a ou frinoderma (pele de sapo), 199
hipervitaminose A, 200
vitamina B3, 200
ácido fólico (vitamina b9), 205
biotina (vitamina H), 205
pelagra, 200
vitaminas
B1 (tiamina), 203
B12 (cianocobalamina), 204
B2 (riboflavina), 203
B6 (piridoxina), 204
C (ácido ascórbico), 206
K, 207

Semiologia homeopática nutricional, 151
anamnese, 154
diluição ou dinamização, 152
histórico, 151
patogenesia e matéria médica homeopática, 152
repertorização, 154
sintoma homeopático, 154
Semiologia integrada ao paciente, 1
condições que dificultam e facilitam o trabalho em equipe, 4
modelos de atuação em equipe, 2
Semiologia na avaliação da dor abdominal por termografia infravermelha, 323
discussão, 337
dor
parietal, 344
referida, 344
exame, 328
passo a passo para realizar o exame, 328
interpretação dos resultados, 334
introdução, 324, 325
anamnese dirigida ao paciente (ficha de pré-avaliação), 325
preparo do paciente, 327
termo legal de autorização para o exame, 327
resumo, 323
Semiologia nutricional da gestante, 229
acompanhamento nutricional no pré-natal, 230
avaliação
antropométrica, 231
clínica, 237
dietética, 239
picamalácia, 240
avaliação
laboratorial, 237
socioeconômica, 238
avaliação nutricional gestação de risco, 245
adolescentes, 249
anemias, 247
diabetes, 247
síndromes hipertensivas da gravidez (SHG)
diagnóstico diferencial das SHG, 246
hipertensão crônica, 245
hipertensão gestacional sem proteinúria, 246
pré-eclâmpsia sobreposta à hipertensão, 246
síndrome HELLP, 246
síndromes hipertensivas específicas da gravidez: pré-eclâmpsia e eclâmpsia, 245
introdução, 229
primeira consulta: como proceder?, 241

Semiologia nutricional de vegetarianos, 271
  antioxidantes, inflamação e vegetarianismo, 276
    atenção com alguns compostos potencialmente oxidantes, 276
    ferro, 276
    homocisteína, 276
    estudos publicados: vegetarianismo, inflamação e antioxidantes, 277
    sistema antioxidante, 276
  introdução, 271
    dieta vegetariana é adequada nutricionalmente?, 273
    existem cuidados especiais ao se adotar a dieta vegetariana?, 273
    existem tipos diferentes de dietas vegetarianas?, 271
    por que uma pessoa se torna vegetariana?, 271
    que é importante saber sobre essa classificação?, O, 272
    que é ser vegetariano?, O, 271
  semiologia nutricional de vegetarianos, 279
    antropometria, 279
    cálcio, 289
    ferro e série vermelha, 280
    leucograma, 280
    perfil lipídico, 290
    plaquetas e hemostasia, 283
    proteína, 283
    vitamina B12 (cobalamina), 285
    zinco, 289
Semiologia nutricional
  geriátrica, 223
  inflamatória, 131
    introdução, 131
    marcadores semiológicos da fase inflamatória, 134
      parâmetros clínicos do exame físico, 134
      parâmetros laboratoriais, 134
    que vem a ser inflamação positiva ou negativa?, O, 133
    vamos à interpretação da semiologia nutricional inflamatória?, 135
      frequência
        cardíaca, 136
        respiratória, 135
      glicemia, 135
      leucometria, 136
      pressão arterial sistêmica, 136
      temperatura axilar, 136

Semiologia nutricional oncológica, 253
  anorexia, 254
  desnutrição em oncologia, 254
  importância da avaliação nutricional no paciente com câncer, 253
  sarcopenia, 255
  semiologia nutricional, 258
  síndrome de anorexia e caquexia, 255
Semiologia nutricional, 11
  alterações na cavidade oral, 18
  análise da musculatura temporal, da bola gordurosa de Bichat e do sinal da "asa quebrada", 15
  evidências de anemia, desidratação, icterícia e febre, 12
    anemia, 12
    desidratação, 13
    febre, 14
    icterícia, 14
  exame dos membros inferiores, 21
  pediátrica, 217
  pela medicina chinesa, 159
  pesquisa de edemas, 21
  significado de fácies, 12
  verificação
    das massas musculares no pescoço, tórax, dorso e membros superiores, 18
    do exame do abdome, 19
  verificar as alterações tróficas na pele, nos pelos e nos fâneros, 23
Semiologia psiquiátrica nutricional, 167
  aspectos psicológicos da alimentação, 168
  avaliação do estado nutricional, 192
  deficiências vitamínicas com implicações psiquiátricas, 187
    deficiência de cianocobalamina (B12), 190
    deficiência de folato (vitamina B6), 187
    deficiência de niacina (vitamina B3, ácido nicotínico ou vitamina PP), 190
    deficiência de tiamina (B1), 187
  demências, 185
  fatores nutricionais nas doenças psiquiátricas, 181
    inflamação, síndrome metabólica e doenças psiquiátricas, 181
    interação entre genótipo e meio ambiente, 181
  grandes síndromes psiquiátricas, 183
    esquizofrenia, 183
    transtorno afetivo, 183
    transtorno depressivo, 184

Índice

introdução, 167

semiologia nutricional psiquiátrica, 190

  histórico familiar, 192

  identificação, 191

  motivo da consulta, 191

transtornos alimentares, 170

  anorexia nervosa, 173

  bulimia nervosa, 174

  outros transtornos alimentares, 176

  pica, 171

  transtorno alimentar restritivo/evitativo, 172

  transtorno de compulsão alimentar, 175

  transtorno de ruminação, 171

transtornos dismórficos corporais, 177

  abordagens terapêuticas nos transtornos alimentares e dismórficos corporais, 180

  gordorexia, 179

  ortorexia, 179

  síndrome de adônis ou vigorexia, 177

tratamento psiquiátrico farmacológico, 187

U

Utilização da absorciometria por duplo feixe de raios X (DXA) na prática clínica da avaliação de composição corporal, A, 119

  aplicações do DXA na sarcopenia e na obesidade, 126

  avaliação de composição corporal por DXA, 123

    contraindicações e limitações, 124

    indicações, 123

    preparo, posicionamento e aquisição para o exame de corpo inteiro, 124

    resultados do exame, 124

  descrição do método, 120

    dose de radiação

      em DXA e o profissional (médico/operador), 122

      em exames de composição corporal por DXA e o paciente, 121

    princípios físicos, 120

introdução, 119